Esther Bockwyt

Der verhaltenstherapeutische Bericht an den Gutachter

Esther Bockwyt

Der verhaltenstherapeutische Bericht an den Gutachter

VT-Anträge präzise und individuell erstellen

Mit Leitfaden für die Verhaltensanalyse und ätiopathogenetischer Tabelle

Mit 12 Abbildungen und 37 Tabellen

Zusätzlich zum Download finden Sie Arbeitsblätter und die ätiopathogenetische Tabelle unter **www.schattauer.de/3103**
Bitte geben Sie den Zugangscode ein: 3103-rzHgnG

Schattauer

Dipl.-Psych. Esther Bockwyt
Psychologische Praxis und Dienstleistungen

Hagemannstr. 26
45657 Recklinghausen

www.psych-dienstleistungen.de
esther.bockwyt@psych-dienstleistungen.de

Ihre Meinung zu diesem Werk ist uns wichtig! Wir freuen uns auf Ihr Feedback unter www.schattauer.de/feedback oder direkt über QR-Code.

Bibliografi sche Information der Deutschen Nationalbibliothek
Die Deutsche Nationalbibliothek verzeichnet diese Publikation in der Deutschen Nationalbibliografi e; detaillierte bibliografi sche Daten sind im Internet über http://dnb.d-nb.de abrufb ar.

Besonderer Hinweis:
Die Medizin unterliegt einem fortwährenden Entwicklungsprozess, sodass alle Angaben, insbesondere zu diagnostischen und therapeutischen Verfahren, immer nur dem Wissensstand zum Zeitpunkt der Drucklegung des Buches entsprechen können. Hinsichtlich der angegebenen Empfehlungen zur Th erapie und der Auswahl sowie Dosierung von Medikamenten wurde die größtmögliche Sorgfalt beachtet. Gleichwohl werden die Benutzer aufgefordert, die Beipackzettel und Fachinformationen der Hersteller zur Kontrolle heranzuziehen und im Zweifelsfall einen Spezialisten zu konsultieren. Fragliche Unstimmigkeiten sollten bitte im allgemeinen Interesse dem Verlag mitgeteilt werden. Der Benutzer selbst bleibt verantwortlich für jede diagnostische oder therapeutische Applikation, Medikation und Dosierung.

In diesem Buch sind eingetragene Warenzeichen (geschützte Warennamen) nicht besonders kenntlich gemacht. Es kann also aus dem Fehlen eines entsprechenden Hinweises nicht geschlossen werden, dass es sich um einen freien Warennamen handelt.

E-Mail: info@schattauer.de
Internet: www.schattauer.de
Printed in Germany

Lektorat: Barbara Buchter
Projektleitung: Dr. Nadja Urbani
Umschlagabbildung: © psdesign1 – fotolia.com
Satz: abavo GmbH, Buchloe
Druck und Einband: AZ Druck und Datentechnik GmbH

Auch als E-Book erhältlich:
ISBN 978-3-7945-6915-1

ISBN 978-3-7945-3103-5

Vorwort

Liebe Leserinnen, liebe Leser!

Der „Bericht an den Gutachter" – ein Stichwort, das den meisten approbierten Psychotherapeuten entweder den Schweiß auf die Stirn treibt oder bei Ihnen zumindest starken Unmut auslöst. Derartige Reaktionen werden aufrechterhalten und verstärkt durch sich nur allzu oft wiederholende Erfahrungen von innerer Anspannung, Druck, Ärger, Insuffizienz und Hilflosigkeit (z. T. auch durch sich selbst erfüllende Prophezeiungen) im Zusammenhang mit der Berichterstellung für und deren Überprüfung durch einen Gutachter.

Auch in meiner Praxis für Diagnostik und Therapieplanung, in der ich deutschlandweit niedergelassene ärztliche und psychologische Psychotherapeuten rund um das Antragsverfahren berate, erfahre ich immer wieder, dass das Verfassen des Berichtes an den Gutachter mit vielen Sorgen und Widerständen verbunden ist. Die Gründe hierfür sind vielfältig; sie reichen von mangelnden zeitlichen Kapazitäten über die Sorge, den Anforderungen beim Berichtschreiben nicht genügen zu können bis hin zum Gefühl von unnötiger Kontrolle durch einen externen Gutachter, der den Patienten gar nicht selbst kennt.

Ein wichtiges Anliegen dieses Buches ist es daher, durch Wissens- und Erfahrungsvermittlung den Grundstein dafür zu legen, die beschriebenen konditionierten Reaktionen abzumildern oder gar zu löschen. Ich möchte Ihnen aufzeigen, dass und wie Sie den ca. dreiseitigen Bericht an den Gutachter (ca. 1,5 Seiten bei Fortführungsberichten) in der Verhaltenstherapie (VT) von erwachsenen Patienten sinnvoll dazu nutzen können, sich noch besser mit Ihrem Patienten vertraut zu machen, Ihre ohnehin vorhandenen gedanklichen Überlegungen zu strukturieren und im Verlauf der Therapie auf Ihre Ausgangshypothesen und Ziele zurückzuschauen. Ich möchte Sie motivieren, beim Verfassen des Berichts an den Gutachter mit der Zeit mehr und mehr Zufriedenheit und Selbstwirksamkeit erleben zu können. Damit dies gelingen kann, ist es meines Erachtens nötig, dass Sie lernen, wie Sie den Bericht zeitsparend, gleichzeitig präzise und auf den jeweiligen Patienten abgestimmt verfassen können. Denn nichts ist frustrierender als das Aneinanderreihen von Standardaussagen, unzähligen Fachbegriffen und Allgemeinplätzen, was letztlich das Gefühl hinterlässt, dem Patienten nicht gerecht geworden zu sein und eine mehr oder weniger überflüssige, rein formale Arbeit erledigt zu haben.

Aus eigener Schreiberfahrung kenne ich den Unterschied zwischen beiden, hier zunächst der Einfachheit halber etwas polarisierend gegenübergestellten Schreibarten gut. Auf den ersten Blick mag eine individualisierte Vorgehensweise aufwendiger erscheinen als die Verwendung von Standardformulierungen. Wie Sie jedoch noch sehen und erfahren werden, ist dies nicht der Fall. Mein Ziel ist es vielmehr aufzuzeigen, dass die Annahme, nur mit Verwendung von vielen Fachtermini sei ein guter Bericht zu schreiben, der dann auch bewilligt wird, unbegründet ist.

Der Impuls, meine Erfahrungen und Kenntnisse rund um das Gutachterverfahren in Form eines Buchs zu verschriftlichen und veröffentlichen, wurde bei mir durch die Lektüre eines der zahlreichen Ratgeber zur Berichterstellung im Bereich der tiefenpsychologisch fundierten Psychotherapie geweckt (Jungclaussen 2013), in dem ich ebenfalls Kollegen supervidiere. Im Buch von Jungclaussen sind ähnliche Ziele wie die oben genannten formuliert und es werden ähnliche Methoden angewandt, wie ich sie im Folgenden darstellen werde.

Wie ich des Weiteren feststellte, ist für die Verhaltenstherapie in diesem Sinne nur unzureichende Hilfestellung vorhanden. Von den wenigen verfügbaren Handbüchern für die VT möchte ich mich mit dem meinen durch eine mehr in die Tiefe gehende, praktisch-lernorientierte und zum Denken anregende Vorgehensweise abgrenzen.

Sie werden in diesem Buch sowohl theoretisch wie praktisch angeleitet. Die inhaltlichen Schwerpunkte liegen auf der Erstellung der Verhaltensanalyse und der Beschreibung der Therapieziele, da diese beiden Aufgaben in der Praxis erfahrungsgemäß die größten Schwierigkeiten bereiten. Aber auch zu den anderen Elementen des Berichtes erhalten Sie Hilfestellungen und Tipps. Nicht zuletzt werden die einzelnen Berichtsteile nicht getrennt voneinander betrachtet, sondern es wird dargestellt, wie insgesamt ein in sich schlüssiger Bericht ohne Widersprüche erstellt wird. Mithilfe praktischer Beispiele und Übungsaufgaben wird es Ihnen möglich sein, die vorgestellte theoretische Vorgehensweise in Ihrer eigenen praktischen Arbeit auszuprobieren und ihre Gedanken zudem mit möglichen Lösungsvorschlägen zu vergleichen.

Das vorliegende Handbuch ist sowohl für Kollegen, die sich bereits theoretisch und/oder praktisch mit dem Antragsbericht beschäftigt haben, wie auch für „Anfänger“, die ihren ersten Bericht schreiben möchten, geeignet. Es richtet sich gleichermaßen an bereits approbierte Psychotherapeuten wie auch Ausbildungskandidaten.

Ich wünsche Ihnen nun viel Freude und Erfolg beim Lesen und Studieren dieser Lektüre.

Bitte überspringen Sie hierbei die Einleitung nicht. Sie ist die wichtige Basis für die weitere gewinnbringende Lektüre dieses Buches.

Münster, im Dezember 2015 Esther Bockwyt

Danksagung

Ich danke dem Schattauer Verlag für die Möglichkeit, dieses Manuskript zu erstellen und zu veröffentlichen und insbesondere Wulf Bertram und Nadja Urbani für das überaus große Vertrauen, das mir in diesem Rahmen entgegengebracht wurde, sowie für den liebevollen Kontakt und die gesamte Betreuung während der Bearbeitung.

Mein Dank gilt weiterhin meinen Kollegen, die mich treu über Jahre hinweg als Beraterin in Anspruch nehmen und aufgrund deren Beauftragung ich zahlreiche Erfahrungen sammeln und neue Erkenntnisse gewinnen konnte, die in diesem Buch verarbeitet wurden. Sowie allen weiteren Menschen, mit denen ich in meiner bisherigen Berufslaufbahn als Psychologin in fachlichen Diskurs gehen konnte.

Inhalt

Teil I Einleitung

1 **Das Gutachterverfahren – eine kontroverse Diskussion** **3**

1.1 Vor- und Nachteile des Gutachterverfahrens 6
1.1.1 Kritik am Gutachterverfahren 6
1.1.2 Vorteile und Nutzen des Gutachterverfahrens 10
1.1.3 Zusammenfassung 14
1.2 Skizzierung der eigenen Methode 16

Teil II Formalitäten der Berichterstellung

2 **Psychotherapie-Richtlinie und -Vereinbarung** **25**

2.1 Formalitäten 26
2.1.1 Prüfkriterium Notwendigkeit 26
2.1.2 Prüfkriterium Zweckmäßigkeit 27
2.1.3 Beantragung und Durchführung von Psychotherapie 27
2.1.4 Durchführung des Gutachterverfahrens 29

3 **Aufbau und Inhalt der Berichte** **32**

3.1 Bericht zum Kurzzeittherapie-Antrag 32
3.2 Bericht zum Erst- oder Umwandlungsantrag 32
3.3 Bericht zum Fortführungsantrag 34

Teil III Erstellen der Berichtselemente

4 **Erst- und Umwandlungsbericht** **41**

4.1 Angaben zur spontan berichteten und erfragten Symptomatik . . 41
4.1.1 Beispiele für Punkt 1: Symptomatik 44
4.2 Lebensgeschichtliche Entwicklung des Patienten und Krankheitsanamnese 47
4.2.1 Beispiele für Punkt 2: Lebensgeschichtliche Entwicklung und Krankheitsanamnese 49
4.3 Psychischer Befund zum Zeitpunkt der Antragstellung 52

4.4 Somatischer Befund . . . 56

4.5 Verhaltensanalyse . . . 57
4.5.1 Kurzer theoretischer Abriss: Problem- und Verhaltensanalyse . . . 58
4.5.2 Makro- und Mikroanalyse . . . 63
4.5.3 Ätiopathogenetische Tabelle . . . 103
4.5.4 Fallbeispiele Verhaltensanalyse . . . 134
4.5.5 Von Fehlern lernen: Negativbeispiele Verhaltensanalyse . . . 190
4.5.6 Übung zum Erstellen der Verhaltensanalyse . . . 203

4.6 Diagnose . . . 230
4.6.1 Beispiele Diagnosevergabe . . . 237

4.7 Therapieplanung . . . 253
4.7.1 Therapieziele . . . 256
4.7.2 Behandlungsplan . . . 273
4.7.3 Prognose . . . 291

4.8 Bericht zum Umwandlungsantrag . . . 307
4.8.1 Begründung für Kurzzeittherapie . . . 308
4.8.2 Gründe für Umwandlung in Langzeittherapie . . . 311
4.8.3 Verlauf der bisherigen Therapie . . . 312
4.8.4 Weitere Therapie . . . 313

5 Bericht zum Fortführungsantrag . . . 314

6 Bericht zum Kurzzeittherapieantrag . . . 319

Nachwort . . . 321

Anhang

Literaturverzeichnis . . . 325

Anhang 1 . . . 333

Anhang 2 . . . 340

Anhang 3 . . . 344

Sachverzeichnis . . . 345

Teil I

Einleitung

1 Das Gutachterverfahren – eine kontroverse Diskussion

In Deutschland besteht seit 1967 die Möglichkeit, Psychotherapie durch die Krankenkassen finanzieren zu lassen (zunächst für Ärzte, ab 1972 auch für Psychologen). Die sogenannte Krankenhausaufenthaltsstudie (Dührssen u. Jorswieck 1965) war zuvor zu dem Schluss gekommen, dass ambulante Psychotherapie wirksam und wirtschaftlich sei und somit zur kassenfinanzierten Regelleistung werden sollte. In anderen Nachbarländern (beispielsweise Österreich und Schweiz) gibt es zwar ebenfalls über das Solidarsystem finanzierte psychotherapeutische Versorgungssysteme, diese scheinen jedoch sowohl in Bezug auf den Umfang der psychotherapeutischen Leistungen als auch auf die Regelhaftigkeit für deren Genehmigung weniger komfortabel für die Patienten zu sein. Dahm (2005) sieht in der deutschen psychotherapeutischen Versorgung die beste weltweit.

Eine Psychotherapie, die zulasten der Krankenkassen geht, muss hierzulande in Deutschland von diesen zunächst genehmigt werden, sie ist antrags- und genehmigungspflichtig. Neben dem Antrag des Patienten auf Kostenübernahme ist der Psychotherapeut verpflichtet, einen gesonderten Bericht, den Bericht an den Gutachter, zur Indikationsbegründung inkl. Prognoseerstellung anzufertigen und vorzulegen.

Diesem Prüfverfahren, dem sogenannten *Gutachterverfahren* für Psychotherapie, liegen die Vorgaben der Krankenkassen zugrunde, dass nur wirkliche psychische Krankheit (d. h. eine Störung mit Krankheitswert) und diese nur so lange wie nötig, nur mit wissenschaftlich anerkannten Methoden und nur bei günstiger Erfolgsaussicht durchgeführt werden soll. Die genannten Anforderungen in Bezug auf die Wissenschaftlichkeit, Zweckmäßigkeit und Notwendigkeit betreffen dabei keinesfalls lediglich die Psychotherapie. So ist für ärztliche Leistungen allgemein bereits in § 106 des Fünften Sozialgesetzbuches (SGB V) gesetzlich festgelegt, dass diese wirtschaftlich, notwendig, ausreichend und zweckmäßig erbracht sein müssen.

Das Gutachterverfahren wurde daher 1967 von der Kassenärztlichen Bundesvereinigung (KBV) als Prüfsystem für die ambulante Psychotherapie eingeführt und sieht vor, dass ein Gutachter im Auftrag der Krankenkasse die Behandlungsbedürftigkeit einer vorliegenden Störung, die Angemessenheit des therapeutischen Vorgehens sowie die Einhaltung der Regelbegrenzungen prüfen soll. Die Psychotherapievereinbarung[1] (Kassenärztliche Bundesvereinigung 2015) verpflichtet diese Gutachter zur Überprüfung der Qualität des Gutachterverfahrens zudem, über

1 Die Psychotherapievereinbarung beinhaltet Regelungen zur Anwendung von Psychotherapie und ist Teil des Bundesmantelvertrags und dessen Anlagen. Der Bundesmantelvertrag regelt die ambulante ärztliche und psychotherapeutische Versorgung. Sein Geltungsbereich erstreckt sich auf das Fünfte Sozialgesetzbuch (SGB V).

ihre Begutachtungen Statistik zu führen. Darüber hinaus sieht die Psychotherapie-Richtlinie[2] (Gemeinsamer Bundesausschuss 2016) die Entwicklung eines Verfahrens zur Dokumentation psychotherapeutischer Leistungen und zur Evaluation von Prozess- und Ergebnisqualität in der Psychotherapie vor, eine Absicht, die bislang nicht umgesetzt worden ist.

Seit Einführung des Gutachterverfahrens wurde und wird es von verschiedenen Seiten berufspolitisch immer wieder kritisiert. Unterschiedliche Kritikpunkte betrafen und betreffen die Gütekriterien des Verfahrens, ebenso die Zweckmäßigkeit, die Verhältnismäßigkeit und die Wirtschaftlichkeit. Auch ethisch-moralische Vorwürfe, die das Verfahren als diskriminierendes Machtinstrument bezeichnen, werden erhoben, des Weiteren wird immer wieder auf ungeklärte rechtliche Schwierigkeiten, z. B. hinsichtlich des Datenschutzes, hingewiesen. Auch vonseiten der Krankenkassen wurde auf der Basis eigener Daten und jährlicher Qualitätsberichte sowie des Modellprojekts der Techniker Krankenkasse (TK) 2011 (eine Langzeitstudie der Techniker Krankenkasse in Kooperation mit Wissenschaftlern der Universitäten Mannheim und Trier zur Untersuchung der Effektivität ambulanter Psychotherapie und Möglichkeiten regelmäßiger Qualitätsmessungen; Wittmann et al. 2011) schon Kritik am eigenen Verfahren laut: Eine geringe Ablehnungsquote (ca. 3–4 % Ablehnungen im Jahr 2011) lasse den Nutzen des Gutachterverfahrens fraglich erscheinen, da eine „Steuerungsfunktion" (Wittmann et al. 2011) der Gutachten hier nicht auszumachen sei. Letztendlich kommt man aber in dieser TK-Studie zum Ergebnis, das Verfahren weiterhin als bewährt einzustufen.

85 % von befragten Psychotherapeuten wünschen laut einer Onlineumfrage im DPtV-Netzforum (2012, n = 178) die ersatzlose Streichung des Verfahrens. Für die Psychotherapeuten scheint das Gutachterverfahren in erster Linie nämlich eine zeitliche und daher z. T. auch emotionale Belastung darzustellen. Nur eine Minderheit der Psychotherapeuten scheint für das Verfassen eines Berichts an den Gutachter weniger als drei Stunden zu benötigen („Belastungserleben bei Psychotherapeuten"; Sievers 2012). Immerhin 44 % der befragten Therapeuten[3] (n = 78 ärztliche Psychotherapeuten u. 227 psychologische Psychotherapeuten) brauchen im Bereich analytischer und tiefenpsychologisch fundierter Psychotherapie mehr als fünf Stunden Zeit für die Berichterstellung. Mehr als 60 % (bis zu 88 %, je nach Verfahrensrichtung) der Therapeuten erstellen die Berichte laut eigenen Angaben am Wochenende. Bei hohem Aufwand beklagen Sie gleichzeitig eine vergleichsweise relativ niedrige Vergütung (Ziffern 35130 und 35131 nach einheitlichem

---

2 Die Psychotherapie-Richtlinie ist eine Richtlinie zur Durchführung von Psychotherapie des Gemeinsamen Bundesausschusses (Aufsichtsbehörde: Bundesministerium für Gesundheit) gemäß § 92 Absatz 6a des Fünften Sozialgesetzbuches (SGB V). Sie wurde 1967 in der ersten Fassung eingeführt und zuletzt geändert am 15.10.2015.

3 Wenn in diesem Buch der Einfachheit halber von „Therapeut" gesprochen wird, ist hiermit stets „Psychotherapeut" gemeint

Bewertungsmaßstab, EBM[4]; ab 1.1.2016: 28,07 Euro bei Kurzzeittherapie; 56,25 Euro bei Langzeittherapie; nach Gebührenordnung für psychologische Psychotherapeuten, GOP[5], Ziffer 85: 67,03 Euro).

Neben dem Vorwurf der Unwirtschaftlichkeit spielen meiner Erfahrung nach aber noch weitere Gründe für die Abneigung der Psychotherapeuten gegenüber dem Gutachterverfahren eine zentrale Rolle. Es scheinen hier vor allem zwei emotionale Hauptthematiken relevant zu sein: Einmal die Sorge, es richtig zu machen, bis hin zu inneren Druckgefühlen. Bei der Zweiten geht es emotional eher um Ärger denn um Angst, um Widerstand und Auflehnung.

Beim ersten „Typ" dominieren Gefühle von Sorge und Unsicherheit. Es entsteht ein innerer Druck, den Anforderungen von außen genügen zu müssen. Befürchtet werden eine Ablehnung des Antrags und damit negative Konsequenzen für den Patienten sowie sicherlich auch eigenes Kränkungserleben. Die Berichterstellung wird übermäßig stark als Bewährungsprobe für die eigene Kompetenz angesehen. Solche Sorgen und Ängste gehen neben einer persönlichen Selbstunsicherheit häufig auch darauf zurück, dass Schwierigkeiten in der Verschriftlichung allgemein, bei der Komprimierung von Informationen, „Schreibblockaden" und perfektionistische Ansprüche bestehen und dass schlichtweg die Übung, z. B. im Rahmen der Therapieausbildung, fehlt.

Anderen Therapeuten ärgern sich dagegen über das gesamte. Sie lehnen sich auf gegen diese Art der Fremdkontrolle, die häufig wenig nachvollzogen werden kann und damit auch nicht als gerechtfertigt angesehen wird, und fühlen sich in der eigenen therapeutischen Freiheit beschnitten.

In der Praxis begegnen mir immer wieder diese beiden Haltungen oder eine Mischung aus beiden. Weitere emotional-innere Haltungen gegenüber dem Gutachterverfahren betreffen darüber hinaus narzisstische Haltungen von eigener Überlegenheit nach dem Motto: „Ich brauche kein unqualifiziertes Urteil durch einen anderen, ich kann es besser." Oder es wird jede Form der schriftlichen Tätigkeiten oft als langweilig empfunden im Vergleich zur lebhafteren Psychotherapie in der Praxis.

Mit diesem Buch möchte ich dazu beitragen, derartige Widerstände und Sorgen abzumildern und im Antragsbericht auch eine wertvolle Möglichkeit mit eigenem Nutzen sehen zu können, und damit mehr Motivation und Zufriedenheit im Hinblick auf die Berichterstellung bei Ihnen zu bewirken.

---

4 Der einheitliche Bewertungsmaßstab (EBM) ist das Vergütungssystem der vertragsärztlichen Versorgung in Deutschland.

5 Für privatärztliche Leistungen gelten andere Gebührenordnungen, hier die Gebührenordnung für Psychotherapeuten (GOP).

Dafür nutze ich im Buch folgende Elemente:

- die differenzierte Darstellung von Vor- und Nachteilen des Gutachterverfahrens,
- die Skizzierung, Erläuterung und Erprobung einer Vorgehensweise, die sich von anderen, eher schematischen Vorgehensweisen bei der Berichterstellung abgrenzt, sowie
- die Darstellung des Nutzens dieser Vorgehensweise.

1.1 Vor- und Nachteile des Gutachterverfahrens

Ich möchte im Folgenden versuchen, eine relativ objektive Diskussion über den Wert des Gutachterverfahrens vorzunehmen. Natürlich ist eine entsprechende Bewertung immer auch von der eigenen Position bzw. Situation abhängig. Die Abneigung von Psychotherapeuten gegen das Verfahren ergibt sich subjektiv z. B. aus der Tatsache, dass das Gutachterverfahren mit einem nicht zu bestreitenden Mehraufwand verbunden ist. Ich selber verdiene einen Teil meines Geldes mit Arbeit, die auf dem Gutachterverfahren basiert, und bin damit streng genommen „befangen", wenn ich Vorteile des Verfahrens anspreche. Dennoch versuche ich, die eigene Position kritisch zu hinterfragen und einen objektiven Standpunkt einzunehmen.

1.1.1 Kritik am Gutachterverfahren

Oben wurde bereits auf einige Kritikpunkte am Gutachterverfahren eingegangen. Tab. 1-1 stellt die angesprochenen Nachteile noch einmal detaillierter dar, fasst häufig vorgetragene Kritikpunkte und Argumente der Kritiker des Verfahrens zusammen und stellt diesen mögliche Gegenargumente gegenüber.

Über die genannten Kritikpunkte am bestehenden Gutachtersystem hinaus gibt es natürlich auch die grundlegende Auffassung, dass weder Psychotherapie an sich begrenzt noch deren Indikation geprüft werden dürfe, da der Bedarf hoch und Psychotherapie grundlegend für jeden Menschen hilfreich sei.

Betrachtet man aber die einzelnen Argumente der Kritiker genauer und schaut, welche Gegenargumente wiederum entgegengesetzt werden können, wird deutlich, dass an „harten", greifbaren Argumenten eigentlich kaum etwas übrig bleibt. Nicht abzustreiten ist sicherlich die zeitliche und ggf. damit verbundene psychische Belastung der Therapeuten durch die Berichterstellung bei relativ niedriger Honorierung dieser Tätigkeit. Das Amtsgericht Ansbach urteilte am 05.11.2007 (Az. 3 C 846/06), es handele sich bei dem Bericht an den Gutachter um ein mehrseitiges Gutachten. Die Honorierung von damals 53,38 Euro entspreche keinesfalls der mehrstündigen Arbeitsleistung, die Psychotherapeuten für dieses Gutachten erbringen.

Dass dies, wenn man davon selbst betroffen ist, zu Ärger und Widerständen führt, ist naheliegend und zunächst auch vollkommen verständlich. Alle anderen oben genannten Kritikpunkte am Gutachterverfahren können aber bereits deutlich entkräftet werden, ohne dass man zusätzlich die Vorteile des Verfahrens dargelegt hätte, die im Folgenden aufgeführt werden.

Tab. 1-1 Kritik am Gutachterverfahren und Gegenargumente

Kritikpunkte am Gutachterverfahren	Gegenargumente
1. Der Zweck des Verfahrens, nämlich die Überprüfung der Kriterien (Wirtschaftlichkeit, Notwendigkeit, Zweckmäßigkeit, ausreichende Qualität) der Psychotherapie, könne mit dem Verfahren nicht erfüllt werden,	
a) da es sich beim Bericht an den Gutachter lediglich um eine schriftlich ausgearbeitete Willenserklärung handele, es jedoch keine Garantie gäbe, dass die Willenserklärung auch so umgesetzt wird (das Verfahren sei also manipulierbar); aufgrund der fehlenden Akzeptanz des Gutachterverfahrens bei den Therapeuten sei die Wahrscheinlichkeit für Manipulation erhöht;	Die Möglichkeit von Manipulation ist auch bei anderen Kontroll- und Überprüfungsmaßnahmen immer denkbar und möglich; deshalb wird aber auch in anderen Systemen sowie gesamtgesellschaftlich nicht auf Kontrollinstanzen und -möglichkeiten verzichtet.
b) da der Patient nicht zu Wort komme und somit eine wichtige Informationsquelle fehle, der Gutachter den Patienten selber nicht untersuche und somit auch die individuellen Merkmale des Patienten selber gar nicht beurteilen und überprüfen könne; ohne direkten Kontakt zum Patienten sei es wissenschaftlich gesehen für externe Gutachter unmöglich, aufgrund von Berichten zu urteilen. Damit stehe das Gutachterverfahren im Widerspruch zur Berufsordnung, laut derer Psychotherapeuten dazu verpflichtet sind, die professionelle Qualität ihres Handelns unter Einbeziehung wissenschaftlicher Erkenntnisse zu sichern und weiterzuentwickeln.	Das Argument ist zunächst zutreffend, jedoch kann dagegengehalten werden, dass der Therapeut die Merkmale des Patienten zumindest realistisch darstellen kann und soll (auch, wenn er es nicht immer möchte und tut, siehe a); bei realistischer, richtiger und ausreichend genauer Darstellung der Gegebenheiten kann theoretisch auf Basis der vorliegenden Informationen eine Überprüfung der Kriterien stattfinden, da es um eine Überprüfung eben auf Basis der Informationen geht und *nicht* um eine eigene Untersuchung und Einschätzung des Gutachters; Belege dafür, dass die Überprüfung der Kriterien auf Basis schriftlicher Informationen nicht möglich sei, fehlen zudem.
2. Die über die Kriterienprüfung hinausgehende Funktion des Gutachterverfahrens als Instrument der Qualitätssicherung könne nicht erfüllt werden mit der gleichen Begründung wie unter 1) und da die Prozess- und Ergebnisqualität der Psychotherapie (wie in § 28 Abs. 2, Psychotherapie-Richtlinie, Gemeinsamer Bundesausschuss 2016, gefordert) ohnehin höchstens in Umwandlungs- und Fortführungsberichten zur Sprache kommen.	Überprüfung von Prozess- und Ergebnisqualität können naturgemäß lediglich stattfinden, nachdem bereits eine bestimmte Menge an Sitzungen stattgefunden hat (also bei Umwandlungs- und Fortführungsberichten).

Tab. 1-1 (Fortsetzung)

Kritikpunkte am Gutachterverfahren	Gegenargumente
3. Qualitätssicherung von Psychotherapie finde bereits durch andere, besser geeignete Maßnahmen statt: die gesetzlich geregelte und anspruchsvolle Ausbildung zum Psychotherapeuten, die eine hohe Qualifikation der Psychotherapeuten zur Folge habe und damit auch zu hoher Qualität der Psychotherapie führe; in der Musterberufsordnung für Psychotherapeuten sind Sorgfalts-, Dokumentations- und Aufbewahrungs- wie auch Aufklärungspflichten bereits definiert.	Hier ist zunächst fraglich, ob man pauschal davon ausgehen kann, dass eine hohe Qualifikation, die gesetzlich geregelt ist, automatisch und in jedem Falle eine gute Qualität der psychotherapeutischen Behandlung sicherstellt. Es werden aber hier v. a. Maßnahmen zur Erhöhung der Qualität gleichgesetzt mit Kontrollmaßnahmen der Umsetzung von Qualität und Wirtschaftlichkeit (auch wenn die Voraussetzungen für hohe Qualität gegeben sind, impliziert dies nicht zwangsläufig, dass Kontrollmechanismen unnötig sind).
4. Hohe Kosten des Gutachterverfahrens (Beanspruchungskosten für die Therapeuten, finanzielle Kosten für die Krankenkassen).	Die ca. 27 Millionen Euro Ausgaben jährlich für ca. 300.000 Gutachten (Malinke 2012) im Rahmen des Gutachterverfahrens machen gerade einmal 1–2 % der Behandlungskosten aus (der Anteil an den Gesamtkosten ist aber dennoch deutlich höher als im Somatomedizinbereich, dort ca. 0,25 %). Die niedrigen Prüfkosten im somatomedizinischen Bereich könnten aber auch auf ein unzureichendes Prüfsystem zurückzuführen sein. Beim Vergleich müsste man nicht nur die Kosten, sondern auch den Nutzen und die Qualität miteinbeziehen. Es müsste erst einmal aufgezeigt werden, welche andere Form der Wirtschaftlichkeits- und Qualitätsprüfung, die einen solchen Namen verdient, mit gleichem oder geringerem Aufwand den gleichen Nutzen generieren könnte.
5. → Damit weise das Verfahren selbst eine niedrige Wirtschaftlichkeit und Verhältnismäßigkeit auf: geringer Nutzen bei hohen Kosten.	Um überhaupt eine Wirtschaftlichkeits- und Verhältnismäßigkeitsaussage treffen zu können, müsste der Nutzen des Verfahrens (nicht nur die Kosten) gesondert herausgearbeitet und betrachtet werden, was von den Kritikern meist vernachlässigt wird (in diesem Buch folgt die Beschäftigung mit dem Nutzen des Verfahrens im weiteren Verlauf).

Tab. 1-1 (Fortsetzung)

Kritikpunkte am Gutachterverfahren	Gegenargumente
6. Ethische Gründe a) Mangelnde Akzeptanz des Verfahrens bei den Therapeuten; Beanspruchung der Therapeuten, die sich wiederum auch negativ auf die Therapie auswirken könnte.	
b) Das Gutachterverfahren sei angelegt und genutzt als diskriminierendes, Selbstständigkeit beschneidendes Machtinstrument, hiermit verbunden die häufige Erfahrung von – wenig hilfreichen, standardisierten gutachterlichen Stellungnahmen, – als ungerechtfertigt und übermäßig streng-rigide wahrgenommenen Kürzungen, Nachbesserungsaufforderungen oder Ablehnungen – einem unkollegialen, überheblichen Tonfall durch manche Gutachter.	Ein Kontrollinstrument ist nicht zwingenderweise angelegt auf Machtausübung, sondern verfolgt in erster Linie andere Zwecke; dass ein solches Instrument aber „missbraucht" wird für Machtausübung und narzisstische Zwecke ist eine wie auch bei anderen Kontrollinstrumenten mögliche, aber nicht zwingende „Nebenwirkung", die es selbstverständlich zu kritisieren und abzubauen gilt.
c) Es bestehe eine zusätzliche inoffizielle Abschreckungsfunktion des Verfahrens, z. B. auch durch den Anreiz Kurzzeittherapie zu beantragen und hierbei vielleicht Langzeittherapie zu vermeiden im Sinne von Kostenersparnis für die Krankenkassen.	Auch wenn seitens der Krankenkassen die Intention zur bestmöglichen Kosteneinsparung besteht und dies beispielsweise durch Anreize zu fördern versucht wird, spricht dies nicht gegen das Verfahren an sich. Auch bei Befreiung von der Antragspflicht bei Kurzzeittherapie besteht die Möglichkeit einer Umwandlung in Langzeittherapie.
d) Zu starre, restriktiv geforderte Festlegung auf ein Therapieprogramm; Beschneidung der Möglichkeit, flexibel Änderungen am Therapieplan vorzunehmen bzw. diesen anzupassen; Eingriff in die Therapeut-Patient-Beziehung.	Die Überprüfung der Kriterien (Wirtschaftlichkeit, Notwendigkeit, Zweckmäßigkeit, ausreichende Qualität) der geplanten Psychotherapie hat nicht zwangsläufig eine unveränderbare Festlegung zur Folge; die Möglichkeit zur Änderung wird grundsätzlich offengelassen, ist jedoch zu begründen; von daher finden sich hier schon Einschränkungen der Flexibilität und eine gewisse Starrheit; eine Beeinflussung der Therapeut-Patient-Beziehung scheint hingegen eher wenig plausibel.
7. Rechtliche Gründe: Der Datenschutz könne ggf. verletzt werden.	Wenn der Therapeut auf vollständige Anonymisierung achtet, ist hier zunächst kein erhöhtes Risiko für Datenschutzverletzungen auszumachen.

1.1.2 Vorteile und Nutzen des Gutachterverfahrens

Zunächst einmal sei angeführt, dass durch das Gutachterverfahren mit dessen Etablierung 1967 die gesicherte Übernahme der Behandlungskosten für die Psychotherapie ermöglicht und Psychotherapie erstmals allen behandlungsbedürftigen Patienten unabhängig von ihrer finanziellen Situation zugänglich gemacht wurde. Zusätzlich sollte der Therapeut vor einer rückwirkenden Kürzung der von ihm erbrachten Leistungen durch die regulären Prüfinstanzen der Kassenärztlichen Vereinigung (im Falle einer Überschreitung der wirtschaftlichen Normen) geschützt werden. Beim Gutachterverfahren handelt es sich um eine Vorab-Wirtschaftlichkeitsprüfung. Wie wir schon gesehen haben, ist gesetzlich ohnehin festgelegt, dass ärztliche Leistungen wirtschaftlich, notwendig, zweckmäßig und ausreichend qualitativ erbracht werden müssen (§ 106 SGB V). Ohne einen Antrag und die Genehmigung des Kontingents bei vorangegangener Prüfung könnte die Psychotherapie, wie bei ärztlichen und nicht-genehmigungspflichtigen Leistungen, einer nachträglichen Wirtschaftlichkeitsprüfung der Krankenkassen, den sogenannten Auffälligkeits- und Zufälligkeitsprüfungen, unterliegen. Solche Prüfungen könnten bei negativem Ergebnis (Psychotherapie sei nicht wirtschaftlich gewesen) einhergehen mit Rückzahlungsforderungen (Regressansprüchen) an den Therapeuten.

Eng hiermit verbunden ist das Argument, das Gutachterverfahren sei zusammen mit dem Antragsverfahren generell die rechtliche **Basis für die Mindestvergütung**, also die Basis für den Erhalt des vom Bundessozialgericht (BSG) geschützten Mindesthonorars. Das BSG hat den Psychotherapeuten 1999 als einziger Fachgruppe mit der Begründung, dass zeitgebundene, nicht beliebig mehrbare und genehmigungspflichtige Leistungen erbracht werden, einen festen Punktwert zugestanden. Ob das Mindesthonorar nun rechtlich gesehen unbedingt an das Gutachterverfahren in der derzeitigen Form geknüpft ist, ist umstritten und nicht eindeutig geklärt. Nach Sasse (2001) ist eine direkte Übertragung der BSG-Urteile aus der Zeit vor dem Psychotherapeutengesetz bei Abschaffung des Gutachterverfahrens unmöglich. Denkbar ist hier aber auch die juristische Bewertung, dass das Gutachterverfahren auch durch andere Maßnahmen realisierbar wäre, beispielsweise über ein psychometrisches Messverfahren. Dabei ist allerdings fraglich, ob ein solches Verfahren eine komplexe individuelle Fallkonzeption überhaupt so erfassen kann, dass auf dieser Grundlage eine äußere Beurteilung möglich wird.

Es müsste also zunächst einmal aufgezeigt werden, welche andere Form der Wirtschaftlichkeits- und Qualitätsprüfung bei gleichem oder geringerem Aufwand dieselbe Wirksamkeit hätte. Vorstellbar wäre in der Theorie auch eine ggf. weniger aufwendige „Überprüfung“ durch Nicht-Sachverständige, also durch Sachbearbeiter der Krankenkasse, anstelle der Gutachter. Dass dies mit offensichtlichen Nachteilen verbunden ist, bedarf eigentlich keiner weiteren Erklärung. Die psychotherapeutische Arbeit wäre einem mehr finanziell und weniger inhaltlich begründeten Steuerungsmechanismus ausgesetzt. Eine Genehmigung nur durch die Krankenkassen würde diesen Einfluss auf Behandlungskontingente, Mengensteuerung und Honorierung gewähren. Nicht zuletzt bestünde gerade hier nun in der Tat eine bedeutsame Datenschutzproblematik, die damit verbunden wäre, krankenkassenintern die mitunter ausführliche Begründung für die erforderliche

Beantragung/Fortsetzung einer Therapie darlegen zu müssen. Oder aber andere sachkundige Gutachter (z. B. innerhalb des Medizinischen Dienstes der Krankenkassen), die aber mehr als die derzeitigen Gutachter im Dienst der Krankenkassen stehen, könnten die Überprüfung übernehmen. Dabei bestünde aber eine deutlich höhere Gefahr der eher kurzfristigen, ökonomisch motivierten Vorgehensweise im Sinne der Krankenkasse als beim bestehenden Gutachterverfahren. Das derzeitige System garantiert auch, dass sowohl das Honorar als auch die Anzahl der Stunden unabhängig sind von Parametern wie dem Budget der Krankenkasse oder der Gesamtanzahl der beantragten Therapien. Auch eine externe Überprüfung in einer Gesundheitsbehörde wäre sicherlich deutlich weniger wirtschaftlich, nicht nur in Bezug auf die Kosten für die Krankenkassen, sondern auch im Sinne der Belastung für den Patienten.

Den Befürwortern der grundsätzlichen Abschaffung des Gutachtersystems, nicht nur in der jetzigen Form, sondern die Abschaffung einer externen Überprüfung generell, kann entgegengehalten werden, dass es sich beim Gutachtersystem um ein legitimes Prüfsystem der Solidargemeinschaft handelt. Darüber hinaus ist der Beruf des Psychotherapeuten selbst, wie manch anderer Beruf (z. B. der des Arztes, des Pädagogen oder anderer) mit Macht, d. h. Einflussmöglichkeit, und einem Machtgefälle, das sich dadurch ergibt, dass ein kranker, geschwächter Patient auf einen gesunden, „stärkeren" Therapeuten trifft, ausgestattet. Diese Tatsache macht eine wie auch immer geartete Form der externen Kontrolle notwendig.

Indem der Patient sein Inneres preisgibt, macht er sich in der Psychotherapie automatisch ungewöhnlich verletzbar. Oft kommt es dabei vorübergehend zur Regression in frühe Verhaltensmuster, die emotionale Abhängigkeit befördert. Der Therapeut wird häufig, wenn auch nicht immer, als Autorität akzeptiert, häufig gar als allwissend idealisiert. Steigt der Therapeut auf dieses „Angebot" ein und übernimmt die Autoritätsrolle, anstatt diese Dynamik bewusst zu machen, beutet er die Situation und damit den Klienten aus und entmündigt ihn. Auch über sexuellen Missbrauch innerhalb der Therapie wird inzwischen nicht mehr geschwiegen. Statistisch kaum erfasst sind hingegen die Fälle, in denen Psychotherapeuten durch Manipulationen, Projektionen und Aggressionen Patienten zu ihren Opfern machen. Inzwischen haben einige Therapeutenkammern Schlichtungskommissionen und Beschwerdestellen eingerichtet. Solche Ausnahmefälle machen die Notwendigkeit einer Kontrollinstanz zusätzlich deutlich.

Um nicht nur abstrakt über Fälle von Machtmissbrauch in der Psychotherapie zu schreiben, sei das folgende kurz skizzierte Beispiel eine konkrete Verdeutlichung:

Eine Patientin berichtete mir zögerlich und scheu von ihrer Therapeutin, deren Tochter an einer schwerwiegenden Krankheit erkrankt sei und die innerhalb der Therapie immer wieder ausführlich von diesen, ihren eigenen und innerfamiliären Sorgen berichtete. Die Patientin selbst, bezeichnenderweise von ihrer Persönlichkeitsstruktur her altruistisch, sich selbst zurücknehmend orientiert, beklagte bei mir nun das unangenehme Gefühl, ihrer Therapeutin zu sehr zur Last zu fallen. Man kann sich hier leicht weiter ausmalen, welch destruktive Dynamik hier entstanden ist und aufrechterhalten wird. Während dies noch einen recht offensichtlichen und nicht unbekannten Missbrauch der therapeutischen Rolle darstellt, sind beispielsweise Dynamiken mit narzisstischer Thematik weit schwieriger zu erkennen; erst Recht können wir dies nicht vom Patienten erwarten. Beispielsweise kann ein selbstwertschwacher Patient den Therapeuten idealisieren und damit indirekt ein Stück weit an der Großartigkeit der Therapeutenrolle teilhaben; der Therapeut wiederum profitiert von der Erhöhung narzisstisch, präsentiert sich immer wieder als Experte, was die Idealisierung des Patienten weiter ausbaut.

Solche Fälle sind den meisten von Ihnen nicht neu, sondern schon zu Ohren gekommen und Sie haben sich vermutlich dann sehr geärgert, als Sie davon hörten, weil Sie mit ihrem Beruf des Psychotherapeuten, der hilfreich und wohlwollend eingestellt ist, identifiziert sind und zu Recht einen Verruf der eigenen Profession fürchten. Es ist jedoch bei allem Verständnis für das Bedürfnis, sich von derartigen Behandlungsfehlern abzugrenzen zu wollen, wenig hilfreich, in solchen Fällen von „bösartigen, inkompetenten" Außenseitern zu sprechen. Es gibt auch keinen Grund zu der Annahme, dass Psychotherapeuten davor gefeit wären, destruktive Verhaltensweisen in der Psychotherapie zu zeigen und damit dem Patienten zu schaden, sei die Ausbildung (in der Verhaltenstherapie meist zudem eher mit theoretischem und praktischem Fokus auf Behandlungstechniken mehr als auf Selbsterfahrungselementen) auch noch so lang und ausführlich gewesen. Man könnte sogar noch einen Schritt weiter gehen und insbesondere die Psychotherapie, beispielsweise im Vergleich zu ärztlichen Leistungen in der allgemeinmedizinischen Hausarztpraxis, als besonders kontrollbedürftig begreifen, da der Kontakt zwischen Behandler und Patient hier deutlich intensiver, sowohl zeitlich gesehen wie auch in Bezug auf die Tiefe der persönlichen Hingabe, ausfällt. Dies mag nicht darüber hinwegtäuschen, dass auch in der ärztlichen Tätigkeit außerhalb des psychiatrischen und psychotherapeutischen Behandlungsgebiets vielerlei Risiken für Behandlungsfehler und Schädigungen des Patienten möglich sind und dass natürlich auch die ärztliche Tätigkeit einer angemessenen Kontrollform unterliegen muss.

Nun kann argumentiert werden, das Gutachterverfahren sei ja gar nicht zur Kontrolle derartiger Missbrauchsfälle konzipiert und nützlich, sondern ziele lediglich ab auf eine Wirtschaftlichkeitsprüfung. Dies mag der Hauptzweck sein, jedoch dient das Gutachterverfahren ja explizit auch der Prüfung einer ausreichenden Qualität der Behandlung. Durch die Beschreibung tatsächlicher Begebenheiten könnten destruktive Dynamiken in der Patient-Therapeut-Beziehung deutlich werden und Schutzmaßnahmen im Sinne des Patienten bewirken. Dass eine Qualitätsprüfung jedoch nicht hinreichend durch das Lesen eines ca. 3-seitigen Berichts erfolgen kann, wird zu Recht kritisiert.

Die Möglichkeit zur Manipulation dieses und anderer Verfahren wurde weiter oben schon diskutiert. Es soll jedoch an dieser Stelle zunächst um die Frage der grundsätzlichen **Legitimation einer Kontrollinstanz**, auch im Hinblick auf ausreichende Qualität der Psychotherapie, gehen. Wie gut die Umsetzung dieser Notwendigkeit dann konkret gelingt, ist eine andere Frage. Gefordert wird beispielsweise mit Blick auf Missbrauchssituationen in der Therapie vor allem eine bessere Aufklärung von Patienten durch die Krankenkassen im Vorfeld der Aufnahme von Psychotherapie. Solche notwendigen Maßnahmen schließen jedoch weitere prüfende Maßnahmen, wie in Form des Gutachterverfahrens, nicht aus. Vielmehr könnte eine Kombination mehrerer Verfahren mehr Sicherheit als eine einzelne Maßnahme bieten.

Bevor also vorschnell über Sinn und Zweck des Verfahrens geurteilt wird, muss zunächst einmal die Grundsatzfrage gestellt werden, ob wir als Psychotherapeuten überhaupt externe Kontrolle akzeptieren wollen und können oder ob nicht gerade dies möglicherweise der eigentliche Stachel ist, gegen den sich der eine oder andere auflehnt und gegen den wir das Argument der Unzulänglichkeiten des Verfahrens in Feld führen. Seien wir zunächst ehrlich zu uns selbst und beantworten uns die Frage, was uns möglicherweise wirklich am Verfahren stört. Wenn wir uns unserer eigenen grundsätzlichen Haltung bewusst sind, können wir konstruktive Kritik viel sachlicher gestalten.

Zwischenfazit zum Gutachterverfahren
Schon von Rechts wegen ist festgelegt, dass Psychotherapie der Genehmigungspflicht unterliegt und eine Abschaffung des Gutachterverfahrens durch den gemeinsamen Bundesausschuss rechtlich gesehen nicht möglich ist. Denkbar ist aus rechtlicher Sicht lediglich eine geringfügige Modifikation des Verfahrens. Eine Vorab-Wirtschaftlichkeitsprüfung beinhaltet im Vergleich zur nachträglichen Prüfung sicherlich eher Vorteile und eine überzeugende Alternative zum derzeitigen Prüfsystem wurde bisher nicht vorgelegt.

Neben den rechtlich-pragmatischen, berufspolitischen Überlegungen muss aber auch die Lage des Patienten im Blick behalten werden. Für diesen stellt erst ein bewilligtes, finanziertes Stundenkontingent einen sicheren Rahmen dar, in dem er ohne Sorgen um den Fortbestand der Behandlung an sich arbeiten kann. Dies stellt eine notwendige Voraussetzung für psychotherapeutische Arbeit dar.

Doch auch aus einem anderen Grund kommt das Gutachterverfahren dem Patienten zugute. Die Berichterstellung trägt bei richtiger Anwendung zur Struktur-, Prozess- und Ergebnisqualität, also **zur internen Qualitätssicherung** der Psychotherapie bei. Dies geschieht dadurch, dass Überlegungen zum Patienten (zu seiner Krankheitsgeschichte, zu Störungsursachen etc.) wie auch zur Therapieplanung noch einmal intensiviert, überprüft bzw. reflektiert, begründet, ggf. korrigiert und strukturiert werden. Somit trägt das Instrument zum besseren, vertieften Verständnis des Patienten bei. Die Durchführung einer Therapie ohne eine eigene kurze schriftliche Ausarbeitung ist gerade in der Verhaltenstherapie eigentlich ohnehin gar nicht denkbar, da sonst die Gefahr besteht, dass wichtige Aspekte übersehen werden und der Therapie selber zu wenig Struktur gegeben wird. Das Erarbeiten von Therapiezielen – ein Erfordernis des Berichts an den Gutachter – gemeinsam mit dem Patienten ist beispielsweise ein wichtiger, unabdingbarer Bestandteil der VT. Ebenso gehören ein Störungsmodell und die Erstellung von Verhaltensanalysen, i. d. R. zur Psychoedukation und Aufklärung des Patienten, zur Therapievorbereitung dazu und ist somit ebenfalls eines der Kernstücke der VT. Aber auch Elemente des Berichts, die sonst nicht zwangsläufig vom Therapeuten ausführlich verschriftlicht werden, wie beispielsweise die biografische Anamnese oder der psychopathologische Befund, können für die Therapie von Nutzen sein. Darüber hinaus wird die Fähigkeit trainiert, Inhalte zu komprimieren und zu strukturieren, eine Fähigkeit, die auch in der Therapie, vor allem der strukturierten Verhaltenstherapie, wichtig ist. Im Verlauf der Therapie besteht die Möglichkeit (und Notwendigkeit) auf Ausgangshypothesen und eingangs formulierte Ziele zurückzuschauen, wodurch ggf. bislang vernachlässigte Themen mehr Aufmerksamkeit erhalten. All diese Elemente tragen maßgeblich zur Erhöhung der Therapiequalität bei.

Nicht zuletzt sorgt das Erstellen eines gelungenen, komprimierten, individuellen Berichts beim Therapeuten für Zufriedenheit und Selbstwirksamkeitserleben. Unterschätzen sollte man auch nicht die Möglichkeit, von einem kompetenten Dritten eine wertvolle Zusatzeinschätzung zu erhalten. Wenngleich diese häufig (zu) knapp ausfällt, kann sie dennoch die Bestätigung, auf dem richtigen Weg zu sein, beinhalten oder aber den notwendigen Hinweis, gewisse Punkte noch einmal im Sinne des Patienten zu überdenken. In diesem Sinne sieht Walz-Pawlita (2002) die zweite Einschätzung als Hilfe, unbewusste Fantasien von Omnipotenz oder harmonischer Übereinstimmung mit dem Patienten zu relativieren, nach Jungclaussen (2013) dient sie dem Freudschen „Realitätsprinzip".

1.1.3 Zusammenfassung

So verständlich der Ärger angesichts der zusätzlichen Belastung durch die Berichtserstellung für das Gutachterverfahren zunächst auch sein mag, so wichtig scheint es mir gleichsam zu sein, die z. T. reflexartige Ablehnung des Verfahrens zu hinterfragen und die emotionsgesteuerte Ebene temporär zu verlassen, wieder auf die kognitive Ebene einzusteigen und letztlich so den eigenen Ärger als weitere Belastung reduzieren zu können.

Gleichzeitig soll jedoch das Gutachterverfahren auch nicht einseitig idealisiert oder die Kritik an diesem System zurückgewiesen werden. Natürlich hat das Verfahren seine Schwächen und eine sachliche Diskussion sollte sich vor allem um Verbesserungsvorschläge oder Alternativen bemühen.

Neben der eigenen subjektiven Position ist übergeordnet für die Beurteilung des Gutachterverfahrens als ein Beispiel gesellschaftlicher Kontrolle sicherlich auch die eigene Haltung in Bezug auf die Gewichtung von gesellschaftlicher Liberalität einerseits (Extremform: Anomie oder Anarchie) und Sicherheit, Kontrolle andererseits (Extremform: Diktatur) von Bedeutung. Im Idealfall ist das Ausmaß notwendiger sozialer Kontrolle zum Schutz individueller und gesamtgesellschaftlicher Sicherheit und das Ausmaß an der Unbeschränktheit in eigenen Handlungsmöglichkeiten, der Freiheit, in Einklang gebracht, sodass beide Bedürfnisse des Menschen in einem ausgewogenen Verhältnis zueinander stehen, denn absolute Sicherheit ohne den Verlust an Freiheit gibt es nicht und umgekehrt ist bei absoluter Freiheit von einem Verlust an Sicherheit auszugehen.

In diesem Buch wird die Auffassung der notwendigen Ausgewogenheit zwischen Kontrolle einerseits und Freiheit andererseits für die Funktionsfähigkeit einer auf dem Solidarprinzip beruhenden Gesellschaft vertreten. Dies gilt auch in Bezug auf die Gestaltung von Beantragung, Durchführung und Überprüfung von Psychotherapie als einem Bereich des gesellschaftlichen Miteinanders und speziell des

Gesundheitssystems. Die Notwendigkeit von Kontrolle wird gesehen im Hinblick auf die Kriterien ausreichender Qualität und Sicherheit für den Patienten wie auch im Hinblick auf Notwendigkeit, Zweckmäßigkeit und Wirtschaftlichkeit im Sinne der Solidargemeinschaft. Das Gutachterverfahren wird hierbei als deren legitimes Prüfsystem betrachtet, welches die Freiheit des Psychotherapeuten in angemessener Weise einschränkt, solange es von Gutachtern und Krankenkassen nicht als Machtinstrument oder für andere persönliche Zwecke missbraucht wird. Ungerechtfertigte Kürzungen, Ablehnungen etc. gilt es als nicht angemessenen Freiheitseingriff deutlich zu kritisieren. Das Gutachterverfahren wird darüber hinaus auch verstanden als sehr hilfreiches Mittel zur Sicherung und Erhöhung der Therapiequalität im Sinne des Patienten, als ein Instrument, welches also gleichzeitig allen Beteiligten (Therapeut, Patient, Solidargemeinschaft) von Nutzen ist, wenn auch einhergehend mit gewissen Kosten für den Therapeuten. Da der Therapeut aber ohnehin, wie oben dargestellt, bei angemessener Durchführung der Verhaltenstherapie Planungen und Verschriftlichungen anstellen muss, relativieren sich die Kosten aufseiten des Therapeuten in einem gewissen Maße so weit, dass hier insgesamt die Einschätzung vertreten wird, dass der Nutzen des Verfahrens die Kosten deutlich überwiegt.

Vor dem Hintergrund der oben aufgezeigten möglichen Konsequenzen bei (ohnehin rechtlich schwerlich umsetzbarer) Abschaffung des bestehenden Gutachtersystems und ohne Vorliegen einer vergleichbar nützlichen und wirtschaftlichen Alternative sieht Schneider-Reinsch (Bundesverband der Vertragspsychotherapeuten, bvvp) die z. T. hartnäckigen, kämpferischen Versuche mancher Therapeuten zur Abschaffung des Systems als „selbstdestruktive Forderung“ an, denn wie wir bereits aus der pädagogischen Psychologie in Bezug auf hilfreiches Erziehungsverhalten von Eltern wissen: „Grenzen engen nicht nur ein, sie schützen auch.“ (Schauer 2002, zit. nach Jungclaussen 2013).

Auf der anderen Seite sollen hier auch die Schwachstellen des Gutachtersystems deutlich zur Sprache kommen. Zu kritisieren sind sowohl ungerechtfertigt, auch leichtfertig vorgenommene Ablehnungen oder Kürzungen wie auch deren z. T. schablonenartige, kurze Begründungstexte, insbesondere vor dem Hintergrund, dass schablonenartige Berichte an den Gutachter eben gerade von diesen immer wieder kritisiert und als Ablehnungsgrund herangezogen werden. Es verwundert also nicht, dass dies auf Therapeutenseite einen „gesunden Ärger“ hervorruft und weiteren inneren (und äußeren) Widerstand gegen das gesamte System zur Folge hat bzw. den schon bestehenden Widerstand weiter verfestigt und sich die „Fronten“ verhärten. Näheres zum konkreten Gutachterverhalten wird an einzelnen Stellen in diesem Buch noch weiter behandelt. Die Befürwortung des Gutachterverfahrens soll auch keinesfalls abhalten von weiterer konstruktiver Kritik und neuen Ideen zur Veränderung und Verbesserung des Systems, genauso wenig von gerechtfertigtem berufspolitischem Engagement in Bezug auf als ungerecht und belastend erlebte Verhältnisse. Ein solches Engagement würde ich allerdings eher in Bezug auf die Durchsetzung eines angemesseneren Honorars für die Gutachtenerstellung als sinnvoll erachten, und weniger in Bezug auf die Bekämpfung des gesamten Systems.

Wünschenswert wäre zudem, wenn die verhärteten Fronten zwischen praktizierenden Psychotherapeuten einerseits und den Gutachtern andererseits aufgeweicht werden könnten zugunsten eines kollegialeren Austauschs und Umgangs miteinander. Aufseiten der Therapeuten versuche ich durch dieses Buch den Sinn und die Vorteile des Systems weiter publik und verständlich zu machen und bisherigen Sichtweisen neue Gedanken hinzuzufügen. Aufseiten der Gutachter muss andererseits auch die Bereitschaft bestehen, das Prüfsystem objektiv durchzuführen und bei möglicher Kritik dem Behandler auf Augenhöhe zu begegnen und wirkliche Hilfestellung zu geben, dies vor allem in Form individueller, ausführlicherer und gut begründeter Rückmeldungen anstelle von Standardformulierungen. Von approbierten Psychotherapeuten (also auch von Therapeuten und Gutachtern) sollte man doch letztlich genau dies, nämlich die Fähigkeit zur selbstkritischen Reflexion wie auch zur Perspektivübernahme und damit zur „Deeskalation" der verhärteten Fronten erwarten können.

Nachdem ich die Vor- und Nachteile des Gutachterverfahrens dargestellt habe, komme ich zum zweiten Teil meiner „Motivierungsstrategie" in Hinblick auf ein zufriedenstellenderes, weniger belastendes Berichteschreiben sowie der Darstellung einer speziellen Vorgehensweise zur Erstellung des Berichts an den Gutachter. Diese wird hier kurz skizziert und es wird aufgezeigt, inwiefern sie sich in ihrem Grundsatz von anderen Methoden und anderer Literatur zum Thema abgrenzen soll.

1.2 Skizzierung der eigenen Methode

Wie wir schon gesehen haben, führen verschiedene emotionale Haltungen wie auch objektive Hindernisse (wie Zeitmangel) dazu, dass die Erstellung des Berichts bei vielen Therapeuten unbeliebt ist. Dies wiederum hat in der Regel zur Folge, dass versucht wird, den Bericht nur noch unter dem übergeordneten Aspekt der Bewilligung zu konzipieren. Die oben schon dargestellten Vorteile für Therapeut und Patient werden in dieser motivationalen Grundhaltung nicht gesehen. Der Gutachter Hohage (2011, zit. nach Jungclaussen 2013) vergleicht diese motivationale Grundhaltung mit derjenigen von Schülern, die nur noch auswendig lernen, um „irgendwie durchzukommen", ohne den Inhalt des Unterrichts zu verstehen, und bei denen alles erlaubt sei, was dem Durchkommen helfe. Ähnlich wie bei den Schülern besteht bei den meisten Psychotherapeuten aufgrund der dargestellten emotionalen Ablehnung eine sogenannte **extrinsische Motivation**. Der Bericht wird sozusagen nur noch für den Gutachter geschrieben und nicht für sich selbst.

Hieraus resultiert wiederum häufig eine bestimmte Arbeits- sowie Darstellungs- bzw. Schreibweise. Wenn die Motivation lediglich extrinsischen Ursprungs ist, der Bericht also nur im Hinblick auf die Bewilligung und verbunden mit der Frage, was der Gutachter lesen möchte, geschrieben wird, hat dies oftmals zur Konsequenz, dass eine realistische Darstellung des Patienten und seiner Problematik und der korrespondierenden Therapieplanung entweder nur eingeschränkt oder auch so gut wie gar nicht mehr (insbesondere bei der Therapieplanung) stattfindet. Es entstehen die vielfach kritisierten sogenannten schematischen Standarddarstellungen, lediglich an manchen unvermeidbaren Stellen (wie v. a. der Biografie, der Symptomatik) mit individuellen Patientenmerkmalen gefüllt. Es handelt sich hierbei um eine eher oberflächliche Darstellungsweise. Bei der Verhaltensanalyse beispielsweise werden weitgehend allgemein gehaltene Textbausteine verwendet, die wahrscheinlich auf eine Vielzahl an Patienten zutreffen könnten. Was ihnen fehlt, ist eine individuelle Erklärung der Problematik des jeweiligen Patienten und eine Konkretisierung, z. B. durch sehr spezifische individuelle Details. Noch extremer wird diese oberflächliche Darstellung oft noch bei der Therapieplanung praktiziert. Diese enthält dann lediglich eine Aufzählung von Standardtherapiezielen und zugehörigen Methoden, ohne jegliche differenzielle Begründung und Konkretisierung.

Nach der Fertigstellung des Berichts auf Basis einer solchen Vorgehensweise ist man froh, diese Pflichtarbeit endlich hinter sich gebracht zu haben. (Kognitive) Dissonanz, die daraus entsteht, dass man eigentlich den Patienten nicht individuell und realistisch dargestellt hat, dies aber eigentlich aufgrund eigener moralischer Ansprüche und der Außenforderung der Prüfinstanz müsste, wird dann wiederum durch die eigene rigide Ablehnung des gesamten Verfahrens reduziert bzw. wegrationalisiert. Ein Gefühl von Zufriedenheit und Selbstwirksamkeit hingegen dürfte hier eher weniger entstehen. Denn nichts ist frustrierender, als das Aneinanderreihen von Standardaussagen, unzähligen Fachbegriffen und Allgemeinplätzen, was letztlich das Gefühl hinterlässt, dem Patienten nicht gerecht geworden zu sein und eine mehr oder weniger überflüssige, rein formale Arbeit erledigt zu haben. Und auch die Gutachter erkennen eine solche Vorgehensweise in der Regel, können Standarddarstellungen nicht mehr lesen und beurteilen dann meiner Erfahrung nach die gesamte Therapie, deren Indikation oder Wirtschaftlichkeit häufig kritischer.

Die Vorgehensweise, die ich in diesem Buch vorstellen möchte, soll es hingegen ermöglichen, die Problematik des Patienten wirklich zu verstehen und zu erfassen und hierauf aufbauend einen individuellen, konkreten Therapieplan zu entwickeln. Es ist eine Methode, die in die Tiefe geht, statt oberflächlich zu bleiben. Sie lässt sich anhand mehrerer Qualitätsmerkmale, die sich durch den gesamten Bericht bzw. den vorherigen Analyseprozess ziehen, und kontrastierend zu der dargestellten eher ungünstigen Arbeit- und Schreibweise charakterisieren. Wir werden im Verlauf des Buches und des Analyseprozesses an den unterschiedlichen Stellen immer wieder im Kern auf diese Qualitätsmerkmale zurückkommen, sie sind die Basis der Vorgehensweise und das übergeordnete Credo dieses Buches.

Merke

Qualitätsmerkmale im Bericht an den Gutachter:

- Die **Validität**/Gültigkeit/Richtigkeit der Aussagen: Die Aussagen, die wir über den Patienten treffen, müssen richtig sein/zutreffen.
- Die **Reliabilität**/Genauigkeit/Präzision der Aussagen: Die Aussagen, die wir über den Patienten treffen, sollten einen gewissen Grad an Genauigkeit aufweisen. Genauigkeit geht häufig einher mit Konkretisierung.
- Die **Spezifität** der Aussagen: Das Wort spezifisch bedeutet „arteigen" und beschreibt charakteristische Eigenschaften von Dingen oder Lebewesen und wird damit auch mit Besonderheit gleichgesetzt. Unsere Aussagen über den Patienten sollten spezifisch sein, also die Besonderheiten des Patienten deutlich machen.

- Die **Differenzierung**: Eng verbunden mit der Spezifität, also mit dem Herausstellen des Besonderen, ist die Differenzierung. Differenzierung meint das Herausarbeiten von Unterschiedlichkeit. Wir nehmen im Bericht und in der Analyse die Differenzierung von anderen Personen oder Patienten nicht explizit vor, aber implizit durch unsere Spezifizierung der Aussagen.

Anhand dieser vier Merkmale kann man bereits den Unterschied der in diesem Buch dargestellten Arbeitsweise zu einer eher oberflächlichen Darstellungsweise mit Standardformulierungen deutlich machen. Bei Letzterer mögen allgemein gehaltene Aussagen zwar zutreffend, also gültig sein, weil sie auf die meisten Patienten zutreffen, es fehlt ihnen aber, da sie so allgemein gehalten sind, an Genauigkeit und an Spezifität. Allgemein gehaltene Aussagen sind nicht in der Lage, das Besondere am Patienten abzubilden. Zwar mag man einwenden, dass Menschen und Patienten viele Gemeinsamkeiten aufweisen, jedoch weist jeder Patient auch eine individuelle Lerngeschichte/Sozialisation auf, die es darzustellen und zu verstehen gilt.

Einige Beispiele von Aussagen in Verbindung mit der Verhaltensanalyse sollen die Unterschiede der beiden Arbeitsweisen verdeutlichen.

Oberflächliche, unspezifische Darstellung

„Lerngeschichtlich relevant für die aktuelle Störung sind negative Erfahrungen mit den engsten Bezugspersonen." Diese Aussage aus einer Verhaltensanalyse ist allgemein gehalten, ungenau und nicht spezifisch: Negative Erfahrungen dürften die meisten unserer Patienten, ja sogar alle Menschen im Laufe ihrer Kindheit schon gemacht haben. Insofern ist die Aussage zwar richtig/gültig, aber nicht genau und spezifisch. Genau und spezifisch wäre sie, wenn sie die negativen Erfahrungen detaillierter beschreibt.

Natürlich handelt es sich hierbei um eine einzelne Aussage und nicht um eine komplette Verhaltensanalyse. Aber auch die weiteren Ausführungen können oberflächlich bleiben, anstatt genau und spezifisch zu sein, sodass die gesamte Verhaltensanalyse insgesamt wenig Aussagekraft hat, wie das folgende Beispiel kurz andeuten soll.

„Die Patientin sammelte invalidierende Erfahrungen mit den Eltern, welche sie nicht in ihrem Selbstwertgefühl und in sozialen Kompetenzen stärkten. Die Eltern fungierten nicht als positive Lernmodelle. Positive Verstärkung fand nur unzureichend statt. Die Patientin konnte soziale Kompetenzen nicht erwerben und ist daher in Belastungssituationen, wie aktuell, überfordert, sodass sich die Symptomatik entwickelt."

Eine solche Darstellung erklärt nicht, wieso sich bei der Patienten gewisse Vulnerabilitäten entwickelten und wieso die Patientin auf der Basis dieser aktuell krank geworden ist. Zunächst werden die Eltern nicht genauer beschrieben, sondern einfach behauptet, diese hätten die Patientin nicht in Selbstwert und sozialer Kompetenz gestärkt und fungierten nicht als positive Lernmodelle. Die gesamte kindliche Situation wird nicht dargelegt.

Auf eine weitere detaillierte Kritik soll an dieser Stelle jedoch verzichtet werden. Wir kommen hierzu an späterer Stelle im Buch. Es soll hier lediglich bereits kurz angedeutet werden, was unter den Qualitätsmerkmalen, die in diesem Buch übergeordnet zur Erstellung des Berichts zum Tragen kommen, verstanden wird.

Wenn die genannten Qualitätsmerkmale nicht oder nur unzureichend umgesetzt werden, wirkt die Darstellung schablonenartig. Darüber hinaus erhält der Gutachter den Eindruck, der Therapeut hätte den Patienten und dessen Problematik nicht verstanden, was bei einer Darstellung wie der obigen naheliegt. Wenn man aber bereits die Problematik nicht verstanden hat, kann man auch keinen passenden, gültigen Therapieplan erstellen, der darauf hinarbeitet, die Symptomatik abzumildern oder abzubauen. Wenn wir uns nun in die Lage des Gutachters versetzen, so kann dieser die Indikation, Zweckmäßigkeit, Wirtschaftlichkeit und notwendige Qualität der Behandlung überhaupt nur prüfen, wenn ihm hierzu ausreichend gute Informationen vorliegen. Wenn aber bereits das Störungsmodell die Problematik nicht oder nur unzureichend zu erklären vermag, so kann weder die Angemessenheit des Behandlungsplans noch die Erfüllung der zu prüfenden Kriterien beurteilt werden. Der Gutachter hat dann auf seinem Formular zur Stellungnahme die Möglichkeit die Option „Das Störungsmodell wird nicht ausreichend erkennbar" anzukreuzen, was auch häufig geschieht. Für den Therapeuten bedeutet dies, dass er auf eine gute Qualität achten muss, die den Gutachter in die Lage versetzt, die Wirtschaftlichkeitsprüfung mitsamt der Kriterien auch durchzuführen. Es muss nicht zusätzlich noch weiter ausgeführt werden, dass es natürlich auch in unserem Sinne als Behandler und im Sinne des Patienten ist, diesen und dessen Problematik gut zu verstehen.

Die dargestellten und kurz erläuterten Qualitätsmerkmale sollen im gesamten Bericht zur Anwendung kommen. Es entsteht dann ein Bericht, der nicht nur präzise, sondern auch in sich schlüssig ist, bei dem ein roter Faden zu erkennen ist.

Der rote Faden im Bericht ist neben den vier oben genannten ein weiteres wichtiges Qualitätsmerkmal. Damit ist gemeint, dass der gesamte Bericht in sich schlüssig und widerspruchsfrei sein soll. Nicht nur zwischen den einzelnen Berichtsteilen, sondern auch innerhalb dieser können Widersprüche entstehen, was jedoch bereits durch eine richtige, genaue und spezifische Arbeitsweise verhindert werden kann. Die **Widerspruchsfreiheit** oder **interne Konsistenz** ist also ein weiteres Qualitätsmerkmal des Berichts.

Die Qualitätsmerkmale sind nicht unabhängig voneinander. Dennoch kann, wie wir gesehen haben, eine gültige/richtige Aussage gleichzeitig ungenau und unspezifisch sein. Umgekehrt gibt es aber auch genaue, falsche Aussagen. Im Verlauf der Lektüre dieses Buchs werden Sie lernen, wie Sie die Qualitätsmerkmale bei der Erstellung des Berichts erfüllen können. Der Zweck des Ganzen ist nicht nur eine Steigerung des eigenen Erfolgs in Form der Bewilligung von Anträgen, die nach dieser Vorgehensweise erstellt wurden, sondern vor allem, dass Sie Ihre schriftliche Arbeit (wieder) wertschätzen und als sinnvoll erleben können. Dieses Buch zielt daher ab auf einen Verstehens- und Motivationszuwachs. Es grenzt sich gleichzeitig ab von anderen thematisch verwandten Publikationen mit Darstellungen von Musterfällen, meist noch nach Diagnoseschlüssel geordnet, die zwar die Möglichkeit für Betrachtung zusätzlicher Sicht- und Darstellungsweisen beinhalten, denen es aber an einer Erklärung zur Erstellung eines guten Berichts mangelt und die einem weniger eigenaktiven „Abschreiben" und damit letztendlich wieder dem massenhaften Gebrauch von nicht individualisierten Standarddarstellungen Tür und Tore öffnen. Mit Beispielen wird auch in diesem Buch gearbeitet, diese werden jedoch gleichzeitig in Zusammenhang mit den theoretischen Annahmen gebracht und dementsprechend erklärt.

Die Arbeitsweise, die Sie in diesem Buch kennenlernen und im besten Fall auch anwenden werden, mag auf den ersten Blick aufwendig erscheinen. Sie ist es zu Beginn auch, so wie jeder Verstehensprozess immer mit einer Aufwendung von Zeit und Energie einhergeht. Wenn die Vorgehensweise aber einmal eingeübt wurde, verspricht sie im Vergleich zu den nicht präzisen Darstellungen einen Gewinn, der den Aufwand rechtfertigt. Sie verspricht ebenso, wie schon beschrieben wurde, Vorteile in Bezug auf die eigene innere emotionale Haltung, beinhaltet aber vor allem auch die Möglichkeit, bei kritischen Nachfragen, Kürzungen, Ablehnungen etc. gut und ohne „Tricksereien" argumentieren zu können, denn argumentiert wird auf Basis der uns vorliegenden Informationen. All unsere Einschätzungen im Bericht sind keinesfalls als festgelegte, unveränderbare Aussagen zu betrachten, sondern sie können im Verlauf ohnehin immer noch geändert oder auch revidiert werden. Erwartet werden kann nicht, dass der Therapeut nach fünf oder weniger probatorischen Sitzungen den Patient vollumfassend verstanden hat. Und auch im Verlauf der Therapie nach bereits mehreren durchgeführten Sitzungen können sich immer noch neue Erkenntnisse und Schlussfolgerungen ergeben. Wenn wir bei weniger genauen oder gar weniger zutreffenden Darstellungen auf Widerstand seitens des Gutachters treffen, haben wir es mit einer erfolgreichen Gegenargumentation wesentlich schwerer. Bei einer realistischen und präzisen Darstellung des Patienten wird meiner Erfahrung nach das Risiko von Ablehnungen und Kürzungen deutlich minimiert, wenn nicht sogar nahezu ausgeschlossen.

Der Appell dieses Buches lautet daher ausdrücklich: Bleiben Sie immer bei der Realität und verabschieden Sie sich weitestgehend von den hinderlichen Gedanken, was der Gutachter im Bericht lesen möchte. „Mit der Wahrheit kommt man am weitesten" pflegte mein Vater zu sagen. Diese Weisheit mag nicht in allen Lebensbereichen und in dieser Ausschließlichkeit gelten, jedoch scheint sie mir auf Basis meiner Erfahrungen für das Gutachterverfahren in der Regel zutreffend zu sein. Haben Sie den Mut zur Darstellung Ihrer professionellen Sichtweise auf den Patienten. Seien Sie selbstbewusst genug, diese Sichtweise darzustellen und mögliche Kritik zu entkräften, seien Sie gleichzeitig offen für Kritik. Der Bericht an den Gutachter wird dann nicht mehr zur „Zitterpartie", sondern zu einem hilfreichen Instrument.

Dieses Buch ist in ca. zweijähriger nebenberuflicher Arbeit entstanden. Es ist das Ergebnis meiner Tätigkeit rund um das Antragsverfahren in der Psychotherapie, aber auch stark beeinflusst von meinen bisherigen klinisch-psychologischen, psychotherapeutischen Erfahrungen und Erkenntnissen und Ausdruck meiner Leidenschaft für die klinische Psychologie. In meiner Arbeit als solche (klinische Psychologin) strebte ich immer schon nach einem tieferen Verständnis für die Symptomatik der Patienten. Ich habe mich über die Jahre hinweg intensiv mit der O-Variable, genauer gesagt der Persönlichkeitsstruktur von Patienten als wichtiger Basis zum Verständnis der Problematik beschäftigt.

Inspiriert und motiviert wurde ich zusätzlich durch die Lektüre eines Manuskripts zum Thema Berichterstellung an den Gutachter in der tiefenpsychologisch fundierten Psychotherapie von Ingo Jungclaussen (2013), ein Manuskript, das ebenfalls mit viel Leidenschaft und Tiefgang erstellt wurde. Mir fiel auf, dass für die Verhaltenstherapie kaum Hilfestellung für den Antragsbericht in Form von Manuskripten existiert und die wenigen eher kurz und knapp gestalteten Handbücher nicht leisten, was eigentlich notwendig wäre: zu erklären, wie der Bericht erstellt wird und zwar mit ausreichender Qualität. In den wenigen Büchern fand ich lediglich die Darstellung der Formalitäten, die ohnehin durch die Richtlinien der Krankenkassen bereits vorliegen, sowie Darstellungen von Beispielfällen, manchmal ergänzt um wenige Tipps für die grundsätzliche Gestaltung des Berichts.

Dieses Buch unterscheidet sich von den wenigen anderen also durch ein in die Tiefe gehendes Vorgehen und durch die Absicht von Verstehensgewinn und Motivationszuwachs beim Leser. Es ist insgesamt ausführlicher und beinhaltet einen **Mix aus Theorie- und Praxisanteilen**. Soweit wie nötig werden theoretische Grundlagen der Verhaltenstherapie und anderer psychologischer Disziplinen prägnant dargestellt und erklärt, um einen Transfer dieser theoretischen Inhalte zum Antragsbericht zu erleichtern. Die Erstellung der Verhaltensanalyse wird ausführlich behandelt durch einen eigenen **gestuften Analyseprozess**. Um diesen mit Inhalten zu füllen, wurde zusätzlich zu den Theorieblöcken eine **ätiopathogenetische Tabelle** erstellt, die als heuristische Hilfe verschiedene ätiologische Entwicklungspfade darstellt. Um die theoretischen Inhalte anwenden zu können, kommen einige **Fallbeispiele**, Positiv- wie Negativbeispiele, sowie **Übungen** zum Einsatz. Die Fallbeispiele sind dabei anonymisiert und soweit in markanten Erkennungsmerkmalen verändert, dass ein Wiedererkennen ausgeschlossen werden soll.

Ich möchte nebengeordnet auch dazu beitragen, eine Brücke zu schlagen zwischen der Verhaltenstherapie und den psychodynamisch orientierten Verfahren bzw. ein manchmal zutage tretendes **Schulendenken abzumildern**, indem an manchen Stellen kurz Parallelen zwischen den theoretischen Hintergründen der Verfahren aufgezeigt werden. Die Auffassung von Verhaltenstherapie, die in diesem Buch dargestellt wird, beinhaltet ausdrücklich deren aktuellen theoretischen Entwicklungsstand samt der Theorien und Methoden der sogenannten „dritten Welle", die sich in Teilen an psychodynamischen Konzepten orientiert sowie Emotionen und dem Beziehungselement Bedeutung einräumt, also eine **moderne Auffassung der Verhaltenstherapie**. Gleichwohl werden klassische, ursprüngliche verhaltenstherapeutische Gedanken und Modelle mit einbezogen, jedoch nicht mehr als ausschließliche und hinreichende Konzepte zur Erklärung und Behandlung psychischer Krankheit aufgefasst. Dieses Buch basiert nicht auf der Auffassung der Erklärung menschlichen Verhaltens im Sinne der „black-box"- oder einfacher Reiz-Reaktions-Muster-Annahmen.

Dieses Buch setzt also insgesamt deutlich auf das **Qualitätsmerkmal** und geht davon aus, dass Qualität auch oder gerade in einer schnelllebigen Welt einen Wert darstellt. Die Ausführlichkeit und Genauigkeit der hier vorgestellten Methode ist sicherlich auch zurückzuführen auf einzelne meiner Persönlichkeitsmerkmale, die als anankastische bezeichnet werden, und auf mein tief verankertes Bedürfnis nach Wahrhaftigkeit.

Teil II

Formalitäten der Berichterstellung

2 Psychotherapie-Richtlinie und -Vereinbarung

Bevor wir uns mit der eben kurz skizzierten Vorgehensweise bei der Berichterstellung beschäftigen, müssen wir uns zunächst über die Anforderungen, die formaler- und inhaltlicherseits an die Beantragung von Psychotherapie und an den Bericht gestellt werden, im Klaren sein. In der Einleitung sind wir bereits kurz auf die Prüfmerkmale der Gutachter zu sprechen gekommen und schauen uns im Folgenden die relevanten Vorschriften noch genauer an.

Die Anwendung von Psychotherapie wird in der **Psychotherapie-Vereinbarung** der Kassenärztlichen Bundesvereinigung (2015) sowie in der **Psychotherapie-Richtlinie** des Gemeinsamen Bundesausschusses (Aufsichtsbehörde: Bundesministerium für Gesundheit) gemäß § 92 Absatz 6a des Fünften Buches Sozialgesetzbuch geregelt. 1967 traten die ersten Psychotherapie-Richtlinien in Kraft. Die Verhaltenstherapie wurde erst im Jahr 1987 in einem langwierigen und kontroversen Prozess in diese Richtlinien aufgenommen.

Hierin finden wir auch die Regelungen in Bezug auf das Gutachterverfahren. Über die Vereinbarung und Richtlinie hinaus ist für Psychotherapeuten der sogenannte „Faber-Haarstrick-Kommentar“ (Rüger et al. 2011, 2014) zu den Richtlinien in der jeweils aktuellen Auflage ein relevantes Hilfsmittel.

Die für uns relevanten und wichtigsten Regelungen und Vorschriften der Vereinbarung (Kassenärztliche Bundesvereinigung 2015) und Richtlinie (Gemeinsamer Bundesausschuss 2016) werden im Folgenden komprimiert und übersichtlich dargestellt.

Im Rahmen des bereits in der Einleitung thematisierten und diskutierten Gutachterverfahrens bei der Beantragung von Psychotherapie kommt es also nun zur Überprüfung der Leistungspflicht der Krankenkassen nach der Psychotherapie-Richtlinie und der Psychotherapie-Vereinbarung.

Bei dieser Prüfung gelten übergeordnet die Grundsätze der **Notwendigkeit**, **Zweckmäßigkeit** und **Wirtschaftlichkeit** der psychotherapeutischen Behandlung. In der Psychotherapie-Richtlinie wird zudem von einer **ausreichenden** Therapie gesprochen.

Merke

Übergeordnete Prüfkriterien der Gutachter sind:

- **Notwendigkeit** einer Psychotherapie: Es muss seelische Krankheit vorliegen.
- **Zweckmäßigkeit** einer Psychotherapie: Die Art der Therapie muss bei dem vorliegenden individuellen Krankheitsstatus eine angemessene Veränderung erwarten lassen.
- **Wirtschaftlichkeit** einer Psychotherapie: Aus den Behandlungsoptionen wird die preiswerteste ausgewählt. Es soll „das Nötige“, nicht das „maximal Mögliche“ getan werden.
- **Ausreichende** Psychotherapie: Die Leistung darf nicht ungenügender Qualität, sondern muss ausreichender Qualität sein.

2.1 Formalitäten

2.1.1 Prüfkriterium Notwendigkeit

Die **Notwendigkeit** einer psychotherapeutischen Behandlung ergibt sich aus dem Vorliegen seelischer Krankheit. Letztere wiederum kann nach dem Krankheitsbegriff der Psychotherapie-Richtlinie erkennbar werden in seelischen oder körperlichen Symptomen oder krankhaften Verhaltensweisen. Der Krankheitscharakter komme wesentlich darin zum Ausdruck, dass die Störungen der willentlichen Steuerung durch den Patienten nicht oder nur z. T. zugänglich sind. Auf der anderen Seite wird definiert, was nicht-seelische Krankheit ausmacht, nämlich Berufs-, Ehe-, Erziehungs- und Sexualprobleme, welche mittels beraterischer Interventionen durch Aktivierung gesunder seelischer Fähigkeiten angegangen werden können. Berufliche und soziale Anpassung oder Förderung sind demnach keine Indikationen für Psychotherapie. Diese sind natürlich im Rahmen einer Psychotherapie gewünscht und anzustreben, jedoch nicht als ausschließliches Behandlungsziel. Der Abbau oder die Reduktion von Symptomatik und von Leidensdruck muss immer das Hauptziel sein. Darüber hinaus wird Psychotherapie abgegrenzt von einer die gesamten Lebensverhältnisse umfassenden psychosozialen Versorgung.

Aus der Definition des Krankheitsbegriffs der Richtlinie (Gemeinsamer Bundesausschuss 2016) ergibt sich ein abgegrenzter Indikationsbereich.

Merke

Bei der Frage der **Indikation** geht es um die Frage, welche medizinische Maßnahme bei einem bestimmten Krankheitsbild angebracht ist und zum Einsatz kommen soll.

Die Psychotherapie-Richtlinie nennt alle Krankheitsbilder, bei denen Psychotherapie, so auch die Verhaltenstherapie, grundsätzlich indiziert sein kann:

- Affektive, Angst-, Zwangs-, somatoforme, dissoziative, Ess-, nichtorganische Schlaf-, sexuelle Funktions-, Persönlichkeits-, Verhaltens- und Anpassungsstörungen, Reaktionen auf schwere Belastungen, Störungen mit Beginn in Kindheit und Jugend
- Somatische Erkrankungen: neben oder nach einer somatischen ärztlichen Behandlung oder in Zusammenhang mit deren Auswirkungen, wenn psychische Faktoren einen wesentlichen pathogenetischen Anteil daran haben – darunter fallen:
  - Psychische und Verhaltensstörungen durch psychotrope Substanzen: Bedingung ist Abstinenz spätestens nach 10 Behandlungsstunden (in Bescheinigung mit Nachweisen festzuhalten) und bei Rückfall unverzügliche Einleitung von Maßnahmen.
  - Psychische und Verhaltensstörungen durch Opioide: Bedingung ist gleichzeitige stabile substitutionsgestützte Behandlung und Zusammenarbeit mit entsprechendem Arzt.

- Seelische Krankheit aufgrund frühkindlicher emotionaler Mangelzustände oder tiefgreifender Entwicklungsstörungen, frühkindlicher körperlicher Schädigungen oder Fehlbildungen.
- Seelische Krankheit als Folge schwerer chronischer Krankheitsverläufe.
- Bislang: Psychische Begleit-, Folge- oder Residualsymptomatik psychotischer Störungen; seit Oktober 2015: schizophrene und affektive psychotische Störungen.

- Beziehungsstörungen: Diese gelten nur als seelische Krankheit, wenn ihre ursächliche Verknüpfung mit einer krankhaften Veränderung des seelischen oder körperlichen Zustands nachgewiesen wurde.

2.1.2 Prüfkriterium Zweckmäßigkeit

Das nächste Kriterium betrifft nun die **Zweckmäßigkeit** der Psychotherapie. Sie beinhaltet, wie wir gesehen haben, eine angemessene Veränderung, die mittels Psychotherapie erzielt werden soll. Es muss also nicht immer ein vollständiger Abbau der Symptomatik zu erwarten sein, vielmehr gilt eine Linderung der Beschwerden ebenso als zweckmäßig. In diesem Sinne muss Psychotherapie dazu dienen, „eine Krankheit zu erkennen, zu heilen, ihre Verschlimmerung zu verhüten oder Krankheitsbeschwerden zu lindern." (Gemeinsamer Bundesausschuss 2016, S. 4 § 1, Abs. 2)

Schwierigkeiten in Bezug auf die Erfüllung des Kriteriums der Zweckmäßigkeit können sich beispielsweise dadurch ergeben, dass Zielsetzungen oder geplante Interventionen nicht angemessen erscheinen, z. B., weil sie nicht zielführend oder zu weit gefasst sind. Oder es liegen aufseiten des Patienten nicht die erforderlichen Voraussetzungen vor. Hier ist vor allem an die Motivierbarkeit und Umstellungsfähigkeit zu denken. Aber auch ein mögliches Rentenbegehren als Aspekt der Motivation und Persönlichkeitseigenschaften des Patienten sind von Bedeutung (hierzu ausführlich in Kap. 4.7.3). Psychotherapie ist ausgeschlossen, wenn zwar seelische Krankheit vorliegt, aber ein Behandlungserfolg nicht erwartet werden kann (Psychotherapie-Richtlinie, D § 22 Abs. 3 Nr. 1, Gemeinsamer Bundesausschuss 2016). Es muss eine hinreichend günstige Prognose für die Erreichung der Therapieziele mittels der Behandlungsmethoden im Rahmen der Leistungsgrenzen des Verfahrens gestellt werden können. Stellt sich während der Behandlung heraus, dass ein „nennenswerter" Behandlungserfolg nicht erwartet werden kann, ist die Behandlung zu beenden (und es sind ggf. andere Therapieformen in Erwägung zu ziehen).

2.1.3 Beantragung und Durchführung von Psychotherapie

Die weiteren wichtigsten Formalitäten rund um die Beantragung und Durchführung von Psychotherapie sind im Folgenden zusammengefasst:

- Spätestens nach Beendigung der probatorischen Sitzungen (5 Stunden à 50 Minuten) und vor Beginn der Psychotherapie muss die Überweisung zum Konsiliararzt stattfinden, der den Konsiliarbericht (Ausschluss somatischer Ursachen,

Ausschluss von Kontraindikation, Erforderlichkeit ärztlicher Mitbehandlung) erstellt.

- Innerhalb der probatorischen Sitzungen soll eine diagnostische und Indikationsklärung erfolgen; dies beinhaltet auch die Erhebung einer biografischen Anamnese und Einschätzung der Therapieeignung des Patienten.
- Es gelten die folgenden Stundenkontingente in der Verhaltenstherapie:
  - Probatorik: 5 Stunden
  - Probetherapie: 15 Stunden
  - Kurzzeittherapie: 25 Stunden
  - Langzeittherapie: 45 Stunden
  - Langzeittherapie und 1. Verlängerung: 60 (+15) Stunden
  - Langzeittherapie und 1. und 2. Verlängerung: 80 (+20) Stunden
- Die Beantragung von Langzeittherapie muss spätestens nach der 20. Sitzung erfolgen (bei vorheriger Durchführung von Kurzzeittherapie wird die Umwandlung in Langzeittherapie mit weiteren 20 Stunden beantragt).
- Sitzungsdauer: Mindestens 50 Minuten, auch Doppel- (100 Minuten) und halbe (25 Minuten) Stunden bei besonderen Methoden der Verhaltenstherapie sind möglich (v. a. Expositionstherapie in Doppelsitzungen) mit entsprechender Verminderung oder Vermehrung der Gesamtstundenzahl.
- Behandlungsfrequenz: Sie darf maximal 3 Stunden in der Woche nicht überschreiten. Die Notwendigkeit einer abschnittsweisen höheren Wochenfrequenz (mehr als 1 Stunde in der Woche) muss differenziert begründet werden.
- Fortführungen der Therapie werden als „besondere Fälle" (1. Fortführung) und als „Ausnahmefälle" (2. Fortführung), nicht als Regel betrachtet. Mit Verhaltenstherapie sei in der Regel ein ausreichender Behandlungserfolg innerhalb des vorgesehenen Leistungsumfangs (45 Sitzungen) erreichbar.
- Kurzzeittherapie unterliegt seit dem Jahr 2000 auch der Gutachterpflicht; eine Befreiung vom Gutachterverfahren für die Kurzzeittherapie ist möglich, wenn der Behandler 35 Therapiegenehmigungen (davon mind. 20 Einzeltherapien) im Gutachterverfahren nachweisen kann.
- Indikationen für die Kurzzeittherapie können sein:
  - absehbare Beendigung der Therapie nach 25 Stunden
  - unklare Prognose, unklare Motivation, Schwierigkeiten bei der Datenerhebung → als Indikationsprüfung
  - als Sofortmaßnahme zur Krisenintervention
- Nach einer abgeschlossenen Kurzzeittherapie kann eine Langzeittherapie nicht angeschlossen werden. Bei neuer Beantragung von Langzeittherapie wird die Kurzzeittherapie auf das Kontingent der Langzeittherapie angerechnet. Bei Wechsel des Therapeuten oder Verfahrens können die vollen Kontingente ohne Anrechnung zur Verfügung stehen.
- Für eine Dauer von 2 Jahren nach Abschluss einer Psychotherapie gilt, dass auch eine neue Kurzzeittherapie immer gutachterpflichtig ist. Falsch ist die weit verbreitete Annahme, innerhalb von 2 Jahren nach Beendigung einer Therapie dürfe keine neue Therapie beantragt und durchgeführt werden.

- Gruppentherapie: Ist nur in Kombination mit Einzeltherapie durchführbar, 1 Gruppendoppelstunde = 1 Einzelstunde, Gruppengröße zw. 2 und 9 Personen (bei den übenden Verfahren 2–10 Personen).
- In der Therapie von erwachsenen Patienten kann eine Einbeziehung von Bezugspersonen zur Behandlung des Patienten nur kurzfristig erfolgen. Es werden hierzu keine zusätzlichen Stundenkontingente zur Verfügung gestellt.
- Ein Behandlungsabbruch seitens des Patienten ist der zuständigen Krankenkasse unverzüglich mitzuteilen.
- Die sogenannten übenden Verfahren umfassen das autogene Training und die Progressive Muskelrelaxation, sie sind Bestandteil der psychosomatischen Grundversorgung und können nicht innerhalb der VT durchgeführt werden, sondern lediglich zusätzlich zur VT bei Nachweis der entsprechenden Qualifikation (bis zu 12 Stunden; nur ein Verfahren auszuwählen, auch in Gruppen durchführbar).
- Außerhalb der Therapie nach der Psychotherapie-Richtlinie sind psychotherapeutische Gespräche bis zu 15-mal durchführbar und nach EMB abrechenbar; jedoch nicht während einer laufenden psychotherapeutischen Behandlung.

2.1.4 Durchführung des Gutachterverfahrens

Dem Gutachter sind einzureichen:
- Formblatt PTV 2, ggf. Formblatt PT 3 KZT a/b/c (K),
- Bericht an den Gutachter,
- Durchschlag des Konsiliarberichts.

Merke
Unterlagen müssen anonymisiert sein!

Die Stellungnahme des Gutachters erfolgt auf dem Formblatt PTV 5. Dabei sind folgende Punkte zu berücksichtigen:
- Feststellung, ob unter Beachtung des § 70 SGB V (zur Qualität, Humanität und Wirtschaftlichkeit in der gesetzlichen Krankenversicherung) die Voraussetzungen für die Leistungspflicht der Krankenkassen nach der Psychotherapie-Richtlinie und der Psychotherapie-Vereinbarung als erfüllt bzw. nicht erfüllt anzusehen sind.
- Die Feststellung des Gutachters hat empfehlenden Charakter, die Entscheidung wird durch die Krankenkasse getroffen.
- Die Feststellung ist zu begründen, sowohl für die Krankenkasse wie für den Psychotherapeuten als Antragsteller, sowohl bei Befürwortung wie bei Nichtbefürwortung (eine differenzierte Stellungnahme wird dabei aus Gründen des Datenschutzes lediglich dem Antragsteller, nicht der Krankenkasse zugänglich gemacht).
- Die Kurzbegründung bei Nichtbefürwortung für die Krankenkasse kann eine oder mehrere der folgenden Gründe beinhalten:

1. Es werden Störungen beschrieben, die nicht im Indikationsbereich der Psychotherapie-Richtlinien enthalten sind.
2. Das Störungsmodell wird nicht ausreichend erkennbar.
3. Die Wahl des Therapieverfahrens bzw. des methodischen Vorgehens lässt einen Behandlungserfolg nicht oder nicht ausreichend erwarten (unwirtschaftlich, unzweckmäßig).
4. Die Zielsetzung der Therapie überschreitet die Grenzen der vertragsärztlichen Versorgung.
5. Für die beantragte Therapieform lassen die Voraussetzungen beim Patienten oder seine Lebensumstände einen ausreichenden Behandlungserfolg nicht erwarten.
6. Es kann nicht zugestimmt werden, da die notwendigen Voraussetzungen gemäß Psychotherapie-Vereinbarungen beim Therapeuten nicht nachgewiesen wurden.
7. Andere Gründe, die dem Therapeuten persönlich mitgeteilt werden.

- Die Begründung gegenüber dem Antragsteller soll beinhalten:
  - Stellungnahme zu allen notwendigen Voraussetzungen: Krankheitswertigkeit (Notwendigkeit der Behandlung), hinreichende Klärung des Störungsmodells, Wahl des Verfahrens und differenzialindikatorische Erörterung, Prognose, ggf. Notwendigkeit ärztlicher Mitbehandlung (bei Fortführungsberichten zum Verlauf, zur Prognose, zum Umfang der Therapie, ggf. zur Notwendigkeit der Beendigung).
  - Bei Nichtbefürwortung: konkrete Benennung aller Gründe für Nicht-Befürwortung, nicht auf zu hohem Abstraktionsniveau; auch Nennung der erfüllten Voraussetzungen.
  - Sie soll neutral formuliert sein, ohne belehrenden Tonfall.
- Formale Mängel (wie Nichteinhaltung der Gliederung etc.) können nicht zur Nichtbefürwortung führen. Es kann zur Korrektur aufgefordert werden.
- Da in der Richtlinie eine Spezifizierung des Indikationskatalogs nach verschiedenen Therapieverfahren nicht vorgenommen wird, soll der Gutachter die Notwendigkeit der spezifischen Indikationsstellung des Therapeuten für ein Verfahren in der Regel respektieren. Dennoch kann er das Fehlen eines hinreichenden differenzialindikatorischen Erörterns bemängeln. Ein anderes Behandlungsverfahren kann vom Gutachter aber nicht vorgeschlagen werden.
- Bei Bestehen von Kontraindikation oder Zweifeln an der Indikation oder der Prognose sowie auch bei nicht-richtlinienkonformen Therapieplänen kann der Gutachter eine Probetherapie mit 25 Sitzungen oder Modifikationen am Behandlungsplan anregen, ergänzende Informationen einholen oder den Antrag direkt nicht befürworten.
- Wenn eine notwendige begleitende somatische Behandlung nicht gesichert erscheint, ist der Gutachter angehalten, deren Sicherstellung durch Korrespondenz mit dem Therapeuten zu bewirken.
- Der Gutachter hat die Möglichkeit, vor seiner Stellungnahme Kontakt mit dem Therapeuten aufzunehmen und ergänzende Informationen anzufordern.

- Bei Nicht-Befürwortung des Gutachters und Ablehnung der Therapie durch die Krankenkasse kann der Patient ein Obergutachten beantragen; dies stellt die letzte Station vor einem möglichen Sozialgerichtsverfahren dar.
- Bei einer vom Gutachter empfohlenen Reduzierung eines beantragten Stundenkontingents kann kein Obergutachterverfahren beantragt werden.
- Der Gutachter ist angehalten, seine Stellungnahme innerhalb von 14 Tagen nach Erhalt des Berichts anzufertigen.
- Bestimmte Gutachter können vom Therapeuten bei der Krankenkasse nicht für deren Begutachtung ausgeschlossen werden.
- Für Beamte besteht keine Versicherungspflicht in der gesetzlichen Krankenversicherung, sondern es gilt ein eigenständiges Krankenversicherungssystem, das sog. Beihilfesystem: Die Beihilfevorschriften in Bezug auf die Durchführung und Beantragung von Psychotherapie stimmen weitestgehend mit denen der Psychotherapie-Richtlinie überein. Wichtige Unterschiede beziehen sich darauf, dass Psychotherapie von Ausbildungskandidaten nicht abrechnungsfähig ist und eine Kurzzeittherapie hier nicht vorgesehen ist. Die Reihenfolge der einzelnen Punkte im Bericht an den Gutachter unterscheidet sich bei der Beihilfe geringfügig von der Reihenfolge gemäß dem Informationsblatt nach der Psychotherapie-Richtlinie.

Wir haben nun die wichtigsten Regelungen in Bezug auf die Beantragung von Psychotherapie kennengelernt. Im Verlauf des Buches werden sie an den entsprechenden Stellen erneut zur Sprache kommen. Bevor wir uns intensiv mit der gelungenen Erstellung des Berichts beschäftigen, schauen wir uns zunächst an, welche Anforderungen inhaltlicherseits an den Bericht gestellt werden.

3 Aufbau und Inhalt der Berichte

In der Psychotherapie-Vereinbarung (Kassenärztliche Bundesvereinigung 2015) werden auch die notwendigen Formblätter rund um die Beantragung von Psychotherapie genannt (Teil E: Vordrucke § 15). Für den Therapeuten sind die folgenden Formulare bei der Beantragung von Relevanz:

- PTV 1: Antrag des Versicherten auf Psychotherapie
- PTV 2: Angaben des Therapeuten an die Krankenkasse
- **PT 3: Bericht des Therapeuten als Grundlage für die gutachterliche Stellungnahme zur Psychotherapie**
  - KZT: zum Kurzzeittherapieantrag
  - a: zum Erstantrag bzw. Umwandlungsantrag/LZT
  - b: zur Fortführung der Behandlung
  - Ergänzungsbericht zu PT 3b
- Informationsblätter zum Bericht des Therapeuten an den Gutachter

Für uns sind in Bezug auf den Bericht an den Gutachter nun die PT3 Formblätter relevant. Zudem haben die Gutachter **zusätzliche Überlegungen zur Abfassung des Berichts** verschriftlicht (Kassenärztliche Bundesvereinigung 2006), die ebenfalls von Bedeutung für uns sind.

3.1 Bericht zum Kurzzeittherapie-Antrag

Der Bericht zum Kurzzeittherapie (KZT-)Antrag ist analog zum Bericht zum Erstantrag zu formulieren, jedoch deutlich kürzer zu halten (1 bis 1,5, maximal 2 Seiten). Er soll folgende inhaltliche Punkte beinhalten:

1. Beschwerden, Zeitpunkt und Anlass der Symptombildung
2. Problemrelevante Angaben zur Vorgeschichte
3. Psychische Symptomatik und psychischer Befund
4. Somatische Symptomatik und somatischer Befund (siehe ggf. Konsiliarbericht)
5. Verhaltensanalytische Problemdefinition (Störungsmodell)
6. Diagnose(n) (ICD-10)
7. Therapieziele und Prognose
8. Therapieplan inkl. Begründung der Indikation und der wesentlichen Interventionen

3.2 Bericht zum Erst- oder Umwandlungsantrag

Der Bericht zum Erst- oder Umwandlungsantrag soll 3 DIN-A4-Seiten nicht überschreiten (bei Umwandlungsanträgen ist dies jedoch möglich und auch die Regel). Er soll folgende inhaltliche Punkte beinhalten:

1. Angaben zur spontan berichteten und erfragten Symptomatik

- möglichst wörtliche *Zitate* (ggf. auch der Angehörigen)
- *Veranlassung* der Kontaktaufnahme durch wen?
- auch die Folgen für das *psychosoziale Funktionsniveau* und sozialmedizinische Aspekte (Arbeitsfähigkeit, Berentung etc.)
- *Auslösesituation* des ersten Auftretens der Erkrankung
- *bisheriger Verlauf der Erkrankung* (kontinuierlich, zunehmende Verschlechterung, episodisch, Chronifizierung)

2. Lebensgeschichtliche Entwicklung des Patienten und Krankheitsanamnese
   - *Lerngeschichtliche Entwicklung*, die zur Symptomatik geführt hat
   - *psychische und körperliche Entwicklung*, familiäre Situation (Atmosphäre, Werte, Lebensregeln, kognitive Schemata, Erkrankungen), Bildungsgang, berufliche Situation
   - *besondere Belastungen* und Auffälligkeiten in der individuellen Entwicklung in Schwellensituationen
   - aktuelle *soziale Situation* (familiär, ökonomisch, Arbeit, Lebensverhältnisse) [mögliche Überschneidung mit Punkt 1]
   - bereits durchgeführte *ambulante und stationäre Behandlungen* (inkl. Therapierichtung, Ergebnisse, Gründe für Wechsel, Gründe für nicht ausreichende Wirksamkeit bisheriger Therapien) [Berichte nur bei zeitlicher Nähe (ca. 6 Monate) hinzufügen]
   - möglichst alle *behandlungsbedürftigen Erkrankungen*
   - *Alkohol-, Drogen-, Nikotinkonsum, Psychopharmakamedikation*
3. Psychischer Befund zum Zeitpunkt der Antragstellung
   - *äußeres Erscheinungsbild, Interaktionsverhalten, emotionaler Kontakt, therapeutische Beziehung und emotionale Reaktionen des Therapeuten*
   - *intellektuelle Leistungsfähigkeit* und *Differenziertheit der Persönlichkeit*
   - *psychopathologischer Befund analog dem AMDP-System:* Bewusstsein, Orientierung, Aufmerksamkeit und Gedächtnis, formale und inhaltliche Denkstörungen, Ängste, Zwänge, Wahnsymptomatik, Sinnestäuschungen, Ich-Störungen, Affektivität, Antrieb und Psychomotorik
     - zusätzlich *weitere Symptome* wie sozialer Rückzug, Aggressivität, Körperschemastörungen, Suchtverhalten, suizidale Tendenzen und Symptome einer Persönlichkeitsstörung
     - im *AMDP-System* zusätzlich kodierbare Merkmale: Krankheitsgefühl und -einsicht, Compliance bzw. Ablehnung der Behandlung
   - für Diagnostik, Behandlungsplan und Verlaufskontrolle relevante *Testbefunde*
4. Somatischer Befund bzw. Konsiliarbericht
   - Psychologische Psychotherapeuten verweisen auf *Konsiliarbericht*
   - Ärztliche Psychotherapeuten: Ergebnis der *körperlichen Untersuchung*, nicht älter als 3 Monate
5. Verhaltensanalyse
   - *Krankheitsphänomene* in den 4 Kategorien: Motorik, Kognitionen, Emotionen, Physiologie
   - Verhaltensexzesse, Verhaltensdefizite, qualitativ neue spezifische Symptomatik

- *Funktions- und Bedingungsanalyse* in Anlehnung an das S-O-R-K-C-Modell
- Makroanalyse
- Mikroanalyse: eine, bei mehreren Diagnosen auch mehrere Mikroanalyse(n)
- unter Berücksichtigung der zeitlichen Entwicklung
- *Verhaltensaktiva*, Ressourcen, Selbsthilfemöglichkeiten und -strategien, Bewältigungsfähigkeiten, ungestörte Verhaltensbereiche
- *subjektives Krankheitsverständnis*

6. Diagnose zum Zeitpunkt der Antragsstellung
   - Auch *differenzialdiagnostische Erwägungen*, Berücksichtigung anderer Befunde
7. Therapieziele und Prognose
   - konkrete *operationalisierbare Therapieziele* (der Grad der Zielerreichung muss später feststellbar sein), ggf. mit gestufter prognostischer Einschätzung, ggf. Begründung einer indirekten oder direkten Veränderung von Symptomatik
   - *Prognose* unter den Aspekten der Motivierbarkeit, Krankheitseinsicht, Umstellungsfähigkeit, ggf. Mitarbeit der Bezugspersonen
8. Behandlungsplan
   - Darstellung der *übergeordneten Behandlungsstrategie* in der Kombination bzw. *Reihenfolge* verschiedener Interventionsverfahren, Beschreibung der *multimodalen wie störungsspezifischen Interventionen* zur Erreichung der Therapieziele
   - Angaben zur geplanten *Frequenz und Sitzungsdauer* (ggf. Begründung von Abweichungen)
   - bei Gruppentherapie Begründung der Indikation und Ziele, Gruppenbeschreibung, Gruppentherapieprogramm, zahlenmäßiges Verhältnis zur Einzeltherapie
9. Angaben zur Umwandlung in Langzeittherapie
   - *Begründung* für Kurzzeittherapie
   - *Gründe für Umwandlung* in Langzeittherapie
   - *Verlauf* der bisherigen Therapie: Beschreibung der Veränderungen und der hiermit verbundenen Interventionen, Beschreibung der bisherigen Zielerreichung
   - *weitere Vorgehensweise* aufbauend auf dem bisher Erreichten
   - Beurteilung, ob Hinweise auf die Notwendigkeit einer *längerfristigen Unterstützung* erkennbar sind, die über die Verhaltenstherapie hinaus *weiterführende Maßnahmen* erfordert

3.3 Bericht zum Fortführungsantrag

Der Bericht zum 1. Fortführungsantrag soll folgende inhaltliche Punkte beinhalten:

1. *Wichtige Ergänzungen* zu den Angaben in den Abschnitten 1–3 und 5 des Berichtes zum Erstantrag
   - Haben sich neue Erkenntnisse oder Änderungen ergeben (auch neue Befunde)?

   - Änderungen der Diagnose
2. Zusammenfassung des *bisherigen Therapieverlaufs*
   - angewandte Methoden
   - Veränderungen der Symptomatik (auch Verschlechterungen oder neue Symptome)
   - Mitarbeit des Patienten (ggf. der Bezugspersonen)
   - erreichte Ziele, noch ausstehende Ziele
3. *Beschreibung der Therapieziele* für den jetzt beantragten Behandlungsabschnitt und ggf. Änderung des Therapieplans

Weiterhin:
- Einschätzung der noch benötigten *Therapiedauer*
- *Prognose*
- Einschätzung der *Fähigkeit des Patienten zur Zielerreichung und Selbsthilfe*
- Thematisieren der *Lösung aus der therapeutischen Beziehung*
- Beschreibung *weiterführender Maßnahmen* für chronifizierte Patienten

Soll eine 2. Fortführung beantragt werden, müssen nicht nur der übliche Fortführungsbericht erstellt, sondern auch noch folgende Fragen beantwortet werden (Ergänzungsbericht):
1. *Sicht des Patienten*: bereits Erreichtes, Erwartungen an die Fortführung, Ziele
2. Welche *besonderen Ereignisse* sind eingetreten, die eine Fortführung notwendig machen?
3. *Einschätzung zur Selbsthilfe* und eigenverantwortlichen Bewältigung der Symptomatik
4. *Stundenanzahl, Sitzungsfrequenz, Behandlungsdauer, Ausblick* mit Einschätzung potenziell erneuter Psychotherapie in Zukunft

Teil III

Erstellen der Berichtselemente

Nachdem wir die wichtigsten Regelungen und Anforderungen in Bezug auf die Beantragung von Psychotherapie kennengelernt haben, beschäftigen wir uns im Folgenden nun intensiv damit, wie wir die einzelnen Unterpunkte des Berichts an den Gutachter und einen stimmigen Gesamtbericht erstellen. Dies tun wir sowohl auf theoretischer Ebene wie auch mithilfe von konkreten Fallbeispielen. Die Fallbeispiele sind dabei anonymisiert und soweit in markanten Erkennungsmerkmalen verändert, dass ein Wiedererkennen ausgeschlossen werden soll. Es handelt sich jedoch nicht um konstruierte Fälle. Ebenso handelt es sich bei den Negativ-Beispielen um tatsächlich in der beschriebenen Form erstellte Texte. Bei vielen Fallbeispielen ist es nötig, vorab notwendige Informationen über den jeweiligen Patienten darzustellen. Dies kann selbstverständlich in einem Buch lediglich in komprimierter Weise geschehen, zumindest im Vergleich zu der Fülle an Informationen, die wir normalerweise in der Anamnese erhalten. Die erhobenen Daten sind also im Buch so komprimiert worden, dass sie die wichtigsten Informationen über den Patienten enthalten.

Dabei wird selbstverständlich nicht der Anspruch erhoben, mittels der einzelnen Fallbeispiele die einzige gute Darstellung, das Non-Plus-Ultra, gewählt zu haben. Die Beispiele sind vielmehr als Anregung zu verstehen und sollen konkret aufzeigen, wie die Qualitätsmerkmale umgesetzt werden könnten. Bei Darstellung von Negativ-Beispielen geht es nicht darum, sich über diese Darstellungen lustig zu machen oder sich über sie zu erheben. Die Negativ-Beispiele können vielmehr sehr gut verdeutlichen, welche Fehler gemacht werden können. Auch hierbei wird nicht der Anspruch erhoben, die negative Beurteilung der Beispiele sei eine vollkommen objektive Beurteilung, die von jedem Gutachter oder anderen therapeutisch tätigen Personen ebenso vorgenommen werden würde. Manch einer mag in negativ bewerteten Aspekten Neutrales oder Positives sehen. Die Beurteilung der Beispiele basiert jedoch auf meinen Erfahrungen mit den Anforderungen der Gutachter in der Praxis und ist nach bestem Wissen und Gewissen vorgenommen worden.

Wir gehen bei der Erstellung des Berichts chronologisch von vorne bis hinten vor und beschäftigen uns in diesem Buch in eben diesem Sinne mit den einzelnen Teilen des Berichts in dieser Reihenfolge. Bevor wir beginnen, rufen wir uns noch einmal die schon skizzierte übergeordnete Vorgehensweise bzw. die Qualitätsmerkmale eines qualitativ guten Berichts an den Gutachter in Erinnerung.

Merke

Qualitätsmerkmale im Bericht an den Gutachter:

- Die **Validität**/Gültigkeit/Richtigkeit der Aussagen: Die Aussagen, die wir über den Patienten treffen, müssen richtig sein/zutreffen.
- Die **Reliabilität**/Genauigkeit/Präzision der Aussagen: Die Aussagen, die wir über den Patienten treffen, sollten einen gewissen Grad an Genauigkeit aufweisen. Genauigkeit geht häufig einher mit Konkretisierung.

- Die **Spezifität** der Aussagen: Das Wort spezifisch bedeutet „arteigen" und beschreibt charakteristische Eigenschaften von Dingen oder Lebewesen und wird damit auch mit Besonderheit gleichgesetzt. Unsere Aussagen über den Patienten sollten spezifisch sein, also die Besonderheiten des Patienten deutlich machen.
- Die **Differenzierung**: Eng verbunden mit der Spezifität, also mit dem Herausstellen des Besonderen, ist die Differenzierung. Differenzierung meint das Herausarbeiten von Unterschiedlichkeit. Wir nehmen im Bericht und in der Analyse die Differenzierung von anderen Personen oder Patienten nicht explizit vor, aber implizit durch unsere Spezifizierung der Aussagen.

Neben den übergeordneten Qualitätsmerkmalen ist zusätzlich noch die interne Konsistenz des Berichts, die **Widerspruchsfreiheit**, von Bedeutung.

Ein weiteres Merkmal der in diesem Buch dargestellten Vorgehensweise betrifft darüber hinaus die **Vermeidung von Redundanz**. Da wir gehalten sind, eine Vielzahl von uns vorliegenden Informationen für ein ca. 3-seitiges Kurzgutachten zu komprimieren, macht es Sinn, Wiederholungen derselben Informationen zu vermeiden und stattdessen manche Informationen genauer darzustellen.

Wir schauen uns im Folgenden Punkt für Punkt an, wie wir die Kriterien in den einzelnen Teilen des Berichts gut umsetzen können und welche weiteren Punkte wir jeweils beachten müssen.

4 Erst- und Umwandlungsbericht

4.1 Angaben zur spontan berichteten und erfragten Symptomatik

Der Bericht an den Gutachter beginnt laut KV-Informationsblättern mit der Symptomatik des Patienten (▸ Kap. 3.2). Darin sollten die im Folgenden dargestellten Informationen enthalten sein.

Punkt 1: Angaben zur spontan berichteten und erfragten Symptomatik:
- möglichst wörtliche *Zitate* (ggf. auch der Angehörigen)
- *Veranlassung* der Kontaktaufnahme durch wen?
- auch die Folgen für das *psychosoziale Funktionsniveau* und sozialmedizinische Aspekte (Arbeitsfähigkeit, Berentung etc.)
- *Auslösesituation* des ersten Auftretens der Erkrankung
- *bisheriger Verlauf der Erkrankung* (kontinuierlich, zunehmende Verschlechterung, episodisch, Chronifizierung)

Doch worauf muss nun hier in Punkt 1 besonders geachtet werden? Was sind mögliche Fallstricke bereits am Anfang des Berichts? Was sind mögliche Ablehnungsgründe?

Regel Nummer 1 bei der Darstellung der Symptomatik beinhaltet, dass die **Krankheitswertigkeit** der Symptome bereits hier in Punkt 1 deutlich werden muss. Es müssen ausreichend Symptome vorhanden sein, um eine Diagnose nach der Internationalen Klassifikation psychischer Störungen, ICD-10, Kapitel V (F), (WHO, World Health Organisation 2015) und entsprechend der Indikationsbereiche zu stellen. Bereits an dieser Stelle müssen wir uns gedanklich also mit Punkt 6 *Diagnose zum Zeitpunkt der Antragsstellung* beschäftigen. Jedoch sollte Punkt 1 keinesfalls basierend auf einer Diagnose, die möglicherweise zu Beginn etwas flüchtig vergeben wurde, als noch nicht die Möglichkeit bestand, genauere Informationen über den Patienten zu erheben, verfasst werden. Die Vorgehensweise ist vielmehr anders herum: Zunächst beschäftigen wir uns mit einzelnen Symptomen, dann mit der Diagnose. Punkt 1 dient also auch dazu, uns noch einmal zu vergegenwärtigen, wieso der Patient den Anlass sah, psychotherapeutische Hilfe in Anspruch zu nehmen. Wir werfen für einen Moment unsere Kategoriensysteme über Bord und konzentrieren uns auf manifest zu beschreibende Beschwerden.

Ein möglicher Fallstrick an dieser Stelle kann sein, dass undifferenziert alle möglichen Symptome, die zur „Diagnose im Kopf" passen, aufgezählt werden. Undifferenziert meint hier, dass keine Gewichtung stattfindet zwischen Symptomen, die im Vordergrund stehen, die der Patient auch möglicherweise ganz am Anfang oder immer wieder genannt hat, und Symptomen, die zwar auch vorhanden sind, aber seltener oder nicht in derselben Intensität auftreten. In der Praxis ist immer wieder zu beobachten, wie beispielsweise für die Depression auch über die ICD-10-Kriterien hinausgehende Symptome umfangreich aufgezählt und zudem übermäßig „dramatisch" dargestellt werden.

Ebenso von Bedeutung sind wörtliche Zitate. Nicht umsonst werden wörtliche Zitate in den Formblättern hervorgehoben. Durch Darstellung von Zitaten ist der Leser, aber sind auch wir als Verfasser viel näher am Patienten. Und generell gilt ja: Je näher am Patienten, desto authentischer gestalten wir den Bericht.

Einerseits soll also die Krankheitswertigkeit deutlich werden, andererseits wollen wir den Sachverhalt aber auch realistisch und nicht übertrieben darstellen. Letzteres soll natürlich nicht bedeuten, dass wir Symptome abmildern oder verschweigen. Ein Patient, der beispielsweise unter schwerer Depressivität leidet, hat dementsprechend viele depressive Symptome ausgebildet. Dies ist dann natürlich auch so darzustellen. Dennoch wollen wir die individuellen Ausprägungen beachten und darstellen. So wissen wir ja aus unserer Erfahrung, dass beispielsweise so etwas wie unterschiedliche Typen der Depressivität zu existieren scheinen. Während Patient Nr. 1 beispielsweise im klassischen Sinne antriebslos, müde und resigniert ist, leidet Patient Nr. 2 nicht so sehr unter Antriebslosigkeit, sondern unter Weinerlichkeit, Affektlabilität und Verzweiflung. Patient Nr. 3 ist innerlich unruhig und grübelt exzessiv.

Weiterhin müssen wir hier bei Punkt 1 auch deutlich machen, dass wir die Diagnose, die der Patient möglicherweise selber in den Raum wirft, nicht einfach übernehmen. Zwar können wir schreiben, dass der Patient berichtet, unter Depressionen zu leiden, aber es muss dann selbstverständlich dargestellt werden, wie sich diese „Depressionen" äußern. Wir nennen auch Symptome, die der Patient nicht von sich aus äußert, nämlich solche, die wir im Rahmen der probatorischen Sitzungen exploriert haben. Wichtig ist, dass die Symptomatik möglichst vollständig wiedergegeben wird. Sicherlich muss nicht jedes einzelne Symptom aufgelistet werden, aber es sollte darauf geachtet werden, dass die Hauptproblematik des Patienten deutlich wird.

Nachdem wir die Symptome dargestellt haben, nehmen wir auch noch zu den übrigen Punkten Stellung. Wir gehen kurz auf die **Veranlassung der Kontaktaufnahme** ein. Hier wird häufig standardmäßig der Satz: „Der Patient kommt aus eigenem Antrieb in die psychotherapeutische Praxis" verwendet, was auch in der Mehrzahl der Fälle so sein dürfte. Aber auch in anderen Fällen, z. B. bei Ratschlag durch den Hausarzt oder Angehörige, können und sollen wir dies darstellen. Zu Unrecht wird hier befürchtet, der Patient müsse immer und bereits zu Beginn hochmotiviert und voller Einsicht auf uns zutreten.

Wichtig ist es weiterhin, die Folgen der Symptomatik für das **psychosoziale Funktionsniveau** kurz aufzuführen.

Beispiele für Einschränkungen im psychosozialen Funktionsniveau

- Soziale Kontakte sind eingeschränkt durch soziale Angst.
- Selbstständige Alltagsbewältigung (Einkaufen etc.) ist durch Agoraphobie nicht mehr möglich; dadurch Abhängigkeit vom Partner, dadurch eventuell Ungleichgewicht von Verantwortung und Reife in der Beziehung, eventuelle Verstärkung der Symptomatik durch den Partner etc.
- Ist durch Depressivität nicht mehr in der Lage, Arbeit nachzugehen, finanzielle Probleme, Existenzängste etc.

Hierbei ist natürlich darauf zu achten, dass wir an diesem Punkt keine Verhaltensanalyse darstellen. Um Redundanzen zu vermeiden, verweisen wir hier nur kurz auf die Einschränkungen und vor allem auf solche, die der Patient wahrnimmt, und nicht solche, die wir analysiert haben. So wird eine Verstärkung der Symptomatik durch Angehörige meist eher nicht vom Patienten wahrgenommen und berichtet. In der Verhaltensanalyse kommen wir ausführlich auf die Bedingungsketten der Symptomatik zu sprechen.

Kurz sollen wir nun auch darstellen, seit wann die Symptomatik besteht und welchen **Auslöser** es gegeben hat bzw. welchen Auslöser der Patient selber benennt. Bei chronifizierter Symptomatik sollten wir feststellen, ob sich die Symptome nun aktuell verstärkt zeigen und womit dies zusammenhängt (**Krankheitsverlauf**). An dieser Stelle besteht eine mögliche Überschneidung mit *Punkt 2 „Lebensgeschichtliche Entwicklung des Patienten und Krankheitsanamnese"* sowie zu *Punkt 5 „Verhaltensanalyse"*.

Daher ist zu empfehlen, ähnlich wie bei den psychosozialen Folgen an dieser Stelle die Krankheitsentwicklung kurz anzudeuten und später detaillierter darzustellen. Vor allem aber nennen wir an dieser Stelle nur die vom Patienten berichteten Auslösebedingungen. Unsere eigenen Analysen und Interpretationen stellen wir erst später, vor allem in der Verhaltensanalyse, dar.

Merke

Deskriptive Vorgehensweise: Punkt 1 *Symptomatik* des Berichts an den Gutachter ist der Einstieg in unser Kurzgutachten. Hier lassen wir den Patienten zu Wort kommen. An dieser Stelle sollten wir noch keine eigenen Interpretationen und Kategorisierungen vornehmen. Wir beschreiben, welche Problematik aus Sicht des Patienten vorliegt, gehen also **deskriptiv** vor.

In welcher Reihenfolge die einzelnen Punkte beschrieben werden, ist nicht festgelegt und sollte zur „künstlerischen Freiheit" des Autors zählen.

Zusammenfassung

Punkt 1: Symptomatik

Zusammenfassend ist zu sagen: Achten Sie darauf, dass sie eine angemessene Länge für Punkt 1 wählen. Beschreiben Sie alle Punkte möglichst präzise und nicht zu umfangreich. Die Symptomatik soll aber je nach Schwere auch entsprechend ausführlich und immer vollständig dargestellt werden.

4.1.1 Beispiele für Punkt 1: Symptomatik

Schauen wir uns im Folgenden an, wie sich das Dargestellte zu Punkt 1 des Berichts konkret umsetzen lässt.

Zunächst befassen wir uns mit einer Darstellung, die eher ungünstig aussieht und vermutlich kritische Nachfragen beim Gutachter hervorrufen wird.

„So besser nicht" – Fallbeispiel Symptomatik

Folgende Informationen liegen uns vor:

- Die Patientin leide unter: Rückenverspannungen, Zahnschmerzen, Erschöpfungszuständen, mangelndem Selbstvertrauen, Magen-Darm-Problemen, Übelkeit, Hitzewallungen, Durchschlafproblemen, gedrückter Stimmung, sorgenvollen Gefühlen, Angst an einer Krankheit zu leiden, Taubheitsgefühlen, Rückzugstendenzen, verminderter Belastbarkeit, verminderter Konzentration, wiederkehrenden Gedanken daran, in finanzielle oder andere Not zu geraten. Es sei nicht mehr möglich „für alle anderen da zu sein". Am Arbeitsplatz gebe es „Stress".
- Symptome treten verstärkt auf in Situationen, in denen „ich etwas mache, was ich gar nicht möchte."
- Auslöser sei gewesen, dass der Schwager seine Mutter und Schwester finanziell „endgültig ruiniert" habe.
- Symptomatik habe schon einmal bestanden: 1988 und 2006. 2006 habe die Patientin 25 Sitzungen Psychotherapie in Anspruch genommen, Auslöser: Kauf der Wohnung, Angst vor finanziellem Ruin. Nun bestehe die Symptomatik seit 2012.
- In ihrer Kindheit habe die Patientin bereits die Sorge gehabt, ihr Schwimmkurs könne von den Eltern nicht mehr bezahlt werden, weil sie ihn nicht rechtzeitig abgemeldet habe.

Hier eine „So besser nicht"-Darstellung zu Punkt 1 des Berichts:

Die Patientin berichtet, dass sie bereits seit dem Jahr 1988 psychisch instabile Phasen hatte. Konkret habe sie seit Herbst 2012 psychosomatische Beschwerden wie Rückenverspannungen und Zahnschmerzen. Seit April 2013 leide sie zusätzlich an Erschöpfungszuständen und mangelndem Selbstvertrauen. Auslöser für diese psychischen Beschwerden seien familiäre Problem gewesen, indem ihr Schwager seine Mutter und Schwester nun „endgültig" finanziell ruiniert habe. Weiter habe sie sich im beruflichen und familiären Bereich immer als Person zurückgenommen und ihre Bedürfnisse zurückgestellt. Auf ihrer Arbeitsstelle habe sie ebenfalls immer „Ja" gesagt und ebenfalls geschwiegen. Aktuell empfinde sie ihre Arbeit und den Umgang mit Kollegen durch zu viel Stress und Druck als „unangenehm". Ebenfalls belastend sei für sie auch die Pflege ihres Vaters, die sie mit der Pflegestufe 1 übernommen habe. Aktuell befinde sie sich jedoch in einer Umbruchphase und könne mittlerweile „belastende" Dinge auch ohne schlechtes Gewissen ansprechen. Mit ihrer derzeitigen finanziellen Lage sei sie sehr zufrieden. In sozialen Bereichen und zwischenmenschlichen Beziehungen hätte sie keine Schwierigkeiten. Mit ihrer Partnerschaft sei sie zufrieden, obwohl ihr Mann zu viel arbeite und viel Zeit seinem Hobby widmen würde. Aktuell belaste sie ihr instabiler psychischer Zustand und sie arbeite daran, etwas zu verändern.

Wenn wir uns auf den Inhalt dieser Darstellung konzentrieren (Grammatik und Schreibstil soll hier nicht bewertet werden, vom Original übernommen) so können wir folgende Schwierigkeiten feststellen:

- Direkt im ersten Satz wird die Patientin als schwer krank dargestellt (kränker, als sie tatsächlich ist). Durch die Formulierung „psychisch instabile Phasen" wird automatisch eine Assoziation zur Borderline-Diagnose hergestellt (mit welcher diese Patientin jedoch gar nichts „am Hut" hat). Der Verweis auf 1988 legt nahe, dass die Patientin schon seit langer Zeit krank ist, was nicht der Fall ist.
- Es folgt nun die Darstellung der aktuellen Symptomatik: Rückenverspannungen, Zahnschmerzen, Erschöpfungszustände, mangelndes Selbstvertrauen, später werden als weitere Problembereiche genannt: sich selber immer zurücknehmen, zu viel Stress und Druck am Arbeitsplatz und Pflege des Vaters → Diese Symptomatik ist zu „dünn". An tatsächlich krankheitswertiger Symptomatik nach ICD-10 werden 4 Symptome genannt. Die Patientin leidet jedoch noch unter weiteren Symptomen (siehe oben).
- Auffällig häufig wird das Adverb „immer" verwendet. Auch hierdurch wirkt die Patientin persönlichkeitsgestört. Möglicherweise hat die Patientin dies selber so dargestellt und empfindet es auch so, als ob sie „immer" so handle. In einem solchen Fall sollten dann jedoch „Immer" auch in Anführungszeichen gesetzt und somit deutlich als Zitat der Patientin und deren Wahrnehmung dargestellt werden.
- Nun werden einige Bereiche genannt, in denen die Patientin sehr zufrieden ist: Sie arbeite an sich selber, könne Dinge auch ohne schlechtes Gewissen ansprechen, sei finanziell gut versorgt, habe keinerlei Schwierigkeiten im sozialen Bereich (wobei hier auch offen bleibt, was genau mit diesem Bereich eigentlich gemeint ist), führe mit Ausnahme von „Kleinigkeiten" eine befriedigende Partnerschaft. Natürlich sollen wir im Bericht auch Ressourcen des Patienten nennen, jedoch keinesfalls oder nur im geringen Ausmaß an dieser Stelle des Berichts, in dem es explizit, auch als eine Art Einleitung des Berichts, um die Problematik und Gründe für Kontaktaufnahme gehen soll. Die Patientin hat nicht den Kontakt zum Psychotherapeuten aufgenommen, weil sie grundsätzlich zufrieden ist. Sollte die Patientin tatsächlich vieles so „rosig" dargestellt haben, muss das keinesfalls verschwiegen, jedoch eindeutig gekennzeichnet werden. Es stellt sich hier bei dieser Darstellung vielmehr die Frage, warum die Patientin überhaupt kommt und ob sie tatsächlich Psychotherapie benötigt, wenn sie doch an sich selber arbeitet und bereits eigenständig erfolgreich Veränderungen erzielen konnte. Insgesamt macht die Patientin beim Lesen von Punkt 1 den Eindruck, als dramatisiere sie, benötige möglicherweise Aufmerksamkeit und sei nicht psychisch krank in dem Sinne, dass tatsächlich von krankheitswertiger Symptomatik gesprochen werden kann. Zwar wollen wir ja etwas über das psychosoziale Funktionsniveau sagen, jedoch hier eher in Bezug auf Ein-

schränkungen durch die Symptomatik. Aussagen über Finanzen, Partnerschaft, Freundschaften etc. werden grundsätzlich in Punkt 2 *Lebensgeschichtliche Entwicklung und Krankheitsanamnese* angesiedelt, es sei denn, es besteht, wie schon dargestellt, eine potenziell ausgeprägte soziale Isolation, beispielsweise aufgrund der Symptomatik, sodass dieser Aspekt auch hier in Punkt 1 genannt werden sollte. Auch ein mögliches „Dramatisieren" des Patienten spricht ja nicht automatisch gegen Krankheitswertigkeit und kann Ausdruck der inneren Not sein, sich überhaupt Hilfe suchen zu dürfen. Jedoch ist vom Behandler zu erwarten, dass er sich im Zuge des diagnostischen Prozesses und der Behandlungsplanung im Rahmen der probatorischen Sitzungen bereits ein gutes realistisches Bild verschafft hat und zudem mit dem Patienten Behandlungsziele und einen Fokus erarbeitet hat. Der Gutachter kann im Falle unseres „So besser nicht"-Beispiels zu dem Eindruck gelangen, dass wir als Therapeut mit dem Patienten irgendwie „versanden" und dass unsere Behandlungsplanung vielleicht zu weit gefasst ist. Dass wir nicht in der Lage waren, eindeutige Problembereiche und vor allem eine eindeutige Symptomatik zu identifizieren, und schlimmstenfalls eine Patientin aufnehmen, die Gefahr laufen könnte, zu abhängig vom Therapeuten und der Therapie zu werden, weil man nicht gemeinsam auf definierte Ziele, die sich an der Symptomatik orientieren, hinarbeitet.

- Weiterhin bleibt unklar, was es eigentlich genau mit dem Auslöser auf sich hat. Wieso ist die Patientin durch finanzielle Schwierigkeiten ihrer Verwandten so stark belastet, dass sie Symptome entwickelt? Eine Antwort darauf gibt die Patientin jedoch, indem sie darstellt, dass sie erstens 2006 nach Wohnungskauf schon einmal Angst vor finanziellem Ruin gehabt habe und zweitens in ihrer Kindheit bereits die Sorge gehabt habe, ihr Schwimmkurs könne von den Eltern nicht mehr bezahlt werden, weil sie ihn nicht rechtzeitig abgemeldet habe. Diese Hinweise der Patientin sollten an dieser Stelle und im Zusammenhang mit dem bisherigen Verlauf kurz genannt werden.

Eine mögliche Darstellungsart der Symptomatik dieser Patientin in Punkt 1 des Berichts könnte wie folgt aussehen:

„Vielleicht so" – Fallbeispiel Symptomatik

Die Patientin berichtet im Erstgespräch, sie leide seit 2012 mehr und mehr unter einigen körperlichen Beschwerden und fühle sich erschöpft. So habe sie vor allem unter Verspannungen im Rücken, Magen-Darm-Beschwerden, Übelkeit, Hitzewallungen, Zahnschmerzen und Taubheitsgefühlen zu leiden. Sie könne nicht mehr gut durchschlafen, mache sich viele Sorgen und auch ihre Stimmung sei gedrückt. Sie ziehe sich von ihren Mitmenschen zurück, sei insgesamt nur wenig belastbar und könne sich nicht mehr gut konzentrieren. Manchmal habe sie Angst, an einer Krankheit zu leiden oder in finanzielle oder auch andere „Not" zu geraten. Ängste in Bezug auf finanziellen „Ruin" habe sie bereits 2006 sowie auch in ihren Kindheitsjahren schon einmal erlebt. Die Patientin sehe den Auslöser ihrer aktuellen Problematik darin, dass ihr Schwager seine Mutter und Schwester „nun endgültig finanziell ruiniert" habe. Aufgrund ihrer Symptomatik „schaffe" sie es nun nicht mehr, „für alle anderen

> *da zu sein", was sie bislang in ihrem Leben jedoch oft so gehandhabt habe. Sie wolle aber nun einmal an ihre Bedürfnisse denken und lernen, auch einmal „Nein" sagen zu können, weshalb sie sich entschieden habe, psychotherapeutische Hilfe in Anspruch zu nehmen.*

Wir haben hier also

- alle Symptome dargestellt, sodass die Krankheitswertigkeit der Patientin deutlich wird, ohne sie kränker zu machen, als sie ist;
- die Symptomatik zeitlich eingeordnet und den jetzigen Auslöser (aus Sicht der Patientin) genannt;
- die Veranlassung zur Kontaktaufnahme und Motivation kurz dargestellt;
- auch wörtliche Zitate eingebaut;
- eine psychosoziale Folge genannt (nicht mehr für die anderen da sein können), die von Bedeutung ist und bereits an dieser Stelle einen kurzen Hinweis auf die Persönlichkeitsstruktur der Patientin erlaubt, sodass wir hier nicht lediglich eine Symptombeschreibung einer spezifischen Diagnose haben, sondern auch individuell Bezug auf die Patientin nehmen;
- den Hinweis, dass Symptome verstärkt in Situationen auftreten, in denen „ich etwas mache, was ich gar nicht möchte" bewusst nicht an dieser Stelle genannt, um ihn später in die Verhaltensanalyse einzubauen und redundante Information zu vermeiden.

4.2 Lebensgeschichtliche Entwicklung des Patienten und Krankheitsanamnese

Nachdem wir die krankheitswertige Symptomatik präzise dargestellt haben, kommen wir nun zum zweiten Punkt des Berichts, der *lebensgeschichtlichen Entwicklung des Patienten und der Krankheitsanamnese* (▸ Kap. 3.2). Dieser Gliederungspunkt 2 ist bereits um einiges umfangreicher darzustellen als Punkt 1.

Wir rufen uns zunächst wieder die Punkte, die in dem entsprechenden Formblatt und den Anmerkungen der Gutachter enthalten sind, in Erinnerung:

- *Lerngeschichtliche Entwicklung*, die zur Symptomatik geführt hat
- *psychische und körperliche Entwicklung*, familiäre Situation (Atmosphäre, Werte, Lebensregeln, kognitive Schemata, Erkrankungen), Bildungsgang, berufliche Situation
- *besondere Belastungen* und Auffälligkeiten in der individuellen Entwicklung in Schwellensituationen
- aktuelle *soziale Situation* (familiär, ökonomisch, Arbeit, Lebensverhältnisse) [mögliche Überschneidung mit Punkt 1]
- Bereits durchgeführte *ambulante und stationäre Behandlungen* (inkl. Therapierichtung, Ergebnisse, Gründe für Wechsel, Gründe für nicht ausreichende Wirksamkeit bisheriger Therapien) [Berichte nur bei zeitlicher Nähe (ca. 6 Monate) hinzufügen]
- möglichst alle *behandlungsbedürftigen Erkrankungen*
- *Alkohol-, Drogen-, Nikotinkonsum, Psychopharmakamedikation*

Was ist hier bei Punkt 2 des Berichts an den Gutachter konkret zu beachten?

Sicherlich ist auch hier von Bedeutung, dass nicht zu ausufernd beschrieben wird. Es soll vielmehr das Wesentliche diagnose- und problembezogen genannt werden. Wichtig ist jedoch, dass zu allen Punkten kurz etwas gesagt wird. In der Praxis kommt es oft vor, dass der schulische und berufliche Werdegang weggelassen wird und auch Angaben zu bisherigen Partnerschaften fehlen. Dies sind jedoch wichtige Punkte, anhand derer sich der Gutachter und natürlich auch wir selber uns ein besseres Bild vom Patienten, seiner bisherigen Entwicklung und seiner Persönlichkeitsstruktur inkl. möglicher Ressourcen machen können.

Empfehlenswert und üblich in der Praxis ist, bezüglich der Darstellung der einzelnen Unterpunkte thematisch strukturiert vorzugehen. Man beschreibt in der Regel zunächst die frühere und heutige Beziehung zu den Personen aus der Herkunftsfamilie inkl. deren vom Patienten genannten Eigenschaften, die gesamte familiäre Situation (wie die Atmosphäre, Werte, Lebensregeln, kognitive Schemata, Erkrankungen, sozialer Rahmen, Vorbilder), jedoch weitestgehend ohne unsere eigenen Kategorisierungen und Interpretationen, die wir erst in der Verhaltensanalyse vornehmen. Danach bietet sich an, die schulische Entwicklung inkl. der zwischenmenschlichen Beziehung zur Peergroup prägnant darzustellen. Wichtige berufliche Stationen und hiermit verbundene (Miss-)Erfolge gilt es zu nennen. Nicht zu vergessen ist auch die zusammenfassende Skizzierung der partnerschaftlichen Entwicklung. Hierbei muss nicht jede einzelne bisherige Partnerschaft aufgeführt werden, sondern es empfiehlt sich, zusammenfassend darzustellen und mögliche Auffälligkeiten zu beschreiben. Anschließend schildern wir eventuelle besondere Belastungen und Ereignisse in der Vergangenheit und gehen dann zur aktuellen sozialen Situation über. Diese müssen wir aber nur noch bzgl. einzelner Merkmale skizzieren, bei denen dies noch nicht in den bisherigen Unterpunkten geschehen ist.

Danach wird die Krankheitsentwicklung geschildert. Bei der Krankheitsentwicklung skizzieren wir zusammenfassend den Verlauf der psychischen Erkrankung. Ebenso sollten hier bedeutsame somatische Erkrankungen nicht unerwähnt bleiben. Anschließend werden bisherige psychotherapeutische und psychiatrische oder psychosomatische Behandlungen, sowohl ambulanter wie stationärer Art, genannt. Bei Patienten, die bereits eine Vielzahl von Behandlungen erhalten haben, fassen wir diese prägnant zusammen, ohne jede Einzelne aufzulisten. Ebenso an dieser Stelle der Krankheitsanamnese sind laut Informationsblatt Alkohol-, Drogen-, Nikotinkonsum und Psychopharmakamedikation zu nennen. Manche Therapeuten tun dies lieber bei Punkt 3, der Darstellung des *psychischen Befunds*, was ich persönlich ebenfalls passender finde.

Mögliche Fallstricke bei Punkt 2 des Berichtes können darin bestehen, dass zu umfangreich beschrieben wird oder dass es Widersprüche zum restlichen Bericht gibt. Diese können beispielsweise darin bestehen, dass die Beziehung zu den Eltern durchgehend positiv dargestellt wird und es keine weiteren Hinweise darauf gibt, welches die Faktoren sind, die dazu beigetragen haben, dass der Patient bestimmte Persönlichkeitsmerkmale und dysfunktionale Bewältigungsstrategien entwickelte, welche nun auch in Zusammenhang mit der Symptomatik stehen. Spätestens in

Punkt 5 „Verhaltensanalyse" müssen wir uns ja intensiver mit dieser Thematik auseinandersetzen. Patienten beschreiben manchmal, jedoch insgesamt eher selten, ihre Eltern und ihre Kindheit als ausnahmslos positiv. Der Gutachter kann jedoch zu Recht erwarten, dass wir als Therapeut dort nachhaken.

Unsicherheit besteht häufig bezüglich der Frage, wie ausführlich über vorangegangene Behandlungen oder gar Therapieabbrüche berichtet werden soll. Bei manch einem Therapeuten besteht die Sorge, der Patient könnte „zu krank" wirken oder eine zu geringe Compliance aufweisen, sodass die Bewilligung in Gefahr wäre. Unklar ist auch, in welchem Umfang der Gutachter Informationen von der Krankenkasse hierüber erhält. Sicher ist jedoch, dass ihm Informationen aus den letzten Jahren (ca. 5 Jahre) zur Verfügung gestellt werden. Es ist nicht nur deshalb davon abzuraten, etwas zu verschweigen. Widersprüche zwischen den Angaben im Bericht und den Daten der Krankenkasse können meiner Erfahrungen nach zu vorschnellen Kürzungen oder Ablehnungen führen, die in der Regel zwar bei Korrektur der eigenen Angaben wieder aufzuheben sind, aber unnötigen Aufwand etc. beinhalten. Schwierigkeiten in bisherigen Therapien oder Therapieabbrüche gilt es zu erklären, also in Verbindung zu bringen mit den hierfür vom Patienten erlebten Gründen.

Nicht zuletzt begegnet man immer wieder biografischen Anamnesen, die abgehackt nur sogenannte „harte Fakten" aneinanderreihen und denen jegliche Empathie fehlt. Der Gutachter Ulrich Rüger weist auf derartig „empathielos" gestaltete biografische Anamnesen hin (Rüger et al. 2011). Zwar hat man möglicherweise alles Relevante genannt, der Gutachter ist durch diesen Stil jedoch weniger in der Lage, sich in den Patienten hineinzuversetzen und ein Stück mitzufühlen, wodurch wieder die so bedeutsame Authentizität leidet. Unser Ziel ist es stets, dem Gutachter ein realistisches Bild, keine Standardfloskeln vorzulegen. Wir stellen keine Diagnosen, sondern Individuen dar, so natürlich auch bei der individuellen biografischen Anamnese des Patienten.

4.2.1 Beispiele für Punkt 2: Lebensgeschichtliche Entwicklung und Krankheitsanamnese

Schauen wir uns auch nun wieder an, wie sich das Dargestellte zu Punkt 2 des Berichts konkret umsetzen lässt. Zu der Patientin, deren Problematik wir in Kap. 4.1.1 schon kurz kennengelernt haben, wurde die folgende lebensgeschichtliche Entwicklung und Krankheitsanamnese verfasst.

„Vielleicht so" – Fallbeispiel Lebensgeschichtliche Entwicklung

Die Patientin sei mit ihrer Mutter (+25 J., Hausfrau), ihrem Vater (+30 J., Schlosser und Bergmann) sowie dem jüngeren Bruder (-4 J.) im gemeinsamen Haushalt aufgewachsen. Sie habe eine „unglückliche" Kindheit mit „Schlägen" und „Kleinmachen" durch den Vater und einer distanzierten und „seelisch immer angeschlagenen" Mutter erlebt. Die Mutter sei zwar „immer" für ihre Kinder da und würde bis heute „alles" tun, wenn sie nur könnte, jedoch habe sie wenig körperliche Nähe zulassen können. Darüber hinaus sei sie eine sehr

„pflichtbewusste, ordentliche, gutmütige und aufopferungsbereite" Frau gewesen, die viel Wert auf eine moralische und tugendhafte Erziehung gelegt und ihre eigenen Wünsche und Bedürfnisse zurückgestellt habe. Bis zum heutigen Tage habe sie sich nie etwas „gegönnt" und sich ihr Leben lang „demütigen" lassen. Der Vater habe insgesamt viel abverlangt und sich streng verhalten, habe nicht teilen können und die Patientin auch für Nichtigkeiten geschlagen, sie „kleingemacht". Aktuell „kümmere" sich die Patientin trotz allem um ihre Eltern, sie erhalte jedoch keine „Nähe". Mit ihrem Bruder habe sie früher viel „gezankt", gleichzeitig jedoch „immer" Angst um ihn gehabt: „Ihm soll nichts passieren, das würde Mutter nicht aushalten." Bei ihr (Patientin) dagegen, wäre es für die Mutter nicht so schlimm gewesen, wenn etwas passiert wäre. Die Patientin erinnere sich im Zusammenhang mit ihren Ängsten vor finanziellem Ruin daran, dass sie als Kind große Angst gehabt habe, dass der Schwimmkurs nicht abgemeldet worden sei und dass hierdurch unnötige Kosten für die Eltern verursacht worden wären.

Ihre Schulzeit und das Verhältnis zu ihren Lehrern und Mitschülern beschreibt die Patientin als „gut". Nach dem Hauptschulabschluss mit der Qualifikation für das 10. Schuljahr habe sie eine 2-jährige Ausbildung als Verkäuferin und anschließend eine 1-jährige Weiterbildung zur Einzelhandelskauffrau absolviert. In ihrem Beruf als Verkäuferin arbeite sie bereits seit 42 Jahren und habe derzeit eine Teilzeittätigkeit in einer „beweglichen Funktion". Aufgrund des Personalmangels und aufgrund von „viel Druck und Stress" am Arbeitsplatz empfinde sie ihre Tätigkeit derzeit als „unangenehm". Es gebe auch Spannungen zwischen den Kollegen und ihr.

Die Patientin lebe mit ihrem Ehemann (55 J., leitender Angestellter) in einer gemeinsamen Eigentumswohnung. Mit ihm, einem „lustigen und liebevollen Mann", sei sie 38 Jahre lang verheiratet. Man habe einen 34-jährigen Sohn, der „mich schnell einschüchtern kann". In der Ehe und mit der gelebten Sexualität sei sie „zufrieden", obwohl ihr Mann zu wenig Zeit für sie habe, da er sich eher seiner Arbeit und seinen Hobbys widme. Soziale Kontakte zu Freunden und Kollegen seien vorhanden. Die Patientin sei zudem in einem Singkreis, in Sportgruppen und bei ehrenamtlichen Tätigkeiten aktiv, habe dies in der letzten Zeit aber stark vernachlässigt.

Krankheitsanamnese: 1996/1997 psychosomatische Rehabilitation bei ähnlichem Beschwerdebild; die psychologische Behandlung sei hier zu kurz gekommen. 2005 25 Stunden Psychotherapie (VT) nach Kauf der Wohnung bei großer Angst vor finanziellem Ruin habe Stabilisierung erbracht. Aktuelle Symptomatik bestehe seit Herbst 2012. Kein Alkohol-, Nikotin- oder Drogenkonsum. Keine Medikation.

Da im Bericht die Erstellung des Abschnitts der lebensgeschichtlichen Entwicklung und Krankheitsanamnese in der Regel weniger Probleme bereitet als andere Abschnitte und da dieser Punkt so gut wie nie als Kürzungs- oder Ablehnungsgrund herangezogen wird (es sei denn die Angaben sind deutlich zu knapp gehalten), müssen wir uns an dieser Stelle nicht umfangreich mit Negativbeispielen beschäftigen.

Im Folgenden sei hier lediglich das Beispiel einer anderen Patientin aufgeführt, bei dem anhand mehrerer Punkte aufgezeigt werden kann, was theoretisch bei Punkt 2 des Berichts an den Gutachter schieflaufen kann.

„So besser nicht" – Fallbeispiel Lebensgeschichtliche Entwicklung und Krankheitsanamnese

Die Patientin wuchs als eines von 6 Kindern bei ihren leiblichen Eltern auf. Der Vater war Alkoholiker und sowohl ihr als auch der Mutter gegenüber gewalttätig und aggressiv. Die Mutter erlebte die Patientin als enge Bezugsperson. 1995 sei der Vater infolge eines Schlaganfalls verstorben. Die Hauptschule verließ die Patientin ohne Abschluss, eine begonnene Ausbildung brachte sie ebenfalls nicht zu Ende. Heute ist sie als Filialleitung einer Bäckerei angestellt, befindet sich jedoch momentan in Mutterschutz.
Ihr Bedürfnis nach einer stabilen Bindung zu beiden Elternteilen konnte sie nicht befriedigen, eine funktionale Beziehung wurde ihr nicht vorgelebt. Das Vertrauen wurde seitens des Vaters missbraucht. Dem daraus resultierenden Bedürfnis nach Aufmerksamkeit und Zuwendung seitens der Mutter konnte aufgrund der Vielzahl der Geschwister nicht adäquat nachgekommen werden. Sie konnte nicht lernen, Bedürfnisse und Wünsche angemessen zu formulieren und zu äußern. Es bildete sich ein dysfunktionales Selbstwertkonzept und Beziehungsmuster heraus. Die Patientin entwickelte eine dependente Persönlichkeitsstruktur, ist selbstunsicher. Dem steuerte sie entgegen, in dem sie immer für alle da sein wollte und eigene Wünsche und Bedürfnisse zurückstellte. Mit 16 verließ sie das Elternhaus, um den ersten Sexualpartner zu ehelichen und gründete mit ihm eine Familie. Wie schon der leibliche Vater war auch der 1. Ehemann ihr gegenüber aggressiv und unterdrückend, was sich als Verstärkung der dysfunktionalen Beziehungsmuster auswirkte und in mangelnder Selbstfürsorge und Ängsten resultierte. Die Patientin war nicht in der Lage adäquate Verhaltensweisen zu lernen und reagiert in sozialen Situationen ähnlich dem „Vorbild" des Vaters und 1. Ehemanns mit aggressiven Verhaltensmustern oder auch Ängsten. Hier erlebt sie eine Ambivalenz im Sinne von Schuldgefühlen sich selbst und anderen gegenüber, welche in Insuffizienzgefühlen münden. Um Auseinandersetzungen aus dem Weg zu gehen, entwickelte sie eine ausgeprägte Jasage-Tendenz und den Wunsch, es „allen recht machen" zu wollen.
Ressourcen gibt die Patientin in Form einer neuen Partnerschaft an, die sie als sehr unterstützend empfinde. Sie habe viele Freunde und Bekannte, ihre Mutter ist ihr heute noch immer eine wichtige Bezugsperson. Die Patientin habe keine Schwierigkeiten, auf andere Menschen zuzugehen und Kontakte zu knüpfen oder Beziehungen aufrechtzuerhalten. Sie beschreibt sich selbst als selbstbewusst und durchsetzungsstark. Die 3 Kinder und ihr aktueller Partner seien das „Wichtigste in ihrem Leben".
Die Patientin berichtet, dass sie in ihrer Kindheit stark unter Asthma gelitten habe.

Wenn wir uns auf den Inhalt dieser Darstellung in diesem Beispiel konzentrieren (Grammatik und Schreibstil soll hier nicht bewertet werden, vom Original übernommen), so können wir folgende Schwierigkeiten feststellen:

- Es wird nicht im Konjunktiv berichtet, wodurch die Aussagen zu festgelegt, determiniert, mit absoluter Sicherheit bewertet wirken. Durch Verwendung des Konjunktivs hingegen macht man deutlich, dass Erinnerungen an die Kindheit auch immer mit einem subjektiven Moment verbunden sind.
- Die deskriptiven Angaben zu den Bezugspersonen sind viel zu knapp gehalten: Die kindliche Beziehung zur Mutter wird gar nicht beschrieben, der Vater wird lediglich als alkoholkrank und gewalttätig dargestellt, die Beziehung zu den Geschwistern wird nicht berichtet, ebenso fehlen Angaben zum Kontakt zu Gleich-

altrigen in der Schulzeit sowie zur pubertären Entwicklung. Auch die berufliche Entwicklung sollte etwas ausführlicher beschrieben werden.
- Es wird mit wertender Tendenz berichtet: „... brachte sie ebenfalls nicht zu Ende."
- Es findet eine Vermischung von deskriptiven Anteilen und Interpretationen des Therapeuten statt, wobei Letztere ihren Platz in der Verhaltensanalyse finden sollten, nicht hier in Punkt 2.
- Die Krankheitsanamnese wird nicht vollständig dargestellt.

4.3 Psychischer Befund zum Zeitpunkt der Antragstellung

Wie aus der Überschrift des dritten Punkts unseres Berichts bereits hervorgeht, ist der psychische Befund zum Zeitpunkt der Antragstellung relevant. Das bedeutet, dass bei Umwandlungsberichten, die aufgrund der Befreiung des Therapeuten von der Beantragungspflicht einer Kurzzeittherapie nach 25 Sitzungen erstellt werden und damit den ersten Beantragungsschritt darstellen, eben nicht der psychische Befund zum Zeitpunkt des Therapiebeginns zu beschreiben ist, sondern derjenige nach 25 Sitzungen, also der aktuelle. Dasselbe gilt für die Diagnose unter Punkt 6 „Diagnose zum Zeitpunkt der Antragsstellung", auf die wir in Kapitel 4.6 zu sprechen kommen. Im Gegensatz hierzu muss die Symptomatik unter Punkt 1 immer diejenige sein, die zu Beginn der Therapie bestand. Warum dies nicht ebenso für den psychischen Befund und die Diagnose gilt, bleibt unklar.

In der Praxis ist angesichts dieser Verwirrung häufig zu beobachten, dass sowohl Symptomatik wie auch psychischer Befund und Diagnose zum Zeitpunkt der Kontaktaufnahme des Patienten mit dem Therapeuten berichtet werden und nicht der Zustand bei der Antragstellung. Um auf Nummer sicher zu gehen bzw. die Informationen genau genug darzustellen, empfiehlt es sich, bei Differenzen zwischen dem Zustand bei Erstkontakt und dem Zustand nach der Kurzzeittherapie diese kurz zu nennen, beispielsweise in der Form: „Die Stimmung war bei Therapiebeginn stark niedergeschlagen und die Schwingungsfähigkeit eingeschränkt. Aktuell ist von mittelgradiger Niedergeschlagenheit zu sprechen, die Schwingungsfähigkeit ist nicht mehr eingeschränkt."

Im KV-Informationsblatt und den zusätzlichen Informationen der Gutachter werden nun folgende Informationen für den psychischen Befund verlangt:
- *äußeres Erscheinungsbild, Interaktionsverhalten, emotionaler Kontakt, therapeutische Beziehung und emotionale Reaktionen des Therapeuten*
- *intellektuelle Leistungsfähigkeit* und *Differenziertheit der Persönlichkeit*
- *psychopathologischer Befund analog dem AMDP-System* (Arbeitsgemeinschaft für Methodik und Dokumentation in der Psychiatrie 2016): Bewusstsein, Orientierung, Aufmerksamkeit und Gedächtnis, formale und inhaltliche Denkstörungen, Ängste, Zwänge, Wahnsymptomatik, Sinnestäuschungen, Ich-Störungen, Affektivität, Antrieb und Psychomotorik

   - zusätzlich *weitere Symptome* wie sozialer Rückzug, Aggressivität, Körperschemastörungen, Suchtverhalten, suizidale Tendenzen und Symptome einer Persönlichkeitsstörung
   - im AMDP-System zusätzlich kodierbare Merkmale: Krankheitsgefühl und -einsicht, Compliance (kooperatives Verhalten) bzw. Ablehnung der Behandlung
- für Diagnostik, Behandlungsplan und Verlaufskontrolle relevante *Testbefunde*

Zu empfehlen ist, analog zur Reihenfolge des Formblatts zunächst einmal den sogenannten ersten Eindruck des Patienten zu skizzieren. Hierzu zählen neben dem äußeren Erscheinungsbild auch das Interaktionsverhalten und der emotionale Kontakt. Emotionale Reaktionen des Therapeuten (ursprünglich im Rahmen der psychodynamischen Verfahren als Übertragungs-Gegenübertragungsphänomene[6] beachtet) können bereits nach wenigen oder sogar nach dem ersten Kontakt beschrieben werden, die therapeutische Beziehung zielt eher ab auf die Beziehung, die sich im Verlauf der Therapie entwickelt hat. Dennoch können auch zu Beginn der Behandlung nach den probatorischen Sitzungen mögliche typische Verhaltensweisen innerhalb der Beziehung des Patienten zum Therapeuten dargestellt werden.

Beispiele für das Interaktionsverhalten des Patienten können sein (die Liste erhebt keinesfalls Anspruch auf Vollständigkeit):
Vertrauensvoll und offen, nicht in die Augen schauend, zurückhaltend und leiste Kontakt aufnehmend, nur auf Nachfragen berichtend, weitschweifend berichtend, hohe Ansprüche stellend, subtil anklagend, sich selbstbewusst präsentierend, blumige Sprache, theatralische Darstellung, in „man"-Sätzen sprechend, um Kontrolle bemüht, wenig Kontakt zur Gefühlswelt, Scham über Symptome zu sprechen, kritikängstlich, verzweifelte Hilfesuche, kindlich, wenig Gespür für Grenzen, Verantwortung delegierend, Zuweisung der Expertenrolle an Therapeuten, zweifelnd, ob hier richtig, sich häufig nach Befinden des Therapeuten erkundigend, auffällig externe Schuldattribuierung, häufige Selbstabwertungen

Auf Seiten des **Therapeuten** kann es beispielsweise zu folgenden kognitiven und emotionalen Reaktionen (**Gegenübertragungsreaktionen**)[6] kommen:
den Patienten uninteressant finden, Anstrengung, sich unter Druck fühlen, sich geschmeichelt fühlen durch Zuweisung der Expertenrolle, neugierig und gebannt sein, sich vereinnahmt fühlen, Sympathie, Abneigungsgefühle gegenüber dem Patienten

Teil III

6 Als Gegenübertragung bezeichnet man in der Psychoanalyse eine Form der Übertragung, bei der der Therapeut auf den Patienten (bzw. auf dessen aus Übertragungsphänomenen hervorgehenden Handlungen und Äußerungen) reagiert und seinerseits seine eigenen Gefühle, Vorurteile, Erwartungen und Wünsche auf diesen richtet. Der Therapeut verlässt hierbei aus verschiedenen Motiven – in der Regel vorübergehend – seine neutrale Position. Die moderne Psychoanalyse sieht die Gefühle des Therapeuten gegenüber dem Patienten auch als „Resonanzboden", durch den er Informationen über den Patienten gewinnt.

Die Intelligenz und Differenziertheit der Persönlichkeit können wir meist nur ungefähr nach dem ersten Eindruck einschätzen. Sollten diesbezügliche Testergebnisse vorliegen, kann an dieser Stelle kurz darauf hingewiesen werden.

Es folgt die Darstellung des psychopathologischen Befunds nach dem AMDP-System (Arbeitsgemeinschaft für Methodik und Dokumentation in der Psychiatrie 2016). In der Praxis wird dieser wertvolle Teil jedoch leider oft sträflich vernachlässigt. Der psychopathologische Befund sollte vollständig dargestellt werden. So stellen wir sicher, dass wir keine Lücken gelassen haben und den Patienten stichwortartig noch einmal in seiner Symptomatik zusammenfassen. Dies tun wir an dieser Stelle dann aus therapeutisch-professioneller Sicht, während wir in Punkt 1 ja bereits die Wahrnehmung des Patienten zu Wort kommen ließen. Dabei sollten wir natürlich darauf achten, dass sich keine nicht erklärbaren Widersprüche zu Punkt 1 und Punkt 6 ergeben.

Der psychopathologische Befund nach dem AMDP-System beinhaltet für den psychischen Befund die folgenden Symptombereiche[7]:

- Bewusstsein (typischer Beispielsatz: „Der Patient ist wach und bewusstseinsklar.")
- Orientierung (typischer Beispielsatz „Der Patient ist zu allen Qualitäten voll orientiert.")
- Aufmerksamkeit und Gedächtnis inkl. Konzentration (typischer Beispielsatz: „Es liegen keine Bewusstseins- und Gedächtnisstörungen vor, die Konzentration wird subjektiv jedoch als eingeschränkt erlebt.")
- Formale Denkstörungen (typischer Beispielsatz: „Es gibt keinen Anhalt für Störungen des formalen Denkablaufs.")
- Befürchtungen und Zwänge
- Wahn
- Sinnestäuschungen
- Ich-Störungen
- Affektivität
  - Beschreiben Sie die affektive Verfassung des Patienten möglichst nicht nur in einem Wort. Vermeiden Sie die Aussage: „Die Stimmung ist depressiv." Orientieren Sie sich an den Beschreibungen des AMDP-Systems. Wichtige Begriffe an dieser Stelle können sein: Affektlabilität, Ratlosigkeit, Verzweiflung, Ängstlichkeit, Dysphorie, eingeschränkte affektive Schwingungsfähigkeit, Schuld, Scham, Insuffizienz
- Antrieb und Psychomotorik
- Circadianität
- Andere Störungen: sozialer Rückzug/Umtriebigkeit, Aggressivität, Suizidalität, Selbstbeschädigung, Krankheitsgefühl und -einsicht, Compliance
  - Ein wichtiger Punkt an dieser Stelle betrifft natürlich die Suizidalität. Unterschieden werden häufig parasuizidale Handlungen (selbstverletzende Hand-

7 Auf eine Beschreibung der einzelnen Symptome wird an dieser Stelle verzichtet, deren Kenntnis wird vorausgesetzt bzw. ansonsten auf die entsprechende Literatur (AMDP-System) verwiesen.

lungen ohne primäre Tötungsabsicht), passive Sterbewünsche, suizidale Ideen, suizidale Gedanken, Suizidhandlungen. Bei Vorliegen von Suizidalität müssen nähergehende Angaben zur Intensität und Häufigkeit gemacht werden. Auch die Absprachefähigkeit des Patienten ist zu beurteilen.

- Zusätzlich zur bei AMDP genannten Krankheitseinsicht und Compliance (kooperatives Verhalten) sind auch die Motivation, Umstellungsfähigkeit und Introspektionsfähigkeit (Betrachtung des eigenen Erlebens und Verhaltens durch nach innen gerichtete Beobachtung) des Patienten wichtige Elemente dieses Abschnitts (oder auch des Abschnitts „Prognose" unter Punkt 7). Sie dienen dem Gutachter dazu, die Prognose besser einschätzen zu können. Dennoch wird zu Unrecht befürchtet, all diese Faktoren müssten beim Patienten immer hoch ausgeprägt sein. Auch eine zu Beginn eingeschränkte Krankheitseinsicht, beispielsweise im Zusammenhang mit Somatisierung, ist keine Kontraindikation. Deren Bearbeitung sollte vielmehr zu einem der ersten Therapieziele werden. Eine gewisse Umstellungsfähigkeit jedoch sollten wir unseren Patienten immer unterstellen können.
- Da diese Merkmale des psychischen Befunds, die die Eignung des Patienten für Psychotherapie umfassen, eine zentrale Rolle bei der Einschätzung der Prognose und der Zweckmäßigkeit der beantragten Psychotherapie spielen, lohnt es sich, diese Punkte einmal genauer zu betrachten. Dies tun wir später bei der Erstellung der Prognose ausführlich (▸ Kap. 4.7.3). Um Redundanzen zu vermeiden, empfiehlt es sich, diese Faktoren später bei der Prognose darzustellen und nicht im psychischen Befund. Wollen Sie die Therapieeignung des Patienten bereits im psychischen Befund darstellen, achten Sie auch hier wieder darauf, dass der Patient so realistisch wie möglich dargestellt wird. Auch ein zunächst „unfreundlicher, widerwillig-sturer" Patient ist in der Psychotherapie nicht generell unwillkommen. Es ist unrealistisch zu erwarten, dass unsere Patienten bereits zu Beginn überdurchschnittlich introspektionsfähig, motiviert, einsichtig und umstellungsfähig sind. Wenn Sie nicht davor zurückschrecken, auch mögliche Problembereiche in Bezug auf die Prognose anzusprechen, zeigen Sie dem Gutachter, dass Sie selber in der Lage sind, eine realistische, differenzierte Einschätzung vorzunehmen. Hierauf kommen wir später bei der Prognoseerstellung noch einmal detaillierter zu sprechen.

- Im AMDP-System nicht enthalten, aber im KV-Informationsblatt und von den Gutachtern genannt, sind noch folgende weitere Symptombereiche: sozialer Rückzug, Körperschemastörungen, Suchtverhalten und Symptome einer Persönlichkeitsstörung.
  - Die Bedingungen der Durchführung von Psychotherapie in Verbindung mit Substanzkonsum haben wir in Kap. 2.1.1 schon besprochen. Bei auffälligem Substanzkonsum des Patienten schauen die Gutachter in der Regel besonders genau auf die Gegebenheiten. Die Häufigkeit und Menge des Konsums muss daher hier an dieser Stelle deutlich benannt werden. Auch bei nicht substanzbezogenem Suchtverhalten müssen diese Angaben natürlich gemacht werden.
  - Laut KV-Informationsblatt sind Angaben zu *Alkohol-, Drogen-, Nikotinkonsum und Psychopharmakamedikation* in Punkt 2 unter Krankheitsanamnese

anzusiedeln. Passender erscheint jedoch die Einordnung hier im psychischen Befund und dies wird in der Regel auch so gehandhabt.
- Neben möglichen Körperschemastörungen sollten bei Essstörungen zudem Angaben zum Essverhalten und Gewicht (inkl. BMI) und möglichen kompensierenden Verhaltensweisen (Erbrechen, Sport, Gebrauch von Abführmitteln o. Ä.) gemacht werden.
- Symptome einer Persönlichkeitsstörung sind natürlich auch dann zu nennen, wenn im Endeffekt die Diagnose nicht vergeben wird, da die Übergänge zwischen gesund und krank ja gerade in diesem Bereich fließend sind.

Im letzten Schritt des psychischen Befunds sind nun noch die für Diagnostik, Behandlungsplan und Verlaufskontrolle relevanten *Testbefunde* kurz aufzuführen. In der Verhaltenstherapie wird Wert darauf gelegt, Diagnosen durch Testergebnisse zu untermauern. Nicht immer jedoch passen Ergebnisse von Tests zu den Symptombeschreibungen des Patienten oder dem Eindruck des Therapeuten. In solchen Fällen ist auf derartige Diskrepanzen hinzuweisen und es sollte gesagt werden, welche Informationsquellen im Endeffekt vom Therapeuten höher gewichtet werden.

Zusammenfassung

Psychischer Befund

Der psychische Befund im Bericht ist die professionelle Sichtweise auf die Symptomatik des Patienten (während in Punkt 1 des Berichts der Patient in seiner subjektiven Empfindung zu Wort kommt).
Der psychische Befund wird im Bericht häufig zu knapp und nicht individuell genug dargestellt. Er ist aber in seiner Bedeutung und Aussagekraft für den gesamten Bericht nicht zu unterschätzen.

4.4 Somatischer Befund

Bezüglich des somatischen Befunds hat sich eingebürgert, dass Psychologische Psychotherapeuten hier lediglich auf den Konsiliarbericht verweisen. Wenn man möchte, kann man an dieser Stelle aber selber noch kurz auf manche Symptome eingehen. Laut Gutachterüberlegungen soll ohnehin auf den Inhalt des Konsiliarberichtes im Bericht Bezug genommen werden.

Empfehlenswert für Psychologische Psychotherapeuten ist es daher, auch auf somatische Symptome kurz einzugehen. Es sollten hier sowohl bekannte Krankheiten des Patienten genannt werden wie auch einzelne somatische Symptome, auch wenn diese durch psychische Faktoren mitbestimmt oder gar hervorgerufen sind. Es geht hier vor allem um Schlafstörungen, Appetenzstörungen oder Veränderungen der Sexualität sowie die im Rahmen psychischer Erkrankung häufig auftretenden „vegetativen Symptome" (von gastrointestinalen bis hin zu kardiorespiratorischen Symptomen). Orientierung bietet hier der Abschnitt „somatischer Befund" im AMDP-System. Auch der Einfluss der psychischen Problematik auf die somatischen Symptome sollte hier abgeschätzt werden.

Ärztliche Psychotherapeuten beschreiben das Ergebnis der körperlichen Untersuchung, die nicht länger als 3 Monate zurückliegen sollte.

4.5 Verhaltensanalyse

Nun sind wir auch schon beim Kernstück unseres Berichts angelangt, dem Punkt 5 „Verhaltensanalyse". Die Verhaltensanalyse ist ein Kernelement der kognitiven Verhaltenstherapie. Auf ihr gründen zu einem nicht unerheblichen Anteil die weiteren Überlegungen zur Therapieplanung. Sie nimmt also auch im Bericht eine zentrale Rolle ein, denn aus einer gelungenen Verhaltensanalyse leiten wir die Behandlungsziele und -methoden ab. Und die Verhaltensanalyse wiederum erstellen und verfassen wir nun auf Basis der Informationen aus allen vorangegangenen Punkten. Laut Informationsblatt sollen Angaben zu folgenden Punkten gemacht werden:

- Krankheitsphänomene in den 4 Kategorien: Motorik, Kognitionen, Emotionen, Physiologie
- Verhaltensexzesse, Verhaltensdefizite, qualitativ neue spezifische Symptomatik
- Funktions- und Bedingungsanalyse in Anlehnung an das S-O-R-K-C-Modell
  - Makroanalyse: Es soll ein übergeordnetes Störungsmodell dargestellt werden, das prädisponierende, auslösende und aufrechterhaltende Faktoren der Störung erklärt; zusätzlich: individuelle und interaktionelle Funktionalität, Verlust und Gewinn durch Erkrankung, subjektives Krankheitsverständnis
  - Mikroanalyse: eine, bei mehreren Diagnosen auch mehrere Mikroanalysen; auch hier: auslösende und aufrechterhaltende Bedingungen spezifizieren, Beschreibung in 4 Kategorien (s. o.), kurzfristige Verstärkung, langfristige Konsequenzen, (Kontingenzen)
  - unter Berücksichtigung der zeitlichen Entwicklung
- Verhaltensaktiva, Ressourcen, Selbsthilfemöglichkeiten und -strategien, Bewältigungsfähigkeiten, ungestörte Verhaltensbereiche
- subjektives Krankheitsverständnis

Im Folgenden beschäftigen wir uns also mit der Frage, wie eine gelungene Verhaltensanalyse erstellt werden kann.

Gestaltet sich der *deskriptive Teil* der Verhaltensanalyse (die Symptomatik als Reaktionsebene) noch recht überschaubar, kommt es beim *funktionalen Teil* (auslösende, aufrechterhaltende und ätiologische Bedingungen der Symptomatik) bei den Verfassern erfahrungsgemäß zu Schwierigkeiten und Unsicherheiten. Herausfordernd stellt sich in der Regel die Notwendigkeit dar, die Fülle an Informationen prägnant und aussagekräftig zusammenzufassen.

Fragen, die auftauchen, sind beispielsweise: „Womit fange ich überhaupt an?", „Was ist besonders wichtig zu erwähnen?" Bevor wir uns näher damit beschäftigten, wie genau und nach welcher kleinschrittigen Vorgehensweise die Verhaltensanalyse erstellt werden kann, müssen wir uns erst einmal ansehen oder ins Gedächtnis rufen, auf welche theoretischen Grundlagen die Problem- und Verhaltensanalyse zurückgeht.

Teil III

4.5.1 Kurzer theoretischer Abriss: Problem- und Verhaltensanalyse

Die Verhaltensanalyse (manchmal auch Problemanalyse genannt) ist eine Theorie innerhalb der kognitiv-behavioralen Therapieform, welche Entstehung und Aufrechterhaltung einer psychischen Erkrankung erklären möchte. Dabei erfolgt in der Analyse eine Bestimmung der situativen und individuellen Merkmale, welche das Auftreten von psychischen Symptomen/psychischer Krankheit begünstigen, sowie eine Bestimmung von Konsequenzen der Symptome/des problematischen Verhaltens und der verstärkenden und aufrechterhaltenden Faktoren für die Symptomatik.

Die Verhaltensanalyse besteht aus den folgenden Elementen: Problemanalyse (Was ist das Problem?), Situationsanalyse (In welchen Situationen tritt das Verhalten auf?), Verhaltensanalyse (Welche Reaktionen treten auf?), Bedingungsanalyse (Was geht dem Verhalten voraus bzw. folgt ihm?), Funktionsanalyse (Wozu dient das Verhalten?).

Seit der Einführung des S-O-R-K-C-Schemas durch Kanfer und Saslow (1974) als gedankliches Ordnungsprinzip der Verhaltensanalyse sind im Wesentlichen 3 Weiterentwicklungen erfolgt. Den Ausgangspunkt als diagnostischen Standard stellte Schulte (1974) dar. Kanfers (Kanfer 1998; Kanfer et al. 2006) Weiterentwicklung zur Systemanalyse stellt die eine, die vertikale Verhaltensanalyse Grawes (1987), die zur Plananalyse (Caspar 2007) weiterentwickelt und schließlich zur Schemaanalyse wurde (Grawe 1998), die zweite Weiterentwicklung dar. Zusätzlich fungierte Hands (1989) Betonung des funktionalen Aspekts (Wozu dient das Verhalten?) als dritte wesentliche Erweiterung, da man zunehmend erkannte, dass die Verstärkung des Symptoms nicht mehr nur zufällig anschließend erfolgte, sondern ein Symptom auch instrumentelle Funktion haben konnte. Seitdem untersucht die Funktionsanalyse, inwiefern ein Symptom als Instrument eingesetzt wird, um eine wichtige Verstärkung zu erhalten oder deren Verlust zu vermeiden.

Unterschieden wird somit heute die sogenannte *horizontale Verhaltensanalyse* von der *vertikalen Verhaltensanalyse*. Unter Ersterer versteht man in erster Linie die Abhängigkeit des Verhaltens von vorausgehenden und nachfolgenden Bedingungen. Die vertikale Analyse legt den Schwerpunkt auf situationsübergreifende übergeordnete Ziele, Pläne und Schemata (Plananalyse, Schemaanalyse) einer Person.

Neben der am häufigsten eingesetzten und wohl bekanntesten *S-O-R-K-C-Verhaltensgleichung* (Kanfer u. Saslow 1974) kommen daher in der Praxis auch der *Problemanalyse-Ansatz* nach Bartling et al. (2004) als Modell der horizontalen Analyse sowie der *Plananalyse- und Schemaansatz* für die vertikale Analyse (Caspar 2007; Grawe u. Caspar 1984; Grawe 1987, 1998) zum Einsatz.

Horizontale Analyse

Bei der S-O-R-K-C-Gleichung handelt es sich um ein lerntheoretisches Modell, das davon ausgeht, dass Problemverhalten (R) auf den 4 Ebenen der Kognition, Emotion, Motorik und Physiologie gesteuert wird durch die vorausgehenden internen und externen Stimuli (S) im Sinne eines respondenten Verhaltens einer *Stimulus-Response-Konditionierung* und/oder durch die nachfolgenden verstärkenden

Tab. 4-1 Kontingenzschema der operanten Konditionierung

	Auftreten Reiz nach Reaktion	Wegfall Reiz nach Reaktion
Angenehmer/ positiver Reiz	Positive Verstärkung → Reaktionszunahme C+	Indirekte Bestrafung → Reaktionsabnahme C+/
Unangenehmer/ negativer Reiz	Direkte Bestrafung → Reaktionsabnahme C-	Negative Verstärkung → Reaktionszunahme C-/

bzw. bestrafenden Konsequenzen (C) im Sinne einer *operanten Konditionierung* (▸ Tab. 4-1). Mittlerweile ist man in der klinischen Praxis dazu übergegangen, neben den kurzfristigen auch die langfristigen Konsequenzen des Problemverhaltens zu analysieren. Zusätzlich wird davon ausgegangen, dass die Kontingenz (K) als Verstärkerplan, mit der die Konsequenzen auf das Verhalten folgen, für die Ausbildung und Aufrechterhaltung von Verhalten eine Rolle spielt. Innerhalb der klinischen Praxis ist die K-Variable jedoch von untergeordneter Bedeutung. In Erweiterung zu Vorgängermodellen bezogen Kanfer und Saslow (1974) auch die Organismusvariable (O) mit ein, ursprünglich noch im Sinne biologischer Ursachen, mittlerweile auch situationsübergreifende Pläne, Schemata, Eigenschaften, die Persönlichkeit eines Menschen umfassend. Die moderne S-O-R-K-C-Verhaltensgleichung umfasst also genau genommen sowohl eine vertikale wie auch eine horizontale Analyse.

Vertikale Analyse: Plan- und Schemaanalyse

Die heutige Schemaanalyse geht auf Piaget (1995, zit. nach Sulz et al. 2011) zurück, ihre erste therapeutische Anwendung erfolgte durch Beck (1979). Es folgten die Arbeiten von Grawe (1987, 1998) und Caspar (2007), Sulz (1994) sowie Young et al. (2008). Zunächst wurden unter einem Schema implizite rein kognitive stabile Muster verstanden, die in Schlüsselsituationen als automatische Gedanken manifest werden und zu dysfunktionalen Interpretationen einer Situation führten. Vor allem Grawe (1998) erweiterte den Begriff um emotionale und motivationale Aspekte.

In diesem ursprünglichen Sinne sah Beck (1979) *latente kognitive Schemata* im Sinne von Piaget (Piaget u. Inhelder 1981) in einer realen Situation manifest werden, in der sie die automatischen Gedanken hervorrufen. Auf abstrakterem Niveau seien die situationsbezogenen automatischen Gedanken zu *generalisierten Grundannahmen* über das Funktionieren der Welt zusammengefasst. Sie seien oft dysfunktional und müssten therapeutisch verändert werden, um dem Patienten neue Erlebens- und Verhaltensweisen zu ermöglichen.

Im Zentrum der Plananalyse nach Grawe und Caspar (1984) steht die Analyse des *motivationalen Funktionierens* eines Menschen. Die Grundannahmen der Plananalyse gehen davon aus, dass der Mensch nach Befriedigung und Schutz seiner *Grundbedürfnisse* strebt. Unter dem Einfluss seiner konkreten Lebensbedingungen

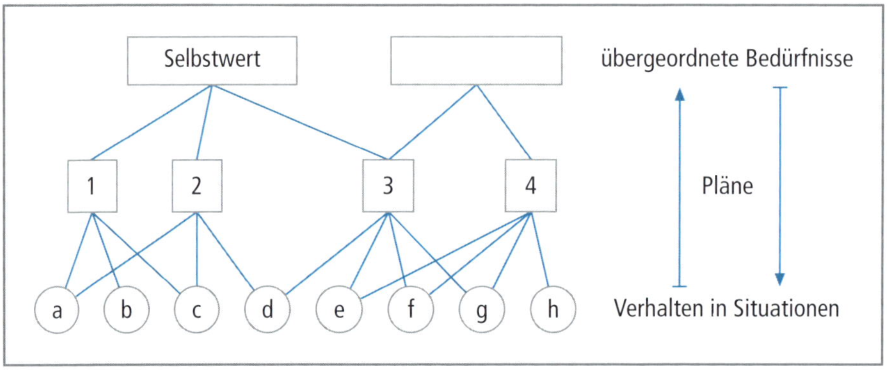

Abb. 4-1 Planstruktur mit Beispielinhalt: **1**) „Sorge für Anerkennung", **2**) „Vermeide Blamage", **a**) macht Überstunden, **b**) verhält sich in Gesellschaft ruhig u. zurückhaltend

entwickelt er der Befriedigung dienende *Annäherungs-* und dem Schutz dienende *Vermeidungsziele* sowie *Mittel* zur Realisierung dieser Ziele. Bei aktueller Inkongruenz (Ziel-Realität-Diskrepanz) ist die psychische Aktivität darauf ausgerichtet, die Inkongruenz zu beheben bzw. zu verringern. Grawe (1987, 1998) nennt die vier Grundbedürfnisse des Menschen nach Bindung, Selbstwerterhöhung, Kontrolle sowie nach Lust/Unlustvermeidung. Wege und Mittel, wie die Grundbedürfnisse und motivationalen Ziele befriedigt bzw. erreicht werden können, sind in *Planstrukturen* darstellbar. In einer Planstruktur wird das motivationale Funktionieren einer Person individuell dargestellt (▸ Abb. 4-1).

Das Modell betont die instrumentelle Funktion von Plänen. Dennoch sind Pläne nicht notwendigerweise bewusst und es wird ihnen ferner keine „Rationalität" unterstellt. Grawe (1987, 1998) verstand Pläne als Zielkomponenten motivationaler Schemata und entwickelte das ursprüngliche Konzept der Plananalyse später zur Schemaanalyse weiter. Während sich die ursprüngliche Plananalyse eher auf die konkretere, instrumentellere Struktur von Plänen und Motiven konzentriert, gibt die Schemaanalyse den nicht instrumentellen Aspekten mehr Bedeutung, spricht eher von „wunden Punkten" als von Plänen. Die Schemaanalyse ist weiter gefasst als die Plananalyse, es gibt jedoch einen großen Überschneidungsbereich. Auch das S-O-R-K-C-Modell hat unter Berücksichtigung sowohl der Organismusvariable wie auch der Analyse des Verhaltens in Situationen Überschneidungsbereiche mit den beiden vertikalen Modellen (▸ Abb. 4-2).

Bei der klassischen Plananalyse handelt es sich um ein Fremdbeobachtungsverfahren: Motiv- bzw. Planstrukturen werden durch den Therapeuten erschlossen. Inzwischen wurde auch ein Selbstbeurteilungsinstrument, der Fragebogen zur Analyse motivationaler Schemata (FAMOS; Grosse Holtforth u. Grawe 2002) entwickelt. Der FAMOS erfasst die individuelle Wichtigkeit von motivationalen Schemata bzw. Annäherungs- und Vermeidungszielen von Patienten. Erfasst werden folgende Schemata: Affiliation/Geselligkeit, Altruismus, Hilfe, Anerkennung/Bestätigung, Status, Autonomie, Leistung, Kontrolle, Bildung/Verstehen, Intimität/Bindung, Glauben/Sinn, Abwechslung, Selbstvertrauen, Selbstbelohnung, Allein-

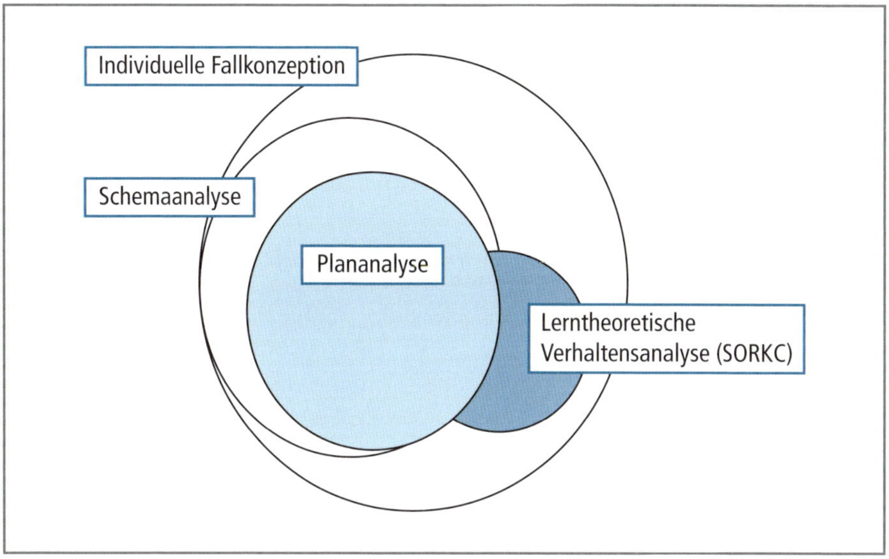

Abb. 4-2 Schnittstellen Plan- und Schemaanalyse, S-O-R-K-C-Modell nach Stucki (2013)

sein/Trennung, Geringschätzung, Erniedrigung/Blamage, Vorwürfe/Kritik, Abhängigkeit/Autonomieverlangen, Verletzungen/Spannungen, Schwäche/Kontrollverlust, Hilflosigkeit, Versagen sowie Annäherungs- und Vermeidungsziele insgesamt.

Die Plan- und Schemaanalyse nimmt inzwischen auch in der Therapieplanung der modernen Verhaltenstherapie einen zentralen Stellenwert ein. Aus ihr entwickelt der Therapeut die *komplementäre (motivorientierte) Beziehungsgestaltung.* Hierdurch versucht der Therapeut, dem Patienten positive Erfahrungen im Sinne hochrangiger Ziele in der Planstruktur zu ermöglichen. Er verhält sich komplementär zu den wichtigsten Zielen und wunden Punkten des Patienten. Gemeint sind damit also nicht eventuell problematische Unterpläne und Verhaltensweisen, sondern hierarchisch höhere und damit in der Regel unproblematische Ziele nahe den Grundbedürfnissen. Damit soll der Patient positive Erfahrungen im Sinne seiner wichtigsten Ziele machen, wodurch er sich in der Therapiebeziehung wahrgenommen, wohl und gut aufgehoben fühlt. Annäherungsziele sind so gut wie möglich zu unterstützen, Vermeidungsziele nur so weit wie nötig zu aktivieren. Ebenso gilt es in der Therapie, die Effizienz und auch Widerspruchsfreiheit von Plänen und Mitteln zu analysieren. Viele Patienten wenden Strategien an, die kurzfristig durchaus hilfreich, mittelfristig aber dysfunktional sind, hohe Kosten verursachen und eine gute Befriedigung von Grundbedürfnissen verhindern.

Sulz (1994) hat als Alternative zu Becks (1979) dysfunktionalen Grundannahmen und Grawes (1987) Oberplänen die *Überlebensregel* als Konstrukt kognitiv-behavioraler Diagnostik auf Makroebene eingeführt. Für jeden Patienten wird seine implizite Überlebensregel herausgearbeitet, die sein Verhalten situationsübergreifend und übergeneralisiert bestimmt. Die Regel besteht aus vier Teilsätzen. Der erste enthält ein Verhaltensgebot, der zweite ein Verhaltensverbot, der dritte die

Verstärkung/Bedürfnisbefriedigung, die bewahrt werden muss, und der vierte die Gefahr oder Bedrohung, die eintritt, wenn die Regel nicht eingehalten wird („Nur wenn ich immer … und wenn ich niemals …, bewahre ich mir … und verhindere, dass …“). Die Überlebensregel verbindet Becks (1979) *Grundannahme* und Grawes (1987) Oberplan zu einer Verhaltensregel im Sinne von Hayes et al. (2003). Sie kann z. B. lauten: „Nur wenn ich mich immer schüchtern zurückhalte und wenn ich niemals vorlaut und frech bin, bewahre ich mir die Zuneigung der mir wichtigen Menschen und verhindere deren Unmut und Ablehnung.“

Der schemaanalytische Ansatz nach Young et al. (2008) wurde ursprünglich auf Basis der kognitiven Therapie nach Beck et al. (1979) entwickelt und orientierte sich zunächst noch stark daran, Schemata zu „bekämpfen“ (Young 1990). Mit dem nachfolgend entwickelten „Modus-Modell“ (Young et al. 2008) näherte man sich psychodynamisch orientierten Konzepten an. Frühe *maladaptive Schemata* nach Young beinhalten ein umfassendes *Thema*, bestehend aus Erinnerungen, Emotionen, Kognitionen und Körperempfindungen, das sich auf den Betroffenen oder Kontakte zu anderen bezieht, in der Kindheit entstanden ist und stark dysfunktional fungiert. Dysfunktionale Verhaltensweisen sind Reaktionen auf ein Schema. Den Ursprung von maladaptiven Schemata sieht Young in der Verletzung menschlicher Grundbedürfnisse durch schädliche Kindheitserlebnisse sowie in Temperamentsfaktoren und kulturellen Einflüssen.

Grundbedürfnisse seien die Bedürfnisse nach Sicherheit, Bindung, Autonomie, Selbstachtung, Selbstausdruck und realistischen Grenzen.

Auf Basis klinischer Erfahrung wurden 19 maladaptive Schemata identifiziert, die sich 5 Domänen zuordnen lassen:

1. Domäne Abgetrenntheit und Ablehnung
   - Verlassenheit/Instabilität
   - Misstrauen/Missbrauch
   - Emotionale Entbehrung
   - Unzulänglichkeit/Scham
   - Soziale Isolierung/Entfremdung
2. Domäne Beeinträchtigung von Autonomie und Leistung
   - Abhängigkeit/Inkompetenz
   - Anfälligkeit für Schädigungen und Krankheiten
   - Verstrickung/unterentwickeltes Selbst
   - Versagen
3. Domäne Beeinträchtigungen im Umgang mit Begrenzungen
   - Anspruchshaltung/Grandiosität
   - Unzureichende Selbstkontrolle/Selbstdisziplin
4. Domäne Fremdbezogenheit
   - Unterwerfung
   - Selbstaufopferung
   - Streben nach Zustimmung und Anerkennung
5. Domäne übertriebene Wachsamkeit und Gehemmtheit
   - Negativität/Pessimismus
   - Emotionale Gehemmtheit

- Überhöhte Standards
- Bestrafen

Auf Basis der maladaptiven Schemata entwickeln sich *Bewältigungsstile* (Kampf, Erstarrung, Flucht) als Ansammlung von Bewältigungsreaktionen, welche sich nicht nur im Verhalten, sondern auch in den Kognitionen und Emotionen manifestieren und variabel/veränderbar sind. Schemata, die in einem konkreten Moment aktiv sind, werden als *Schemamodi* bezeichnet. Diese können funktional und dysfunktional sein. Young beschreibt 10 Schemamodi, die vier Kategorien zugeordnet sind:

1. Kind-Modi
   - verletzbares Kind
   - verärgertes Kind
   - impulsives/undiszipliniertes Kind
   - glückliches Kind
2. dysfunktionale Bewältigung
   - sich Ergebender
   - Überkompensierender
   - distanzierter Beschützer
3. dysfunktionale Eltern-Modi
   - strafender Elternteil
   - fordernder Elternteil
4. gesunder Erwachsener

Zusammenfassung

Vertikale Analyse

Zusammenfassend können wir bei Betrachtung der verschiedenen Modelle auf der vertikalen (Organismus-)Analyseebene festhalten, dass es sich bei Grundannahmen, Oberplänen, Überlebensregeln und Schemata um situationsübergreifende Merkmale einer Person handelt, die wesentlich zur Entstehung und Aufrechterhaltung von Symptomatik beitragen. Dabei unterscheiden sich die einzelnen Modelle in der Betonung von mehr kognitiven, instrumentellen und eher emotionalen, unbewussten Charakteristika dieser Einheiten. Im Bericht an den Gutachter und in unserer Verhaltensanalyse stellen sie einen wichtigen, unverzichtbaren Teil der Analyse dar.

Nach dem kurzen theoretischen Abriss kommen wir nun der Erstellung der Verhaltensanalyse im Bericht an den Gutachter, unterteilt in Makro- und Mikroanalyse, allmählich näher.

4.5.2 Makro- und Mikroanalyse

Häufig wird der Unterschied zwischen der vertikalen und horizontalen Verhaltensanalyse gleichgesetzt mit dem Unterschied zwischen der Makro- und Mikroanalyse. Bei genauerer Betrachtung lässt sich jedoch feststellen, dass diese Gleichsetzung so nicht gerechtfertigt ist.

Zwar wird in der Mikroanalyse das Verhalten in Situationen meist mittels S-O-R-K-C-Modell, also vorwiegend horizontal, dargestellt und in der Makroanalyse geht es um die Analyse von situationsübergreifendem Verhalten, wie auch in der vertikalen Analyse. Doch auch innerhalb der Makroanalyse analysieren wir nach dem S-O-R-K-C-Modell.

Klassisch ist die Mikroanalyse, die sich nur auf eine jetzige beobachtbare Situation bezieht. Die Verhaltensanalyse auf Makroebene hat sich nur sehr langsam durchgesetzt, obwohl die Verhaltenstherapie längst überwiegend Störungen behandelte, bei denen das Symptom oder das symptomatische Verhalten nicht durch die konkreten Situationsbedingungen, in denen das Symptom auftrat (z. B. während eines Einkaufs), erklärt werden kann. Heute wird eher gefragt, in welcher *Lebenssituation* ein Mensch eine psychische Störung entwickelt hat. Da wir erklären müssen, weshalb genau ein bestimmter Mensch (und kein anderer Mensch) in einer ganz bestimmten Lebenssituation (und in keiner anderen Lebenssituation) genau diese Störung (und keine andere Störung) entwickelt hat, müssen wir bei jedem Patienten eine Makroanalyse durchführen, in die wir seine Lerngeschichte und seine gegenwärtigen Lebensbedingungen einbeziehen. Würde man die Makroanalyse lediglich auf die Analyse der O-Variable und damit die vertikale Ebene beschränken, so wäre diese Analyse in höchstem Maße unvollständig.

Das S-O-R-K-C-Modell wird also sowohl in der Mikro- wie auch der Makroanalyse angewendet. Die Analyse von situationalen, Reaktions- und Konsequenzbedingungen bleibt nicht auf die Mikroanalyse beschränkt. Überschneidungen zwischen Mikro- und Makroanalyse gibt es vor allem auf der Ebene der O-Variable sowie auf der Ebene der langfristigen Konsequenzen des Verhaltens. Natürlich finden wir auch im Symptombereich Überschneidungen, jedoch ist die Mikroanalyse gerade keine Darstellung einer psychischen Störung, sondern eines ausgewählten, umgrenzten Problemverhaltens in einer bestimmten Situation. In dieser Situation treten gewisse Symptome auf, meist jedoch nicht alle Symptome, unter denen der Patient insgesamt leidet. Bei einem Patienten, der beispielsweise unter Angst und Depression leidet, werden wir, wenn wir uns in der Mikroanalyse auf eine typische Angst-Situation konzentrieren, die depressiven Symptome i. d. R. vernachlässigen. Natürlich bietet sich hier die Möglichkeit (oder sogar laut KV-Informationsblatt die Notwendigkeit), zwei Mikroanalysen anzufertigen, jedoch ist auch in diesem Fall damit zu rechnen, dass die Symptomatik nur verkürzt dargestellt wird.

Es geht also bei der S-O-R-K-C-Analyse auf Makroebene um die Lebenssituation, nicht um eine spezielle Situation und um die gesamte krankheitswertige Symptomatik, nicht um die spezielle Symptomatik in Situation XY, unter der ein Patient leidet. Und genauso, wie auf Mikroebene geht es auf Makroebene um kurz- und langfristige Konsequenzen sowie natürlich um die Organismusvariable. Deshalb lassen sich redundante Informationen in der Verhaltensanalyse nicht immer vermeiden.

Die Makroanalyse erfasst folglich das Gesamtbild einer Störung, also möglichst alle Bestandteile eines Beschwerdebildes und die Bedingungen, von denen die Beschwerden beeinflusst werden. Hierdurch kommt einerseits eine umfassende Beschreibung und eine Art Modell der Störung zustande, andererseits ergibt sich auch ein Suchraum für die konkreten Beschwerden eines Patienten in einer spezifischen Situation. Dazu wird dann eine (oder mehrere, ggf. miteinander verknüpfte) Verhaltens- und Bedingungsanalyse(n) auf der Mikroebene erarbeitet. Dazu werden entweder typische Problemverhaltensweisen, deren erstmaliges oder letztmaliges Auftreten oder besonders ausgeprägte Problemverhaltensweisen herausgegriffen. Die Mikroanalyse stellt also einen Spezialfall der Makroanalyse dar, der auf eine spezielle Lebenssituation eines konkreten Patienten angewendet wird.

Zwar wird nicht vorgeschrieben, in welcher Reihenfolge Makro- und Mikroanalyse darzustellen sind, jedoch scheint es sinnvoll, sich erst einmal mit dem „großen Ganzen“ zu beschäftigen und im Anschluss eine spezielle typische Situation des Problemverhaltens, der Symptomatik darzustellen, somit also mit der Makroanalyse zu beginnen.

Makroanalyse

Die Makroanalyse umfasst also eine Reihe von Informationen und Elementen. Sie ist das Kernstück der Verhaltensanalyse. Stellen wir die Makroanalyse vollständig dar könnten wir fast sogar auf die Mikroanalyse verzichten. Diese Aussage ist natürlich überspitzt formuliert und soll den größeren Anteil der Makroanalyse an der Erklärung der Gesamtsymptomatik verdeutlichen. Eine oder mehrere zusätzliche Mikroanalyse(n) ist/sind jedoch in der Lage, die oder eine Problematik des Patienten noch einmal kurz und knapp plastisch und anschaulich darzustellen. Die Makroanalyse beinhaltet folgende Punkte:

- eine Analyse nach dem S-O-R-K-C-Modell, das bedeutet Informationen über die Situation (S) als Auslösebedingung, über die Persönlichkeit des Patienten (O-Variable, inkl. der Elemente, die wir im theoretischen Abriss kennengelernt haben), über die Symptome (R) auf allen Ebenen und die kurz- und langfristigen Konsequenzen (C)
- aufrechterhaltene Bedingungen und individuelle und interaktionelle Funktionalität der Symptomatik, Verlust und Gewinn durch die Erkrankung
- die Ontogenese: die Entwicklungsgeschichte des Patienten, die zur Ausbildung der O-Variable und letztendlich zur Symptomatik geführt hat
- ggf. auch Ressourcen/Verhaltensaktiva, Bewältigungsfähigkeiten, Selbsthilfemöglichkeiten und -strategien, ungestörte Verhaltensbereiche
- ggf. auch das subjektive Krankheitsverständnis

Nachdem wir uns mit wichtigen theoretischen Grundlagen auseinandergesetzt haben, beschäftigen wir uns nun damit, wie genau und nach welcher kleinschrittigen Vorgehensweise die Verhaltensanalyse, zunächst die Makroanalyse, erstellt werden kann.

Im Folgenden möchte ich eine Vorgehensweise darstellen, mit der ich selber in der Praxis immer wieder gute Erfahrungen mache. Es handelt sich hierbei um einen mehrstufigen Prozess der Analyse. Dabei empfiehlt es sich, diese Analyse nach zeitlichem Gesichtspunkt von früh nach spät durchzuführen. Wir fangen sozusagen ganz von vorne an, mit der Grundlage. Vor der Analyse der kindlichen Situation ist daher noch die Analyse von genetisch oder pränatal bedingten Vulnerabilitätsfaktoren anzusiedeln.

Die Analyse nach zeitlichem Verlauf ist sinnvoll, da sie den ohnehin komplexen Analyseprozess entwirrt, strukturiert und die Wahrscheinlichkeit reduziert, wichtige Aspekte in einem unstrukturierteren Vorgehen zu übersehen, aber auch unnötigerweise redundante Informationen darzustellen. Zwar ist auch die umgekehrte Reihenfolge, also sozusagen die „Rückwärts-Analyse" denkbar und wird von manchen Therapeuten auch so gehandhabt, beinhaltet jedoch manche Nachteile. So ist es natürlich denkbar, dass wir bei der Analyse und hinterher bei der Beschreibung der Verhaltensanalyse erst einmal im Hier und Jetzt anfangen, eigentlich eine charakteristische Vorgehensweise und Eigenschaft der Verhaltenstherapie.

Die Probleme, die sich hierdurch ergeben können, sind folgende: Wenn wir damit beginnen, das Verhalten und die Symptome auf den vier Ebenen Emotion, Kognition, Motorik und Physiologie zu analysieren und unmittelbar daran anhängen, durch welche Lebensbedingungen diese ausgelöst werden, müssen wir an dieser Stelle (wie wir später im Analyseprozess noch sehen werden), auch erklären, wieso diese Auslösesituation nun gerade bei diesem Patienten XY zu den Symptomen A bis F führt. Dies können wir nur verstehen und darlegen, wenn wir uns bereits mit der O-Variable und auch mit den Entstehungsbedingungen für die O-Variable beschäftigt haben. Die Rückwärts-Analyse ist möglich, beinhaltet jedoch ein größeres Risiko für fehlende und redundante Informationen und ist insgesamt weniger übersichtlich und dadurch ggf. auch weniger verständlich für den Leser. Daher beschäftigten wir uns im Folgenden mit der „Vorwärts-Analyse" und fangen bereits vor der Geburt des Patienten an.

Der Analyseprozess der Makro-Verhaltensanalyse

1. Analyse von *genetisch oder pränatal bedingten Vulnerabilitätsfaktoren*
2. Analyse der *kindlichen, biografischen Situation*
3. Analyse der innerpsychischen Auswirkungen der biografischen Situation in der kindlichen Situation *(„innerpsychischer Niederschlag")*
4. Analyse der Auswirkungen der kindlichen Situation und des innerpsychischen Niederschlags auf die kindlichen Verhaltensweisen zum *Umgang mit der kindlichen Situation*
5. Analyse der Auswirkungen der kindlichen Erfahrungen auf die Entwicklung der *Persönlichkeit* sowie auf die Gestaltung der verschiedenen *Lebensbereiche inkl. Kompensationsmöglichkeiten*
6. Identifikation *von aktuellen und früheren Auslösebedingungen* und deren Auswirkungen auf das Erleben (und Verhalten) des Patienten (*Aktualgenese*), bei chronifizierter Symptomatik Identifikation von Lebensbedingungen, welche die Symptomatik aktuell verstärken
7. Identifikation der *Symptomatik* auf den Ebenen Kognition, Emotion, Motorik, Physiologie und *deren Entwicklungsverlauf*
8. Analyse von *Konsequenzen*, individueller und interaktioneller *Funktionalität*, *Verstärkung* und *Aufrechterhaltung* des Verhaltens/der Symptomatik

8.1 Analyse von *kurzfristigen Konsequenzen*, individueller und interaktioneller Funktionalität, Verstärkung und Aufrechterhaltung des Verhaltens/der Symptomatik

8.2 Analyse von *langfristigen Konsequenzen*, individueller und interaktioneller Funktionalität, Verstärkung und Aufrechterhaltung des Verhaltens/der Symptomatik sowie von *Teufelskreisen und Abwärtsspiralen*
9. Identifikation von *Verhaltensaktiva*, Ressourcen, Selbsthilfemöglichkeiten und -strategien, Bewältigungsfähigkeiten, ungestörten Verhaltensbereiche und *subjektivem Krankheitsverständnis*

1. Analyse von genetisch oder pränatal bedingten Vulnerabilitätsfaktoren

In einem ersten Schritt unserer komplexen Analyse schauen wir auf mögliche Vulnerabilitätsfaktoren, die vor der Geburt des Patienten entstanden sind, also bereits auf einen Teil der Organismusvariable der Verhaltensgleichung. An späterer Stelle kommen wir zu den Vulnerabilitätsfaktoren, die durch die kindlichen Erfahrungen bedingt sind.

Vulnerabilitätsfaktoren, die vor der Geburt festgelegt werden, können genetischer Art oder durch Prozesse während der Schwangerschaft bedingt sein.

Genetisch (mit-)bedingt können beispielsweise Veranlagungen zur Entwicklung von Krankheiten, (neuro-)biologische Abweichungen/Auffälligkeiten oder das Temperament eines Kindes sein. Solche Auffälligkeiten können zudem durch Schwangerschaftskomplikationen oder eine schwierige Geburt (die wiederum vermutlich mit einer erhöhten Erregung des Kleinkinds einherging) sowie bestimmte Verhaltensweisen der Mutter während der Schwangerschaft (z. B. Rauchen, Alkoholkonsum etc.) entstehen.

Manche dieser Vulnerabilitätsfaktoren können durch Kenntnis von Eigenschaften der Eltern erschlossen werden. Wenn beispielsweise bekannt ist, dass die Mutter des Patienten unter rezidivierender Depressivität litt, kann man eine genetische Prädisposition zur Entwicklung von Depressivität schlussfolgern. Ebenso kann bei manchen Patienten im Fall von Schilderungen des Patienten über ein auffälliges kindliches Temperament (z. B. impulsives oder auch besonders ängstliches Temperament) bei gleichzeitiger Schilderung korrespondierender Eigenschaften bei einem oder beiden Elternteil(en) oder durch Informationen über kindliche Verhaltensweisen auf eine diesbezügliche genetische Veranlagung geschlossen werden. Schwangerschaftskomplikationen können wir beim Patienten erfragen. Einen Teil der Informationen (Eigenschaften der Eltern) analysieren wir genau genommen erst im zweiten Schritt, nämlich bei der Analyse der kindlichen, biografischen Situation (▸ Punkt 2), sodass die Analyse der genetischen Vulnerabilitätsfaktoren auch erst nach diesem zweiten Schritt durchgeführt oder auch ergänzt werden kann.

Einen weiteren Teil an Informationen zu genetisch oder pränatal bedingten Vulnerabilitätsfaktoren erhalten wir aus der Forschungsliteratur, z. B. aus der Zwillingsforschung zu Untersuchungen in Bezug auf einzelne Störungsbilder. Beispiele solcher Forschungsergebnisse sind Hinweise auf angeborene erhöhte physiologische Erregbarkeit bei Borderline-Persönlichkeitsstörungen oder Ängsten, auf genetische und neuroendokrinologische Faktoren bei Psychosen oder Zwängen. Dennoch sollte an dieser Stelle dringend darauf geachtet werden, solche Forschungsergebnisse nicht unkritisch auf jeden Patient mit einer bestimmten Störung XY anzuwenden.

Bei einer Patientin mit Borderline-Störung mag eine angeborene Erregbarkeit zutreffend sein, bei einer anderen Patientin mit derselben Diagnose stehen womöglich symptomatisch eher Beziehungsstörungen und/oder Gefühle innerer Leere im Vordergrund und selbstverletzendes Verhalten wird weniger zur Regulation affektiver Zustände oder Erregung, sondern mehr als dysfunktionaler Appell an Beziehungspartner, als dysfunktionales Verhalten in Beziehungen eingesetzt, sodass man bei einer solchen Patientin mit Zuschreibungen genetischer Veranlagung vielleicht eher zurückhaltender umgeht.

Insgesamt sollten genetische und (neuro-)biologische Vulnerabilitätsfaktoren von uns ohnehin nicht in den Mittelpunkt unserer Analyse gestellt werden, da wir davon ausgehen, dass psychische Erkrankungen zu einem nicht unerheblichen Teil durch die individuelle Lerngeschichte bzw. individuelle Erfahrungen erklärbar sind.

Der Abschnitt dieser frühen Vulnerabilitätsfaktoren fällt also naturgemäß meist recht knapp aus, manchmal entfällt er auch ganz, nämlich dann, wenn wir auf Basis unserer Erkenntnisse zum Patienten keine frühen Vulnerabilitäten erkennen können.

2. Analyse der kindlichen, biografischen Situation

Im nächsten und zweiten Schritt beschäftigen wir uns nun mit der Basis für Vulnerabilitäten im Persönlichkeitsbereich, nämlich mit der kindlich-biografischen Situation und den hiermit verbundenen (Lern-)Erfahrungen des Patienten. Diese werden hier deskriptiv-zusammenfassend beschrieben und analysiert.

Hierunter können zunächst einmal mögliche *Auffälligkeiten beim Patienten* im Kleinkindalter fallen, ggf. eine Erkrankung/Behinderung verbunden mit Trennungen von den Bezugspersonen durch Krankenhausaufenthalte o. Ä.

Darüber hinaus geht es nun zunächst einmal um wichtige *(Persönlichkeits-)Eigenschaften der kindlichen Bezugspersonen* sowie die *Beziehung und Bindung* zu und an diese(n), ebenso um Geschwister inkl. der Frage nach einer potenziellen Ungleichbehandlung der einzelnen Kinder. Ebenso von Bedeutung ist die generelle *Familienatmosphäre.*

Beispiele in Bezug auf relevante Eigenschaften der Eltern können sein: Introversion, Strenge, Ängstlichkeit, Kontrollbedürfnis, Egozentrismus, Narzissmus verbunden mit Streben nach Anerkennung von außen, Extraversion, schwaches Selbstwertgefühl, Leistungsbewusstsein, Perfektionismus, Pflichtbewusstsein, anti-hedonistische Haltungen, Anhänglichkeit/Abhängigkeit, (emotionale) Überforderung, eigene Bedürftigkeit, Krankheit, Sucht etc.

Wenn wir uns die Beziehung und Bindung des Patienten zu den jeweiligen einzelnen Bezugspersonen ansehen, sind hiermit nicht nur die klassischen Bindungsstile (sicher, unsicher-vermeidend, unsicher-ambivalent, desorganisiert) im Sinne der Bindungstheorie (Grossman u. August 1989) gemeint. Zunächst bleiben wir noch sehr deskriptiv-objektiv und vermeiden erst einmal psychologische Kategorisierungen und Konstrukte. Dennoch können wir an dieser Stelle auch eine Bindungskategorisierung vornehmen.

Exkurs

Bindung

Der Begriff *Bindung* ist im klinischen und psychotherapeutischen Bereich in aller Munde und wird bei der Erklärung psychischer Krankheit z.T. reflexartig benutzt und häufig gleichgesetzt mit dem Beziehungsbegriff.

Bindung ist definiert als das spezifische *emotionale Band*, „das sich zwischen zwei Personen, insbesondere zwischen Kleinkindern und ihren hauptsächlichen Fürsorgepersonen, in der Regel den Eltern, entwickelt" (Gloger-Tippelt u. König 2009, S. 4).

Das Bindungssystem ist laut Brisch „(...) ein primäres, genetisch verankertes motivationales System (...), das in gewisser biologischer Präformiertheit nach der Geburt aktiviert wird und überlebenssichernde Funktionen hat" (Brisch 2011, S. 36). Brisch bezieht sich dabei auf Bowlby, der in den 1950er-Jahren mit der Forschung zur Bindung begann und dessen Bindungstheorie als Grundlage zahlreicher weiterer Forschungen diente.

Unter *Bindungsverhalten* verstand Bowlby „jegliches Verhalten, das darauf ausgerichtet ist, die Nähe eines vermeintlich kompetenteren Menschen zu suchen oder zu bewahren, ein Verhalten, das bei Angst, Müdigkeit, Erkrankung und entsprechendem Zuwendungs- oder Versorgungsbedürfnis am deutlichsten wird" (Bowlby 2010, S. 21). Es drückt sich in verschiedenen beobachtbaren Verhaltensweisen wie Lächeln, Schreien, Festklammern, zur Mutter krabbeln, Suchen der Bezugsperson usw. aus. Auch abgewiesene Bindungswünsche verstärken bindungssuchendes Verhalten, welches ebenfalls bei Wiederkehr einer Bezugsperson beobachtet werden kann.

Dem Bindungsverhalten gegenübergestellt werden kann das Erkundungs- oder *Explorationsverhalten.* Ein Kind zeigt verstärkt dann exploratives Verhalten, wenn es sich gewiss ist, dass die Bindungsperson jederzeit verfügbar ist. Beide Verhaltensweisen können nicht gleichzeitig aktiv sein, stehen aber als frühe, angeborene Verhaltensweisen in Wechselwirkung miteinander.

Bindungsverhalten verändert sich im Laufe des Lebens. Bei älteren Kindern und Erwachsenen ist das „ursprüngliche", direkt beobachtbare Bindungs- und Explorationsverhalten im Sinne von Annäherung und Entfernung von Bindungspersonen nicht mehr so offensichtlich. Dennoch gibt es Zusammenhänge zwischen frühem Bindungsverhalten und dem Verhalten älterer Kinder, Jugendlicher und Erwachsener. Durch die individuellen Unterschiede in der Eltern-Kind-Interaktion in den ersten Lebensjahren bilden sich nach Bowlby (2010) die *inner working models* (engl. für „innere Arbeitsmodelle"), für welche eine hohe intraindividuelle Stabilität postuliert wird. Das „inner working model" beinhaltet die inneren Repräsentationen der frühen Bindungserfahrungen (*Bindungsrepräsentationen)* sowie die daraus abgeleiteten Erwartungen gegenüber anderen Menschen und den Beziehungen zu ihnen. Während der Begriff der Bindungsrepräsentanz eher auf die psychoanalytische Tradition zurückgeführt werden kann, würden Kognitionspsychologen hier eher von Schemata, also *Bindungsschemata* sprechen.

Wichtig für den Aufbau von Bindung ist das feinfühlige Pflegeverhalten der Bezugsperson. Ainsworth (Brisch 2011) entdeckte eine Korrelation zwischen der *Feinfühligkeit* der Mutter und einer sicheren Bindung aufseiten des Kindes. Feinfühliges Pflegeverhalten ist nach Ainsworth gegeben, wenn die Mutter empfänglich ist für die Bedürfnisse ihres Kindes und diese auch zügig und adäquat beantwortet (ebd.).

Ainsworth und ihre Kollegen (Ainsworth u. Bell 1970) entwickelten 1969 mit der sogenannten Fremden Situation ein Setting zur Erforschung kindlicher Bindungsmuster. In einer Fremden Situation, aber auch in anderen Untersuchungskonstellationen konnten bestimmte *Bindungstypen* klassifiziert werden. Heute werden meist vier *Bindungsqualitäten* bei Kindern genannt (▸ Tab. 4-2).

Tab. 4-2 Bindungstypen/-qualitäten bei Kindern (nach Resch et al. 1999)

Bindungstyp	Kurzbeschreibung
Sichere Bindung	Kind kann Nähe und Distanz zur Bezugsperson angemessen regulieren.
Unsicher-vermeidende Bindung	Kind zeigt Pseudounabhängigkeit von der Bezugsperson: auffälliges Kontakt- und Vermeidungsverhalten, primäre Beschäftigung mit Spielzeug im Sinne einer Kompensationsstrategie.
Unsicher-ambivalente Bindung	Kind verhält sich widersprüchlich gegenüber der Bezugsperson (bei Trennung deutliche Verunsicherung, bei Wiederkehr der Bezugsperson abwechselnd anklammerndes und aggressiv-abweisendes Verhalten, nur schwer zu beruhigen)
Desorganisierte Bindung	Kind zeigt deutlich desorientiertes, nicht auf eine Bezugsperson bezogenes Verhalten (bizarre Verhaltensweisen wie Erstarren, im-Kreis-Drehen, Schaukeln und andere stereotype Bewegungen)

Implikationen aus Bowlbys Modell und dem Konzept des „inner-working-models" beinhalten, dass der in der frühen Kindheit erworbene Bindungsstil im Erwachsenenalter beibehalten wird und sich auch in späteren Liebesbeziehungen unter erwachsenen Partnern wiederfindet (intraindividuelle Stabilität). Diese Thesen wurden in der Bindungsforschung mehrfach empirisch überprüft. Da die Bindungen an die Eltern und an einen Partner sich in vielerlei Hinsicht voneinander unterscheiden und zudem in zeitlich weit auseinander liegenden Lebensabschnitten die jeweils wichtigsten Bindungsbeziehungen darstellen, stellt die Überprüfung der Übereinstimmung in methodischer Hinsicht gesehen eine gewisse Herausforderung dar, denn es müssen Verfahren gefunden werden, die dieser Unterschiedlichkeit gerecht werden. Es kommen unterschiedliche methodische Designs zur Anwendung, wobei Längsschnittstudien auch in diesem Forschungsbereich im Vergleich zum Querschnitt eher eine Ausnahme darstellen. Weitestgehend bestätigt scheint die Annahme einer gewissen Kontinuität von Bindung von der Kindheit bis ins Erwachsenenalter bei gleichzeitiger Flexibilität des inneren Arbeitsmodells. Die Stärke des Zusammenhangs hingegen scheint aufgrund multipler Schwierigkeiten bei deren empirischen Überprüfung nicht eindeutig geklärt (Neumann 2002).

Einfacher realisierbar hingegen sind Untersuchungen zu Auswirkungen des Bindungstyps auf die weitere Entwicklung im Kindesalter. Vielfach gezeigt werden konnte, dass eine sichere Bindung im Vergleich zu unsicherer Bindung im Kindesalter u. a. einhergeht mit kompetentem Sozialverhalten, positiven Affekten, höherem Selbstwertgefühl (z. B. Dornes 1993). Auch könnten frühe Bindungserfahrungen einen neurophysiologischen Einfluss ausüben. Hierbei konnte ein Einfluss von Bindungserfahrungen auf die Ausbildung der Rezeptoren des Hormons Oxytocin gefunden werden, welches wiederum das Bindungsverhalten beeinflusst (Schore 2002; Uvnäs-Moberg u. Magnusson 2005; nach Wikipedia).

In Bezug auf den Zusammenhang zwischen kindlicher Bindung und psychischer Krankheit im Erwachsenenalter kann sowohl positiver wie negativer Einfluss auf die spätere Entwicklung gefunden werden. So haben Missbrauch oder Vernachlässigung einen besonders negativen Einfluss in Bezug auf die Entwicklung psychischer Krankheit. Hingegen gelten aus Sicht der vorhandenen Forschungsergebnisse der Bindungstheorie stabile längere Bindungen als wichtiger

Schutzfaktor vor psychischen Störungen. Eine solche Bindungsbeziehung kann offenbar auch die Folgen von traumatischen Erfahrungen, wie sexuellem Missbrauch oder Misshandlung, mildern (Gahleitner 2005).

Im Bericht an den Gutachter beschreiben wir an dieser Stelle vorwiegend deskriptiv. Die Beziehung des Patienten zu den Eltern in dessen Kindheit kann über das Bindungskonzept hinaus beschrieben werden. Bindung und Beziehung beinhalten nicht dasselbe.

Die Beziehung zu einem Elternteil kann sich beispielsweise distanziert mit nur wenig emotionalem oder auch zusätzlich mit nur wenig physischem Kontakt durch häufige Abwesenheit oder auch durch ein introvertiertes, ruhiges und affektarmes Temperament des Elternteils darstellen. Oder aber wir finden eine übermäßig enge, abhängige, symbiotische vielleicht zusätzlich konfliktvermeidende, gegenseitig idealisierende Beziehung. Vorherrschend kann auch eine kontrollierend-dominierende Beziehung sein, in der der Patient nur wenig Freiraum für einen eigenen Willen erhält.

Eigenschaften der Eltern und die Beziehung des Patienten zu seinen Eltern stehen natürlich in engem Zusammenhang. Zu übersehen ist jedoch in diesem Zusammenhang keinesfalls auch das genetisch bedingte Temperament des Kleinkinds (▸ Punkt 1: Analyse von genetisch oder pränatal bedingten Vulnerabilitätsfaktoren), welches in Wechselwirkung mit den Eigenschaften der Bezugspersonen letztendlich die Beziehung bestimmt und charakterisiert. Solche *Wechselwirkungen* werden ebenfalls von uns analysiert.

Die *generelle Familienatmosphäre* schließlich ist wiederum durch diese Faktoren erklärbar. Hierbei ist jedoch zu beachten, dass es sich nicht um eine durchgehend einheitliche Atmosphäre handeln muss. Vielmehr kann die Atmosphäre je nach Situation variieren. Meistens lässt sich jedoch eine grundsätzliche, vorherrschende Atmosphäre ausmachen. Beispiele können sein: konfliktvermeidend, angespannt, harmonieorientiert, feindselig, misstrauisch, kontrollierend, karg/wenig stimulierend, liberal etc.

In einem weiteren Schritt ist es auch notwendig, sich das kindliche *Beziehungsgefüge zu Gleichaltrigen* anzuschauen, um hier weitere Einflüsse auf die Entwicklung, Persönlichkeit und letztendlich auch auf die Symptomatik des Patienten auszumachen. Hierbei ist nicht nur zu schauen, wie sich die Beziehungen zu Gleichaltrigen gestalteten, sondern gleichzeitig zu überlegen, inwiefern bereits diese Beziehungsgestaltung durch die bereits internalisierten Beziehungserfahrungen zu den Eltern und das kindliche Temperament des Patienten beeinflusst sind. In den meisten Fällen besteht hier ein enger Zusammenhang. So hat es beispielsweise ein ängstliches Kind mit nicht sicher internalisierter Bindung schwer, in einen guten und befriedigenden Kontakt zu Gleichaltrigen zu gelangen, weil die Welt nicht als sicher, sondern als beängstigend erlebt wird. Ein unsicheres Kind wird auch leicht zum Opfer von kindlichen Rivalitätsspielen und -kämpfen sowie Ausgrenzungssituationen, wodurch sich eine schon bestehende Unsicherheit noch weiter verfestigt und das Kind womöglich weiter in der dyadischen Bindung an die Mutter verweilt, anstatt wagen zu können, auf die Außenwelt zuzugehen. *Schulische Leis-*

tungen und die *Beziehung zu Lehrern als Autoritätspersonen* geben ebenfalls Aufschluss über mögliche Kränkungserlebnisse oder zeigen Vorboten der weiteren Persönlichkeitsentwicklung auf. Rebelliert ein zu Hause dominiertes, streng erzogenes Kind im schulischen Kontext oder zeigt es sich auch hier brav und angepasst? Diese Frage ist letztendlich auch im Zusammenhang mit der *Entwicklung in der Pubertät* relevant. Auffällig könnte hier beispielsweise eine fehlende Rebellionsphase sein. Zu betrachten gilt es auch, inwieweit möglicherweise *Kontakt zu Alkohol oder Drogen oder auch kriminelle Verhaltensweisen* bestanden. Die *ersten romantischen und sexuellen Kontakte* geben Aufschluss über weitere potenziell kränkende oder gar schädliche Erfahrungen sowie über nun bereits *stabile internalisierte Bindungsrepräsentationen.*

In Analyseschritt Nummer 2 befinden wir uns zunächst noch meist auf der deskriptiven Ebene auf Basis der Informationen, die wir vom Patienten erhalten. Dennoch kommt es auch an dieser Stelle schon zu Interpretationen durch uns. Nicht immer haben wir zudem als Therapeut den Eindruck, der Patient gibt seine Kindheitserinnerungen weitestgehend „objektiv" wider. Grundsätzlich handelt es sich ja bei der biografischen Darstellung ohnehin nicht um eine Art „wahre", sondern immer um eine vom Patienten erinnerte Biografie. Bereits Freud (zit. n. Bruder 2003) wies darauf hin, dass die „wahre" Biografie nicht zu „haben" ist. Bei manchen Patienten jedoch haben wir schnell den Eindruck, dass biografische Erinnerungen stark idealisiert werden oder nur schwer erinnert werden können. So kann es sich manchmal ergeben, dass nach tiefer gehender Exploration des Therapeuten dieser ein Bild von den kindlichen Bezugspersonen und der biografischen Situation entwickelt, das sich von dem des Patienten unterscheidet. Im Antragsbericht in der Darstellung der Verhaltensanalyse stellen wir die biografische Situation nicht als objektives Faktum dar. Wir weisen auch darauf hin, wenn es Diskrepanzen in der Wahrnehmung von Therapeut und Patient gibt, denn dies ist bereits ein weiterer Hinweis zum Verständnis des Patienten und seiner Symptomatik. Idealisierende Tendenzen des Patienten können beispielsweise ein Hinweis auf eine harmonieorientierte, konfliktvermeidende Familienatmosphäre sein. Ein Patient, der sich nicht erinnern „kann" und vielleicht auch nicht möchte, hat möglicherweise Einiges „verdrängt" oder eine eher „blasse" Familienatmosphäre mit wenig Emotionalität, Kreativität und Lebendigkeit erlebt. An dieser Stelle gehen wir mit diesen Vermutungen auf Basis unseres psychologischen Wissens und unserer klinischen Erfahrung bereits interpretativ vor, was wir im Bericht auch so kennzeichnen.

3. Analyse der innerpsychischen Auswirkungen und Verarbeitung der biografischen Situation in der kindlichen Situation („innerpsychischer Niederschlag")

Im nächsten Schritt analysieren wir nun, wie sich die bereits erfasste biografische Situation innerlich beim Patienten auswirkt. Zentral ist hier die Frage nach den assoziierten *Affekten, Emotionen* und *Frustrationen von grundlegenden kindlichen Bedürfnissen.*

Exkurs

Emotionen, Bedürfnisse und psychische Krankheiten

„Das Herz hat seine Gründe, von denen der Verstand nichts weiß", sagte Blaise Pascal (französischer Mathematiker, Physiker und Religionsphilosoph, 1623–1662).

Psychische Krankheiten sind meinem Verständnis nach in allererster Linie Krankheiten der Emotionen oder anders gesagt, die Basis psychischer Erkrankungen scheint in den meisten Fällen emotionaler Natur zu sein. Die Bedeutung emotionaler Arbeit innerhalb der Psychotherapie ist mittlerweise unumstritten und mehrfach belegt (z. B. Beutler et al. 2003; Iwakabe et al. 2000).

Da Emotionen für das Verständnis und in der Therapie psychischer Krankheiten also essenziell und zentral sind, müssen wir uns mit ihnen auch für den Antragsbericht intensiver auseinandersetzen.

Emotionen können neben Trieben und Schmerz als motivationales Grundsystem gesehen werden. Unter *Emotion* verstehen wir eine Gemütsbewegung im Sinne eines Affektes. Sie ist ein psychophysiologisches Phänomen, das durch die bewusste oder unbewusste Wahrnehmung einer Situation ausgelöst wird. Emotion geht einher mit physiologischen Veränderungen, Kognitionen, einem subjektiven Gefühlserleben und reaktivem Sozialverhalten (nach Wikipedia). Demnach umfasst die Emotion mehr als das *Gefühl*, welches das subjektive affektive Erleben beinhaltet. Dennoch werden die Begriffe Emotion und Gefühl im Praxisgebraucht weitestgehend synonym verwendet. Darüber hinaus versteht die Psychoanalyse unter *Affekt* die körperliche Reaktion ohne bewusste Repräsentanz und Erleben des Affekts und unterscheidet davon Gefühl als das bewusste Wahrnehmen und/oder Erleben.

Sogenannte *primäre Emotionen* sollen angeborene Reaktionsmuster sein, die in vielen Kulturen gleich ablaufen. Vermutlich existieren sechs dieser Primäremotionen, die bereits bei Säuglingen im mimischen Ausdruck zu beobachten sind: Freude, Trauer, Furcht, Wut, Überraschung und Ekel (Ekman u. Friesen 1971). Andere Emotionen wie Scham oder Schuld tauchen in der kindlichen Entwicklung erst später auf (gegen Ende des ersten Lebensjahres) und sind wiederum an bestimmte entwicklungspsychologische Voraussetzungen gebunden.

Auch innerhalb der Verhaltenstherapie rücken Emotionen zunehmend in den Fokus. Um die Arbeitsgruppe um Greenberg (2002, 2005, 2006) hat sich beispielsweise an der York-University ein emotionsfokussierter Ansatz entwickelt. Diese *emotionsfokussierte Therapie* zielt darauf ab, Emotionen mittels Emotionen zu verändern, anstatt über die Veränderung dysfunktionaler (Grund-)Annahmen oder über Verhaltensänderung zu gehen.

Innerhalb der (kognitiven) Verhaltenstherapie gibt es unterschiedliche Annahmen über die Wirkmechanismen der Veränderung:

- Veränderung Kognition → Veränderung der Emotion, Veränderung des Verhaltens (kognitiver Ansatz)
- Veränderung Verhalten → Veränderung der Kognition, Veränderung der Emotion (verhaltenstheoretischer Ansatz)
- Veränderung Emotion → Veränderung Emotion = Veränderung Kognition = Veränderung Verhalten (emotionsfokussierter Ansatz)

Der emotionsfokussierte Ansatz geht davon aus, dass mit der Befriedigung und Frustration von menschlichen Grundbedürfnissen (▸ Kap. 4.5.1) automatische, unmittelbare *primäre Emotionen* wie Angst, Geborgenheit, Stolz etc. (nicht im Sinne der primären Emotionen des Säuglings) einhergehen, welche wiederum vorbewusst und automatisch zu raschem *adaptivem Handeln* in Bezug auf die Grundbedürfnisse organisieren. So führt beispielsweise die Frustration des Bindungsbedürfnisses zur primären Emotion Angst, welche wiederum im weiteren Verlauf zum adaptiven

Handeln „Vermeiden" führt. Bei fehlenden Handlungsmöglichkeiten werden negative Emotionen dann nicht im Handeln, sondern im Erleben zu vermeiden gesucht. Die Unterdrückung des Ausdrucks von negativen Emotionen führt wiederum zu einer anhaltenden Intensität der Emotion.
In der Entwicklung wiederholt erfahrene Reaktionen der Umwelt auf ein Bedürfnis führen zur Bildung eines *emotionalen Schemas* durch *emotionale Konditionierung*. Ein solches Schema macht sich durch eine primäre Emotion bemerkbar bzw. ist mit dieser verbunden. Im Unterschied zum kognitiven Schema besteht das emotionale zu weiten Teilen aus impliziten nonverbalen Strukturen. Unterschieden werden Annäherungsschemata bei positiven primären Emotionen und Vermeidungsschemata bei negativen primären Emotionen.
Die maladaptiven primären Emotionen und das emotionale Schema werden von der Person zu bewältigen versucht. Ein *Bewältigungsschema* bezeichnet dabei die Umgangsweise mit den aus den Schemata hervorgehenden Emotionen. Es werden drei Bewältigungsschemata unterschieden: Vermeidung des auslösenden Stimulus, Bekämpfung der Emotion und Ertragen der Emotion. Die Bewältigungsschemata Bekämpfen und Vermeiden sind wiederum mit *sekundären Emotionen* verbunden. Symptome sind daher Ausdruck der Vermeidung einer *konflikthaften Emotion.* Sekundäre Emotionen sind zeitlich verzögert auftretende, kognitiv bearbeitete reaktive Emotionen, die häufig dazu dienen, eine primäre Emotion zu verdecken.
Die Denkweise und auch Terminologie (z. B. „Konflikt") der emotionsfokussierten Theorie nähert sich hier stark der tiefenpsychologischen Denkweise an.
Abb. 4-3 zeigt Charakteristika und Abläufe eines beispielhaften Konflikts aus emotionsfokussierter Sicht.

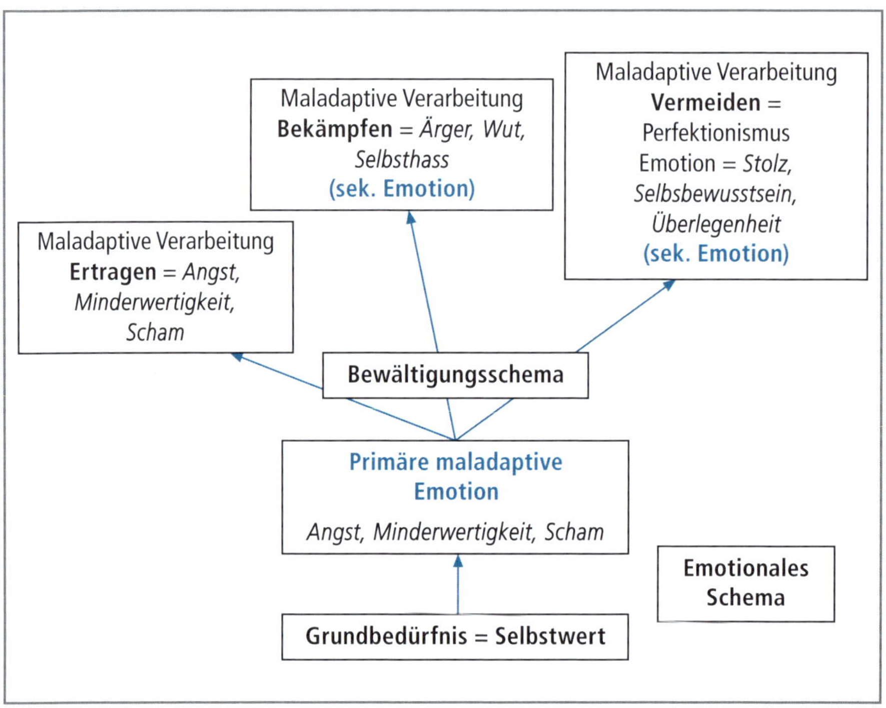

Abb. 4-3 Emotionales Schema des narzisstischen Konflikts nach emotionsfokussierter Theorie (aus: Lammers, 2011)

Der emotionsfokussierte Ansatz stellt also zusammengefasst negative Emotionen und deren maladaptive Bewältigung in den Fokus der Erklärung psychischer Störungen. Kognitive Verzerrungen sind innerhalb dieser Theorie nicht die Basis von Erkrankungen, sondern eher die Folge von maladaptiven emotionalen Schemata. Erst über die Zeit hinweg führen die emotionalen Schemata zu negativen Bewertungen über sich und die Welt. Diese Kognitionen sind nach den Annahmen dieses Ansatzes die höchste sprachliche Repräsentationsebene aktivierter emotionaler Schemata. Darüber hinaus setzt, wie wir gesehen haben, die Theorie gleichzeitig die Verletzung kindlicher *Bedürfnisse* (oder *Grundbedürfnisse*) voraus, durch die es dann zu den entsprechenden emotionalen „Folgen" kommt.

Unter einem Bedürfnis verstehen wir ein Verlangen oder einen Wunsch, einen inneren Zustand der Abweichung von einer Norm, der nach Korrektur verlangt. Physische Bedürfnisse entstehen aus Mangel (bzw. Überschuss) und haben ein physisches Substrat. Psychische Bedürfnisse sind latent vorhanden und werden durch geeignete Stimuli/Situationen angeregt (*Anreize*). Wenn diese angeregt wurden, erlebt das Subjekt die Abweichung eines Zielzustandes von einem Ist-Zustand, die Handlung motiviert. Der motivationale Schub bzw. die gesteigerte Erregung wird als *Trieb* bezeichnet. Die Stimuli erwerben ihre bedürfnisanregenden Eigenschaften auf Basis von Erfahrung (Deckers 2013).

Eine wichtige Frage lautet: Welche/wie viele Bedürfnisse gibt es und wie stehen sie zueinander in Beziehung?

Die wohl bekannteste Bedürfnistheorie stammt von Maslow (1943), welcher Kategorien von Bedürfnissen hierarchisch ordnet und damit in ihrer Wichtigkeit und ihrem Einfluss auf Verhalten unterscheidet (Bedürfnisse auf einer unteren Ebene müssen befriedigt sein, bevor denen der nächsten Ebene nachgegangen werden kann). *Grundbedürfnisse* (Bedürfnisse, die bei einer hierarchischen Aufteilung der Bedürfnisse eine hohe Wichtigkeit haben) finden sich in seinem Modell in den unteren Stufen und beinhalten die physiologischen (Ernährung, Schlaf etc.) sowie Bedürfnisse nach Sicherheit und Anschluss/Beziehungen (soziale Bedürfnisse). Bedürfnisse höherer Ordnung seien die sog. Individualbedürfnisse (Erfolg, Achtung) und an oberster Stelle stehe das Bedürfnis nach Selbstverwirklichung.

Murray (1938) unterscheidet primäre („viszerogene") und sekundäre („psychogene") Bedürfnisse des Menschen. Primäre Bedürfnisse beruhen auf organischen Vorgängen und treten zyklisch oder regulatorisch auf. Zu den primären Bedürfnissen zählen Hunger und Durst. Zu den höheren, sekundären Bedürfnissen zählte er vor allem die Bedürfnisse nach Leistung, Zugehörigkeit und Unabhängigkeit, die im Verlauf der individuellen Entwicklung erworben werden. Die psychogene Bedürfnisliste nach Murray umfasst weiterhin die Bedürfnisse nach Aggression, Widerständigkeit, Selbstgerechtigkeit, Machtausübung, Selbstdarstellung, Leidvermeidung, Misserfolgsvermeidung, Fürsorglichkeit, Ordnung, Spiel, Sinnhaftigkeit, Sexualität, Hilfesuchen, Verstehen, Zurückweisung und Vermeidung von Demütigung.

Im klinischen Bereich ist schließlich die Taxonomie des bekannten Psychotherapeuten Grawe (2000) mit den vier Grundbedürfnissen „Bindung", „Orientierung und Kontrolle", „Selbstwerterhöhung und Selbstwertschutz" und „Lustgewinn und Unlustvermeidung" populär geworden. Im schematherapeutischen Ansatz (▸ Kap. 4.5.1 und ▸ Kap. 4.7.2) finden sich ebenso Annahmen über Grundbedürfnisse.

Eine einheitliche Taxonomie von Bedürfnissen und Grundbedürfnissen existiert jedoch nicht. Die Anzahl menschlicher Bedürfnisse und deren Kategorisierung in Grund- und sekundäre Bedürfnisse scheinen daher noch nicht geklärt.

Bei unserer Erstellung der Verhaltensanalyse sind Emotionen, Gefühle, Affekte wie auch die Frustration von Bedürfnissen sowohl an der Stelle der Analyse des innerpsychischen Niederschlags beim Patienten im Kindesalter (Schritt 3 unserer Analyse) sowie später auch bei der Analyse der Aktualgenese der Symptomatik (Schritt 6) relevant.

Hier an dieser Stelle der Analyse des innerpsychischen Niederschlags geht es also um die Frage, welche Emotionen, Gefühle und Affekte wahrscheinlich in charakteristischer und prägender Art und Weise beim Patienten vor dem Hintergrund der kindlichen Erfahrungen präsent waren und welche Bedürfnisse verletzt worden sind.

Die Informationsbasis, die uns in diesem Schritt zur Verfügung steht, sind die Erinnerungen des Patienten an seine kindlichen Gefühle, welche jedoch erfahrungsgemäß schlechter erinnert werden oder sogar kaum bewusst sind als typische Charaktereigenschaften der Eltern sowie die Familienatmosphäre. An dieser Stelle kommt es nun bereits aufseiten des Therapeuten zu Interpretation und Schlussfolgerungen. Die therapeutische bzw. psychologische Kunst ist es, sich so gut wie möglich in die biografische Situation des Patienten hineinzuversetzen und auch auf Basis des Erlebens der aktuellen Interaktionsgestaltung innerhalb der therapeutischen Beziehung sowie nicht zuletzt auf Basis des theoretisch-psychologischen Wissens zu erspüren und zu schlussfolgern, wie sich der Patient vermutlich als Kind in dieser Familiensituation meistens gefühlt hat und welche Bedürfnisse frustriert wurden. Es geht in diesem Schritt um die *Innenansicht*. Der Patient muss sich hierzu nicht nur erinnern, sondern er muss überhaupt in der Lage sein, nach innen zu schauen, eigene Gefühle in der Gegenwart und darüber hinaus in der Vergangenheit zu erspüren, also die Fähigkeit zur Introspektion besitzen. Da dies, insbesondere zu Beginn der Therapie und damit auch während des diagnostischen Prozesses, keinesfalls vorausgesetzt werden kann, ist dieser Analyseschritt immer mit Interpretation auf Basis von Einfühlung und Wissen seitens des Therapeuten verbunden.

So können wir beispielsweise schlussfolgern, dass ein Kind, welches immer wieder eine belastete, kranke, auf Ruhe bedachte Mutter „vor sich" hat, sich selbst (die eigene Existenz und eigene Bedürfnisse und Gefühle) als zu anstrengend und für die Mutter belastend erlebt, sich schuldig, andererseits aber auch zu kurz gekommen und verlassen/einsam fühlt. Entsprechend wären hier wahrscheinlich kindliche Bedürfnisse nach Bindung, aber auch Lustmaximierung und Autonomie verletzt worden. Weitere Beispiele sind Affekte von Angst und Scham in der Bindung an eine ängstliche, einengende Mutter oder auch Gefühle von übermäßiger eigener Bedeutung und Wichtigkeit, Omnipotenz in der Beziehung zu einem das Kind übermäßig idealisierenden, verwöhnenden, selber narzisstisch bedürftigen Vater.

Wenn wir von Verletzung von Bedürfnissen sprechen, müssen wir uns hier nicht an die Taxonomie eines Autors, beispielsweise Grawes, halten. Auch, wenn eine einheitliche Taxonomie nicht existiert und mehr Forschung wie auch theoretische Ausarbeitung in diesem Bereich vonnöten scheinen, können wir uns dennoch zum einen an den Auflistungen der einzelnen Autoren orientieren, zum anderen aber natürlich auch eigene Gedanken zu den vermutlich frustrierten Bedürfnissen des Patienten einbringen. Wichtig ist, dass plausibel wird, wodurch es zu diesen Frustrationen gekommen ist.

4. Analyse der Auswirkungen der kindlichen Situation und des innerpsychischen Niederschlags auf die kindlichen Verhaltensweisen zum Umgang mit der kindlichen Situation

Wir kommen nun im nächsten Schritt dazu zu analysieren, wie der Patient in der kindlichen Situation mit den kindlichen Bedingungen und hiermit assoziierten Gefühlen sowie Bedürfnisfrustrationen, die wir in den vorherigen Schritten analysiert haben, umgeht. Dieser Schritt zielt also bereits auf die Analyse in Richtung möglicher *Kompensations- bzw. Anpassungsmechanismen* ab, welche sich ggf. in der weiteren Entwicklung verfestigen und stabilisieren. In den meisten Fällen entwickeln Kinder spezielle Mechanismen der Anpassung an die belastende kindliche Situation, welche unbewusst helfen sollen, die Situation zu verbessern und die Bedürfnisse doch noch befriedigt zu bekommen oder sich zu schützen. In jedem Fall hat das Verhalten der Eltern und haben die hiermit verbundenen Gefühle Auswirkungen auf das weitere kindliche Verhalten und Erleben.

Unsere Analyse des kindlichen Umgangs mit der biografischen Situation weist Ähnlichkeiten mit der Ebene der Bewältigungsstile nach Young (Young 1990; Young et al. 2008) auf, der Kampf, Erstarrung und Flucht als Stile unterscheidet (▸ Kap. 4.5.1). Übergeordnet können wir uns an diesen Stilen orientieren, füllen diese jedoch in jedem Fall mit konkreten Inhalten.

Im Unterschied zum vorherigen Analyseschritt geht es hier um Umgangsweisen, nicht um Gefühle und Bedürfnisse. Dabei beinhaltet eine Umgangsweise einen *relativ aktiven Part* des Individuums, während Gefühle automatisch, „passiv", entstehen. Auch die Verletzung von kindlichen Bedürfnissen beinhaltet i. d. R. keinen aktiven Part des Kindes, das höchstens durch das kindliche Temperament und biologisch-genetische Vulnerabilität einen Anteil daran hat, der aber in diesem Entwicklungsstadium nicht als „aktiv" bezeichnet werden kann.

Ein Beispiel für eine solche Umgangsweise wäre ein Kind, das sich angepasst und pflegeleicht „präsentiert", eigene autonome und sich selbst behauptende Impulse zurücknimmt, um die schwache Mutter nicht noch mehr zu belasten und um seine Schuldgefühle zu reduzieren, vielleicht auch in der unbewussten Hoffnung, doch noch die Fürsorge der Mutter erhalten zu können und somit das Bedürfnis nach Bindung erfüllt zu bekommen. Dieses hier zwar eher passiv anmutende Verhalten enthält gleichzeitig einen aktiven Anteil.

Umgangsweisen beinhalten aber nicht zwangsläufig das sichtbare Verhalten oder die Unterlassung von Verhaltensweisen, sondern können auch kognitiver und emotionaler Art sein. Eine kognitiv-emotionale Umgangsweise wäre beispielsweise die Idealisierung der Eltern, welche auf kognitiver, emotionaler und sekundär auch auf motorischer Ebene abläuft.

Wichtig an dieser Stelle ist also die Frage: Was tat das Kind (und auch: was tat es nicht), um eine belastende Situation inkl. belastender Gefühlszustände weniger belastend erleben zu müssen und sein nicht oder zu wenig befriedigtes Bedürfnisse erfüllt zu bekommen?

Manchmal kann es an diesem Punkt der Analyse auch wichtig sein, wiederum die Auswirkungen des kindlichen Umgangs auf die Bezugspersonen kurz zu analysieren. Dies ist bei Fällen relevant, bei denen man ausgeprägte Teufelskreise in der Eltern-Kind-Beziehung annimmt, die wiederum die Bindungsrepräsentationen und die weitere Persönlichkeitsentwicklung des Patienten beeinflussen. In diesem Bereich ist auch das Konzept der *Passung* zwischen Kind und Eltern anzusiedeln: So benötigen Kinder mit „schwierigem" Temperament idealerweise Eltern mit guten Selbstkontrollfähigkeiten und niedriger Impulsivität. Ein Beispiel für einen Teufelskreis hingegen wäre hier sicherlich der klassische Teufelskreis von „aufmüpfigem, trotzigem" Kindsverhalten auf Basis eines eher „lauteren" Temperaments als Reaktion auf wenig grenzsetzende Eltern, was wiederum zu inkonsequentem Verhalten der Eltern mit Schwanken zwischen übermäßiger Strenge, Züchtigung und Bestrafung und „Nachgeben" auf das „unangepasste" Verhalten des Kindes andererseits führt, sodass sich Eltern und Kind gegenseitig verstärken und der Teufelskreis aufrechterhalten wird. Solche Teufelskreise sind jedoch nur bei einem Teil von Patienten von Bedeutung und sollten daher auch nur analysiert und erwähnt werden, wenn sie aus Sicht des Therapeuten für das Verständnis der weiteren Entwicklung bedeutsam sind.

5. Analyse der Auswirkungen der kindlichen Erfahrungen auf die Entwicklung der Persönlichkeit sowie auf die Gestaltung der verschiedenen Lebensbereiche inkl. Kompensationsmöglichkeiten

Nachdem wir uns in den vorherigen Schritten mit der kindlichen Situation beschäftigt haben, geht es nun darum, die **langfristigen Auswirkungen** aller bislang identifizierten und analysierten Faktoren zu verstehen.

Es geht hier übergeordnet um das Verständnis für die *Persönlichkeitsstruktur* des Patienten, die sich auch in Bindungsmustern, Schemata, Oberplänen, Verhaltensexzessen und -defiziten, Fertigkeiten sowie in der Gestaltung der Lebensbereiche Partnerschaft, Arbeit, Sexualität, Elternschaft, Freundschaft, Freizeit und Gesundheitsverhalten, aber auch in Kompensationsmöglichkeiten und Ressourcen ausdrückt. Zentral ist die Identifikation von **wiederkehrenden und relativ stabilen Mustern.** Dies setzt bereits voraus, dass wir uns in diesem Schritt nun nicht mehr das Verhalten und Erleben im Kindheits-, aber auch nicht im Jugend-, sondern im Erwachsenenalter anschauen. Haben wir zuvor schon gewisse Auffälligkeiten auch im Jugendalter analysiert, so geht es nun um die bereits ausgebildete Persönlichkeit. Im Jugendalter kann man zwar schon gewisse Tendenzen und Persönlichkeitseigenschaften entdecken, andererseits handelt es sich gerade bei der Adoleszenz um eine Phase, die auch aufgrund der vielfältigen Entwicklungsaufgaben sowie hormonell-biologischer Prozesse bei den meisten Jugendlichen mit Verhaltensveränderungen einhergeht, welche sich im Verlauf der weiteren Entwicklung wieder in eine andere Richtung entwickeln bzw. rückläufig sein können. Dennoch sollte das Jugendalter auch nicht völlig losgelöst vom Entwicklungsprozess und als uncharakteristisch in Bezug auf die Persönlichkeit eines Menschen konzipiert werden.

Auch im Erwachsenenalter kann sich die Persönlichkeit sowie deren Untereinheiten (Schemata etc.) in Abhängigkeit von weiteren Sozialisierungserfahrungen noch weiter verändern. Es ist jedoch von einer relativ hohen Stabilität auszugehen. Bewältigungsversuche und Kompensationsmöglichkeiten jedoch scheinen im Vergleich deutlich variabler zu sein. Eine gewisse Flexibilität des Patienten ist daher ebenso herauszuarbeiten wie die relativ stabilen maladaptiven Schemata etc. und hiermit verbundene wiederkehrende Verhaltensweisen.

Wichtig ist in jedem Fall das Herausarbeiten eines gewissen konsistenten Musters auch über die einzelnen „Untereinheiten" der Persönlichkeit (Schemata, Bindungsmuster etc.) hinweg. Die Inhalte dieser einzelnen Einheiten sollten „zusammenpassen". Dies ist nicht in dem Sinne zu verstehen, dass zu einem gewissen theoretischen Konstrukt, wie z. B. einer zwanghaften Persönlichkeitsstruktur, nun alle in die Theorie passenden Eigenarten aufgezählt werden, wenn diese auf den Patienten nicht zutreffen, im Sinne eines Urteilsfehlers mit der Tendenz zur „guten Gestalt". Auch kann es natürlich in unterschiedlichen Lebensbereichen unterschiedliche Verhaltensweisen sowie einzelne „ungestörte" Bereiche geben, welche es später ebenfalls als Ressource herauszuarbeiten gilt.

Dieser fünfte Analyseschritt lässt sich noch einmal in zwei Teilschritte unterteilen: zum einen in die Analyse der Persönlichkeitsstruktur, also der Organismusvariable, welche wir bislang im ersten Schritt lediglich unter genetisch-biologischem Aspekt angesehen haben, und zum anderen der Analyse der Gestaltung von Lebensbereichen.

5.1 Was genau gehört in den Bereich der Persönlichkeit?

Die Persönlichkeit ist hierbei als übergeordnet anzusiedeln. Hierunter fallen zunächst einmal Persönlichkeitseigenschaften, -akzentuierungen oder -störungen. Es stehen in diesem Bereich eine Vielzahl von Klassifikationsmöglichkeiten zur Verfügung. Wichtig ist an dieser Stelle, nicht nur zu benennen, sondern zu beschreiben. Wir identifizieren also beispielsweise nicht lediglich eine „zwanghafte Persönlichkeitsstruktur", sondern beschreiben diese so, wie sie auf den Patienten zutrifft, beispielsweise sprechen wir von einer zwanghaften Persönlichkeitsstruktur verbunden mit Neigung zu Perfektionismus, Leistungsbewusstsein und hohem Sicherheitsbedürfnis. Die Diagnose einer Persönlichkeitsstörung hingegen wird nur vergeben, wenn diese durch mehrere Informationsquellen nachgewiesen und gerechtfertigt scheint.

Unter die Persönlichkeit fallen ferner untergeordnete Bereiche, wobei die folgende Auflistung keinen Anspruch auf Vollständigkeit erhebt. Von unterschiedlichen Autoren werden zudem unterschiedliche Begriffe für ähnliche Inhalte gebraucht. Solche Persönlichkeitsbereiche sind:

- *Schemata, Oberpläne, Glaubenssätze, Grundannahmen* (▸ Kap. 4.5.1)
- zeitlich überdauernde, charakteristische übermäßig stark ausgeprägte *Emotionen und Bedürfnisse* (▸ Exkurs „Emotionen, Bedürfnisse und psychische Krankheiten unter Punkt 3 in diesem Kapitel)
- *emotionale und soziale Kompetenzen:*
  - soziale Kompetenzen können sein: Forderungen stellen, Nein sagen und kritisieren, Kontakte herstellen, sich Fehler erlauben (vgl. Assertiveness-Training-Programm, ATP-Ansatz; Ullrich u. de Muynck 2002) sowie Beziehungen führen und um Sympathie werben (nach dem Gruppentraining sozialer Kompetenzen, GSK-Ansatz, Hinsch u. Pfingsten 2007)

- emotionale Kompetenzen können sein: eigene Gefühle wahrzunehmen, auszuhalten und zu regulieren; emotionale Kompetenz im Umgang mit anderen Menschen, z. B. Gefühle anderer wahrnehmen und erkennen, mit anderen mitfühlen (Empathie)

- *Bindungsverhalten, -muster, -stile*: die charakteristische Gestaltung von zwischenmenschlichen Beziehungen im Erwachsenenalter. Hierbei ist darauf zu achten, dass nicht einfach ein Bindungsstil im Sinne der klassifikatorischen Systeme zum Thema Bindung im Erwachsenenalter (z. B. nach dem Adult-Attachment-Interview(AAI)-System; Main et al. 1985) genannt wird, sondern die charakteristische Beziehungsgestaltung (wenn sich eine solche denn ausfindig machen lässt) zu beschreiben. Da es sich hierbei also um konkrete Beschreibungen der Gestaltung der Lebensbereiche Partnerschaft, Freundschaft und Elternschaft handelt, empfiehlt es sich, den Punkt Bindungsverhalten an der entsprechenden Stelle der Lebensbereiche näher auszuführen (▸ Abschnitt 5.2 in diesem Kapitel)
- *sich wiederholende Verhaltensexzesse und -defizite*, die sich nicht nur in der aktuellen Symptomatik, sondern als grundlegende Verhaltensweisen zeigen. Ebenso wie das Bindungsverhalten zeigen sich diese Exzesse und Defizite in den einzelnen Lebensbereichen und sollten daher an dieser Stelle beschrieben werden (▸ Abschnitt 5.2 in diesem Kapitel)
- *personale Ressourcen* sind als stabile Einheiten ebenfalls Teil der Persönlichkeit (▸ Punkt 9 der Analyse)

5.2 In welchen Lebensbereichen lassen sich welche Schwierigkeiten auf Basis der Persönlichkeit des Patienten finden?

Als bedeutsame Lebensbereiche können analysiert werden: Arbeit, Partnerschaft, Sexualität, Elternschaft, Freundschaft, Freizeitverhalten, Gesundheitsverhalten.

Es geht hier also sozusagen um die Frage, welchen Anteil der Patient an schwierigen Lebensbereichen hat. Es reicht also nicht aus, schwierige Lebensbedingungen, wie beispielsweise „Konflikte am Arbeitsplatz" zu identifizieren, die später dann ggf. als Auslösesituation genannt werden, sondern es gilt herauszufinden, wie und durch welche Anteile des Patienten diese zudem näher zu beschreibenden Konflikte zustande kommen. Es muss zusätzlich dargestellt werden, wie sich die Probleme in Lebensbereich XY konkret äußern. „Konflikte" oder „Schwierigkeiten" allein zu nennen, reicht nicht aus, ist nicht spezifisch genug. Schwierigkeiten können natürlich ganz unterschiedlicher Natur sein und dies gilt es zu berücksichtigen.

Ein in der Komplexität noch überschaubares Beispiel für die Analyse von Schwierigkeiten in Lebensbereichen auf Basis der Persönlichkeit soll hier knapp dargestellt werden. Ein Patient, der nur wenig in der Lage ist, angemessene Selbstfürsorge walten zu lassen, da seine perfektionistischen Leistungsansprüche ihm immer wieder Pflichterfüllung und Leistungserbringung abverlangen (O), hat Schwierigkeiten damit, sich angemessen gegenüber Forderungen des Vorgesetzten (S) in Bezug auf das Leisten von Überstunden und Übernehmen von Arbeit für Kollegen abzugrenzen (R, Verhaltensdefizit), oder übernimmt von sich aus „freiwillig" Überstunden (R, Verhaltensexzess), ohne dass der Vorgesetzte fordernd agiert. Zur Schwierigkeit wird dieses Verhaltens- und Erlebensmuster für den Patienten jedoch vermutlich erst dadurch, dass sich in der Folge hieraus Symptome entwickeln können. Zuvor dient diesem Patienten sein Verhalten möglicherweise hauptsächlich als Kompensationsmechanismus seiner Schuld- und Minderwertigkeitsgefühle oder seiner Angst vor Sicherheitsverlust.

Hingegen erlebt eine Patientin, die in ihrer Bindung an die Mutter immer wieder Ambivalenz und Wechsel von Nähe einerseits und Ablehnung andererseits erfahren und daraufhin einen instabilen-ambivalenten Bindungsstil entwickelt hat, ihre sich später hieraus ergebenden Schwierigkeiten in der Nähe-Distanz-Regulierung in der Partnerschaft in erster Linie als belastend und wenig kompensatorisch. Diese sind beispielsweise verbunden mit häufigen emotional intensiven Konflikten, Gefühlszuständen wie Verlassenheitsängsten oder Wut und häufigem Partnerwechsel, wobei in Letzterem gleichzeitig auch kompensatorische Anteile im Sinne einer emotionalen Stabilisierung durch Reduktion von Einsamkeitserleben zum Ausdruck kommen.

Diese Beispiele machen deutlich, dass wir uns an dieser Stelle der Analyse von Problemen in der Gestaltung von Lebensbereichen gleichzeitig häufig mit *Kompensationsmechanismen* beschäftigen, welche ihrerseits später und auf die Dauer sekundär zu Schwierigkeiten und Symptomen führen können, aber nicht müssen.

Exkurs

Kompensation und Symptomausbildung

Alfred Adler (1981) beschrieb psychoanalytisch ausgerichtet einen „kompensierenden Lebensstil", der zu einem (neurotischen) Gleichgewicht beiträgt. In der tiefenpsychologisch-psychoanalytischen Theorie wird Kompensation auch mit Abwehr bzw. Abwehrmechanismen beschrieben, wobei Letztere im Vergleich zur Kompensation meist eher innere Mechanismen beinhalten und Kompensation sich hier eher auf den Lebensstil bezieht. Kompensationsmechanismen kann man auch als Bewältigungsmechanismen verstehen, jedoch an dieser Stelle als die Bewältigung der problematischen Bereiche in der Persönlichkeitsstruktur, der verinnerlichten dysfunktionalen kindlichen Erlebnisse, die Bewältigung von „wunden Punkten". Nicht gemeint sind Bewältigungsversuche einer bereits ausgebildeten Symptomatik, zu welchen wir in unserer Analyse erst später gelangen. Wenn wir die Kompensation analysieren, beantworten wir damit gleichzeitig die Frage, warum der Patient nicht schon früher *dekompensier*t – also krank geworden – ist, sondern sein psychisches Gleichgewicht, wenn auch nicht ohne Preis (z. B. Problematiken in Lebensbereichen) hat aufrechterhalten können. Ein Patient, der mit mehr oder weniger chronischer Symptomatik zu kämpfen hat, verfügt demnach über wenige Kompensationsmöglichkeiten.

Kompensationsmechanismen sind dabei nicht als starre, unveränderbare Verhaltens- und Umgangsweisen zu verstehen, wobei eine gewisse Stabilität und ein gewisses „Muster" bei den meisten Patienten „unterstellt" bzw. gefunden werden kann. Natürlich gibt es auch diejenigen Patienten, die eine Vielzahl an kompensatorischen Versuchen unternehmen, man denke hier an emotional-instabile Personen. Auch die Variabilität und Flexibilität der Kompensation gilt es demnach anzuschauen.

Kompensation muss keinesfalls durch beobachtbare Verhaltensweisen erfolgen, sondern geht häufig auch innerlich (nicht beobachtbar) vonstatten, z. B. in Form von eigenen Größenvorstellungen („Ich bin etwas Besonderes") im Sinne der bereits genannten Schemata, Oberpläne etc. als Untereinheiten der Persönlichkeit (▸ Abschnitt 5.1 in diesem Kapitel).

Die Grenzen zur sog. *Überkompensation* und damit zur Symptomausbildung sind natürlich fließend. Ein Beispiel wäre hier ein Mensch, der mehr und genauer arbeitet als andere Menschen. Dies dient ihm zur Regulation des Selbstwertgefühls, kann aber auch dazu führen, dass er so exzessiv arbeitet, dass er immer „aktiver" wird, sich nicht mehr entspannen und ausruhen kann, sodass sich ggf. eine manische Symptomatik entwickelt, die dann nicht mehr kompensatorisch wirkt, womit das Kompensationsverhalten zum krankheitswertigen Symptom geworden ist.

Die Kompensation ist nicht zu verwechseln mit einer Reihe von anderen Konzepten bzw. Begrifflichkeiten mit unterschiedlichen Inhalten. Zu nennen sind hier: Verhaltensaktiva, Ressourcen, Schutzfaktoren, Resilienz, Bewältigungsversuche, Selbsthilfemöglichkeiten.

All diese Konzepte sind jedoch von der Kompensation zu unterscheiden. Der Unterschied zwischen Kompensationsmechanismen einerseits und Ressourcen, Schutzfaktoren und der Resilienz andererseits scheint zu sein, dass Ressourcen etc. noch „mehr" sind als Kompensationsversuche. Personale Ressourcen stellen sich eher dar als gänzlich unproblematische Anteile einer Person, während ein Kompensationsversuch immer eine problematische Basis aufweist, die eben kompensiert werden muss. Kompensationsversuche können, wie wir oben im Beispiel gesehen haben, dann wiederum zu Schwierigkeiten und Symptomen führen. Kompensationsmechanismen können adaptiv und maladaptiv sein, Ressourcen sind grundsätzlich hilfreich und adaptiv. Ähnliches gilt für die grundsätzliche Widerstandsfähigkeit.

Bewältigungsversuche und Selbsthilfemöglichkeiten zielen dagegen eher ab auf einen konstruktiven Umgang mit einer bereits entwickelten Symptomatik.

All diese Konstrukte (Verhaltensaktiva, Ressourcen, Bewältigungsversuche und Selbsthilfemöglichkeiten) werden von uns aber in unserem Analyseprozess erst später, nicht hier an der Stelle der Analyse der Persönlichkeit, angeschaut (▸ Punkt 9 der Analyse).

Begriffsdschungel

Die *Resilienz* einer Person bezeichnet deren Widerstandsfähigkeit und ist das Gegenteil der *Vulnerabilität* (Verwundbarkeit), welche wiederum den Grad der Belastung mit personalen Risikofaktoren beinhaltet.

Risikofaktoren sind alle personalen und umgebungsbezogenen Merkmale und Erlebnisse, die die Wahrscheinlichkeit für X (hier: Problemverhaltensweisen/Krankheit) erhöhen. Umgebungsbezogene Risikofaktoren werden als *Stressoren* bezeichnet.

Hingegen sind *Schutzfaktoren* alle Merkmale, die die Wahrscheinlichkeit für X bei Anwesenheit von risikoförderlichem „Material" senken; sie sind somit mehr als die Abwesenheit von Risikofaktoren. Schutzfaktoren werden auch als *Ressourcen* bezeichnet.

An dieser Stelle der Analyse beschäftigten wir uns also mit der Kompensation einer problematischen „Basis". Zwar mag es bereits hier Überschneidungen zu den Ressourcen geben, dennoch analysieren wir diese erst am Ende der gesamten Makroanalyse oder noch später noch einmal unabhängig.

Nicht nur die Frage danach, welche Lebensbereiche sich problematisch gestalten, sondern in einem zweiten Schritt auch die Frage danach, inwieweit und auf welche Art und Weise diese Schwierigkeiten bereits die Schwelle zur Symptomausbildung herabsetzen, gilt es hier zu beantworten. Letzteres kann sich z. B. dadurch zeigen, dass Kompensationsmechanismen weniger aufrechterhalten werden können oder sogar wegfallen, oder dadurch, dass diese Schwierigkeiten die Widerstandsfähigkeit des Patienten senken und so seine Anfälligkeit erhöhen. Dies ist vor allem von Bedeutung, wenn man, was auf die meisten Patienten zutreffen sollte, die Entwicklung von Symptomatik/Krankheit auch als einen ggf. länger andauernden Prozess begreift, der schon im Vorfeld der Dekompensation schleichend im Gange ist.

So kann beispielsweise eine unglückliche, frustrierende Ehe bereits Jahre vor der Dekompensation z. B. sowohl das Selbstwertgefühl wie auch die generelle Lebenszufriedenheit absenken, sodass ein zusätzlicher aktueller Faktor wie z. B. der Verlust des Arbeitsplatzes nun das Fass zum Überlaufen bringt und den Patienten dekompensieren lässt. Es wäre hier eine gravierende Fehleinschätzung, würde man sich in der Analyse und später in der Therapie vor allem auf die Bearbeitung der mit der Auslösesituation verbundenen Affekte und Verhaltensweisen beschäftigten, anstatt mit einem ggf. wichtigeren, andauernden und auch aufrechterhaltenden Faktor, wie der frustrierenden Ehe. Selbst wenn es sich nicht um einen aufrechterhaltenden Faktor handelt, weil dieser Belastungsfaktor mittlerweile nicht mehr vorhanden ist, ist es dennoch wichtig zu verstehen, was dieser Belastungsfaktor in der Vergangenheit beim Patienten bewirkte und inwiefern dieser im Zusammenhang mit der Entwicklung der Krankheit stand. So ist es zum einem dem Patienten möglich, seine Symptome möglichst gut zu verstehen, und zum anderen können sich hieraus Implikationen im Sinne einer Rückfallprophylaxe (z. B. im Sinne verbesserter Kommunikationsstrategien innerhalb einer Partnerschaft) ergeben.

Es muss hier also in diesem Schritt zuletzt noch die Frage beantwortet werden, welche Schwierigkeiten in den Lebensbereichen in welchem Ausmaß, auf welche Art und Weise die Widerstandsfähigkeit und Kompensation des Patienten schwächten bzw. in Wanken gebracht haben.

6. Identifikation von aktuellen und früheren Auslösebedingungen und deren Auswirkungen auf das Erleben (und Verhalten) des Patienten (Aktualgenese)

Während wir uns im vorherigen Schritt schon mit den Bedingungen, die die Widerstandsfähigkeit des Patienten schwächten, auseinandergesetzt haben, geht es nun um die Analyse der aktuellen, d. h. zeitlich in engem Zusammenhang mit der Ausbildung der Symptomatik stehenden Auslösesituationen oder -bedingungen.

Hier stellt sich natürlich häufig die Frage, wann überhaupt der Beginn der Symptomatik auszumachen ist. Manche Patienten erleben, wie wir schon gesehen haben, eher einen Entwicklungsverlauf und können nicht genau sagen, seit wann sie eigentlich krank sind. Manchmal können die Patienten jedoch angeben, ab wann es „besonders schlimm" geworden ist, d. h. sie spüren noch einmal eine deutliche Verschlechterung im Entwicklungsverlauf. In anderen Fällen tritt neue Symptomatik zu einem Zeitpunkt noch hinzu. Manchmal können Patienten jedoch auch relativ genau angeben, wann sie krank geworden sind, weil sich die Symptomatik nicht schleichend, sondern relativ akut und schnell entwickelte. Haben wir erst einmal den ungefähren *zeitlichen Verlauf der Entstehung von Symptomatik* verstanden, müssen wir nun nach *Auslösesituationen* „fahnden".

Zunächst besteht die Aufgabe darin festzustellen, durch welche zeitlich im Zusammenhang mit der Symptomatik stehenden Bedingungen/Ereignisse die Problematik im krankheitswertigen Sinne ausgelöst wurde. Auf den ersten Blick hört sich diese Aufgabe recht unproblematisch und simpel an. Doch nicht immer gelingt es in der Praxis, die zentral relevanten und spezifischen Faktoren zu identifizieren. Unter Umständen und durchaus nicht selten nennen Patienten Auslösesituationen, welche sicherlich eine wichtige Rolle spielen, sind sich der Bedeutung anderer Faktoren z. T. aber entweder nicht bewusst oder nennen diese aus Scham, Schuld oder anderen unangenehmen Affekten nicht. Auch an diesem Punkt benötigen wir unser klinisches Erfahrungswissen und nehmen eigene Interpretationen vor. Auch hier gilt, dass Diskrepanzen zwischen der Wahrnehmung des Patienten und Therapeuten in Bezug auf relevante Auslösebedingungen darzustellen sind.

Definition

Auslösesituation: Darunter verstehen wir grundsätzlich eine *zeitnahe* und *inhaltlich abgrenzbare Veränderung* der bisherigen Lebenssituation.

Nicht immer handelt es sich aber um gravierende, eindeutig identifizierbare Veränderungen (*besondere Lebensereignisse*), wie z. B. den Tod eines nahestehenden Menschen oder eine Trennung. Manchmal kann die Auslösebedingung auch eine *Entwicklungsaufgabe* oder *Schwellensituation* sein, die auf Basis der Prädisposition nicht bewältigt werden kann. Auch eine aktuelle Überlastung der bisherigen Bewältigungsmuster/der Kompensation kann ohne gegebene eindeutig erkennbare äußere Belastung zum krisenhaften Zusammenbruch und zur Symptomausbildung führen. Oder es kommen mehrere Situationen/Bedingungen zusammen, die einen kumulativen Effekt auslösen oder sich über einen längeren Zeitraum aufbauen und später ihren Höhepunkt erreichen können. Beispiele für Entwicklungsaufgaben bzw. Schwellensituationen sind:

- Schulbeginn
- Examina
- erste nähere Bekanntschaft mit dem anderen Geschlecht
- Auszug von zu Hause
- Berufswahl
- Heirat
- Geburt von Kindern
- Weggang der Kinder aus dem Elternhaus
- mittlere Lebensjahre gestalten
- Tod der eigenen Eltern

- Pensionierung
- Altern und Auseinandersetzung mit dem eigenen Tod

Unter besondere Lebensereignisse hingegen kann man beispielsweise zählen:
- Verlust eines Angehörigen durch Tod
- Trennung, Scheidung
- Arbeitslosigkeit
- beruflicher Abstieg
- räumliche und soziale Neuorientierung

Dieser Analyseschritt der Auslösebedingungen ist eng verbunden mit dem Teil des fünften Schritts, in welchem wir bereits damit beginnen, Schwierigkeiten in Lebensbereichen auf Basis der Persönlichkeitsvariable zu beschreiben, welche wiederum die Widerstandsfähigkeit schwächen können. Die Analyseschritte gehen auch hier fließend ineinander über.

Die nächste große Herausforderungen in der Darstellung der Aktualgenese besteht nun darin, nicht nur belastende Situationen zu nennen und (bei Bedeutung mehrerer) aufzuzählen, sondern zu verstehen und zu erklären, *welche* Faktoren nun auf Basis der „trait"-Variable (O) *was* bei dem Patienten bewirken und *warum* sie nun zur Ausbildung von *Symptomatik XY* führen. Wir fragen uns hier also auch nach den Wirkmechanismen der Auslösebedingungen in Kombination mit der O-Variable und im Anschluss nach der Ursache für eine spezifische Symptomatik, also später auch danach: Warum reagiert der Patient gerade mit Symptomatik XY und nicht mit Symptomatik YZ?

Merke

Die **Genese** bezeichnet allgemein die Entstehung oder Entwicklung.
Unter **Pathogenese** wird dementsprechend in der Medizin die Entwicklung von Krankheit verstanden.
Aktualgenese meint hier die augenblickliche Entwicklung des Krankheitsgeschehens. Hiermit haben wir in Schritt 5 bereits begonnen (Analyse der Schwächung der Widerstandsfähigkeit durch bestimmte Faktoren) und führen sie hier an dieser Stelle fort (Was wird bei dem Patienten durch was und warum bewirkt?).

Wichtig ist zunächst die Beantwortung der Frage, *warum* die Auslösesituation bei Patient XY belastend wirkt und *was* sie bewirkt. Erst die Kombination von Vulnerabilität und Stress führt bekanntermaßen zur Ausbildung von Symptomatik (▸ Abb. 4-4). Dieses Zusammenspiel muss nun an dieser Stelle verstanden werden.

So kann beispielsweise der Verlust des Arbeitsplatzes erstens bei verschiedenen Menschen unterschiedlich stark belastend, aber zweitens auch differenziell wirken. Für die selbstunsicher-narzisstische Person 1 bedeutet der Arbeitsplatzverlust in erster Linie Statusverlust und damit einen kritischen Einbruch im Selbstwertgefühl, für die auf Sicherheit bedachte Person 2 hingegen eher Verlust eines Sicherheit spendenden Faktors (im Sinne von Geld verdienen) und für Person 3 mit Neigung

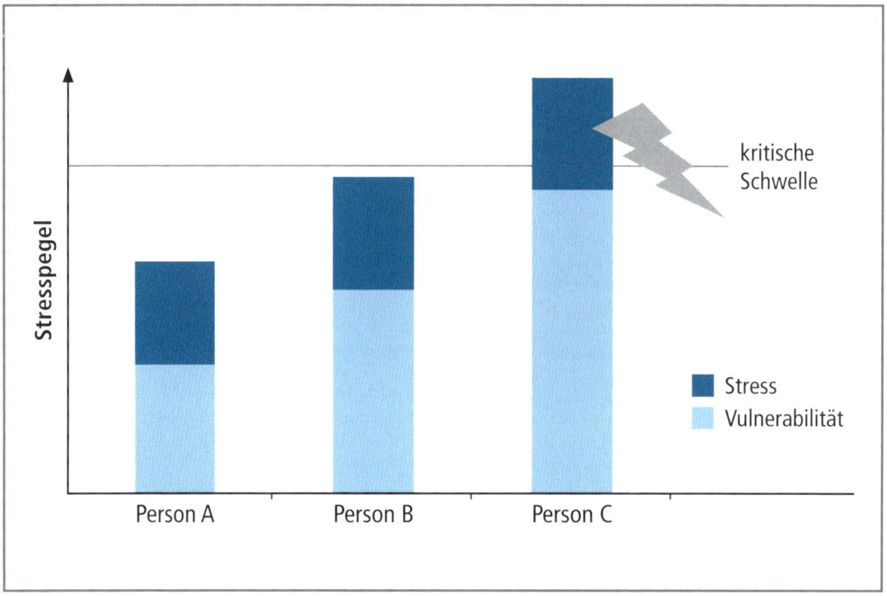

Abb. 4-4 Vulnerabilitäts-Stress-Modell: Bei Person C (höchste Vulnerabilität = O-Variable) führt bereits ein niedriges Stresslevel zur Überschreitung der kritischen Schwelle und damit zur Ausbildung von Symptomatik

zum Empfinden von innerer Leere und Langeweile bedeutet der Verlust in erster Linie den Wegfall einer wichtigen „Ablenkungsmöglichkeit" bzw. eines sinnstiftenden Faktors. Für eine vierte Person wiederum mag der Arbeitsplatzverlust zunächst gar entlastend, möglicherweise als erlebte „Befreiung" aus einem Überforderungsstrudel wirken, aus dem sie sich nicht aus eigener Kraft zu lösen wagte. Zwar mögen bei allen vier Personen gleichzeitig all diese Faktoren eine Rolle spielen, diese sich jedoch nach ihrer individuellen Bedeutsamkeit zu unterscheiden.

Wir analysieren also, was diese Wechselwirkung zwischen Person und Situation bei dem Patienten bewirkt.

Es besteht bei diesem Schritt der Analyse bereits eine gewisse Überlappung zum nächsten Schritt, der Beschreibung der Symptom- bzw. der Reaktionsebene, da wir bereits hier die Auswirkungen auf das Erleben (und Verhalten) des Patienten analysieren. Die beiden Schritte können somit fließend ineinander übergehen.

Beschreiben wir nämlich z. B., dass durch den Verlust des Arbeitsplatzes bei dem selbstunsicheren Patienten nun Scham- und Minderwertigkeitsgefühle ausgelöst werden, so nennen wir hier auch bereits ein Symptom (Scham- und Minderwertigkeitsgefühle). Während wir aber im nächsten Schritt die Symptome detailliert und geordnet auf den vier Reaktionsebenen der Kognition, Emotion, Physiologie und Motorik identifizieren, analysieren wir an dieser Stelle idealerweise die „primäre" Emotion (▸Exkurs „Emotionen, Bedürfnisse und psychische Krankheiten" in Schritt 3 der Analyse). *Primäre Emotion* meint hier nicht die Gefühlszustände des Kindes in Verbindung mit den kindlichen Erfahrungen, sondern die Emotion (oder

Emotionen), die im zeitlichen Verlauf der Krankheitsentwicklung, der Aktualgenese, zuerst und in besonderer Weise hervorgerufen wird (oder werden). Gemeint ist die Frage, welche Emotion(en) in erster Linie mit Auslösebedingung X bei Patient Z verbunden ist (sind). In der tiefenpsychologischen und psychoanalytischen Theorie spricht man in ähnlicher Bedeutung vom *Leitaffekt*. Diese Emotion kann eine ähnliche Qualität wie die typischen Gefühlszustände des Patienten im Kindesalter aufweisen, muss es aber nicht, wenngleich dies doch meist der Fall ist.

Diese primäre(n) Emotion(en) führen dann in der weiteren Konsequenz zu weiteren Symptomen. So führt beispielsweise das Minderwertigkeitserleben des Patienten im weiteren Krankheitsverlauf zu Traurigkeit im Sinne einer *sekundären Emotion* (▸Exkurs „Emotionen, Bedürfnisse und psychische Krankheiten" in Schritt 3 der Analyse), welche häufig die Funktion der Überdeckung und damit Vermeidung einer bedrohlichen zugrunde liegenden primären Emotion innehat. Und wiederum aus der sekundären Emotion (z. B. Traurigkeit) heraus können sich weitere Symptome entwickeln.

Bei der Analyse der Aktualgenese ist auch zu beachten, dass mehrere unterschiedliche Auslösebedingungen bei demselben Patienten auch mit unterschiedlicher Aktualgenese, also mit mehreren Leitaffekten/primären Emotionen einhergehen können, die jedoch nicht vollkommen unabhängig voneinander sind. Gleichzeitig kann bei dem schon genannten selbstunsicheren Patienten, der aktuell durch Arbeitsplatzverlust im Selbstwert geschwächt ist, auch ein hohes Kontrollbedürfnis bestehen. Fühlt er sich dann noch von der Ehefrau durch heimliches Schwangerwerden hintergangen, kann zusätzlich ein Gefühl von Kontrollverlust und eng hiermit verbundener Wut entstehen, aus welcher sich dann sekundär auch Angst entwickeln kann, weil die Wut aufgrund eines inneren Aggressionsverbots in Angst umgewandelt wird. In diesem Beispiel führen zwei unterschiedliche Auslösefaktoren bei diesem Patienten auch zu unterschiedlicher Aktualgenese. Doch dies darf nicht dazu verleiten, diese beiden Stränge als unabhängig und getrennt voneinander zu begreifen. Die beiden Belastungsfaktoren wirken natürlich auch in ihrer Kombination grundsätzlich belastend und somit auch im Sinne einer Schwächung der Widerstandsfähigkeit eines Menschen. Oder platter gesagt: Einfach dadurch, dass zwei (oder mehrere) für Person X aversiv und negativ erlebte Ereignisse (hier: Arbeitsplatzverlust, Hintergangenwerden) auftreten, wird die allgemeine Belastbarkeit dieser Person geschwächt, die Lebenszufriedenheit sinkt.

Im Antragsbericht ist es also an dieser Stelle der Analyse der Auslösebedingungen wichtig, die hierdurch ausgelöste primäre Emotion (oder Emotionen) zu identifizieren und auf Basis der O-Variable zu verstehen und dann weiter zu analysieren, zu welcher sekundären Emotion (oder Emotionen) es kommt und wie sich die weiteren Symptome erklären lassen. Eine simple Aufzählung von Symptomen auf den vier Ebenen ist also unzureichend und bildet nur unzureichend die Aktualgenese der Symptomatik ab.

Eine derartige Analyse erklärt also, *was* die Auslösesituation bei Patient X *warum* bewirkt. Sie erklärt weitergehend auch, warum der Patient gerade mit Symptomatik XY reagiert und nicht mit Symptomatik YZ. Wir schauen uns nun im nächsten Schritt die Symptome des Patienten genau an und gehen zur Analyse und Beschreibung der Symptomatik auf den vier Verhaltensebenen Kognition, Emotion, Physiologie und Motorik über.

Auslösebedingungen und Aktualgenese bei rezidivierender oder chronifizierter Symptomatik

Wenn wir in unserer Analyse des Symptomverlaufs festgestellt haben, dass die Symptomatik bereits über lange Zeit besteht, wenn auch in unterschiedlicher Intensität, sodass wir eher von einer rezidivierenden oder chronifizierten Symptomatik ausgehen, fällt es oft schwer, auf den ersten Blick eine Auslösesituation zu identifizieren. Hinzu kommt, dass bei chronifizierter Symptomatik oft multiple Symptomatik besteht, selten lediglich ein Störungsbild. Dennoch ist es wichtig zu verstehen, welche Lebensbedingungen zu einer Intensivierung der Symptomatik geführt haben und aktuell führen, auch um mögliche Ansatzpunkte für die Therapieplanung zu gewinnen. Es kann also nicht genügen, lediglich festzustellen, dass eine Symptomatik bereits chronifizierten Charakter aufweist, und sich deshalb nicht mehr die Mühe zu machen, Auslösebedingungen für Verschlechterungen in der Symptomatik zu suchen. Auch bei einer rezidivierenden Symptomatik mit Phasen von Symptomfreiheit oder nur mild ausgeprägter Symptomatik ist es wichtig, frühere Auslösebedingungen anzuschauen, um hier ggf. ein Muster und Risikofaktoren zu identifizieren.

7. Identifikation der Symptomatik auf den Ebenen Kognition, Emotion, Motorik und Physiologie sowie deren Entwicklungsverlauf

Wir verbinden in diesem Schritt nun die einfache Auflistung von Symptomen mit der Analyse, warum der Patient mit Symptomatik XY (und nicht mit Symptomatik YZ) reagiert. Hierbei können wir die Symptome nicht auf übergeordneter Syndrom-Ebene (z.B. „Depression") analysieren, sondern müssen uns die einzelnen Symptome ansehen. Dies ist erforderlich, da manche Symptome wiederum lediglich Folgereaktionen auf zeitlich vorhergehende Symptome sind, im Sinne der primären, sekundären, tertiären etc. Symptome. Dies soll auch an dieser Stelle verdeutlichen, dass sich nicht alle Symptome zwangsläufig gleichzeitig entwickeln und, dass es hieraus folgend auch eine gewisse Hierarchie in der Bedeutsamkeit der Symptome gibt. Gehen wir davon aus, dass es bestimmte Kernsymptome oder primäre Emotionen gibt, so impliziert dies, dass später in der Therapie ggf. vertieft auch auf dieser Ebene angesetzt wird, wenngleich hierdurch keinesfalls ausgeschlossen wird, konkret an den anderen Symptomen zu arbeiten, da die Aufrechterhaltung dieser Symptome nicht lediglich durch die primäre Emotion, sondern durch Verstärkungsprozesse erklärbar ist.

Gleichzeitig müssen wir darauf achten, eine vollständige Symptombeschreibung zu geben. Die Symptome, die wir hier nennen, müssen mit den bereits unter Punkt 1 des Antragsberichts dargestellten übereinstimmen. Zwar müssen wir an dieser Stelle nicht zwangsläufig jedes einzelne vorhandene Symptom aufzählen, sollten aber dennoch darauf achten, dass die wichtigsten Bereiche gut abgedeckt sind. Verwirrend für den Leser/Gutachter wäre hingegen, wenn nun plötzlich hier in der Verhaltensanalyse mehrere oder markante Symptome auftauchen, die unter Punkt 1 (und auch unter Punkt 3) noch gar nicht zur Sprache gekommen sind.

Laut Informationsblatt sollen auch Verhaltensexzesse und Verhaltensdefizite dargestellt werden. Bereits bei der Analyse der Persönlichkeit des Patienten auf Basis seiner Lebenserfahrungen haben wir Verhaltensexzesse und -defizite als einen Faktor der O-Variable, also auf „trait"-Ebene, analysiert. An dieser Stelle geht es nun um Verhalten auf Symptom-, also auf „state"-Ebene. Ein Beispiel wäre hier exzessives Grübeln als Symptom einer Depression. Gleichzeitig kann es an dieser Stelle zu Überschneidungen mit der Persönlichkeitsebene kommen, nämlich dann, wenn ein Symptom gleichzeitig eine „trait"-Variable darstellt und schon seit langer Zeit beim Patienten vorhanden ist, wenngleich möglicherweise auch in abgeschwächter Intensität. So war Patient X beispielsweise noch nie in der Lage, angemessene Selbstfürsorge walten zu lassen, dies zeigt sich nun aber in der depressiven Erkrankung noch einmal verstärkt.

Der Anforderung der Psychotherapie-Richtlinie, auch explizit *qualitativ neue spezifische Symptomatik* darzustellen, tragen wir dadurch Rechnung, dass wir bereits analysiert haben, welche Symptome und Problematiken im Vorfeld, auch im Sinne von Verhaltensexzessen und -defiziten, bestanden. Wir können hier an dieser Stelle bei Symptomatik, die schon vorher bestand, aber aktuell verstärkt auftritt, noch einmal darauf hinweisen, dass es sich hierbei nicht um qualitativ neuwertige Symptomatik handelt. Ein Patientenbeispiel hierfür, mit welchem wir uns später noch detailliert befassen werden, könnte lauten: „Die Symptome kognitive Sexualisierung, reduzierte Nahrungsaufnahme sowie das Kontroll- und Leistungsverhalten stellen keine qualitativ neuwertige Symptomatik dar, werden dementsprechend auch als weitestgehend ich-synton erlebt, wobei sich das Kontrollverhalten durch die Auslösebedingungen und die sich entwickelnde Angstsymptomatik noch einmal deutlich intensiviert zu haben scheint."

Merke

Ich-Syntonie bezeichnet das Phänomen, dass auftretende Gedanken, Impulse oder Affekte von einer Person als ihrem Ich zugehörig wahrgenommen werden. Zusätzlich kann hiermit einhergehen, dass Symptome nicht als störend und krankhaft empfunden werden. Ich-Syntonie ist das Gegenteil von **Ich-Dystonie**.

Der Unterschied zwischen Ich-Syntonie und Ich-Dystonie wird in der Psychopathologie häufig auf den Unterschied zwischen Persönlichkeitsstörungen und Achse-I-Störungen übertragen. Dennoch können auch Persönlichkeitsstörungen zwar als dem Ich zugehörig, aber als sehr belastend erlebt werden.

8. Analyse von Konsequenzen, individueller und interaktioneller Funktionalität, Verstärkung und Aufrechterhaltung des Verhaltens/der Symptomatik

Haben wir zuletzt auf der *deskriptiven Ebene* der Verhaltensanalyse die Symptomatik dargestellt, kommen wir nun zur *funktionalen Ebene* und analysieren Konsequenzen des Verhaltens und hiermit eng verbundene Verstärkung sowie Funktionalität und Aufrechterhaltung der Symptomatik.

Jedem Verhalten folgen notwendigerweise *Konsequenzen* oder nachfolgende Reizbedingungen. Diese Konsequenzen können dann dazu führen, dass das Verhalten wahrscheinlich häufiger auftritt, wenn diese Konsequenzen als angenehm erlebt werden. Dies ist genau dann der Fall, wenn sich entweder ein als unangenehm erlebter Zustand verringert und/oder etwas Angenehmes geschieht. Das gezeigte Verhalten tritt dagegen wahrscheinlich eher seltener auf, wenn durch das gezeigte Verhalten ein angenehmer Zustand beendet und/oder das Verhalten direkt bestraft wird (▸ Kontingenzschema unter Abschnitt 8.1). Konsequenzen können differenziert werden in Bezug auf

- den Zeitpunkt des Eintretens: kurzfristig (▸ Abschnitt 8.1), langfristig (▸ Abschnitt 8.2)
- den Entstehungsort: extern, intern
- die Qualität: positiv, negativ (Auftreten/Wegfall) (▸ Kontingenzschema unter Abschnitt 8.1)

Die Verhaltenskonsequenzen halten somit in der Folge ein Verhalten mittels *Verstärkungsprozessen* aufrecht. Bekannt ist, dass kurzfristig eintretende Konsequenzen einen deutlich höheren Einfluss auf das Verhalten haben als langfristige.

In eine hiermit verbundene Richtung geht der Aspekt der *Funktionalität* eines Verhaltens bzw. einer Symptomatik, der die Frage stellt: Was hat die Person davon, Problem XY zu haben? Verhaltensweisen folgen regelhaft Motiven, Zielen oder Bedürfnissen (▸ Kap. 4.5.1), sie haben eine Funktion im Leben. Diese Motive richten sich letztlich auf das körperliche und psychische Überleben und sind der Person häufig nicht oder nicht vollständig bewusst.

Funktionen von Verhaltensweisen lassen sich v. a. aus sich wiederholenden, gleichartigen Konsequenzen schließen, die auf eine oder mehrere Verhaltensweisen folgen. Die Funktionalität einer Symptomatik ist von Konsequenzen einer Symptomatik dahingehend zu unterscheiden, dass Konsequenzen nicht immer einen sog. *Krankheitsgewinn* (▸ Exkurs „Krankheitsgewinn" in Abschnitt 8.2), also für den Patienten relativ angenehme Konsequenzen beinhalten müssen. Wie wir sehen werden, können sich auch aversive Konsequenzen ergeben. In diesem Fall würde man nicht von Funktionalität der Symptomatik sprechen. Funktionalität beinhaltet das Auftreten von angenehmen oder den Wegfall von unangenehmen Reizen nach der Reaktion (positive oder negative Verstärkung). Funktionalität ist dabei nicht zu verstehen als bewusst eingesetzte Verhaltensstrategie des Patienten. Funktionelle Aspekte sind hingegen meistens eher unbewusst.

Der Aspekt der *Aufrechterhaltung* von Symptomatik innerhalb der Verhaltenstherapie trägt der Tatsache Rechnung, dass Symptome und psychische Krankheit keinesfalls lediglich durch ihre Entstehungsgeschichte erklärbar sind, sondern auch durch Faktoren beeinflusst und aufrechterhalten werden, welche sich z. T. erst im Verlauf der Erkrankung oder als Folgen der Symptome entwickeln. Dennoch können aufrechterhaltende Faktoren gleichzeitig Entstehungsbedingungen sein, wie z. B. in diesem Fall: „Aufrechterhalten wird die Symptomatik weiterhin durch die unbefriedigende eheliche Situation und die finanziellen Sorgen" (hier zwei Faktoren, die schon vor Ausbildung der Symptomatik bestanden).

Während die Symptomatik, wie wir oben gesehen haben, durch kurzfristige Konsequenzen verstärkt werden kann, wenn ein relativ angenehmer Zustand für den Patienten auftritt (auch durch Wegfall eines aversiven Reizes) und diese Konsequenzen somit zur *Aufrechterhaltung der Symptomatik* beitragen, sind die langfristigen Konsequenzen des Problemverhaltens und der Symptomatik meistens, jedoch nicht immer, belastend. Langfristige Konsequenzen haben zwar geringeren Einfluss im Sinne einer Verstärkung des Verhaltens als kurzfristige Konsequenzen, jedoch üben sie ebenfalls eine wichtige aufrechterhaltende Funktion aus.

In der Regel führen die langfristigen negativen Konsequenzen wiederum zu weiteren Problemen, welche häufig dann wieder in einer der ursprünglichen Entstehungsbedingungen münden. Mit der Verkettung von Bedingungsanalysen können somit Entwicklungen i. S. von *Teufelskreisen* oder *Abwärtsspiralen* beschrieben werden.

Wir analysieren in den Folgeschritten zunächst die kurzfristigen und dann die langfristigen Konsequenzen.

8.1 Analyse von kurzfristigen Konsequenzen, individueller und interaktioneller Funktionalität, Verstärkung und Aufrechterhaltung des Verhaltens/der Symptomatik

Die Analyse von insbesondere kurzfristigen Konsequenzen eines Problemverhaltens ist seit langer Zeit ein Kernstück der verhaltenstherapeutischen Therapie und der ihr ursprünglich zugrunde liegenden Lerntheorie. In unserem lerntheoretischen S-O-R-K-C-Modell (▸ Kap. 4.5.1) befinden wir uns an dieser Stelle auf der Ebene der operanten Konditionierung durch dem Verhalten nachfolgende verstärkende bzw. bestrafende Konsequenzen (C).

An dieser Stelle rufen wir uns daher noch einmal das Kontingenzschema der operanten Konditionierung in Erinnerung (▸ Tab. 4-3). Es gibt insgesamt vier mögliche Konsequenzen. Im Falle *positiver und negativer Verstärkung* wird die Auftretenswahrscheinlichkeit desjenigen Verhaltens, das verstärkt wird, durch operante Konditionierung erhöht. Hingegen führen beide Formen der *Bestrafung* zu Reaktionsabnahme des Verhaltens.

In der Praxis hat es sich etabliert, hauptsächlich nach positiver und negativer Verstärkung zu schauen. Es soll damit erklärt werden, wieso das Verhalten nicht nur aufrechterhalten wird, sondern sich im Sinne einer Reaktionszunahme sogar noch intensiviert, d. h. verstärkt wird. Es lohnt sich jedoch, auch einmal abseits

Tab. 4-3 Kontingenzschema der operanten Konditionierung

	Auftreten Reiz nach Reaktion	Wegfall Reiz nach Reaktion
Angenehmer/ positiver Reiz	Positive Verstärkung → Reaktionszunahme C+	Indirekte Bestrafung → Reaktionsabnahme C+/
Unangenehmer/ negativer Reiz	Direkte Bestrafung → Reaktionsabnahme C-	Negative Verstärkung → Reaktionszunahme C-/

dieser beiden Verstärkungsmöglichkeiten zu schauen. Nicht immer führt ein Verhalten oder ein Symptom zu positiver oder negativer Verstärkung. Manchmal hat ein Symptom lediglich oder auch zusätzlich zu Verstärkungsprozessen gleichzeitig „negative" Konsequenzen wie den Wegfall eines angenehmen Reizes oder das Auftreten eines unangenehmen Reizes.

Beispielsweise kann sich die Lebensgefährtin eines Patienten mit Zwangsstörung immer oder häufig während oder nach dessen Ausführung von Zwangshandlungen von ihm abwenden, während sie sich grundsätzlich und kurze Zeit vorher durchaus liebevoll-zugewandt zeigte (indirekte Bestrafung) oder den Patienten sogar verbal kränken, z. B. als „schwachsinnig oder anstrengend" bezeichnen (direkte Bestrafung). Ein anderer Patient erhält nach verspäteter Leistungserbringung am Arbeitsplatz aufgrund seiner Neigung, alles kognitiv mehrfach zu überprüfen und perfekt ausführen zu wollen, nicht das ersehnte Lob, sondern Kritik seitens des Vorgesetzen unmittelbar nach Abgabe der Arbeitsaufgabe (direkte Bestrafung, natürlich vorausgesetzt, der Patient empfindet Kritik als aversiv, nicht als lustvoll). Gleichzeitig können beide Patienten jedoch auch positive und negative Verstärkung erfahren. Durch das zwanghafte Verhalten kann innerlich Spannung und Angst reduziert (C-/) und ein Gefühl von Selbstwirksamkeit (C+) hergestellt werden.

Oder aber ein Patient fühlt sich zusätzlich nach dem Ausführen von Zwangshandlungen wieder minderwertig, „komisch/anders", da ihm die Absurdität seines Verhaltens ständig bewusst ist, er es aber nicht schafft, das zwanghafte Verhalten zu unterbinden, weil andere innere Kräfte stärker wirken als das Schamgefühl. Das gleichzeitige Vorhandensein von für den Patienten sowohl angenehmen als auch unangenehmen kurzfristigen Konsequenzen kann zu zusätzlicher Spannung und „Unruhe" führen.

Meiner Erfahrung nach haben Symptome und Problemverhaltensweisen nur selten einseitig angenehme kurzfristige Folgen für den Patienten. In der Verhaltensanalyse wird dies inzwischen jedoch stark vernachlässigt und man konzentriert sich einseitig auf die positive und negative Verstärkung. Die Analyse von unangenehmen Konsequenzen, welche eher dazu beitragen sollten, dass die Auftretenswahrscheinlichkeit des Verhaltens sinkt, ist auch im Hinblick auf mögliche Ansatzpunkte in der Therapie relevant. Im Zusammenhang mit der Analyse langfristiger Konsequenzen sind wir es sogar gewohnt, Diskrepanzen zwischen meist angenehmen kurzfristigen Konsequenzen/Verstärkern und langfristigen unangenehmen Konsequenzen zu betonen, um die langfristige Dysfunktionalität des Verhaltens sowie entstehende Teufelskreise und die Aufrechterhaltung der Symptomatik zu verdeutlichen.

Noch komplexer wird die Analyse der kurzfristigen Konsequenzen dadurch, dass wir die Konsequenzen aller Problemverhaltensweisen/Symptome bzw. Verhaltens-/Symptomenkomplexe analysieren. Dabei können allerdings ähnliche Verhaltensweisen zu ähnlichen Konsequenzen führen. Ein Beispiel für einen solchen Symptomenkomplex wäre, dass sowohl die gedankliche Vorwegnahme potenzieller Katastrophen wie auch Grübeln und Sicherheitsverhalten kurzfristig dazu führen, dass Sorgen und Ängste reduziert werden (C-/) und ein Gefühl von Kontrolle und Sicherheit hergestellt werden kann (C+). Es empfiehlt sich daher der Übersichtlichkeit halber, die Problembereiche im Hinblick auf ähnliche Konsequenzen zu ordnen. Ebenso hilfreich im Sinne einer guten Strukturierung kann die Unterscheidung innerer und äußerer Konsequenzen im Sinne Bartlings (2004) sein.

Zu beachten ist auch, dass es nicht nur um die Analyse der Konsequenzen von Verhalten auf der motorischen Ebene, sondern auch um die Konsequenzen als Symptome auf kognitiver oder emotionaler Ebene geht. So erfüllt z. B. das Grübeln als eher kognitives Symptom kurzfristig sehr häufig die Funktion, ein Gefühl von Kontrolle und Beeinflussbarkeit herzustellen (C+). Auch Emotionen können, wie wir bereits bei der Beschäftigung mit primären und sekundären Emotionen gesehen haben, funktional wirken. Angst kann manchmal dazu dienen, weniger Wut, welche bedrohlicher erlebt wird als Angst, zu spüren (C-/). Es werden also keinesfalls nur motorische Verhaltensweisen verstärkt, wenngleich sich die Theorie der operanten Konditionierung zunächst hierauf konzentrierte.

8.2 Analyse von langfristigen Konsequenzen, individueller und interaktioneller Funktionalität, Verstärkung und Aufrechterhaltung des Verhaltens/der Symptomatik sowie von Teufelskreisen und Abwärtsspiralen

Wie wir schon gesehen haben, geht es bei der Analyse der langfristigen Konsequenzen meist um die Herausarbeitung von negativen, destruktiven Faktoren. Doch wie auch schon an der Stelle der Analyse der kurzfristigen Konsequenzen das Übergehen von aversiven kurzfristigen Konsequenzen fehlerhaft war, so gilt auch an dieser Stelle der langfristigen Konsequenzen, dass wir hier nun auch „positive", möglicherweise angenehme langfristige Konsequenzen beachten müssen.

Doch zunächst beschäftigten wir uns mit dem klassischen Analysebereich, den *negativen langfristigen Konsequenzen.*

Wie auch die kurzfristigen, üben die langfristigen Konsequenzen eine aufrechterhaltende Funktion auf die Symptomatik aus. Dies tun sie dadurch, dass die langfristigen Konsequenzen häufig wiederum zu den ursprünglichen Primäremotionen führen, die das Problemverhalten oder die weiteren, sekundären und tertiären Symptome auslösen bzw. nun weiter intensivieren. Es kommt dann zur Entwicklung von *Teufelskreisen*, sodass der Problemkomplex aufrechterhalten wird, wenn er nicht an einer oder mehreren Stellen durchbrochen wird. Neben den Teufelskreisen gibt es *Abwärtsspiralen*, in denen es sozusagen immer weiter bergab geht. Wenn wir Teufelskreise und Abwärtsspiralen analysieren, verketten wir mehrere Bedingungsanalysen miteinander. Mit einer solchen Analyse wird dann also weit mehr als ein Status Quo abgebildet, sondern auch die Dynamik einer Entwicklung erfasst.

Ein verkürztes Beispiel könnte folgende Entwicklungskette beinhalten (▸ Abb. 4-5) : „Langfristig kommt es durch das permanente Sicherheits- und Kontrollverhalten zum Nachlassen der eigenen Kräfte und zu Erschöpfungserleben, was wiederum die Angst vor Kontrollverlust sowie eine Schwächung im Selbstwertgefühl zur Folge hat und im Sinne eines Teufelskreises das Kontrollverhalten wieder intensiviert."

Neben den kurzfristigen positiven gibt es auch die langfristigen positiven Konsequenzen. Man spricht dabei auch von Krankheitsgewinn.

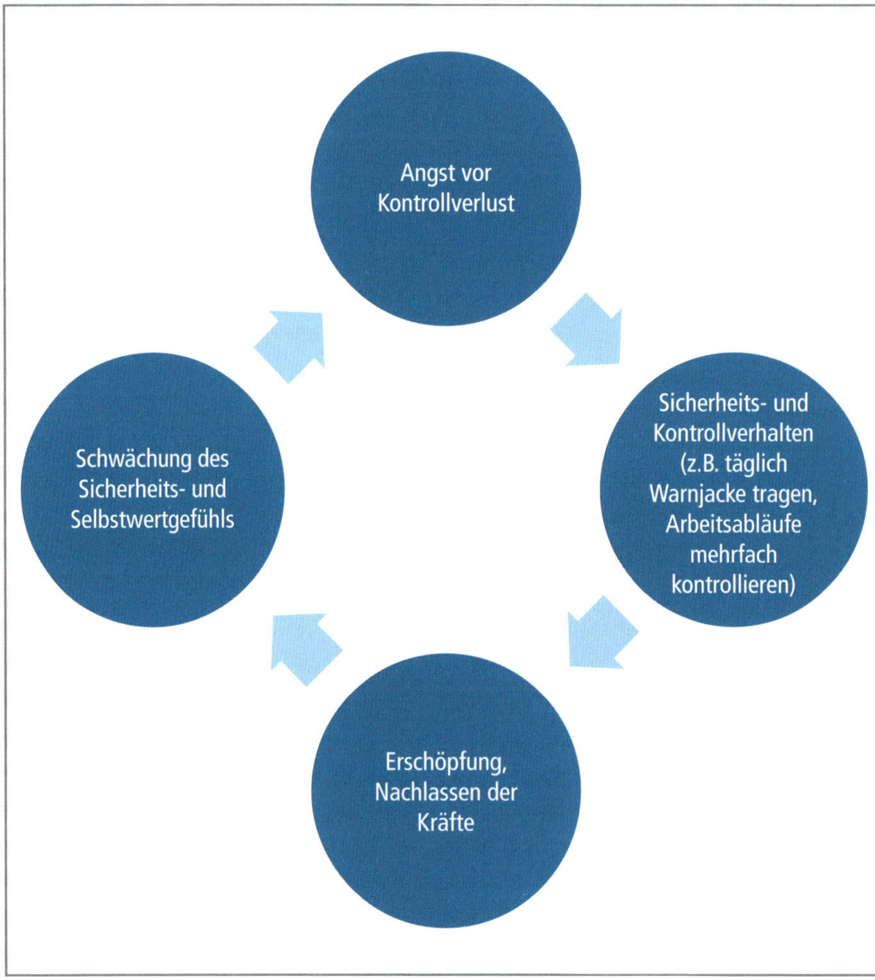

Abb. 4-5 Beispiel eines Teufelskreises bei zwanghaftem Verhalten

Exkurs

Krankheitsgewinn

Der Begriff *Krankheitsgewinn* stammt aus der psychoanalytischen Theorie von Sigmund Freud (zit. nach Laplanche u. Pontalis 1986) und entspricht grob gesagt dem Konzept der Funktionalität des Verhaltens in der Verhaltenstherapie, wenn auch mit unterschiedlichen Betonungen von zugrunde liegenden Prozessen. Auf den ersten Blick wirkt der Begriff Krankheitsgewinn für die meisten Menschen seltsam: Wie kann man aus etwas „Schlimmem" wie einer Krankheit überhaupt „Gewinn" ziehen? Für die helfenden Berufe wird der „sekundäre Krankheitsgewinn" (s. u.) mitunter dann zum Fallstrick, wenn zu schnell an diesen gedacht und dadurch die eigentliche Erkrankung vernachlässigt wird.

Die psychoanalytische Theorie unterscheidet einen inneren (primären), an das Symptom gebundenen, und einen äußeren (sekundären), sich von materiellen Gegebenheiten ableitenden Krankheitsgewinn. Im Falle des hier in der Theorie im Vordergrund stehenden psychischen *Kon-*

fliktes ergibt die durch unbewusste Motive getragene Flucht in die Krankheit und die Reduktion von innerer Spannung und Angst den primären Krankheitsgewinn. Unter *primärem Krankheitsgewinn* kann man auch unabhängig von der psychodynamischen Konflikttheorie grundsätzlich die unmittelbar mit einer Krankheit verbundenen inneren Vorteile wie körperliche Schonung, Ruhe, Entlastung verstehen. (Nicht chronifizierter) Schmerz ist beispielsweise keine körperliche Funktionsstörung, sondern eine Anpassung an eine Funktionsstörung und soll vor weiteren Überforderungen schützen. Diesen Gewinn erkennt man daran, dass er unmittelbar dem Körper zugutekommt. Gleiches gilt natürlich auch für die Seele.

Den primären Krankheitsgewinn können wir in der Verhaltenstherapie grob gesagt manchen der kurzfristigen angenehmen Konsequenzen bzw. der positiven und negativen kurzfristigen Verstärkung zuordnen, nämlich jenen Konsequenzen, die sich auf innere Zustände beziehen, wie beispielsweise die Reduktion der Angst durch Vermeidung. Kurzfristige verstärkende Konsequenzen wie beispielsweise der Erhalt von Zuwendung nach Weinen als externe Konsequenz wäre aber nicht im Sinne des Konzepts des primären Krankheitsgewinns zu verstehen.

Wenn man von Krankheitsgewinn spricht, meint man aber in aller Regel den *sekundären Krankheitsgewinn*. Der sekundäre Krankheitsgewinn ist der äußere, sich von materiellen Gegebenheiten ableitende Krankheitsgewinn. Er besteht in einem sozialen Vorteil durch das Kranksein. Er ist die Folge der Symptomatik und tritt daher später als die Krankheit selber auf. Hierunter wären auch die kurzfristigen verstärkenden Konsequenzen von außen (z. B. Zuwendung durch andere) in unserer Verhaltensanalyse einzuordnen. Gerade diese Konsequenzen sind jedoch meist nicht nur kurzfristiger, sondern auch langfristiger Natur. So finden wir nicht selten Patienten, die z. B. während ihrer Krankheit durchgehend von einer abhängig machenden Mutter in scheinbar selbstloser Art und Weise liebevoll versorgt werden. Erreicht der Kranke durch seine Symptomatik irgendeinen Vorteil, so kann damit ein unbewusstes oder bewusstes Festhalten an der Krankheit unterstützt werden. Eng mit einer solchen Entwicklung verbunden ist das Konzept einer dann eher schädlichen regressiven Entwicklung, der *malignen Regression*, bei der Patienten zunehmend den Anforderungen der Außenwelt fernbleiben und sich in der Krankheit „einrichten". Auch der Erhalt einer Rente kann einen solchen sekundären Krankheitsgewinn darstellen, der in der gesellschaftspolitischen Diskussion mit dem Ausdruck „Rentenneurose" bezeichnet wird. Mit *tertiärem Krankheitsgewinn* beschreibt man schließlich Situationen, in denen Dritte, z. B. Bezugspersonen des Kranken, aus der jeweiligen Erkrankung Vorteile ziehen. So etwas kann wie in unserem vorherigen Beispiel der Fall sein, wenn sich z. B. Familienangehörige als Pflegende nützlich fühlen können, durch die Versorgung des Kranken eine sinnvolle Aufgabe erhalten oder vielleicht sogar Einkommen erzielen. Auch der gesamte Gesundheitssektor, die pflegenden, ärztlichen, heilenden Berufe beinhalten demnach automatisch den tertiären Krankheitsgewinn.

Merke

Die **psychoanalytische und tiefenpsychologische Krankheitslehre** unterscheidet zwischen inneren (primären) und äußeren (sekundären) Konsequenzen/Gewinnen einer Erkrankung.
Innerhalb der **Verhaltenstherapie** unterscheiden wir (neben den negativen) kurz- und langfristige „positive" Konsequenzen.
Hierbei ist der **primäre Krankheitsgewinn** nicht mit den kurzfristigen und der **sekundäre** nicht mit den langfristigen Konsequenzen gleichzusetzen.

Es ist also neben den destruktiven langfristigen Konsequenzen genauso wichtig die positiven anzusehen, denn auch sie können die Symptomatik aufrechterhalten.

Positive und negative Konsequenzen schließen einander nicht aus und stehen meist in Konflikt zueinander. Wenn jedoch die positiven Konsequenzen in ihrer subjektiven Bedeutsamkeit und Intensität gegenüber den negativen eindeutig überwiegen, ist dies ein zentraler Punkt bzgl. der Therapieplanung oder der Frage danach, ob Therapie überhaupt indiziert oder Erfolg versprechend scheint. Analysieren müssen wir daher auch, ob eher die für den Patienten subjektiv negativen oder positiven Konsequenzen der Erkrankung überwiegen. Depressionen beispielsweise schützen vor Überforderungen, sie führen aber auch zu sozialem Rückzug, Interessenverlust und manchmal sogar zum Suizid. Die zunächst nützliche Folge kann jedoch im Verlauf der Krankheit deutlich in den Hintergrund treten, sodass die negativen Konsequenzen im Vordergrund stehen. Dies ist meiner Erfahrung nach auch bei den meisten Patienten der Fall. Dennoch dürfen wir nicht solche Entwicklungen übersehen, in denen der Krankheitsgewinn oder hiermit verbundene regressive Verläufe die Oberhand gewinnen.

9. Identifikation von Verhaltensaktiva, Ressourcen, Selbsthilfemöglichkeiten und -strategien, Bewältigungsfähigkeiten, ungestörten Verhaltensbereichen und subjektivem Krankheitsverständnis

Laut Informationsblatt und Überlegungen der Gutachter (Kassenärztliche Bundesvereinigung 2006) sollen wir auch zu den genannten Bereichen Verhaltensaktiva, Ressourcen, Selbsthilfemöglichkeiten und -strategien, Bewältigungsfähigkeiten, ungestörte Verhaltensbereiche und subjektives Krankheitsverständnis Stellung nehmen. Auf den ersten Blick sieht die Fülle an diesen Konzepten umfangreicher aus, als es tatsächlich der Fall ist.

Verhaltensaktiva ist dabei ein eher in die Jahre gekommener Begriff und wird kaum noch verwendet. Stattdessen spricht man von Ressourcen (▸ Punkt 5 der Analyse). Wie wir sehen werden, ist das Konzept der Ressourcen relativ breit definiert, sodass hierunter auch Bewältigungsfähigkeiten und Selbsthilfemöglichkeiten und -strategien fallen. Ungestörte Verhaltensbereiche sind ebenfalls eng mit dem Ressourcenbegriff verbunden und wurden von uns zudem bereits in Schritt 5 bei der Analyse der Gestaltung von Lebensbereichen auf Basis der Persönlichkeit behandelt.

Es bleibt also zusätzlich zu den *Ressourcen* noch das *subjektive Krankheitsverständnis* zu analysieren. Doch schauen wir zunächst auf den Bereich Ressourcen.

Exkurs

Ressourcen

Als vorletzten Schritt in unserem Analyseprozess können wir uns nun den Ressourcen des Patienten zuwenden. Wie wir oben schon in Schritt 5 gesehen haben, wird unter dem Begriff Ressourcen zunächst immer etwas „Positives", Hilfreiches verstanden, sodass eine Ressource über einen bloßen Kompensationsmechanismus hinauszugehen scheint.

Da der Begriff jedoch häufig und mittlerweile auch oft reflexartig benutzt wird, lohnt es sich, zunächst noch einmal auf dessen Bedeutung zu schauen.

Ressourcen sind in der Psychotherapie mit der Zeit mehr und mehr in den Fokus, z.T. sogar in den Mittelpunkt der Betrachtung des Patienten gerückt. So fordern beispielsweise Kanfer et al. (1996) eine grundsätzliche Orientierung der Psychotherapie an den positiven Seiten des Patienten. Vielfach wird neben einer Problemorientierung eine gleichwertige Ressourcenperspektive bzw. -haltung des Therapeuten als bedeutsam betont.
Ressourcen werden dabei verstanden als Möglichkeiten zur Bewältigung oder zum konstruktiven Umgang mit belastenden Lebensumständen. In einem vergleichbaren Sinne haben wir oben (▸ Punkt 5 der Analyse) Schutzfaktoren verstanden, nämlich als alle Merkmale, die die Wahrscheinlichkeit für X (hier Problemverhalten/Krankheit) bei Anwesenheit von risikoförderlichem „Material" senken. Risikoförderliches Material und belastende Lebensumstände sind also als externe Variable im Ressourcen-Begriff enthalten. Jeder Mensch verfüge nach diesem Verständnis über Ressourcen, sei er auch noch so krank oder „beschädigt" (Nestmann 1996). Noch allgemeiner gesehen sei letztendlich „alles, was von einer bestimmten Person in einer bestimmten Situation wertgeschätzt oder als hilfreich erlebt wird" eine Ressource (Nestmann 1996, S. 362) – demnach beinhalten bzw. sind Ressourcen funktionale Merkmale (von Person oder Umwelt).
Unterschieden werden kann zwischen *externen und internen Ressourcen*. Unter externen Ressourcen werden alle natürlichen, sozialen und technischen Hilfsmittel bzw. Helfer in der Umwelt verstanden (z.B. soziale Netzwerke, sozioökonomischer Status, Einkommen, Wohn- und Arbeitsumgebung, ggf. auch die therapeutische Beziehung). Unter internen oder intrapersonellen Ressourcen verstehen Kraft et al. (1994, S. 219) „habitualisierte, d.h. situationskonstante, aber zugleich flexibel gesundheitserhaltende und wiederherstellende Handlungsmuster sowie kognitive Überzeugungssysteme der Person", die Bewältigungsstilen entsprechen sollen. Darüber hinaus fallen unter interne Ressourcen sämtliche Persönlichkeitsvariablen sowie Fähig- und Fertigkeiten.
Willutzki (2000) weist darauf hin, dass auch zunächst negativ bewertete Aspekte bzw. problematische Verhaltensweisen als Ressourcen verstanden werden können, wenn man deren funktionalen Aspekt als Problemlöseversuch betrachtet. Wenn man Ressourcen als Bewältigungsmechanismen von etwas Problematischem versteht, würde man in diesem Sinne auch die schon thematisierte Kompensation (▸ Punkt 5 der Analyse) unter den Ressourcenbegriff subsumieren. Anders läge der Fall, wenn wir Ressourcen als etwas grundlegend Hilfreiches, also als über Bewältigung oder Bewältigungsversuche hinausgehend betrachten. Dann sehen wir Ressourcen nicht nur als Aspekte, die dem Patienten im bisherigen Leben dazu verhalfen, mit Belastungen umzugehen, sondern zudem als Merkmale, die halfen, Belastungen erst gar nicht entstehen zu lassen oder gar einen neutralen oder positiven Zustand noch weiter zu verbessern. Ressourcen wären dann mehr als Bewältigung, wenn gar nichts bewältigt werden müsste.
Nicht zuletzt müssen wir auch beachten, dass durchaus vorhandene, verfügbare Ressourcen ggf. bislang nicht oder kaum zur Kompensation bzw. Bewältigung vom Patienten genutzt worden sind.

Auch, wenn man die Kompensation vom Ressourcenkonzept zu unterscheiden versucht, stehen beide Konzepte eng nebeneinander bzw. überschneiden sich. Wir wollen im Bericht dennoch beide Bereiche getrennt aufführen. Wenn wir bei der Analyse der Persönlichkeit auch die bisherige Kompensation analysieren, beantworten wir die Frage, wieso der Patient bislang noch nicht dekompensierte, und tragen auch hierdurch zur Beantwortung der Frage, wieso der Patient jetzt in der aktuellen Situation dekompensiert, bei.

Getrennt hiervon analysieren wir am Ende der Makroanalyse oder bei der Prognoseerstellung (▸ Kap. 4.7.3) nach gründlicher Analyse der problematischen Aspekte grundlegend die Ressourcen als hilfreiche Aspekte über die Kompensation hinaus. An dieser Stelle beachten wir dann sowohl Ressourcen der Person wie

Ressourcen der Umwelt und nicht nur solche, die immer schon oder über einen langen Zeitraum vorhanden waren, sondern auch solche, die möglicherweise neu hinzugekommen sind (z. B. neue zufriedenstellende Partnerschaft).

Im Bericht konzentrieren wir uns an dieser Stelle darauf, kurz und prägnant wichtige Ressourcen zu identifizieren und bereits daran zu denken, inwiefern diese umgebungsbezogenen und personalen Merkmale gesundheitswiederherstellende Funktion ausüben könnten, denn diese Mechanismen müssen wir später bei der Prognose berücksichtigen. Insofern kommt es an dieser Stelle der Verhaltensanalyse nicht nur zu Überschneidungen mit der schon beschriebenen Kompensation, sondern auch mit der prognostischen Einschätzung. Um Redundanzen zu vermeiden, können wir an dieser Stelle auch auf die Prognose verweisen (z. B., indem wir schreiben: „Ressourcen: siehe prognostische Einschätzung"). Wir müssen jedoch dann später in jedem Fall die Ressourcen bei der Prognose berücksichtigen, was aber ohnehin nicht anders denkbar ist, wenn wir eine realistische, differenzierte Prognose erstellen wollen. Für welche Darstellung (Ressourcen in der Verhaltensanalyse oder Ressourcen bei der Prognose) wir uns auch entscheiden, wir müssen darauf achten, dass die Aspekte im Bericht enthalten sind, und unsere Entscheidung auf den individuellen Patienten abstimmen. Wenn wir die Ressourcen als prognostisch relevante Merkmale in der Prognose aufführen, so müssen wir dort auch erklären, durch welche Mechanismen die einzelnen Faktoren zu einer günstigen Prognose beitragen. Eine solche Erklärung geht über eine bloße Aufzählung an Ressourcen, wie sie häufig in Verhaltensanalysen praktiziert wird, hinaus. In der Verhaltensanalyse kann man lediglich alle Ressourcen auflisten, bei der Prognoseerstellung erklären wir die Wirkungsweise der Faktoren. Hinzu kommt, dass nicht alle auf den ersten Blick als Ressourcen erscheinenden Merkmale gleichzeitig auch ein prognostisch günstiges Merkmal darstellen. Intelligenz beispielsweise kann im Sinne von hiermit verbundener guter Introspektionsfähigkeit hilfreich sein, kann aber auch die Tendenz zum Grübeln verstärken und somit dysfunktional wirken. Wenn wir Intelligenz in der Verhaltensanalyse also lediglich als Faktor auflisten, bleibt der Erkenntnisgewinn hier deutlich geringer als bei einer differenzierten Betrachtung ihrer Wirkungsweise. Letztere könnten wir zwar bereits in der Verhaltensanalyse durchführen, jedoch ergäben sich hierdurch Wiederholungen, weshalb insgesamt hier dafür plädiert wird, die Analyse oder zumindest die Darstellung der Ressourcen bei der Prognose und nicht in der Makroanalyse zu behandeln. Dennoch mag in manchen Fällen der umgekehrte Weg der passendere sein.

Dasselbe gilt für die Analyse und Darstellung der Bewältigungsversuche und Selbsthilfemöglichkeiten sowie des subjektiven Krankheitsverständnisses.

Wenn wir uns dazu entscheiden, die Analyse der Ressourcen am Ende der Verhaltensanalyse vorzunehmen, müssen wir hier nun analysieren, welche Ressourcen in welchem Ausmaß auf welche Art und Weise bislang zu einer relativ gelungenen Lebensbewältigung oder bei rezidivierender oder chronifizierter Symptomatik zu Phasen von Symptomfreiheit oder -reduktion beitrugen oder der Schwächung der Widerstandsfähigkeit des Patienten entgegenwirkten.

Dem Aspekt des *subjektiven Krankheitsverständnisses* wird in der Praxis so gut wie keine Beachtung geschenkt und dieser wird in den Berichten nicht erwähnt.

Dennoch wird er im KV-Blatt genannt, aber nicht weiter erklärt. Gefordert ist sicherlich nicht die Darstellung einer umfassenden Störungstheorie des Patienten. Wichtige Aspekte können jedoch beispielsweise eine eher somatisch ausgerichtete Denkweise des Patienten sein. Auch ein völliges Unverständnis seitens des Patienten, der sich überhaupt nicht erklären kann, wieso er unter der Symptomatik leidet, wäre an dieser Stelle relevant. Ebenso tangiert dieser Aspekt die Frage nach den Auslösebedingungen aus Sicht des Patienten. Somit besteht hier eine mögliche Überlappung mit Punkt 1 (Symptomatik) sowie mit Punkt 2 (Krankheitsverlauf) des Berichts.

Ebenso wie für die Ressourcen gilt auch hier, dass dieser Aspekt für die Prognose relevant ist und daher auch erst später, nämlich an der Stelle der Erstellung der Prognose (▸ Kap. 4.7.3) vorgenommen werden kann.

Mikroanalyse

Die Mikroanalyse ist keine Analyse einer Krankheit oder Störung, sondern eines ganz bestimmten, ausgewählten, umgrenzten Problemverhaltens in einer bestimmten Situation.

Die Mikroanalyse stellt einen Spezialfall der Makroanalyse dar, der auf eine spezielle Situation eines konkreten Patienten angewendet wird. Dazu werden entweder typische Problemverhaltensweisen, deren erstmaliges oder letztmaliges Auftreten oder besonders ausgeprägte Problemverhaltensweisen herausgegriffen.

Seit der Einführung des SORKC-Schemas durch Kanfer und Saslow (1974) als gedankliches Ordnungsprinzip der Verhaltensanalyse sind einige Weiterentwicklungen erfolgt. Auf eine detaillierte Darstellung einzelner Modelle, die sich nur unwesentlich unterscheiden, wird an dieser Stelle verzichtet. Es gelten für alle Analysesysteme gemeinsame, allgemeine Rahmenbedingungen. Im deutschsprachigen Bereich haben sich insbesondere drei Modelle etabliert, die sich recht ähnlich und alle linear aufgebaut sind (▸ Abb. 4-6). Alle basieren auf der 1969 von Kanfer (ebd.) aufgestellten S-O-R-K-C-Gleichung.

Im Bericht an den Gutachter wird meist klassisch das Kanfer-Modell angewendet, wobei gleichzeitig die Konsequenzen in kurz- und langfristige aufgesplittet werden. Bartling et al. (2004) unterteilen zudem interne und externe Konsequenzen, was im Antragsbericht meist so nicht vorgenommen wird, aber möglich ist. Wir können die Mikroanalyse im Bericht wie in Tab. 4-4 aufgeführt darstellen.

Wir haben nun die Möglichkeit, die Mikroanalyse im Anschluss an die Makroanalyse darzustellen oder die Mikro- in die Makroanalyse zu integrieren. Letzteres bietet den Vorteil, dass wir sowohl auf der deskriptiven Symptombeschreibungsebene wie auch bei der Analyse der Konsequenzen Redundanzen vermeiden können. Wenn wir innerhalb der Makroanalyse die Aktualgenese dargestellt haben, können wir an dieser Stelle zur Symptombeschreibung zunächst auf die Mikroebene wechseln und ein charakteristisches Situations- und Reaktionsbeispiel geben. Anschließend nennen wir dann auf Makroebene noch die in der Mikroanalyse nicht dargestellten weiteren Symptome auf den vier Reaktionsebenen, denn im Rahmen der Mikroanalyse kann, wie bereits dargestellt, nicht die gesamte Problematik dar-

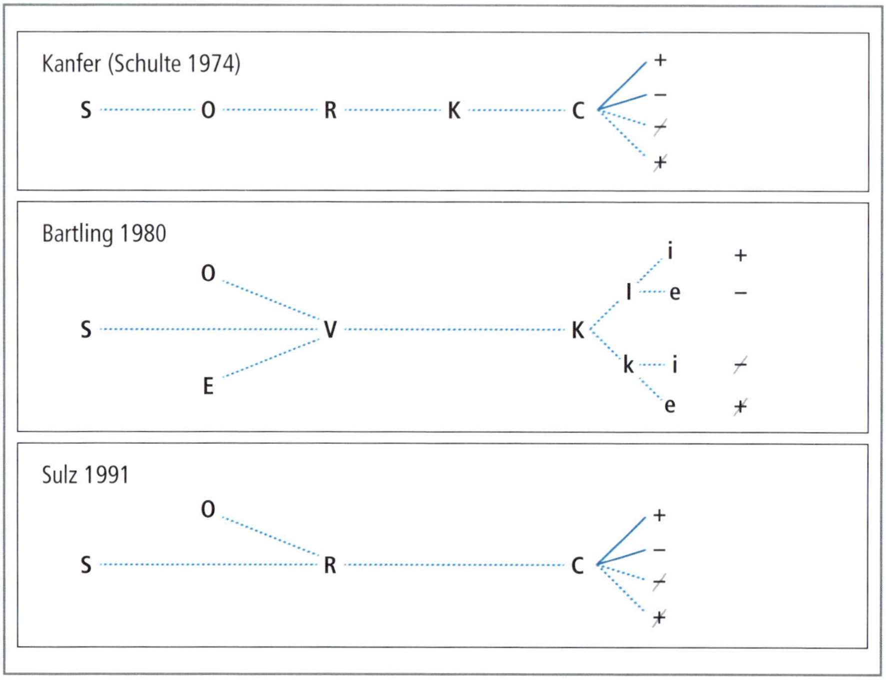

Abb. 4-6 Synopse von Problem-/Verhaltensanalyse-Modellen nach Batra et al. (2000)

gestellt werden und es würden sehr wahrscheinlich wichtige Symptombereiche fehlen, würden wir die Symptombeschreibung lediglich auf die Mikroebene beschränken. Dasselbe gilt auch für die Konsequenzen und Verstärkungsprozesse. Würden wir Symptome und Konsequenzen jedoch auf beiden Ebenen umfassend darstellen, ergäben sich hierdurch unnötige Wiederholungen.

Analyse eines Problembereichs auf Mikroebene

Der erste Schritt besteht darin zu überlegen, welchen Problembereich wir auswählen. Ansetzen können wir hier entweder auf der Symptomebene (Welches Problemverhalten wählen wir aus?) oder auf der Situationsebene (In welchen typischen Situationen kommt es zu einem Problemverhalten?). Sinnvoller scheint jedoch zu sein, auf der Symptomebene anzusetzen, denn die Symptome sind schließlich das, was behandelt werden soll und was zur Aufnahme einer Psychotherapie führt. Die Symptomatik steht im Zentrum. Im Anschluss würden wir dann den Stimulus bzw. eine spezifische Situation identifizieren, die dem Verhalten vorausgeht.

Wir müssen als Ausgangspunkt unserer Frage nach der *Auswahl einer Mikroanalyse* also nicht an der Situation ansetzen, sondern können uns auch fragen, was typische, wiederkehrende Verhaltensweisen oder Gefühle des Patienten sind und uns dann sekundär überlegen, in welchen Situationen diese in Erscheinung treten. Häufig gehen die Überlegungen zum Verhalten und zur Situation jedoch ineinander über bzw. sind sehr eng miteinander verbunden.

Tab. 4-4 Mikroanalyse

Abkürzung	Bedeutung
S	Interner und/oder externer Stimulus/Situation
O	Organismusvariable: situationübergreifende Merkmale der Person
Rkog	Reaktion auf kognitiver Verhaltensebene
Remo	Reaktion auf emotionaler Verhaltensebene
Rphys	Reaktion auf physiologischer Verhaltensebene
Rmot	Reaktion auf motorischer Verhaltensebene
K	Interne und externe kurzfristige (und langfristige) Konsequenzen und Verstärkungsprozesse

Anm: Langfristige Konsequenzen sind in Klammern gesetzt, da diese ggf. zur Komprimierung lediglich in der Makroanalyse dargestellt werden.

Es stellt sich zunächst also die Frage, welche Problematik wir überhaupt auswählen. Die Makroanalyse bietet hierzu bereits das Suchfeld. Um eine geeignete, charakteristische Problematik auswählen zu können, müssen wir uns im Klaren darüber sein, was die Hauptproblematik des Patienten darstellt. Hiermit ist nicht gemeint, etwa lediglich zwischen möglicherweise mehreren vorliegenden Diagnosen/Störungen auszuwählen, sondern auch innerhalb einer Diagnose die zentrale Problematik zu identifizieren. Dies können wir an dieser Stelle gut tun, da wir den Patienten durch unsere Makroanalyse bereits gut verstanden haben. Wir schauen neben der Symptomatik auch zurück auf die primären Emotionen, die durch die Auslösesituation hervorgerufen werden, sowie auf die Persönlichkeit des Patienten, um zu verstehen, was das oder die zentralen Themen des Patienten sind. Es macht keinen Sinn, eine wenig charakteristische Problematik und Situation zu analysieren. Wir werden später anhand von Beispielen sehen und lernen, wie wir typische und zentrale Problematiken auswählen können.

Häufige Fehler, die bei der Darstellung der Symptomatik und Situation in der Mikroanalyse gemacht werden sind folgende:

- Es wird keine spezifische Situation dargestellt, sondern eher eine Lebenssituation, die auf Makroebene anzusiedeln ist. Es wird beispielhaft von Konflikten am Arbeitsplatz, Versetzung am Arbeitsplatz (externe Situation) und hiermit verbundenen Versagensängsten (interne Situation) als einer Situation gesprochen. Dies beinhaltet jedoch die mögliche Auslösesituation der Symptomatik auf Makroebene; zusätzlich ist eine Beschreibung wie „Konflikte am Arbeitsplatz" ohnehin für Makro- wie Mikroebene nicht präzise genug; man kann sich hierunter vieles vorstellen. Möchte man auf der Mikroebene eine typische wiederkehrende Konfliktsituation am Arbeitsplatz darstellen, muss man diese präzisieren,

d. h. genauer beschreiben. Denkbar wären hier verschiedene Konfliktszenarien wie beispielsweise: „Ein Arbeitskollege der Patientin hält sich nicht an die Vereinbarung, ihr bis 14.00 Uhr seinen Teil der Arbeitsaufgabe zur Verfügung zu stellen“ oder „Der Vorgesetzte kritisiert die Arbeitsweise der Patientin“.

- Auch die Symptombeschreibungen sind häufig nicht so spezifisch, wie dies in einer Mikroanalyse gefordert wird. Es werden einfach wahllos alle Symptome aufgelistet, unter denen der Patient leidet, auch wenn diese in dieser speziellen analysierten Situation normalerweise nicht auftreten. Häufig führt dies dazu, dass der Patient kranker dargestellt wird, als er eigentlich ist. Nicht alle Symptome treten in jeder Problemsituation auf. Die Kunst in der Erstellung einer Mikroanalyse liegt darin, die spezifischen Reaktionsweisen in dieser Situation zu analysieren.

Haben wir eine spezifische Situation ausgewählt, kommen wir zur Organismusvariable. In Bezug auf diese können wir uns meistens auf die schon analysierte Persönlichkeit des Patienten innerhalb der Makroanalyse beziehen. Natürlich müssen wir auch hier überlegen, welche *Organismusvariablen* für genau die im Folgenden zu beschreibenden Reaktionsweisen in dieser Situation relevant sind. An dieser Stelle müssen wir aber nicht noch einmal eine detaillierte Beschreibung der O-Variable vornehmen, sondern setzen das, was wir bereits analysiert haben, voraus. Wir können uns z. B. auf die bereits analysierte Persönlichkeit verbunden mit Schemata, Plänen, Bedürfnissen etc. beziehen, indem wir lediglich die übergeordneten Persönlichkeitsmerkmale nennen (z. B. „narzisstische, zwanghafte Persönlichkeitszüge, siehe oben“). In der Regel müssen wir an dieser Stelle nicht noch einmal die Glaubenssätze, Schemata etc. aufführen, da wir dies schon ausführlich getan haben. Auch hier besteht ein häufiger Fehler darin, dass alle möglichen Organismusvariablen aufgelistet werden, sodass keine Präzisierung der relevanten Merkmale für die Reaktionsweisen in der spezifischen Situation stattfindet.

Im Anschluss an die Situations- und Symptombeschreibung und prägnante Skizzierung der relevanten Organismusbedingungen gehen wir über zur *Beschreibung der kurzfristigen Konsequenzen*. Auch hier ist darauf zu achten, dass wir lediglich die Konsequenzen und Verstärkungsbedingungen beschreiben, die der Situation und dem Verhalten auch tatsächlich regelhaft folgen. Ebenso müssen wir bei der Auflistung der Konsequenzen auch deutlich machen, durch welches Verhalten nun die Konsequenz erfolgt, da wir in der Mikroanalyse ja nicht nur eine einzige Verhaltensweise beschreiben. Es reicht nicht aus, einfach alle Konsequenzen aufzulisten, sondern wir beschreiben getrennt für die einzelnen Verhaltensweisen, welche Konsequenzen diesen folgen. So ist die Mikroanalyse insgesamt durch und durch spezifisch gestaltet.

Nach Darstellung der kurzfristigen Konsequenzen in dieser speziellen Situation gehen wir, wie bereits dargestellt, nun wieder zur Makroanalyse über, beschreiben zuerst die übrigen Symptome, die in der Mikroanalyse nicht zur Sprache kommen konnten (weil sie eben in dieser Situation nicht zutreffen) und dann auch weitere kurzfristige Konsequenzen anderer Symptome und Verhaltensweisen (außerhalb der Mikroanalyse) sowie die langfristigen Konsequenzen. Damit verzichten wir an der Stelle der Mikroanalyse auf die Beschreibung der langfristigen Konsequenzen und listen lieber alle langfristigen Konsequenzen im Makrobereich auf. So übersehen wir nichts und stellen gleichzeitig auch nicht unnötig redundant dar. Wir werden diese Vorgehensweise, die auf den ersten Blick etwas kompliziert aussehen mag, später anhand von konkreten Beispielen noch näher kennenlernen und die Arbeitserleichterung hierdurch feststellen können.

Geschafft!
Wir haben nun alle Schritte unseres Analyseprozesses vollzogen.
Der auf den ersten Blick aufwendig und zunächst mühsam erscheinende Analyseprozess kann, so zeigte mir meine eigene Erfahrung, mit ein wenig Übung mehr und mehr in Fleisch und Blut übergehen und zu einer befriedigenden, sinnvollen Tätigkeit werden.
Damit Sie den Leitfaden in der Praxis bei Ihren eigenen Patienten gut anwenden können, wurde ein Übungsblatt erstellt, auf dem alle Schritte der Analyse enthalten sind und entsprechender Leerraum für Ihre zugehörigen Gedanken bereitsteht (s. Übungsblatt in Anhang 1).
Bevor Sie mit der Anwendung des Leitfadens beginnen, beschäftigen wir uns nun aber zunächst noch mit weiteren, möglichen Inhalten für den Leitfaden sowie mit konkreten Beispielen, anhand derer wir die gelungene Erstellung der Verhaltensanalyse noch besser lernen können.

4.5.3 Ätiopathogenetische Tabelle

Wir haben uns nun intensiv mit einer Möglichkeit der Vorgehensweise bei der Erstellung der Verhaltensanalyse beschäftigt. An manchen Stellen sind wir bereits auf theoretische Inhalte zu sprechen gekommen.

Wie wir immer wieder gesehen haben, kommt es darauf an, nicht nur richtige, sondern auch spezifische, individuelle Inhalte darzustellen, und zwar mit einer gewissen Genauigkeit.

Um dies tun zu können, müssen wir bei der Erstellung der Verhaltensanalyse also auch auf unser theoretisches Wissen zurückgreifen. Dies setzt die Kenntnis der verhaltenstherapeutischen Krankheitslehre bzw. deren Annahmen zur *Ätiologie* (Ursache, Entstehung von Krankheiten) sowie Kenntnis diesbezüglicher störungsspezifischer Konzepte voraus.

Die Frage nach der Ätiologie psychischer Krankheit generell und spezifischer Krankheitsbilder ist ein wesentlicher Inhalt der klinischen Psychologie und stellt ein Forschungsgebiet dar, auf dem immer wieder neue Erkenntnisse dazu beitragen, die Entstehung psychischer Krankheit besser zu verstehen.

Bei den meisten psychischen Störungen kann man nicht von einer einzigen Ursache ausgehen, sondern man nimmt ein Ursachenbündel an und spricht von *Multikausalität* bzw. multifaktorieller Entstehung. Ein einfaches Ursache-Wirkungsprinzip, wie eine Gewalteinwirkung, die zum Knochenbruch führt, ist zur Erklärung der Entstehung psychischer Krankheit nicht denkbar. Erst das Zusammenwirken mehrerer Faktoren führt zur Ausformung einer psychischen Störung. Man spricht im Bereich psychischer Krankheit daher häufig nicht von der Ursache bzw. Ätiologie einer Störung, sondern von den *Bedingungen einer Störung*.

Dennoch existiert bis heute keine vollständige Erklärung der einzelnen psychischen Krankheiten bzw. psychischer Krankheit generell. Ob eine solche vollständige Erklärung überhaupt möglich ist, kann zudem infrage gestellt werden, so Pospeschill (o. J.): „Eine ätiologische Erklärung psychischer Störungen kann niemals vollständig sein, weil sich sowohl aus wissenschaftlichen als auch aus pragmatischen Gründen nie alle für eine Störung relevanten Faktoren anführen lassen."

Dennoch muss das Ziel ätiologischer Forschung in der klinischen Psychologie natürlich in einer möglichst umfassenden Beantwortung der Frage nach den Ursachen bzw. Entstehungsbedingungen der Krankheit(en) bestehen.

Psychische Krankheiten lassen sich nicht nur anhand von Symptomen bzw. Symptomenkomplexen wie in der ICD (WHO 2015) und im DSM, *Diagnostic and Statistical Manual of Mental Disorders* (APA, American Psychiatric Association 2013), kategorisieren und systematisieren (▸ Kap. 4.6), sondern auch hinsichtlich ihrer Entstehungsgeschichte/Ätiologie. Kraepelin (1913) unterschied z. B. bereits im 19. Jahrhundert exogene Psychosen, endogene Psychosen und Neurosen bzw. später exogene und psychogene Störungen und legte seinem Klassifikationssystem empirische Daten über Ätiologie und *Pathogenese* (Entwicklung, Ausgestaltung einer Krankheit) zugrunde. Eine Klassifikation unter ätiologischen Gesichtspunkten würde beinhalten, dass einzelne Krankheiten sich zu relativ einheitlichen ätiologischen Konstellationen voneinander abgrenzen lassen. Der aktuelle wissenschaftliche Erkenntnisstand erlaubt dies jedoch nicht, wenngleich es wissenschaftliche Erkenntnisse zu ätiologischen Faktoren psychischer Krankheit und einzelner Störungen natürlich gibt.

Neben den wissenschaftlichen Erkenntnissen als Basis für Klassifikationen können auch theoretische Überlegungen herangezogen werden. Die psychoanalytische Theorie ist hier das klassische Beispiel für eine solche Krankheitslehre und *Nosologie* (Krankheitslehre, Lehre von der Erscheinungsform und Klassifikation einer Krankheit), wenngleich ihr aus verhaltenstherapeutischer Perspektive vor allem in der Vergangenheit eben der fehlende wissenschaftliche Bezug kritisch vorgehalten wurde. Hierbei wurde jedoch vernachlässigt, dass vor jeder empirischen Überprüfung eine gute Theorie bzw. theoretische Annahmen stehen müssen.

Ebenso eingewendet werden kann, dass eine empirische Überprüfung psychologischer Konstrukte und Annahmen, hier in Bezug auf die Ätiologie psychischer Krankheit, zwar anzustreben ist, gleichzeitig aber eine anspruchsvolle Aufgabe darstellt und mit vielfältigen Schwierigkeiten einhergeht. Eine rein *hermeneutische* (hermeneutisch: deutend, interpretierend) Betrachtung der Psychoanalyse wird ihr in der Tat nicht gerecht, denn sie macht als wissenschaftliche Theorie zahlreiche empirisch überprüfbare Aussagen. Methodische Mängel bzw. Limitationen einer Forschung, die ein solch komplexes „Geschehen" wie psychische Krankheit untersucht, relativieren den zwar verständlichen, aber z. T. unrealistischen und dogmatischen Anspruch der Wissenschaftlichkeit unter Vernachlässigung des Verstehens, Erklärens und Deutens (Hermeneutik), unter Vernachlässigung von Erfahrungswissen und *Induktion* (abstrahierender Schluss aus beobachteten Phänomenen auf eine allgemeinere Erkenntnis) als Informationsquellen und Methoden.

Eine detaillierte Kritik wissenschaftlicher Forschung in der klinischen Psychologie kann und soll an dieser Stelle nicht vorgenommen werden. Nicht fehlen soll jedoch der Hinweis auf eine auch kritische Betrachtung vermeintlich gesicherter empirischer Erkenntnisse mit Blick auf methodische Limitationen, wie vor allem die Übertragung von am Tier oder aber an gesunden Kontrollpersonen (meist Studenten) in experimentellen Designs gewonnenen Erkenntnissen auf den Menschen bzw. auf psychisch Kranke, also vor allem auf Limitationen im Hinblick auf die externe Validität empirischer Untersuchungen zu ätiologischen Faktoren psychischer Krankheit.

Einig hingegen dürfte sich die Mehrheit klinischer Psychologen hinsichtlich der Bilanzierung sein, dass empirisch gesichertes Wissen in Bezug auf die Ätiologie(n) psychischer Erkrankung(en) nach wie vor eher spärlich vorhanden ist. Angesichts des Fehlens eindeutig nachgewiesener kausaler ätiologischer und pathogenetischer Beziehungen spricht man daher im Bereich psychischer Beeinträchtigungen auch lieber von Störungen als von Krankheit in Abgrenzung zur traditionellen, kausal orientierten somatischen Krankheitskonzeption.

Theoretische Annahmen hingegen sind zahlreich vorhanden und weiterentwickelt worden, jedoch auch in der Verhaltenstherapie nicht vollumfänglich empirisch gesichert, weil dies naturgemäß allein in zeitlicher Hinsicht kaum realisierbar ist.

Eine umfassende ätiologische Kategorisierung von psychischen Krankheiten existiert daher bis dato nicht und stellt ein Ziel in weiter Ferne dar. Vorhanden sind die Klassifikationssysteme (ICD und DSM), die psychische Störungen beschreiben, um eine gemeinsame Sprache für die beschreibende Psychopathologie zur Verfügung zu stellen mit dem Anspruch, klinische Bilder als Phänomene, also unvoreingenommen in der Beschreibung, zu erfassen. Ein Kritikpunkt an diesen Systemen beinhaltet jedoch eine z. T. unverständliche Vermischung von Beschreibung und Ätiologie. So ist beispielsweise bei den Subtypen der Schizophrenie lange nach biologischen Markern gefahndet worden und nun zeigt sich, dass diese Suche erfolglos war und die Klassifikationsformen des DSM-5 (APA 2013) schaffen die Subtypen folgerichtig wieder ab. Ein anderes Beispiel: Eine Panikstörung soll nur dann diagnostiziert werden, wenn sich keine Ursache für das Auftreten der Angst finden lässt. Allein das Ansetzen dieses Kriteriums geht schon über eine rein deskriptive Beschreibung und Kategorisierung hinaus.

Die genannten Beispiele sollen nicht die Existenz klassifikatorischer deskriptiver Systeme kritisieren oder deren Nutzen infrage stellen, sondern die Schwierigkeit der Etablierung eines gelungenen nosologischen Systems aufzeigen. Eine *Nosologie* ist der Versuch der Etablierung einer eindeutigen, logischen Ordnung von Krankheiten nach einheitlichen Gesichtspunkten. Sie umfasst nicht nur eine Einheitlichkeit von Symptomen und Syndromen in der Deskription von Krankheiten, sondern auch eine Ordnung im Hinblick auf die Ätiologie, Pathogenese und Differenzialdiagnostik von psychischen Störungen.

Es besteht also weiter ein ausgeprägter Bedarf bzw. die Notwendigkeit, psychische Krankheit und deren Entstehung wie Entwicklung noch besser zu verstehen. Es bedarf nicht nur weiterer oder ggf. neuer ätiologischer Konzepte, sondern auch einer gewissen Ordnung und Systematisierung solcher Konzepte.

Einführung in die ätiopathogenetische Tabelle: Hintergrund, Merkmale, Nutzen und Grenzen

Die in diesem Buch vorgestellte ätiopathogenetische Tabelle ist ein Versuch, eine relative Ordnung zur Darstellung von unterschiedlichen, aber nicht disjunkten Entstehungspfaden psychischer Erkrankung herzustellen.

Diese Entstehungspfade setzen am ätiologisch-lebensgeschichtlichen Hintergrund von psychischer Krankheit an und beinhalten somit eine *genetische Rekonstruktion* (von Genese = Ursprung, Entstehung) psychischer Erkrankung, d. h. es handelt sich um eine entwicklungspsychologische Längsschnitt-Perspektive. Es werden inhaltlich verschiedene Entwicklungspfade dargestellt und in übergeordnete Kategorien gruppiert. Korrespondierend zur genetischen Rekonstruktion im Sinne unseres Leitfadens bei der Erstellung der Verhaltensanalyse werden der jeweiligen biografischen, kindlichen Situation der mögliche entsprechende innerpsychischer Niederschlag, kindliche Umgang sowie dann in der weiteren Entstehungsgeschichte korrespondierende Persönlichkeitseigenschaften inkl. Kompensationsmechanismen zugeordnet. Zuletzt werden dem entsprechenden Entwicklungspfad typische Auslösesituationen für die Erkrankung zur Seite gestellt.

Warum nun diese Tabelle? Wie jedes andere Kategorisierungssystem soll auch sie dazu beitragen, mehr Ordnung und Orientierung herzustellen, sowie im gewissen und hilfreichen Maße Komplexität reduzieren.

Darüber hinaus kann in der Praxis immer wieder beobachtet werden, dass bei praktizierenden Therapeuten und auch bei Ausbildungskandidaten der Verhaltenstherapie umfangreiches Wissen in Bezug auf typische Verhaltenskonsequenzen, Verstärker und aufrechterhaltende Bedingungen inkl. Teufelskreisen und Abwärtsspiralen als wichtige ätiopathogenetische Faktoren vorhanden ist, hingegen weniger umfangreiches Wissen in Bezug auf den entwicklungspsychologischen, genetischen Aspekt der Krankheitsentstehung. Dies liegt daran, dass dieser Bereich erst in jüngster Zeit mehr und mehr in den Fokus der Verhaltenstherapie gerät (▸ Kap. 4.7.2: „dritte Welle der Verhaltenstherapie"), zumindest in Bezug auf über die klassischen Lerntheorien hinausgehende Konzepte. Dennoch findet eine Darstellung der lebensgeschichtlich relevanten Faktoren im Antragsbericht in der Verhaltenstherapie regelmäßig statt und wird nicht, wie man annehmen könnte, vernachlässigt. Häufig aber scheint man hiermit überfordert. Die Überforderung betrifft dabei insbesondere die spezifische Verknüpfung von den lebensgeschichtlich relevanten Faktoren mit spezifischen Persönlichkeitsvariablen. Letztendlich aber ist die in der S-O-R-K-C-Gleichung relevante O-Variable nur auf Basis der lebensgeschichtlichen Entwicklung gut zu verstehen.

Neben einer deskriptiv angelegten Klassifikation (wie ICD und DSM) ist eine weitere Nosologie inkl. ätiologischer, pathogenetischer und differenzialdiagnostischer Gruppierungen erstrebenswert. Trotz des Nutzens deskriptiver Klassifikationssysteme und den ihnen zugrunde liegenden ursprünglich sinnvollen Intentionen – nicht nur in Bezug auf eine bessere Verständigungsfunktion zwischen Menschen, sondern auch im Hinblick auf die Infragestellung allzu rasch eingespielter Annahmen zwischen Symptom und Persönlichkeit oder zwischen Krankheitsverlauf und biologischem Prozess etc. –, ist eine derartige Klassifikation psychischer Krankheit nicht nur unvollständig, sondern in ihren beobachtbaren Konsequenzen inzwischen auch unangemessen, z. T. nahezu ad absurdum geführt: Zu beobachten sind Trends (nicht nur im psychiatrischen, sondern längst auch im psychotherapeutischen Kontext) hin zu einer „Verdinglichung“ wie auch Biologisierung von psychischer Krankheit, die offenbar eng miteinander verknüpft zu sein scheinen. Obwohl es sich bei den Beschreibungen der Störungen in den Klassifikationssystemen um definitorische Konventionen handelt, sucht man nach biologischen Unterschieden dieser Konventionen, vermutlich vorrangig aus dem Bedürfnis heraus, die Komplexität psychischer Erkrankung zu reduzieren und korrespondierende einfachere, kostengünstigere Behandlungsmethoden zu finden, als ob sich die Konvention in der biologischen Grundlage widerspiegelt, was das ursprüngliche Konzept der neutralen Deskription zudem ad absurdum führt. Suggeriert wird mehr und mehr ein scheinbar medizinisch-objektiver Zugang zu psychischer Krankheit, bei dem der Verstehensprozess ausgeklammert wird. Mehr und mehr vernachlässigt scheint in einer solchen Konzeption die O-Variable, also die Person zu sein; sie erscheint hier nur noch als biologisch-genetische Variable. Bezeichnenderweise spricht man beispielsweise von einer „narzisstischen Persönlichkeitsstörung“, wenngleich es nicht die Störung, sondern die Person ist, die narzisstisch „ist“ bzw. narzisstische Eigenschaften aufweist.

Eine psychische Erkrankung hat ebenso wie eine eher somatisch geprägte Erkrankung – oder vielleicht sogar noch mehr als diese – immer etwas mit der Person zu tun, sie ist mit ihr unzertrennlich verwoben. Eine psychische Erkrankung ist keine Entität, kein Ding, das sozusagen „vom Himmel fällt“. In psychiatrischer und psychotherapeutischer Praxis ist zunehmend ein Trend zur Entpersonifizierung von Krankheit zu beobachten. Dies drückt sich in der entsprechenden Psychoedukation beispielsweise in vorherrschenden dogmatischen Schemata und Glaubenssätzen wie „eine Depression kann jeder bekommen“, „eine Depression ist eine Krankheit wie jede andere auch“ aus, die dazu dienen sollen, dem Patienten Schuld- und Minderwertigkeitsgefühle allein aufgrund des Vorhandenseins der eigenen Erkrankung zu nehmen. Sie finden ihren Niederschlag auch in hiermit häufig eng verbundenen Behandlungskonzepten, die z. B. mantramäßig immer wieder einseitig an der Reduktion von „Stress“ im Alltag ansetzen oder stark störungsbezogen ausgerichtet sind. Dieses Konzept beinhaltet zwar durchaus einen wahren Kern, eine sinnvolle Absicht und häufig auch die Notwendigkeit, schwer belastete Patienten erst einmal zu entlasten, führt jedoch mehr und mehr zur Vernachlässigung der Person-Variable, und zwar im Sinne von Persönlichkeit und nicht biologisch-genetischer Personenvulnerabilität. Außerdem ist eine solche Verdinglichung nicht nur unzutreffend, ja schlichtweg falsch, sie kann mit Blick auf die Therapie auch mehr und mehr zu einer Art „Schicksalsüberzeugung“ heranreifen und das Kontrollerleben des Patienten weiter reduzieren, wenn die Krankheit eben in erster Linie als externes, kaum (bestenfalls durch „Stressreduktion“) beeinflussbares Schicksal verstanden wird und ein beachtlicher Teil der „wahren“ Ursachen/Bedingungen, die auch in der Persönlichkeit liegen, zu wenig berücksichtigt wird. Dieses Verständnis kann dazu führen, dass eigene Verantwortung (die auch mit einem Gefühl von

Kontrolle einhergeht) zu wenig oder „falsch" gefühlt, verstanden und berücksichtigt wird und der betroffene Mensch in erster Linie nur noch Opfer ist.

So schädlich, unangemessen und unzutreffend eine einseitige Personifizierung (im Sinne von: „Es liegt nur an mir als Person, dass ich krank bin. Mit mir als Person stimmt etwas nicht.") im Rahmen der Theorie wie auch Therapie ist, so absurd ist das Gegenteil, die Entpersonifizierung und zunehmende Verdinglichung psychischer Krankheit. Am deutlichsten mag diese unangemessene Verdinglichung wohl im Bereich der Persönlichkeitsstörungen hervortreten. In der Praxis wird mittlerweile selbstverständlich davon gesprochen, dass der Patient eine Persönlichkeitsstörung „hat" bzw. an einer Persönlichkeitsstörung erkrankt sei. Die Problematik der Kategorisierung einzelner Persönlichkeitsstörungen ist hinreichend bekannt. Oder aber es wird fieberhaft überlegt, welche der verschiedenen Angststörungen der Patient denn nun „hat", eine Überlegung, die den sinnvollen Kern enthält, Besonderheiten einzelner (Angst-)Symptome bei der Behandlung angemessen zu berücksichtigen, die aber zu sehr danach strebt, ein Etikett, ein Ding, eine Krankheit zu „finden", die dann störungsspezifisch behandelt werden kann bei z. T. weitgehender Ausklammerung individueller Besonderheiten. Eine alternative, sich von einer solchen unterscheidende Betrachtungsweise kann auch (nicht ausschließlich) das Vorhandensein von Angst als Emotion generell betrachten und dessen Bedeutung zu verstehen versuchen, ohne hastig eine spezifische Gruppierung im Sinne der deskriptiven Systeme vornehmen zu müssen.

Diese aufgezeigten Trends (nicht grundsätzliche Gegebenheiten) im psychiatrischen und psychotherapeutischen Setting sollen auf die Gefahr hinweisen, dass in der vor allem und einseitig deskriptiv ausgerichteten Diagnostik psychischer Krankheit entscheidende strukturelle Merkmale vernachlässigt werden und man sich einseitig auf die symptomatologische Oberfläche der Krankheit konzentriert.

Der hier vorgenommene Versuch einer gewissen ätiologischen Gruppierung psychischer Krankheit ist also begründet in dem Versuch, eine ergänzende Betrachtungsweise zu unterstützen. Er scheint außerdem vonnöten angesichts der hier beschriebenen, auch in der Praxis bemerkbaren „Wissenslücke" innerhalb der Verhaltenstherapie in Bezug auf die entwicklungspsychologische Perspektive, wenngleich neuere Entwicklungen, wie z. B. der schematherapeutische Ansatz (▸ Kap. 4.5.1 und ▸ Kap. 4.7.1) hier durchaus einiges zu „bieten" haben, scheinbar aber insgesamt in der Verhaltenstherapie noch wenig Gewicht erhalten.

Bei der hier vorgestellten Gruppierung handelt es sich streng genommen nicht um eine ätiopathogenetische Betrachtung. Die Tabelle bzw. die einzelnen Entstehungspfade beginnen bei der kindlichen Situation und enden bei den Auslösebedingungen (Ätiologie); der weitere mögliche Krankheitsverlauf bzw. die Krankheitsentwicklung (Pathogenese) sind nicht bzw. lediglich insofern inkludiert, als dass eine gewisse Krankheitsentwicklung ja bereits vor dem Auftreten von Auslösebedingungen (falls vorhanden) im Gange ist. Der Schwerpunkt liegt hier jedoch auf der Entstehung von Krankheit. Was nicht vorgenommen wird, ist eine Zuordnung einzelner ätiologischer Konstellationen zu spezifischen Krankheitsbildern. Insofern ist die Pathogenese der Erkrankung hier zurückgestellt und die Darstellung konzentriert sich auf die Ätiologie. Man könnte daher auch von einer *ätiologischen* Tabelle sprechen.

Die Konzentration auf die Ätiologie geschah aus folgenden Gründen: Die Krankheitsentwicklung und -aufrechterhaltung ist innerhalb der Verhaltenstherapie bereits gut ergründet und beschrieben. Zum anderen steht eine Vielzahl von möglichen ätiologischen Konstellationen, die zudem nicht disjunkt sind, sondern überschneidende Bereiche aufweisen und sich ergänzen können, einer geringeren Vielfalt psychischer Erkrankungen gegenüber. Es wird hier nicht angenommen, dass bestimmte ätiologische Konstellationen die unterschiedlichen psychischen Erkrankungen voneinander abgrenzen können. Vielmehr können für ein und dieselbe Krankheit (z. B. Depression), wenngleich sich deren Erscheinungsbild auch zwischen den Personen unterscheiden mag, unterschiedliche ätiologische Konstellationen relevant sein. Ebenso können sich bei einer bestimmten ätiologischen Konstellation unterschiedliche oder mehrere psychische Erkrankungen entwickeln.

Die Vernachlässigung von Teilen der Pathogenese bei der in diesem Buch vorgestellten Gruppierung ist nicht Ausdruck einer Gewichtung der Bedeutsamkeit lebensgeschichtlicher Faktoren einerseits und aufrechterhaltender Faktoren andererseits, da beide für das Verständnis psychischer Krankheit bedeutsam und notwendig sind.

Nichtsdestotrotz wäre es natürlich auch über diese hier vorgenommene Gruppierung hinaus denkbar, künftig den einzelnen ätiologischen Konstellationen typische Krankheitsbilder zuzuordnen, sodass auch die Bedeutung des spezifischen Symptomenkomplexes oder aber einzelner Symptome vor dem Hintergrund der Ätiologie deutlicher herausgearbeitet werden.

In einem ersten Schritt aber ist die Tabelle erstellt worden, um zu versuchen, eine gewisse Ordnung und Übersichtlichkeit zu generieren. Die Tabelle ist als Heuristik[8] zu verstehen. Sie kann als Mindmap genutzt werden und soll der Arbeitserleichterung dienen. Sie stellt kein theoretisches Modell dar, sie erhebt auch keinen Anspruch auf Vollständigkeit oder unverrückbare Wahrheit. Die theoretischen Inhalte sind weitgehend auch nicht neu, sondern abgeleitet aus entwicklungspsychologischem Wissen, Inhalten der psychoanalytischen Krankheitslehre und aus eigenem Erfahrungswissen und eigenen Verstehensprozessen; somit ist der Inhalt auch subjektiv gefärbt. Lediglich die hier vorgenommene Gruppierung der Inhalte scheint in dieser Form noch nicht zu existieren.

Es wurden vier übergeordnete Themenkomplexe der Ätiologie mit der kindlichen Situation als Ausgangspunkt aufgestellt, denen dann weitere ätiologische Konstellationen untergeordnet wurden. Diese ähneln sich innerhalb eines Themenkomplexes inhaltlich in Bezug auf die kindliche Situation, deren innerpsychische

---

8 Heuristik bezeichnet die Kunst, mit begrenztem Wissen/unvollständigen Informationen und wenig Zeit dennoch zu wahrscheinlichen Aussagen oder praktikablen Lösungen zu kommen. Es bezeichnet ein analytisches Vorgehen, bei dem mit begrenztem Wissen über ein System mithilfe von mutmaßenden Schlussfolgerungen Aussagen über das System getroffen werden. Die damit gefolgerten Aussagen können von der optimalen Lösung abweichen (nach Wikipedia).

Auswirkungen und die weitere Persönlichkeitsentwicklung. Die vier übergeordneten Themenkomplexe sind:

- *A Vernachlässigung, (emotionale) Entbehrung, Instabilität, Gewalt, körperlicher und sexueller Missbrauch*
- *B Zwang, Strenge, Autonomiebehinderung (noch einmal unterteilbar in B 1: Zwang, Strenge und B 2: Autonomiebehinderung)*
- *C Leistungs-, Selbstwert- und Identitätsproblematiken*
- *D Schwierigkeiten in Dreier-Beziehungskonstellationen (Mutter, Vater, Kind)*

Wie schon beschrieben, handelt es sich nicht um disjunkte Kategorien. Dass es sich in der Lebensrealität der meisten Patienten um Kombinationen einzelner ätiologischer Konstellationen handelt, ist dabei nicht die Ausnahme, sondern eher die Regel. Dennoch macht es Sinn, bei jedem Patienten nach den zentralen und wichtigsten Thematiken zu suchen.

Manche Zeilen enthalten zudem weniger komplexe ätiologische Situationen, sondern lediglich einzelne Merkmale, die als bedeutsam erachtet und daher noch einmal explizit und gesondert aufgelistet wurden und die in Kombination mit anderen ätiologischen Situationen auftreten. Ein solches Beispiel ist die Zeile „Männer-sind-schlecht-Haltung der Mutter". Es handelt sich hierbei nicht um eine komplexe ätiologische Konstellation, sondern um ein Einzelmerkmal, welches sich aber inhaltlich nicht spezifisch in eine komplexere Situation einordnen ließ. Der heuristische Charakter der Tabelle wird hier noch einmal deutlich.

Wenngleich einzelne Inhalte aus der psychoanalytischen und tiefenpsychologischen Krankheitslehre abgeleitet sind, handelt es sich bei den dargestellten ätiologischen Konstellationen nicht um eine psychoanalytische oder tiefenpsychologische Theorie. Im Unterschied zu diesen nämlich findet sich bei dem hier aufgezeigten ätiologischen Verständnis kein Phasenmodell (Zuordnung von Störungsbildern, Neurosenstrukturen, Konflikten etc. zu psychosexuellen Phasen in der kindlichen Entwicklung), sondern es wird angenommen, dass die einzelnen ätiologischen Faktoren oder Konstellationen bei den meisten Patienten während der gesamten Kindheit ein zentrales Thema darstellen bzw. immer wieder zum Thema werden und dass gerade die andauernde Situation dieses Themas die dauerhaften innerpsychischen Niederschläge und die Persönlichkeitsbeschaffenheit bewirkt. Ebenso findet sich anders als bei den psychodynamischen Konzepten hier nicht die Beschreibung und Kategorisierung von nicht gelösten unbewussten (Grund-)Konflikten.

Gemeinsamkeiten mit den psychodynamischen Theorien bestehen in der Annahme der Bedeutung der kindlichen Erfahrung für die weitere Persönlichkeits- und Krankheitsentwicklung, der Existenz eines innerpsychischen Niederschlags dieser Erfahrungen und somit auch die Betrachtung von nicht beobachtbaren Phänomenen (im Unterschied zur Black-Box-Tradition) sowie in einzelnen korrespondierenden Inhalten. Die Beachtung psychodynamischer Annahmen und Theorien in der Verhaltenstherapie ist indes, wie wir bereits gesehen haben, nicht neu (z. B. schematherapeutischer Ansatz, ▸ Kap. 4.5.1 und ▸ Kap. 4.7.2; Young et al. 2008). Auch wenn möglicherweise die Verhaltenstherapie der psychodynamischen Theorie in der Betrachtung und intensiven Erkundung aufrechterhaltender Krankheitsfaktoren und Verstärkungsprozesse weit voraus ist, so kann die Verhaltenstherapie doch noch manches in Bezug auf die genetische Rekonstruktion und die lebensgeschichtliche Ätiologie psychischer Krankheit von den psychodynamischen Verfahren lernen.

Im Vorwort wurde als nebengeordnetes Anliegen dieses Buches auch ein solcher Brückenschlag zwischen den beiden großen Therapieschulen genannt, welche hier nicht als Gegensätze betrachtet werden, sondern sich vielmehr – zumindest in Bezug auf das Verständnis psychischer Krankheit – optimal ergänzen können und sollten. In der Tabelle wurde daher auch eine Spalte am Ende eines ätiologischen Pfads aufgenommen, die stichwortartig verwandte inhaltliche psychodynamische Konzepte nennt. Eine ausführlichere Darstellung und Erklärung der umfangreichen psychodynamischen Theorien und Konzepte kann selbstverständlich nicht erfolgen und ist auch nicht Ziel dieses Buches. An manchen Ausbildungsinstituten für Verhaltenstherapie wird inzwischen integrativ ausgebildet und an allen Instituten zumindest ein gewisser, wenn auch kleiner Anteil der Theorieseminare den psychodynamischen Verfahren gewidmet. Für die meisten Leser dürften daher die Stichworte in der entsprechenden Tabellenspalte „psychodynamische Konzepte" zumindest keine Fremdworte sein. Die Tabelle kann sodann dazu verhelfen einen gewissen Verständnisbezug zu schaffen.

Auch die Schematherapie (Young et al. 2008; ▸ Kap. 4.5.1 und ▸ Kap. 4.7.1) bzw. die zugrunde liegende Theorie macht Annahmen über Zusammenhänge zwischen lebensgeschichtlichen Erfahrungen und der Entwicklung von spezifischen Schemata, die auch als „Lebensfallen" verstanden werden. Der Unterschied zu der hier vorgestellten ätiopathogenetischen Tabelle besteht vor allem darin, dass Young et al. (2008) bei der Entwicklung der Theorie eher von hinten nach vorne als von vorne nach hinten geschaut haben. Es handelt sich um eine Rückschau, ausgehend von dem, was beim Patienten aktuell zu finden ist im Sinne eines Schemas oder einer Lebensfalle, welchen dann verschiedene mögliche Ätiologien zugeordnet werden (eher retrospektives Vorgehen). In der ätiopathogenetischen Tabelle ist der Weg genau andersherum. Begonnen wird mit der Deskription von kindlichen Situationen hin zur Entwicklung von Persönlichkeit (eher prospektives Vorgehen). Diese Vorgehensweise wurde gewählt, da angenommen wird, dass sie mit einer höheren Spezifität, Gültigkeit und Genauigkeit, aber schlichtweg auch mit einer besseren Übersichtlichkeit einhergeht.

Im schematherapeutischen Ansatz finden wir bei den einzelnen Schemata z. T. multiple mögliche zugehörige Ätiologien. So wird z. B. das Schema „Unzulänglichkeit" zurückgeführt auf mehrere mögliche Ätiologien: Erfahrungen von Kritik und Ablehnung, Missbrauch, emotionale Entbehrung, Verlust, Geschwisterungleichbehandlung, wobei Missbrauch und emotionale Entbehrung wiederum bereits eigene Schemathematiken abbilden. Die Erklärung des Schemas „Unzulänglichkeit" ist somit nicht sonderlich spezifisch. Das Schema „Anspruchshaltung" wiederum wird auch auf mögliche emotionale Entbehrung in der Kindheit zurückgeführt, wobei Letztere, wie beschrieben, bereits ein eigenes Schema darstellt. Das Spezifische am Schema „Verlassenheit" wird definiert als das verinnerlichte Gefühl des Verlustes einer emotionalen Verbindung, gleichzeitig wird dafür aber auch eine mögliche Überbehütung verbunden mit engen Beziehungen als mögliche Ätiologie beschrieben, wenngleich hier kein Verlust stattgefunden hat und diese Ätiologie erneut gleichzeitig auch den Schemata „Abhängigkeit" und „Verletzbarkeit" und „Anspruchshaltung" zugeordnet wird. Auch könnte man unterschiedlicher Auffassung über die Anzahl der einzelnen Schemata sein und z. B. Schemata wie „soziale Isolation", „Unzulänglichkeit" und „Versagen" zusammenfassen zu einem Thema, das mit dem Selbstwert zu tun hat. Auch einzelne Untergruppierungen innerhalb eines Schemas, wie z. B. beim Schema „emotionale Entbehrung" die Zerlegung in Entbehrung von a) nährender Zuwendung, b) Empathie und c) Schutz/Sicherheit in nicht eng miteinander verbundene Thematiken (nährende Zuwendung und Sicherheit eher als Thematiken, die zwar miteinander verbunden sein können, aber nicht in spezifischer Weise müssen) beinhaltet z. T. einen Mangel an Spezifität und damit auch Einbußen im Hinblick auf die Aussagekraft eines ätiopathogenetischen Systems.

Die Festlegung einer bestimmten Anzahl an Kategorien von „Themen", „Schemata", „Lebensfallen" wie auch „Persönlichkeitsstilen oder -störungen", „Neurosenstrukturen" (wie auch immer man solche Gruppierungen bezeichnet) mit Ausgangspunkt im Hier und Jetzt und deren Verknüpfung mit Ätiologien beinhaltet daher auch immer die Gefahr einer gewissen Willkür und von Abstrichen in der Spezifität. Wenn wir hingegen von vorne nach hinten vorgehen und bei der kindlichen Situation beginnen, starten wir mit der Deskription, während bei den genannten Konzepten von Schemata etc. über die Deskription hinausgehende Interpretationen und Zusammenfassungen am Anfang des Verstehensprozesses stehen. Mit der Deskription zu beginnen, scheint demnach Vorteile im Hinblick auf die Objektivität zu bieten. Spielt der Verstehensprozess hingegen eine geringere Rolle und möchte man vor allem Unterschiedlichkeiten der einzelnen Gruppierungen im Hier und Jetzt herausarbeiten, anstatt vorrangig die Ätiologie zu verstehen, setzt man an diesen und nicht an der Ätiologie an, was jedoch wiederum der schon thematisierten Verdinglichung und zu einseitigen kategorialen Betrachtungsweise Tür und Tor öffnet.

Bei jeder Form der kategorialen Darstellung kommt es zu Vereinfachungen. Kategorien sind zudem von einer rein individuellen Betrachtungsweise der Person zu unterscheiden. Kategorien beinhalten zwangsläufig einen Individualitätsverlust, gleichzeitig dienen sie auf der anderen Seite der Komplexitätsreduktion. Kategorisierungen sind allein deshalb legitim und sinnvoll, weil Menschen gemeinsame allgemeine Merkmale aufweisen, grundsätzlich nach demselben „Prinzip funktionieren" und in ihrer Verschiedenheit dennoch vergleichbar sind, gleichzeitig aber individuelle Merkmale und Besonderheiten aufweisen. Bei jeder Kategorisierung ist es daher wichtig, dass wir diese nicht einseitig und starr als Etiketten verstehen, in die jeder Patient einzuordnen ist, und hierbei die individuellen Besonderheiten vernachlässigen. Dies wäre dann nichts anderes als die Verdinglichung psychischer Krankheit, von der weiter oben gesprochen wurde. Kategorisierungen bergen ebenso die Gefahr einer zu intellektuellen, verkopften Anwendung, bei der das Einfühlen in das Individuum zu kurz kommen kann. In diesem Sinne ist die Tabelle ausdrücklich nicht konzipiert worden und soll auf diese Art auch nicht angewendet werden.

Sie soll ein Hilfsmittel und eine Ergänzung sein, die für den Bericht an den Gutachter, aber auch generell in der psychotherapeutischen Arbeit Nutzen bringen kann. Sie soll zusätzlich zu eigenen Überlegungen weitere Anregungen geben und beitragen zu einem besseren, tieferen Verständnis psychischer Erkrankungen. Sie soll, wie schon dargestellt, die entwicklungspsychologische Perspektive mehr ins Bewusstsein rücken. Ein Verständnis der individuellen Ätiologie bleibt trotz Hinzuziehung von einem Hilfsmittel wie einer komplexitätsreduzierenden Kategorisierung unerlässlich.

Um kategorisierendes Denken unter Vernachlässigung von Individualität zu vermeiden, muss beachtet werden, dass zwischen den einzelnen Kategorien fließende Übergänge, Mischungen, Kombinationen und wechselseitige Beeinflussungen bestehen können. Außerdem kann es Patienten geben, die sich nicht gut in eine oder mehrere Kategorien einordnen lassen.

Die in dieser ersten Form von mir erstellte und publizierte Tabelle ist offen für Weiterentwicklungen und/oder Veränderungen. Auch das hier vorgestellte Ordnungssystem ist nichts anderes als ein Versuch, mehr Ordnung und Übersichtlichkeit und letztendlich hierdurch ein besseres Verständnis des hochkomplexen Geschehens bei psychischer Krankheit herzustellen. Bei einem jeden solchem Versuch sollte man sich aber immer im Klaren darüber sein, dass die Erschaffung eines „perfekten" Ordnungssystems für eine komplexe Thematik erstens ein unrealistisches Vorhaben und zweitens eine „Vergewaltigung des Natürlichen" (Riemann 2009, bezugnehmend auf Nietzsche) darstellt.

Wir sollten daher all unsere erschaffenden Ordnungssysteme nicht zu ernst nehmen und in gewissem Maße auch die „Unordnung" des Natürlichen akzeptieren. Aus unterschiedlichen Kategorisierungssystemen können wir Anregungen erhalten. In diesem Sinne versteht sich auch die **ätiopathogenetische Tabelle** (▸ Tab. 4-5) als ergänzende Betrachtung, ohne sich im Hinblick auf ihre Wertigkeit von anderen Ordnungssystemen abgrenzen zu wollen.

Tab. 4-5 Äthiopathogenetische Tabelle

Themenbereich A: Vernachlässigung, (emotionale) Entbehrung, Instabilität, Gewalt, Missbrauch

A-1
Eigenschaften und Verhalten der Bezugspersonen, Familienatmosphäre Bezugspersonen desinteressiert, vernachlässigend, auf sich selbst bezogen, keine aufgehobene schützende Nähe bis hin zu Verwahrlosung, ggf. bei Aufwachsen im Heim keine engen Bezugspersonen
Möglicher innerpsychischer Niederschlag Verbunden mit emotionalen Gefühlszuständen: • sich haltlos, • verlassen und einsam, • unwichtig und unzulänglich, • zu kurz gekommen, • traurig und apathisch, • ohnmächtig fühlen, • Bindungen nicht als sicher internalisiert

Tab. 4-5 Fortsetzung

Möglicher kindlicher Umgang a) Angestrengte Versuche, Aufmerksamkeit doch noch zu erhalten (durch „lautes" oder oppositionelles Verhalten oder durch Lieb-und-brav-Sein etc.) b) Jegliche kindliche Bedürfnisse werden unterdrückt, Rückzug nach innen und in Ersatz-Fantasiewelt (schizoide Bewältigung) c) Falls Vernachlässigung nur durch eine Bezugsperson (selten): ggf. kompensatorische Bindung an anderen Elternteil bei dessen Idealisierung oder an andere Ersatzpersonen (oder Tiere)
Typische Persönlichkeit und Kompensation Viele Persönlichkeitsauffälligkeiten möglich, in erster Linie: • Schizoide Entwicklung: – introvertiert, Bindung vermeiden, Misstrauen – Zuwendung zu Technik statt Menschen, Intellektualisierung wirkt haltgebend und selbstwertstabilisierend • Emotionale Instabilität: – Überforderung mit intensiven Gefühlszuständen (sich nach wie vor haltlos, überfordert und verlassen fühlen, innerseelisches Chaos) – Schwanken zwischen intensiven Nähewünschen und Beziehungsabbrüchen oder aggressiv-gereizter Beziehungsgestaltung zur Abwehr von Nähe – kurzfristige Kompensation durch Eingehen von Bindung möglich, aber insg. Kompensation wenig gelungen – verzweifelt Zuwendung durch Selbstverletzung und andere Inszenierungen zu sichern versuchen – v. a. bei Vernachlässigung oder emotionaler Überforderung der Bezugspersonen in der kindlichen Situation: unterstimuliertes Ich/innere Leere durch Ersatzhandlungen (Essen, Substanzkonsum, Sexualität, Selbstverletzungen) zu stimulieren versuchen – v. a. bei Instabilität, Ablehnung oder emotionaler Überforderung der Bezugspersonen in der kindlichen Situation: Affektregulierung durch Selbstverletzung, Substanzkonsum, Essen, Sexualität – bei Ablehnung und Feindseligkeit in der kindlichen Situation, bis hin zu Opferpersönlichkeit: masochistisch, sich demütigen lassen – v. a. bei Instabilität, Ablehnung oder emotionaler Überforderung der Bezugspersonen in der kindlichen Situation: auch Mischung aus schizoiden (s. o.) und zwanghaften Persönlichkeitseigenschaften, z. B. Kontrolle herstellen und Ohnmacht reduzieren durch Gefühlsabwehr, Aggressionshemmung, Leisten, Funktionieren etc.
Typische Auslösesituationen und Aktualgenese • Bei emotionaler Instabilität: multiple Auslösesituationen denkbar bei niedriger Schwelle und eher chronifizierter, multipler Symptomatik: – Verlustsituationen, Zurückweisungen, haltgebender Lebensbereich gerät ins Wanken – → intensive, multiple Emotionalität: Angst, Wut, Traurigkeit, Minderwertigkeit, Haltlosigkeit, Verlassenheit (emotionale Überflutung führt zu multipler Symptomatik) • Bei schizoid-zwanghafter Persönlichkeit: – Situationen, in denen es zu Nähe kommt → Überforderung und Angst, oder abgewehrte Nähebedürfnisse – in Versuchung geraten (z. B. Menschen kennenlernen, sich verlieben, Schwanger- oder Elternschaft, Fürsorge durch andere etc.) – die Kontrolle droht zu entgleisen (Nachlassen eigener Kräfte, Misserfolg etc.) – bei feindseligen Kindheitserfahrungen im Zusammenhang mit Autoritätspersonen (z. B. cholerischer Chef), denen gegenüber sich ohnmächtig gefühlt wird

Tab. 4-5 Fortsetzung

Psychodynamische Konzepte • Frühe Störung, strukturelle Störung, • psychotische oder präpsychotische, schizoide Organisation, • Ich-Schwäche, mangelnde Selbst-Kohäsion, • Individuations-Abhängigkeitskonflikt
Schematherapeutisch: Schema, „Lebensfalle" • Am ehesten korrespondierend: emotionale Entbehrung
A-2
Eigenschaften und Verhalten der Bezugspersonen, Familienatmosphäre Instabile Familienverhältnisse: Wechsel der Bezugspersonen, Wohnorte, erhöhter psychosozialer Stress (z. B. Armut, Arbeitslosigkeit, Krieg), ggf. Suchtthematik oder andere psychische Erkrankung der Bezugspersonen (hierdurch ebenfalls Vernachlässigung denkbar; s. o.), aber nicht durchgehendes Desinteresse, sondern eher im Sinne von Überforderung seitens der Eltern
Möglicher innerpsychischer Niederschlag • Sich haltlos, unsicher fühlen, • Bindungen nicht als sicher internalisiert, • Überforderung mit Gefühlszuständen, • sich nicht wichtig genug erleben, um stabile, verlässliche Zuwendung zu erfahren
Möglicher kindlicher Umgang a) Angestrengte Versuche, Aufmerksamkeit zu erhalten (durch „lautes" oder oppositionelles Verhalten), b) kindliche Bedürfnisse werden unterdrückt, Rückzug nach innen und in Ersatz-Fantasie (schizoide Bewältigung), c) ggf. kompensatorische Bindung an anderen Elternteil bei dessen Idealisierung oder an andere Ersatzpersonen (oder Tiere)
Typische Persönlichkeit und Kompensation wie A-1
Typische Auslösesituationen und Aktualgenese wie A-1
Psychodynamische Konzepte • Frühe Störung, strukturelle Störung, • Borderline-Struktur/Borderline-Organisation, • Spaltung als typischer Abwehrmechanismus, • fragmentiertes Selbst, • mangelnde Selbst-Objekt-Differenzierung
Schematherapeutisch: Schema, „Lebensfalle" Verlassenheit durch instabile Umgebung
A-3
Eigenschaften und Verhalten der Bezugspersonen, Familienatmosphäre
Ablehnende bis feindselige Haltung (aber nicht Desinteresse oder Überforderung), ggf. verbunden mit körperlicher impulsiver oder sadistischer Gewalt, ggf. auch im unvorhersehbaren Wechsel mit liebevoller Haltung (z. B. bei Sucht oder persönlichkeitsgestörten Eltern), ggf. auch

Tab. 4-5 Fortsetzung

in Kombination mit Merkmalen des Kindes, z. B. bei Schreikindern, schwieriger Geburt, ungewollten Kindern etc.
Möglicher innerpsychischer Niederschlag • Feindseligkeit und Gewalt führt zu Gefühlen von – Angst, – Demütigung und wütender Ohnmacht, • Bei unvorhersehbaren Wechseln ebenso – Gefühl von Ohnmacht, Hilflosigkeit, – sich einsam, – traurig, – unzulänglich fühlen
Möglicher kindlicher Umgang a) Unterordnung, Anpassung, jegliche laute Regungen/aggressive Impulse werden unterdrückt, b) zwanghafte Verhaltensweisen zum Binden der Angst und Haltlosigkeit, c) sich auflehnen, ggf. gegen andere (Gleichaltrige oder Lehrer): sog. „oppositionelle" oder Störung des Sozialverhaltens
Typische Persönlichkeit und Kompensation wie A-1
Typische Auslösesituationen und Aktualgenese wie A-1
Psychodynamische Konzepte • Strukturelle Störung, • Borderline-Struktur/Borderline-Organisation, • Spaltung als typischer Abwehrmechanismus, • fragmentiertes Selbst, • mangelnde Selbst-Objekt-Differenzierung, • ohnmächtiges Introjekt, • strafendes Täter-Introjekt
Schematherapeutisch: Schema, „Lebensfalle" • Missbrauch, • Unterwerfung
A-4
Eigenschaften und Verhalten der Bezugspersonen, Familienatmosphäre Emotionale Überforderung durch eigene Schwäche/Hilfsbedürftigkeit/Krankheit (wie z. B. (postpartale) Depression), ggf. in Kombination mit Merkmalen des Kinds (z. B. Schreibaby): kindliche Affekte und Bedürfnisse lösen Angst und Überforderung aus, werden nur schwer ausgehalten, beantwortet, gespiegelt (aber keine komplette Vernachlässigung oder Desinteresse)
Möglicher innerpsychischer Niederschlag • Schuldgefühle, die Eltern zu sehr zu belasten, • Überforderung mit Gefühlszuständen, • sich haltlos fühlen, • Bindungen nicht als sicher internalisiert, • sich nicht wichtig genug erfahren, um stabile, verlässliche Zuwendung zu erfahren

Tab. 4-5 Fortsetzung

Möglicher kindlicher Umgang a) kindliche Bedürfnisse und Affekte werden unterdrückt, Rückzug nach innen und in Ersatz-Fantasie (schizoide Bewältigung), b) ggf. kompensatorische Bindung an anderen Elternteil bei dessen Idealisierung oder an andere Ersatzpersonen (oder Tiere)
Typische Persönlichkeit und Kompensation wie A-1
Typische Auslösesituationen und Aktualgenese wie A-1
Psychodynamische Konzepte • Thema Verlassenheit, „zu kurz kommen", • unzureichendes Affektcontainment und Alpha-Funktion der Mutter
Schematherapeutisch: Schema, „Lebensfalle" • Emotionale Entbehrung (Entbehrung von nährender Zuwendung und Empathie), • Verletzbarkeit
A-5
Eigenschaften und Verhalten der Bezugspersonen, Familienatmosphäre Eigene Schwäche/Hilfsbedürftigkeit/Krankheit verbunden mit eigener (emotionaler) Bedürftigkeit, die versucht wird, am Kind zu stillen (Zuwendung des Kinds wird benötigt)
Möglicher innerpsychischer Niederschlag • Schuldgefühle, die Eltern zu sehr zu belasten durch eigene Bedürfnisse und Affekte, zu anstrengend zu sein, • Gefühl, unentbehrlich für das Gegenüber zu sein, sich verantwortlich fühlen, gleichzeitig Gefühl von Wichtigkeit, eigener Bedeutung (narzisstische Zufuhr), • Schuldgefühle in Bezug auf autonome Wünsche (sich von Bezugsperson zu entfernen)
Möglicher kindlicher Umgang • Übernahme von Verantwortung (Parentifizierung, vernünftig und erwachsen handeln), • Zurückstellen eigener Bedürftigkeit/kindlicher Bedürfnisse und autonomer Wünsche, Klaglosigkeit
Typische Persönlichkeit und Kompensation • Hohes Verantwortungs- und Pflichtgefühl, • Kompensation durch Helfen, unentbehrlich sein für Schwächere, Aufopferung (z. B. in Helferberufen, Kümmern um eigene Kinder), sekundärer Krankheitsgewinn ggf. durch Aufmerksamkeit von Ärzten und durch Krankheit, • Zurücknehmen eigener Bedürfnisse, autarker Lebensstil, pseudoautarkes Selbstbild („Ich brauche niemanden" etc.)
Typische Auslösesituationen und Aktualgenese • Wegfall von Möglichkeiten des Helfens (Jobverlust, Auszug der Kinder etc.), • durch Krankheit eigene Bedürftigkeit (aber hier möglich: sekundärer Krankheitsgewinn, Bedürftigkeit bleibt an Kranksein gebunden), • Geburt von Kindern, neue Partnerschaft, Schwangerschaft bringt in Kontakt mit eigener Bedürftigkeit, • Überforderung durch Leisten und Selbstaufopferung

Tab. 4-5 Fortsetzung

Psychodynamische Konzepte • Kind als Selbstobjekt, • depressiv-altruistischer Modus der Konfliktverarbeitung eines Versorgungs-Autarkie-Konflikts, • altruistische Abtretung, • Leitaffekte: Schuld, Trauer
Schematherapeutisch: Schema, „Lebensfalle" • Missbrauch, • Abhängigkeit
A-6
Eigenschaften und Verhalten der Bezugspersonen, Familienatmosphäre Häufige eigene Krankenhausaufenthalte bei Krankheit/Versehrtheit des Körpers
Möglicher innerpsychischer Niederschlag • Angst, Welt und eigenen Körper als bedrohlich wahrnehmen, • Haltlosigkeit, • Gefühl der Belastung und Schwere, • durch Trennungen von Bezugspersonen ggf. Internalisierung einer sicheren Bindung gefährdet
Möglicher kindlicher Umgang • Ggf. zwanghafte Verhaltensweisen zum Binden der Angst, • ggf. ausgeprägtes Bindungsverhalten mit Trennungsängsten
Typische Persönlichkeit und Kompensation • Kompensation z. B. durch übermäßiges Gesundheitsverhalten (Ernährung, Sport etc.), um Kontrolle über Körper zu behalten sowie auch unabhängig vom Körper übermäßiges Kontroll- und Sicherheitsverhalten, • kompensatorisches Selbstbild von Stärke und Autonomie oder Selbstbild von Insuffizienz, Schwäche, Verletzbarkeit verbunden mit ängstlicher Beobachtung des Körpers und ggf. Somatisierung und Hypochondrie
Typische Auslösesituationen und Aktualgenese Situationen der eigenen (körperlichen) Schwäche/Versehrtheit (Krankheit, Nachlassen von Kräften)
Psychodynamische Konzepte • Hilfloses Introjekt, • ggf. Thema Verlassenheit, „zu kurz kommen"
Schematherapeutisch: Schema, „Lebensfalle" • Verletzbarkeit
A-7
Eigenschaften und Verhalten der Bezugspersonen, Familienatmosphäre Misstrauische bis paranoide Bezugspersonen, Welt wird als bedrohlich wahrgenommen und vermittelt
Möglicher innerpsychischer Niederschlag • Angst, Haltlosigkeit

Tab. 4-5 Fortsetzung

Möglicher kindlicher Umgang • Rückzug auf sich selbst und weg von anderen Menschen (schizoider Rückzug), • ggf. zwanghafte Verhaltensweisen, um Angst zu binden
Typische Persönlichkeit und Kompensation • Schizoider Rückzug, niemandem vertrauen, Pseudoautarkie („brauche niemanden" etc.), • ggf. zwanghafte Verhaltensweisen zum Binden der Angst
Typische Auslösesituationen und Aktualgenese • Nachlassen oder Wegfall von Kontrolle
Psychodynamische Konzepte • Paranoide Projektion
Schematherapeutisch: Schema, „Lebensfalle" • Misstrauen
A-8
Eigenschaften und Verhalten der Bezugspersonen, Familienatmosphäre Mutter „kümmert" sich zwar zuverlässig, aber deren Persönlichkeit ruhig, still, introvertiert, wenig spürbar bis emotional kontrolliert, wenig empathisch-warmherzig, wenig körperliche Nähe, ggf. Ignorieren von klagender Bedürftigkeit; Mutter interpretiert Schreien und Weinen als körperlich
Möglicher innerpsychischer Niederschlag • Sehnsucht nach warmherziger Zuwendung, • sich in den eigenen Gefühlen nicht gehalten fühlen können, Gefühle werden schlecht „verdaut", mit eigener Gefühlswelt überfordert sein, • sich als unzulänglich erleben
Möglicher kindlicher Umgang • Zurücknahme von emotionaler Bedürftigkeit und Emotionalem, • ggf. kompensatorische Suche nach Nähe beim anderen Elternteil oder anderen Ersatzpersonen (oder Tieren)
Typische Persönlichkeit und Kompensation • Persönlichkeit mit schizoid-zwanghaften Anteilen: vernünftig, sachlich, Emotionales wird belächelt, • Abwehr von Emotionen z. T. durch Somatisierung und materiellen Ersatz, • Kompensation durch Kontrolle, Funktionieren, Leisten, • Oder: übermäßige Emotionalisierung, Suche nach emotionaler Stimulation bis hin zu hysterischen Verhaltensweisen (um sich selbst besser zu spüren und Zuwendung von anderen zu „erzwingen"), intensive Suche nach Bindung und Bemutterung (auch kompensatorisch beim anderen Geschlecht) verbunden mit emotionaler Abhängigkeit, Kompensation der emotionalen Bedürfnisse durch Ersatz (Essen, Trinken, Rauchen, Tiere versorgen)
Typische Auslösesituationen und Aktualgenese • Nachlassen oder Wegfall von Kontrolle, • Situationen, die mit Gefühlswelt in Kontakt bringen (Trennung, Verlieben, Geburt eines Kindes etc.), • Jede empfundene Zurückweisung durch andere, Verlusterlebnisse

Tab. 4-5 Fortsetzung

Psychodynamische Konzepte • Unzureichendes Affektcontainment und Alpha-Funktion der Mutter, • Glanz im Auge der Mutter fehlt, • Thema „zu kurz kommen"
Schematherapeutisch: Schema, „Lebensfalle" • Emotionale Entbehrung (Entbehrung von nährender Zuwendung und Empathie)
A-9
Eigenschaften und Verhalten der Bezugspersonen, Familienatmosphäre • Verlustsituationen: Verlust eines Elternteils (Tod, Trennung etc.) oder anderen nahen Angehörigen, • frühe Trennungen von der Mutter, z. B. aufgrund von Krankheit
Möglicher innerpsychischer Niederschlag • Gefühl, schutzlos ausgeliefert zu sein, • Gefühl, allein gelassen zu werden, Verlassenheit, • tiefe Traurigkeit, • ggf. auch Wut auf Verstorbenen („Warum hast du mich allein gelassen?"), • ggf. zusätzlich Schuldgefühle
Möglicher kindlicher Umgang • Zwanghafte Verhaltensweisen zum Binden der Angst, • ausgeprägtes Bindungsverhalten mit Trennungsängsten, • Rückzug in sich selbst und weg von anderen Menschen (schizoider Rückzug)
Typische Persönlichkeit und Kompensation • Zwanghafte Verhaltensweisen zum Binden der Angst, • ausgeprägtes Bindungsverhalten mit Trennungsängsten, • Rückzug in sich selbst und weg von anderen Menschen (schizoider Rückzug)
Typische Auslösesituationen und Aktualgenese • Jegliche Verlusterlebnisse
Psychodynamische Konzepte • Thema Verlassenheit, „zu kurz kommen", • Thema Ohnmacht
Schematherapeutisch: Schema, „Lebensfalle" • Verlassenheit, • Verletzbarkeit
A-10
Eigenschaften und Verhalten der Bezugspersonen, Familienatmosphäre Sexueller Missbrauch durch Elternteil, primäre Bezugsperson, durch Angehörigen oder Fremden, getarnt als „umfassende Liebe", nicht gewalttätig (und ggf. bei Missbrauch durch Fremden kein Verständnis und keine Unterstützung, kein Schutz durch die Eltern)
Möglicher innerpsychischer Niederschlag • Massive emotionale Überforderung, • ausgeprägte Scham- und Schuldgefühle, • Ekel,

Tab. 4-5 Fortsetzung

• Ohnmacht, • Demütigung, • Wut
Möglicher kindlicher Umgang • Innerlich „abschalten" (Dissoziation), • Gewaltfantasien, • Rückzug in angenehme Fantasiewelt, Rückzug von anderen, • auch möglich: sich die sexuellen Handlungen „schön reden": „Ich will es ja eigentlich auch" (vgl. auch Konzept der erlernten Hilflosigkeit)
Typische Persönlichkeit und Kompensation • Emotionale Instabilität: – Überforderung mit intensiven Gefühlszuständen (sich nach wie vor haltlos, überfordert und verlassen fühlen, innerseelisches Chaos), hieraus resultierend entsprechende Verhaltensweisen (Selbstverletzung, Substanzkonsum etc. zur Emotionsregulierung und zum Spannungsabbau), – Schwanken zwischen intensiven Nähewünschen und Beziehungsabbrüchen, Angst vor Bindung, Misstrauen, – missbräuchliche Beziehungskonstellationen immer wiederholen als Art Selbstbestrafung und Umgang mit der ohnmächtigen Wut (sich selber „wegwerfen" und für minderwertig halten), Sexualisierung • Zwänge zum Binden der Angst und ohnmächtigen Wut
Typische Auslösesituationen und Aktualgenese • Leben von Sexualität, • Trennungen, Eingehen von Bindung, • Weitere multiple Auslöser denkbar, ggf. eher chronifizierte Symptomatik (ggf. Persönlichkeitsstörung)
Psychodynamische Konzepte • Borderline-Struktur/Organisation, • missbrauchendes Täter-Introjekt, • Wendung der Aggression gegen das Selbst und das Täter-Introjekt
Schematherapeutisch: Schema, „Lebensfalle" • Missbrauch, • Abhängigkeit

Themenbereich B1: Zwang, Strenge

B1-1
Eigenschaften und Verhalten der Bezugspersonen, Familienatmosphäre • Dominant-autoritär, Machtthematik: Verbot von Trotz, von Nein-sagen, Widersprechen und Aggression, ggf. auch instrumentelle körperliche Gewalt (Bestrafungen), rigide, strenge, anti-hedonistische Haltungen mit Betonung von Pflichtbewusstsein, Anpassung, Funktionieren, häufig zusätzlich verbunden mit Kontrolle, ggf. auch: überbordende Bezugspersonen, die glauben, besser Bescheid zu wissen, was Kind braucht und möchte (den eigenen Willen des Kindes nicht sehen und respektieren)

Tab. 4-5 Fortsetzung

Möglicher innerpsychischer Niederschlag • Angst vor Bestrafung, • sich ohnmächtig erleben, • Wut, • sich schuldig und unartig erleben, wenn lebendige, „lautere" oder aggressive Impulse spürbar werden, • sich eingeengt und beschnitten fühlen, • sich auch angesichts der hohen Standards der Eltern als unzulänglich und diesen nicht genügend wahrnehmen
Möglicher kindlicher Umgang • Zurücknahme von lauten, sich selbst behauptenden, motorisch-aggressiven (und sexuellen) Impulsen, • sich unterordnen und angepasst zeigen, • Versuch, die Standards zu erfüllen, • oder: Trotz, Rebellion in Form von oppositionellem oder aggressiven Verhalten gegen andere (Gleichaltrige oder Lehrer), Leistungsverweigerung
Typische Persönlichkeit und Kompensation • „Brave" Persönlichkeit, passt sich an und ordnet sich unter, vermeidet Konflikte, Aggressionshemmung, bis hin zu Opferpersönlichkeit (masochistisch), • „streitlustige" Persönlichkeit: sich ständig gegenüber Autoritäten auflehnen und streiten (auch: mehr oder weniger subtile Arbeitsverweigerung), Vermeidung von Unterordnung, Macht ausüben (z. B. in Leitungspositionen) bis hin zu Sadismus: „Es muss immer alles nach meinem Willen gehen. Mein Wille geschehe."
Typische Auslösesituationen und Aktualgenese • Jegliche drohende Konflikt- oder Selbstbehauptungssituationen mit anderen Menschen, insbesondere mit Autoritäten, • Situationen, in denen die eigenen verinnerlichten Standards nicht erfüllt werden können, z. B. bei Krankheit, • Situationen, in denen von anderen Grenzen gesetzt werden oder diese dominant-autoritär agieren (z. B. dominanter Chef, fordernde Ehefrau etc.)
Psychodynamische Konzepte • Anale Phase/Thematik, • Unterwerfungs-Kontroll-Konflikt passiver oder aktiver Modus, • zwanghafte Neurosenstruktur, • Entwicklung des Über-Ich ist auf einer archaischen, strafenden Stufe stehen geblieben, • Leitaffekt: Wut, Schuld
Schematherapeutisch: Schema, „Lebensfalle" • Unterwerfung, • Misstrauen und Missbrauch, • überhöhte Standards
B1-2
Eigenschaften und Verhalten der Bezugspersonen, Familienatmosphäre „Liberale" Atmosphäre: Kind erhält sehr viel Freiraum, wenig Grenzen und bekommt Willen immer erfüllt (aber ungleich Vernachlässigung) oder Wechsel zwischen Strenge und Nachgiebigkeit

Teil III

Tab. 4-5 Fortsetzung

Möglicher innerpsychischer Niederschlag • Narzisstische Überhöhung, Allmachtsfantasien: „Egal was ich will, ich krieg es. Ich bin mit Macht ausgestattet", • aber auch Gefühl von Haltlosigkeit, • Wut (Schrei nach Grenzen und Wunsch, Eltern als Respektpersonen sehen zu können, Halt zu erfahren)
Möglicher kindlicher Umgang • Oppositionelles, trotziges Verhalten, Austesten von Grenzen, Überschreiten von Grenzen
Typische Persönlichkeit und Kompensation • „Streitlustige" Persönlichkeit: – sich ständig gegenüber Autoritäten auflehnen und streiten (auch: mehr oder weniger subtile Arbeitsverweigerung), – Vermeidung von Unterordnung, Macht ausüben (z. B. in Leitungspositionen) bis hin zu Sadismus: „Es muss immer alles nach meinem Willen gehen.", „Mein Wille geschehe."
Typische Auslösesituationen und Aktualgenese • Situationen, in denen von anderen Grenzen gesetzt werden oder diese dominant-autoritär agieren (z. B. dominanter Chef, fordernde Ehefrau)
Psychodynamische Konzepte • Anale Phase/Thematik, • Unterwerfungs-Kontroll-Konflikt aktiver Modus, • Leitaffekt: Wut
Schematherapeutisch: Schema, „Lebensfalle" • Anspruchshaltung

Themenbereich B2: Autonomiebehinderung

B2-1
Eigenschaften und Verhalten der Bezugspersonen, Familienatmosphäre Ängstlichkeit, Besorgtheit, daher wird wenig Autonomie/Freiraum zugelassen, Kind wird in expansiven Impulsen gebremst, Abnehmen von kindlichen Entscheidungen und Handlungen
Möglicher innerpsychischer Niederschlag • Angst, dass etwas „passiert", • sich selber nicht viel zutrauen, kein Selbstwirksamkeitserleben, Scham über Abhängigkeit, • ggf. auch Wut über die „Beschneidung"
Möglicher kindlicher Umgang • In der Nähe der Bezugsperson bleiben (da ist es nicht so gefährlich), ausgeprägtes Bindungsverhalten mit Trennungsängsten
Typische Persönlichkeit und Kompensation • Persönlichkeit mit ängstlichen, dependenten, selbstunsicheren Anteilen: schwaches Selbstwertgefühl, benötigt „wegweisenden" Bindungspartner, Vermeidung von Selbstständigkeit

Tab. 4-5 Fortsetzung

Typische Auslösesituationen und Aktualgenese

- Situationen, in denen Eigenständigkeit gefordert ist (z. B. im Beruf),
- bei Verlust einer nahestehenden Person,
- Anforderungssituationen

Psychodynamische Konzepte

- Konzept vom steuernden Objekt,
- Leitaffekt: Angst,
- Autonomie-Abhängigkeitskonflikt (passiv: abhängig bleiben oder aktiv: Pseudoautonomie)

Schematherapeutisch: Schema, „Lebensfalle"

- Verletzbarkeit,
- Abhängigkeit,
- Versagen,
- Unterwerfung

B2-2

Eigenschaften und Verhalten der Bezugspersonen, Familienatmosphäre

„Übermutter", „Glucken-Mutter": verwöhnend-einengende Erziehung, goldener Käfig: Mutter definiert sich übermäßig über mütterliche Rolle, bindet Kind eng an sich, kann wenig Autonomie/Freiraum zulassen, bremst Kind in expansiven Impulsen, Abnehmen von kindlichen Entscheidungen und Handlungen, Credo: „So gut wie bei mir wirst du es nie wieder draußen haben", oder generell besondere familiäre Gebundenheit als Gegengewicht zur Einzelautonomie: enge, i. d. R. konfliktfrei gestaltete innerfamiliäre Bindungen, Harmonieorientierung, Konflikte müssen vermieden werden, Credo: „Wir haben uns alle immer nur lieb, dürfen nicht böse aufeinander sein", ggf. verstärkt in Einzelkindsituation, hier auch keine Bündnisse mit Geschwistern möglich

Möglicher innerpsychischer Niederschlag

- „Paradiesischer" Zustand („Wonne") von umfassender Zuwendung, Versorgung, Gefühl eigener Bedeutsamkeit: narzisstische Aufwertung,
- Schuldgefühle, sich von Mutter/Bezugspersonen zu entfernen und autonome Impulse zuzulassen,
- sich selber nicht viel zutrauen, sich klein fühlen, kein Selbstwirksamkeitserleben (Insuffizienz), Scham über Abhängigkeit,
- aggressive, laute Impulse werden als böse erlebt,
- sich eingeengt, kontrolliert und beschnitten fühlen,
- ggf. auch Wut über die „Beschneidung"

Möglicher kindlicher Umgang

- Sich verwöhnen lassen, in der Nähe der Mutter bleiben, um den paradiesischen Zustand und die narzisstische Zufuhr aufrechtzuerhalten, hierdurch wird Wut und Insuffizienz weniger spürbar,
- Zurücknahme von autonomen und aggressiven Anteilen, Idealisieren der Mutter/Eltern

Typische Persönlichkeit und Kompensation

- Dependente Persönlichkeitsanteile: keine innere und äußere Ablösung von Mutter/Eltern, unbewusst weiterhin den gewohnten paradiesischen Zustand aufrechterhalten wollen (z. B. durch Essen), nicht „satt" und zufrieden sein können, nicht erwachsen werden,

Tab. 4-5 Fortsetzung

• „brave" Persönlichkeit: passt sich an, vermeidet Konflikte, • Selbstunsicherheit
Typische Auslösesituationen und Aktualgenese • Verzichts- und Versagenssituationen (z. B. Trennung, narzisstische Kränkungen), • Anforderungssituationen, • Verlustsituationen, Situationen, in denen Eigenständigkeit gefordert ist (z. B. im Beruf, „heimelige" Position fällt weg, z. B. durch Ausbildungsabschluss), • Situationen, in denen es nicht „glatt" läuft, Konflikte drohen, in denen man sich ggf. behaupten müsste
Psychodynamische Konzepte • Kind als Selbstobjekt für Mutter, • Autonomie-Abhängigkeitskonflikt (passiv: abhängig bleiben oder aktiv: Pseudoautonomie), • depressive und abhängige Neurosenstruktur, • Regression, • Leitaffekte: Angst, Schuld
Schematherapeutisch: Schema, „Lebensfalle" • Abhängigkeit, • Missbrauch, • Versagen, • Unterwerfung, • Anspruchshaltung
B2-3
Eigenschaften und Verhalten der Bezugspersonen, Familienatmosphäre Kindliche Handicaps und Behinderungen
Möglicher innerpsychischer Niederschlag • Sich weniger zutrauen, weniger auf die Welt zugehen, kein Selbstwirksamkeitserleben (Insuffizienz), Scham über Abhängigkeit, • sich beschnitten fühlen, • sich andersartig und unzulänglich fühlen, • sich hilflos und ohnmächtig fühlen, • Wut
Möglicher kindlicher Umgang • In der Bindung an die Eltern verharren (da hier Sicherheit), ausgeprägtes Bindungsverhalten mit Trennungsängsten, • kompensatorisches Leistungsverhalten in spezifischen Bereichen („es allen beweisen")
Typische Persönlichkeit und Kompensation • Persönlichkeit mit ängstlichen, dependenten, selbstunsicheren Anteilen: schwaches Selbstwertgefühl, keine innere und äußere Lösung von den Eltern, benötigt „wegweisenden" Bindungspartner, Vermeidung von Selbstständigkeit, • kompensatorisches Leistungsverhalten in spezifischen Bereichen („es allen beweisen")
Typische Auslösesituationen und Aktualgenese • Trennungen, Tod der Eltern, • Situationen, die Eigenständigkeit erfordern,

Tab. 4-5 Fortsetzung

• Anforderungssituationen, • Kränkungssituationen
Psychodynamische Konzepte • Autonomie-Abhängigkeits-Konflikt (passiv: abhängig bleiben oder aktiv: Pseudoautonomie), • Selbstwertkonflikt, • Identitätskonflikt, • Leitaffekte: Angst, Scham
Schematherapeutisch: Schema, „Lebensfalle" • Abhängigkeit, • soziale Isolation, • Versagen, • Unterwerfung, • Anspruchshaltung, • überhöhte Standards

Themenbereich C: Leistungs-, Selbstwert- und Identitätsproblematiken

C-1
Eigenschaften und Verhalten der Bezugspersonen, Familienatmosphäre Ständige Kritik und/oder Verlangen von Höchstleistungen, ggf. verbunden mit Bevorzugung von Geschwistern, narzisstische Eigenschaften verbunden mit Betonung der Außenwirkung, Streben nach Anerkennung und Aufmerksamkeit, Leistungsbewusstsein, Perfektionismus (auch wenn dies nicht explizit am Kind ausgelebt wird), ggf. sehr erfolgreiche Eltern
Möglicher innerpsychischer Niederschlag • Sich klein und ggü. strahlenden Eltern und deren Ansprüchen unzulänglich fühlen, • traurig, • unter Druck stehend, • ohnmächtige Wut, Hilflosigkeit, es nie recht machen zu können und keine Anerkennung zu erhalten, • Neid, • Gefühl, die Eltern nicht übertrumpfen zu dürfen, Schuldgefühle bei Erfolg
Möglicher kindlicher Umgang • Aufgeben (Verinnerlichung eines Versager-Selbstbilds), • eigene Misserfolge herbeiführen (passive Rebellion), • sich immer wieder anstrengen, die Ansprüche verinnerlichen, um nicht wütend sein zu müssen (Identifikation, Lernen am Modell), • Rivalitätskämpfe mit Geschwistern, • ggf. Binden an anderen Elternteil
Typische Persönlichkeit und Kompensation • Selbstwertgefühl abhängig von Erfolg und Leistung, • hohes Leistungsbewusstsein, perfektionistische Ansprüche und Schemata, • Arbeiten, Leisten, Funktionieren wirkt kompensatorisch, • wenig Kontakt zu eigenen Wünschen

Tab. 4-5 Fortsetzung

Typische Auslösesituationen und Aktualgenese • Sämtliche Situationen von Misserfolg, Kränkungen
Psychodynamische Konzepte • Leitaffekt: Scham, • überhöhtes Ich-Ideal, • Selbstwertkonflikt, • Entwicklung eines Größen- oder Kleinheitsselbst
Schematherapeutisch: Schema, „Lebensfalle" • Unzulänglichkeit, • Versagen, • überhöhte Standards
C-2
Eigenschaften und Verhalten der Bezugspersonen, Familienatmosphäre Idealisierung des Kinds, Eltern definieren sich über Kind und dessen „Besonderheit", „wahres" Ich des Kindes wird nicht gesehen
Möglicher innerpsychischer Niederschlag • Narzisstische Aufwertung und Größenfantasien, • gleichzeitiger Druck, die Eltern nicht zu enttäuschen oder aber Gefühl, ohne jegliche Leistung besonders zu sein
Möglicher kindlicher Umgang • Die projizierte Besonderheit durch die Eltern ins Selbstbild übernehmen, • Idealisierung der Eltern
Typische Persönlichkeit und Kompensation • Wenig Kontakt zu eigenen Wünschen, • instabiles Selbstwertgefühl abhängig von Aufmerksamkeit/Anerkennung durch andere/eigener Besonderheit bei vordergründig grandiosem Selbstbild, • ständige Erwartung von anderen als besonders anerkannt zu werden, ohne dafür etwas tun zu müssen
Typische Auslösesituationen und Aktualgenese • Sämtliche Kränkungssituationen, Situationen des Misserfolgs, v. a. wenn Applaus nachlässt
Psychodynamische Konzepte • Kind als narzisstisches Selbstobjekt, • Entwicklung eines falschen Selbst, Größenselbst, • Selbstwertkonflikt, • Identitätskonflikt
Schematherapeutisch: Schema, „Lebensfalle" • Missbrauch, • Anspruchshaltung, • überhöhte Standards

Tab. 4-5 Fortsetzung

C-3
Eigenschaften und Verhalten der Bezugspersonen, Familienatmosphäre Extraversion, „schillernde" Persönlichkeiten, Betonung von Außenwirkung, Oberflächlichkeit, Übersehen von kindlichen Bedürfnissen und Gefühlen wie Traurigkeit, da alles immer „schön" sein muss
Möglicher innerpsychischer Niederschlag • Sich von Eltern nicht gesehen fühlen, hierdurch auch Gefühle von Einsamkeit, • eigene negative Gefühle als falsch, nicht berechtigt wahrnehmen, • innerer Druck, nicht kompliziert sein zu dürfen
Möglicher kindlicher Umgang • Sich anpassen und pflegeleicht, „nett" präsentieren, • Lernen am Modell und Übernahme der elterlichen Werte und Vorstellungen
Typische Persönlichkeit und Kompensation • Persönlichkeit ähnlich der Bezugspersonen (fassadenhaft etc.): immer gefallen wollen, Selbstwert abhängig von Aufmerksamkeit/Anerkennung durch andere, • Überforderung mit negativen Gefühlszuständen
Typische Auslösesituationen und Aktualgenese • Sämtliche Kränkungssituationen, • bei Aufkommen von Traurigkeit oder Wut (konträr zum Selbstkonzept)
Psychodynamische Konzepte • Entwicklung eines falschen Selbst, • Identitätskonflikt
Schematherapeutisch: Schema, „Lebensfalle" • Emotionale Entbehrung von Empathie
C-4
Eigenschaften und Verhalten der Bezugspersonen, Familienatmosphäre Eltern oder Elternteil selber schwaches Selbstwertgefühl, Selbstunsicherheit
Möglicher innerpsychischer Niederschlag • Selbstzweifel, sich wenig zutrauen, hierüber auch Wut, • Wunsch, zu Eltern hinaufsehen zu können/nach Vorbild, starker Persönlichkeit
Möglicher kindlicher Umgang • Kompensatorische Haltung („Ich bin anders. Ich kann es und zeig es ihnen."), ggf. verbunden mit Wunsch, Selbstwert der Eltern aufzubessern durch eigenen Erfolg, • Lernen am Modell und Identifikation, Verinnerlichung von Selbstzweifeln
Typische Persönlichkeit und Kompensation • Schwacher Selbstwert, • ggf. instabiler Selbstwert abhängig von Erfolg und Leistung, hohes Leistungsbewusstsein, perfektionistische Ansprüche und Schemata, Arbeiten, Leisten, Funktionieren wirkt kompensatorisch
Typische Auslösesituationen und Aktualgenese • Anforderungssituationen, • sämtliche Kränkungssituationen und Situationen des Misserfolgs

Tab. 4-5 Fortsetzung

Psychodynamische Konzepte • Leitaffekt: Scham, • Selbstwertkonflikt, • überhöhtes Ich-Ideal
Schematherapeutisch: Schema, „Lebensfalle" • Verletzbarkeit, • Unzulänglichkeit, • Versagen, • überhöhte Standards
C-5
Eigenschaften und Verhalten der Bezugspersonen, Familienatmosphäre Anderes Geschlecht gewünscht als Kind, typisch männlich/weibliches Verhalten (entgegen des eigenen Geschlechts) wird erwartet und bestärkt
Möglicher innerpsychischer Niederschlag • Sich für eigenes Geschlecht und geschlechtstypische Verhaltensweisen schämen, sich unzulänglich fühlen
Möglicher kindlicher Umgang • Versuch, sich wie anderes Geschlecht zu verhalten, um Eltern zu gefallen
Typische Persönlichkeit und Kompensation • Typisch männliche/weibliche Rolle wird abgelehnt, • Selbstunsicherheit, • wenig Kontakt zu sich selbst
Typische Auslösesituationen und Aktualgenese • Sämtliche Kränkungssituationen, • in Pubertät: typische Geschlechtsmerkmale entwickeln sich
Psychodynamische Konzepte • Kindliches Bedürfnis nach „phallischer Größe" frustriert, • Leitaffekt: Scham, • Identitätskonflikt, • Entwicklung eines falschen Selbst
Schematherapeutisch: Schema, „Lebensfalle" • Soziale Isolation, • Unzulänglichkeit, • Unterwerfung, • überhöhte Standards
C-6
Eigenschaften und Verhalten der Bezugspersonen, Familienatmosphäre „Männer sind schlecht"-Haltung der Mutter
Möglicher innerpsychischer Niederschlag • Mädchen: Misstrauen bis hin zu Angst vor Jungen/Männern, • Jungen: sich selbst abgelehnt und falsch, böse fühlen, Scham

Tab. 4-5 Fortsetzung

Möglicher kindlicher Umgang • Mädchen: Vermeiden von Kontakt zum anderen Geschlecht oder zumindest große Vorsicht, • Jungen: Versuch, zu gefallen, ggf. Zurückstellen männlicher Verhaltensweisen, sich lieb und angepasst zeigen
Typische Persönlichkeit und Kompensation • Frauen: Pseudoautonomie („Ich brauche keinen Mann" etc.), • Männer: Selbstwertproblematik, Schwierigkeiten beim „Werbeverhalten" bei Frauen
Typische Auslösesituationen und Aktualgenese • Partnerschaft eingehen
Psychodynamische Konzepte • Jungen: kindliches Bedürfnis nach „phallischer Größe" frustriert, • Leitaffekt: Scham, • Selbstwertkonflikt, • Autonomie-Abhängigkeitskonflikt
Schematherapeutisch: Schema, „Lebensfalle" • Mädchen/Frauen – Misstrauen, – Unterwerfung • Jungen/Männer: – soziale Isolation, – Unzulänglichkeit, – Unterwerfung
C-7
Eigenschaften und Verhalten der Bezugspersonen, Familienatmosphäre „Frauen sind schlecht"-Haltung des Vaters
Möglicher innerpsychischer Niederschlag • Jungen: Misstrauen bis hin zu Angst vor Mädchen/Frauen, • Mädchen: sich selbst abgelehnt und falsch, böse fühlen, Scham
Möglicher kindlicher Umgang • Jungen: Vermeiden von Kontakt zum anderen Geschlecht oder zumindest große Vorsicht, • Mädchen: Versuch, zu gefallen, ggf. Zurückstellen weiblicher Verhaltensweisen, sich stark und männlich zeigen
Typische Persönlichkeit und Kompensation • Männer: Dominanz ggü. Frauen, Misstrauen, • Frauen: Selbstwertproblematik, Pseudoautonomie, Pseudostärke
Typische Auslösesituationen und Aktualgenese • Partnerschaft eingehen
Psychodynamische Konzepte • Mädchen: kindliches Bedürfnis nach „phallischer Größe" frustriert, • Leitaffekt: Scham, • Selbstwertkonflikt, • Autonomie-Abhängigkeitskonflikt

Tab. 4-5 Fortsetzung

Schematherapeutisch: Schema, „Lebensfalle" • Jungen/Männer: – Misstrauen, – Unterwerfung • Mädchen/Frauen: – soziale Isolation, – Unzulänglichkeit – Unterwerfung

Themenbereich D: Schwierigkeiten in Dreier-Beziehungskonstellationen (Mutter, Vater, Kind)

D-1
Eigenschaften und Verhalten der Bezugspersonen, Familienatmosphäre Mädchen wird zur „Ersatzfrau" für Vater, Mutter nicht die eigentliche Partnerin, zu enge Bindung unter Ausschluss der Mutter (aus verschiedenen Gründen: enttäuschte Abwendung von Mutter, Vater hat mehr zu „bieten" – sucht beim Vater das Mütterliche, Vater „zieht" Tochter aus eigener Bedürftigkeit an sich heran, Ehe der Eltern abgekühlt etc.)
Möglicher innerpsychischer Niederschlag • Narzisstische Aufwertung, • ggf. auch Schuldgefühle der Mutter gegenüber, • Verantwortungsgefühle in Bezug auf Wohlbefinden des Vaters
Möglicher kindlicher Umgang • Dem Vater gefallen, • übernimmt ggf. männliche Rollenaspekte oder aber typisch weibliche Aspekte („Papas Prinzessin") oder Partnerrolle ins Selbstbild
Typische Persönlichkeit und Kompensation • Keine innere (und äußere) Ablösung vom Vater, Selbstwert abhängig von männlicher Bestätigung, weiterhin Aufmerksamkeit von Männern (ggf. höheren Alters) suchen durch Flirten, äußere Erscheinung etc., auch spannungsreiche kurze Beziehungen, die immer wieder neu inszeniert werden verbunden mit Emotionalisierung, „Dramen"
Typische Auslösesituationen und Aktualgenese • Kränkungssituationen, v. a. durch nachlassende Aufmerksamkeit von Männern, • Tod des Vaters (Rolle als Partner oder Prinzessin kann nicht mehr aufrechterhalten werden)
Psychodynamische Konzepte • Nicht gelungene Triangulierung, • ödipale Thematik, • Identitätskonflikt, • hysterische Neurosenstruktur
Schematherapeutisch: Schema, „Lebensfalle" • Anspruchshaltung, • Abhängigkeit

Tab. 4-5 Fortsetzung

D-2
Eigenschaften und Verhalten der Bezugspersonen, Familienatmosphäre Fehlender, desinteressierter oder zurückweisender Vater bei verfügbarer Mutter (ggf. auch Gluckenmutter, die auf Zuwendung zum Vater eifersüchtig reagiert oder Vater abwertet) → fehlende oder wenig enge Bindung an Vater
Möglicher innerpsychischer Niederschlag • Siehe ätiologischer Pfad „Gluckenmutter" und „Autonomieproblematik", • zusätzlich: – sich im Vergleich mit Gleichaltrigen andersartig und unzulänglich fühlen, – ggf. Verantwortungsgefühl für Mutter (die ohne Mann ist)
Möglicher kindlicher Umgang • Siehe „Autonomieproblematik": Bindung an Mutter eng halten, Zurücknahme von autonomen und aggressiven Anteilen, Idealisieren der Mutter, • Rückzug vom Vater, • ggf. Bindung an Ersatzväter (z. B. Lehrer)
Typische Persönlichkeit und Kompensation • Siehe Autonomieproblematik, • zusätzlich: – Bei Jungen: Identitätsproblematik, Größenphantasien (Vater „besiegt", da Partnerersatz für Mutter) im Wechsel mit Selbstzweifeln wegen fehlender väterlicher Bestätigung, – Bei Mädchen: Selbstwertproblematik, da keine oder wenig männliche Anerkennung und Bestärkung erfahren
Typische Auslösesituationen und Aktualgenese • Autonomieproblematik: Verlustsituationen, • Kränkungssituationen, • Gestaltung von zwischenmenschlichen Situationen, die über den Zweier-Kontakt hinausgehen
Psychodynamische Konzepte • Autonomie-Abhängigkeitskonflikt (passiv: abhängig bleiben oder aktiv: Pseudoautonomie), • nicht geglückte Triangulierung, • bei Jungen: Identitätsproblematik, ödipaler Sieger, Selbstwertkonflikt, • bei Mädchen: Selbstwertkonflikt, • Leitaffekte: Angst, Schuld, Scham
Schematherapeutisch: Schema, „Lebensfalle" • Abhängigkeit, • soziale Isolation, • Unzulänglichkeit, • überhöhte Standards, • Anspruchshaltung

Tab. 4-5 Fortsetzung

D-3
Eigenschaften und Verhalten der Bezugspersonen, Familienatmosphäre Trennung der Eltern und Instrumentalisierung des Kindes für eigene Interessen (z. B. Kind gegen anderen Elternteil aufbringen, über Kind an Informationen gelangen etc.) oder streitende Eltern und Kind als Vermittler
Möglicher innerpsychischer Niederschlag • Sich schuldig und verantwortlich fühlen, • Traurigkeit, • Angst, Gefühl von Sicherheitsverlust, • Kränkung, • Wut
Möglicher kindlicher Umgang • Wut muss unterdrückt werden, da die Situation der Trennung ohnehin schon bedrohlich genug erlebt wird, • Versuch zu vermitteln oder sich einseitig auf eine Seite schlagen, • eigene kindliche Bedürfnisse zurücknehmen, um Eltern nicht noch mehr zu belasten (Parentifizierung), • bei Solidarisierung mit gegengeschlechtlichem Elternteil: möchte anders sein als gleichgeschl. Elternteil (Gegenidentifikation)
Typische Persönlichkeit und Kompensation • Angepasste, vernünftige Persönlichkeit, • hohes Verantwortungs- und Pflichtgefühl, • Kompensation durch Helfen, unentbehrlich sein für Schwächere, Aufopferung (z. B. in Helferberufen, Kümmern um eigene Kinder), • weiterhin: Zurücknehmen eigener Bedürfnisse, autarker Lebensstil, pseudoautarkes Selbstbild („Ich brauche niemanden" etc.)
Typische Auslösesituationen und Aktualgenese • Wegfall von Möglichkeiten des Helfens (Jobverlust, Auszug der Kinder etc.), • durch Krankheit eigene Bedürftigkeit, • Geburt von Kindern, neue Partnerschaft, Schwangerschaft bringt in Kontakt zu eigener Bedürftigkeit, • Überforderung durch Leisten und Selbstaufopferung
Psychodynamische Konzepte • Nicht gelungene Triangulierung, • Schuldkonflikt, • überhöhtes Ich-Ideal, • forderndes Über-Ich, • depressive Anteile in der Neurosenstruktur, • altruistische Abtretung
Schematherapeutisch: Schema, „Lebensfalle" • Verlassenheit, • Misstrauen und Missbrauch, • emotionale Entbehrung,

4.5.4 Fallbeispiele Verhaltensanalyse

Nachdem wir uns nun schon umfangreich auf der theoretischen Ebene mit einer möglichen Vorgehensweise für die Erstellung der Verhaltensanalyse beschäftigt haben und uns auch mögliche Inhalte von Entstehungsverläufen psychischer Erkrankungen angesehen haben, können wir nun diese Vorgehensweise Schritt für Schritt praktisch einüben.

Auf der Basis von komprimierten Informationen, die uns über den jeweiligen Patienten zur Verfügung stehen, wenden wir nun die einzelnen Schritte der Analyse der Reihe nach an.

In den folgenden Beispielen werden erst kurz die Informationen entsprechend der ersten Berichtsteile (Symptomatik, lebensgeschichtliche Entwicklung, Krankheitsanamnese, psychischer Befund) dargestellt, sodass auf dieser Basis die einzelnen Schritte der Analyse durchlaufen werden können und im Anschluss dann die Verhaltensanalyse erstellt wird.

Fallbeispiel 1: „Wenn ich die Zeit hätte, würde ich lieber mehr schlafen, etwas Sinnvolles tun oder eine Frau verführen."

Komprimierte Informationen zum Patienten

Der 40-jährige Patient berichtet im Erstgespräch, „schon immer" mit Ängsten zu tun zu haben. So leide er unter Anspannungszuständen und der permanenten Sorge, es könne „etwas Schlimmes passieren", ihm oder seiner Familie könne etwas zustoßen. Er betreibe daher viel Aufwand, um für Sicherheit zu sorgen, sei „auf den Notfall" vorbereitet (trage z. B. beim Autofahren immer eine Warnjacke, erstelle Notfallpläne). Seit einem Jahr sei es nun aber „richtig schlimm". Der Patient beschreibt über Tage anhaltende Angstzustände und „heftige" Panikattacken mit umfassenden vegetativen Symptomen (Brechreiz, Diarrhö, Bauchschmerzen, weiche Knie, Kreislaufstörungen, Schweißausbrüche, trockener Mund, Zittern, Appetitlosigkeit). Vor allem körperliche Schmerzen beängstigten ihn, er fürchte sich vor der Ausweglosigkeit einer ernsthaften Erkrankung: „… dass ich mich der Rettungskette und letztendlich einem Krankenhaus in die Hände geben müsste." Er schlafe kaum noch, trinke deswegen immer häufiger Bier am Abend, grübele, sei häufig „gereizt, erschöpft und innerlich leer". Abends habe der Patient sogar Angst, etwas zu verpassen, wenn er schlafe, oder „dass das dann alles gewesen ist, was ich haben konnte, falls ich nicht mehr aufwache." Unternehmungen, Entfernungen und Treffen mit Menschen stellten mittlerweile kaum zu überwindende Hürden dar. Der Patient sei vor allem motiviert, ohne Alkohol einschlafen zu können und das Leben wieder mehr genießen zu können, er wolle „die Ängste weghaben". Die Ursache seiner Beschwerden sehe der Patient darin, dass seine Frau heimlich die Verhütung ausgesetzt habe, um ihn an sich zu binden und nun ein drittes Kind geboren worden sei, obwohl der Patient gerade wieder begonnen habe, Pläne zur beruflichen Entwicklung zu schmieden, welche nun nicht mehr umsetzbar seien, da er nun wieder sehr stark in den familiären Alltag eingebunden sei.

Bislang gab es keine psychotherapeutische oder stationär-psychiatrische Behandlung.

Der akkurat gekleidete Patient wirkt in seinen Bewegungen etwas „eckig". Er zeigt sich im Kontakt sehr höflich, eloquent in der Sprache, sehr bemüht um Genauigkeit, hat Sorge, dass er sich nicht gut genug verständlich machen kann. Er betont, dass seine Schilderungen und seine schriftlichen Ausführungen „im höchsten Maße unvollständig und daher unbefriedigend" seien. Mir gegenüber zeigt er sich eher zuvorkommend bis unterwürfig, dann aber auch tendenziell abwertend.

Der Patient ist wach, bewusstseinsklar und zu allen Qualitäten voll orientiert. Es liegen keine Aufmerksamkeits- und Gedächtnisstörungen vor. Im Denken ist der Patient eingeengt auf seine Ängste, es besteht eine ausgeprägte Grübelneigung. Es gibt keine Anhalte für psychotische Symptomatik, keine Ich-Störungen. Im Affekt eher flach und wenig Kontakt zur eigenen Gefühlswelt, insb. aggressiver Art. Stimmung ängstlich und niedergeschlagen, z. T. dysphorisch bei etwas eingeschränkter emotionaler Schwingungsfähigkeit, aber erhöhter psychomotorischer Anspannung und Unruhe. Der Antrieb ist reduziert. Es bestehen Ängste und zwanghafte Verhaltensweisen (wie unter 1 beschrieben). Im Selbstkonzept schwankend zwischen Größenvorstellungen („starker Retter") und Selbstentwertung („arm und hilflos"). Suizidalität wird glaubhaft verneint. Der Patient konsumiert regelmäßig Alkohol als Bewältigungsversuch seiner Symptomatik, jedoch bereits selbstständig glaubhaft reduziert, es besteht keine Sucht. Kein Nikotinkonsum, keine Medikamenteneinnahme.

Angaben zur Biografie

- Aufgewachsen in ehem. DDR, im Haus mit Eltern, Geschwistern und Großeltern.
- Mutter: gelernte Veterinärmedizinerin, Hausfrau, hat Waldorfkindergarten gegründet und geleitet; sei einmal längere Zeit im Krankenhaus gewesen („schwaches Herz"), was bei Kindern Schuldgefühle, sie zu sehr angestrengt zu haben, bewirkt habe; Patient habe sich von ihr nicht genug anerkannt und auch ungerecht behandelt gefühlt; Mutter werde von ihrer Umgebung respektiert und geachtet, sei in ihrer Berufsrolle freundlich und sehr bemüht, dieser Rolle gerecht zu werden, strebe nach Anerkennung.
- Vater: Regisseur, Lehrer (Waldorfschule); habe grundsätzlich hinter Mutter gestanden, Patient habe sich daher oft als schwarzes Schaf der Familie empfunden, Vater sei schweigsam, höre gut zu, sehr vernünftig, bodenständig, ehrlich.
- Aktuelle Beziehung zu Eltern: Eltern lebten bislang in der Nähe, regelmäßiger Kontakt, Patient habe sich gekümmert, sie mit Haus und Hof unterstützt, habe viel Zeit hierfür benötigt, Anerkennung habe er nicht erhalten, seine Hilfe sei aber ja auch „selbstverständlich"; Eltern seien kürzlich in betreutes Wohnen umgezogen in die Nähe des Wohnorts des jüngeren Bruders, hierdurch einerseits Erleichterung, weshalb er sich jedoch erneut schuldig fühle, andererseits könne er nicht richtig verstehen, wieso nun der Bruder zuständig sei.
- Geschwister: Schwester +1, Schwester -3, Zwillingsbruder, 2 Zwillingsbrüder -6: zum Zwillingsbruder habe eine sehr gute Beziehung bestanden, Eltern berichten jedoch auch über „heftige" Streitigkeiten, ältere Schwester habe er erst „verehrt", die jüngere abgelehnt („Petze, Verräterin"). Zu jüngeren Brüdern Distanz, ebenfalls eher negative Bewertung („Besserwisser, Großklappen").

Teil III

- Gesundheit in Kindheit: Patient und Zwillingsbruder immer „dünn und schwächlich", Pseudokrupp mit mehreren Anfällen und Atemnot, Eltern seien sehr besorgt um die Zwillinge gewesen; verschiedene Ängste und Albträume (kompensatorisch in „exakt" der Mitte des Betts auf dem Rücken geschlafen).
- Atmosphäre: viel gespielt, auch bei Großvater in Werkstatt und in Natur, viel Raum für Bewegung und Spiele zu Hause gehabt.
- Beziehung zu Gleichaltrigen: Straßenkinder einerseits für „dumm" gehalten, aber wegen Wissensvorsprung, TV-Konsum und „Westsachen" beneidet; Patient habe „alles versucht, um sich mit Mitschülern zu verbinden", habe sie aber als „fremd, ekelerregend, angsteinflößend und seltsam" erlebt: „Sie waren immer so furchtbar laut, haben geschubst, geschlagen und getreten, ich war nie einer von ihnen, obwohl ich es versucht habe."; habe sie als „dämlich" empfunden und ihre Aktivitäten „verabscheut", habe Sonderstellung als Lehrerkind, aber auch in Bezug auf schlechtere finanzielle Verhältnisse und Religiosität inne gehabt, sei von anderen nicht ausreichend akzeptiert worden, berichtet auch von körperlichen Übergriffen der Mitschüler (ins Gesicht gefasst, Beine gestellt, am Ranzen gezerrt, Mütze vom Kopf gezogen).
- Schulische und berufliche Entwicklung: sei einer der besten Schüler gewesen, habe auch die wichtigsten offiziellen Ämter innegehabt (habe sogar die ganze Schule vertreten und mit Bürgermeister verhandelt), Lieblingsschüler der Lehrer, folgsam und strebsam, habe immer zu den „Schwachen" gehalten; habe zudem Unterricht in Musik erhalten, auch auf einer Spezialschule für Musik, ebenso Eurythmie und Schauspiel- sowie Tanzunterricht; sei nach 9. Klasse auf das Gymnasium gegangen, dann auf Waldorfschule gewechselt, ab der 11. Klasse im Internat, vorher auch von Eltern weg eine Etage höher zu Oma gezogen in anderes Zimmer. Habe „nur" die Fachhochschulreife, danach Zivildienst, Ausbildung an einem pädagogisch-sozialen Zentrum zum Altenpfleger, sei dann später auch Wohnbereichsleiter geworden und habe eine Fortbildung zur Fachkraft nach SGB XI absolviert, sei auch Beauftragter für Qualitätsmanagement und Notfälle gewesen. Habe dort 10 Jahre gearbeitet und Verantwortung für 14 Mitarbeiter getragen, habe die Arbeit „geliebt", sei ein „guter und gerechter" Vorgesetzter gewesen, sei „mächtig stolz" auf seine Arbeit, habe vielfache Verbesserungen am Arbeitsplatz erzielt, danach sei das Leitungsteam „zerbrochen", Patient habe gekündigt. Habe neue Stelle angenommen, anfangs sehr hart: dort am Arbeitsplatz habe er auch geschlafen, nur wenige Stunden geschlafen, nur alle 2 Tage gegessen, habe Führerschein machen müssen (sei hochgradig angstbesetzt gewesen), auch in der Folge 16 Std. tgl. gearbeitet, dann Insolvenz des Unternehmens, Kündigung. Patient habe sich damit nicht abfinden können und habe das Unternehmen retten wollen und eine GmbH (Seminar- und Jugendhaus) gegründet, es lief jedoch nicht gut, sei hier jedoch nach wie vor Geschäftsführer und Hausmeister zugleich, er kontrolliere alle Arbeitsergebnisse und kümmere sich um fast alle Aufgaben selber. Ehefrau habe sich ebenfalls arbeitslos melden müssen, plötzlich finanzielle Probleme. Ehefrau mache Ausbildung, erhalte Fördergeld. Es gehe finanziell in kleinen Schritten bergauf.

- Partnerschaftliche und sexuelle Entwicklung:
  - Patient sei seit 10 Jahren verheiratet. Ehefrau sei eine „zarte, zierliche" Frau, wird als unsicher, empfindlich skizziert, habe „ausgeprägtes Mitteilungsbedürfnis", habe Verlustängste. Stehe hinter dem Patienten, habe jedoch wenig Fach- und Allgemeinwissen; habe ihm erlaubt, mit anderen Frauen Sex zu haben, Partnerschaft sei angespannt, aber man versuche es immer wieder. Sie habe noch nie einen Orgasmus mit dem Patienten gehabt, und sie habe sich nicht „ernsthaft gekümmert, das zu lernen oder zu üben", der Patient habe es ihr sehr übel genommen: „Es gab Zeiten, da hatte ich ernsthaft erwogen, sie umzubringen. Abgehalten hat mich eigentlich nur der Gedanke, dass ich eines Tages gezwungen bin, das meinen Kindern zu erklären." Man habe sich geschworen, dass man auf jeden Fall solange zusammenbleibe, bis die Kinder erwachsen sind. Frau habe momentan nicht die Kraft, die Kinder „sicher" mit dem Auto zu fahren, Patient übernehme dies, sei alles eine „aufwendige Logistik".
  - Patient habe immer schon Mädchen „verstanden", seit der 10. Klasse „erforsche" er Frauen. Sex sei die wichtigste Nebensache, er interessiere sich für alle „Spielarten", insbesondere für die Thematik Macht und Unterwerfung, leider gebe es zu wenig Frauen, die bereit wären, seine Ehefrau zu betrügen. Patient habe vor seiner Ehe meist Erfahrungen mit älteren Frauen und habe viel Sex gehabt.
- Elternschaft: Liebe seine Kinder (w: 5, 7 J.), besonders die älteste Tochter sei „overprotected". Habe keine Kinder haben wollen, da er sich für unfähig halte zur Erziehung, sei ihm zu anstrengend. Zudem habe er nicht für „alle Zeiten abhängig in Dankbarkeit zur Frau" sein wollen. Aus dem Grund, dass er wolle, dass etwas von ihm überdauere und bleibe, habe er sich dann für Kinder entschieden und sich dafür die Frau ausgesucht, die jung genug war.
- Hobbys und Freizeit: Patient berichtet ausführlich von seinen Interessen und Begabungen: Schauspiel, Technik generell, Bunkertechnik, Wissenschaft (habe seine eigene Pflegetheorie entwickelt, habe sich „ausgesprochen gut" mit Psychologie, Psychiatrie, Medizin, Pharmazie etc. ausgekannt), Philosophie, Anthroposophie, sei ein „Ausrüstungsfanatiker", interessiere sich für Militärausrüstungen, schreibe Geschichten und Gedichte, bastele. Sport und Spiel seien nicht relevant: „Wenn ich die Zeit hätte, würde ich lieber mehr schlafen, etwas Sinnvolles tun oder eine Frau verführen."; Geld und Besitz seien ihm sehr wichtig, gebe Sicherheit. Kinder gehen in beste Bildungseinrichtungen, seien perfekt gekleidet. Patient würde sich gerne modischer und schicker kleiden, Geld fehle aber. Kinder bekommen „High-Tech-Kleidung"; es bestehe ein großer Bekanntenkreis. Ernährung empfinde er als „lästig", die Zubereitung sei zu zeitaufwendig, Abendbrot sei häufig seine einzige Mahlzeit.

Durchführung der Analyse

Auf der Basis dieser Informationen führen wir nun die einzelnen Analyseschritte durch und notieren die Ergebnisse zunächst stichwortartig.

1. Analyse von genetisch oder pränatal bedingten Vulnerabilitätsfaktoren

An möglichen genetischen und pränatalen Vulnerabilitätsfaktoren können wir ausmachen:

- gleichaltrige Jungen werden als laut und eklig wahrgenommen, Patient schon immer mehr Kontakt zu Mädchen gehabt → Hinweis auf eher introvertiertes, ruhiges Temperament (dies wird untermauert durch Charakterisierung beider Elternteile als eher ruhige Menschen)

2. Analyse der kindlichen, biografischen Situation

Bei der Analyse der kindlichen Situation bleiben wir, wie wir oben im theoretischen Teil gesehen haben, zunächst eher deskriptiv. Wir können hier zunächst deskriptiv folgende Merkmale der kindlichen Situation des Patienten festhalten:

- Aufwachsen in Großfamilie mit vielen Geschwistern, gemeinsam mit Großeltern
- Eltern gebildet und Akademiker
- Mutter
  - Eigenschaften: narzisstische Tendenzen, phasenweise schwach und belastet, ungerecht
  - Beziehung zur Mutter: wenig Anerkennung von Mutter, die sich scheinbar mehr um ihr Ansehen mühte; Ungerechtigkeit der Mutter (verbunden mit starrem, unveränderbarem „Zusammenhalt" der Eltern, da Vater „nicht beeinflussbar")
- Vater
  - Eigenschaften: ruhig, vernünftig, schwach, passt sich Mutter an/ordnet sich ihr unter
- Patient ist Zwilling, viele Geschwister, Konkurrenzthematiken unter den Geschwistern
- eigene körperliche Schwäche und Versehrtheit, hiermit verbunden ängstliche Besorgtheit der Eltern
- Raum für Spiel und Bewegung
- Sonderrolle als begabter Schüler, Lehrerkind und bzgl. schlechter finanzieller Verhältnisse
- multiple Zurückweisungen/Kränkungen durch Gleichaltrige, soziale Integration gelingt nicht, aber beharrliche Versuche des Patienten, doch dazuzugehören („einer von ihnen zu sein")
- im Verhältnis zu Autoritäten (Lehrern) brav und angepasst
- Erfolge in der Rolle als Schüler
- umfangreiche Förderung seitens der Eltern im Bereich von Fähigkeiten

Dies scheinen im Wesentlichen zusammengefasst die wichtigsten, uns auf Basis der gegebenen Informationen vorliegenden Merkmale der biografischen Situation zu sein, welche wir deskriptiv zusammenfassen können.

Darüber hinaus kommt es nun bereits an dieser Stelle zu weiteren Überlegungen, Schlussfolgerungen und Interpretationen unsererseits. So können wir in Bezug auf den Patienten noch folgende, nicht explizit genannte weitere Merkmale schlussfolgern:

- Zu vermuten ist eine insgesamt eher rational-gefühlskalte, schematische Erziehung durch einen vernünftigen Vater und eine insgesamt eher abweisende, narzisstische, ungerechte Mutter, Gefühle werden nicht gespiegelt und validiert.
- Vermutlich in der Bindung zur Mutter auch eher wenig liebevoll-empathische, warme Bemutterung, Mangel an nährender Zuwendung, emotionale Entbehrung.
- Beziehung zum Vater kann vom Patienten nicht explizit beschrieben werden: auch dies vermutlich Hinweis auf einen insgesamt wenig spürbaren, eher schwachen, ruhigen Vater.
- Betonung von Leistung, Pflichterfüllung und Status (Patient besuchte auch in Freizeit alle möglichen Unterrichtsformen: Schauspiel etc.).

Und weiter schauen wir uns bereits an dieser Stelle an, wie möglicherweise internalisierte Beziehungserfahrungen in Relation zu anderen Beziehungen stehen und welche Wechselwirkungen hier in diesem frühen Entwicklungsstadium bestehen:

- Die Kombination der Situation mit vielen Geschwistern und der fehlenden Anerkennung seitens der Mutter und des Vaters führen wahrscheinlich dazu, dass innerhalb der geschwisterlichen Beziehungen Konkurrenzthematiken auftauchen, die ein gesundes Maß überschreiten und mit wechselhafter Idealisierung und Abwertung verbunden sind.
- Die Kombination des vermutlich angeborenen ruhigen, introvertierten Temperaments und die Verinnerlichung der elterlichen Werte in Bezug auf Pflichterfüllung, Leistung und Status führen zu einem angepassten braven Verhalten den Lehrern als Autoritäten gegenüber.
- Die Kombination des vermutlich angeborenen ruhigen, introvertierten Temperaments und die bereits internalisierten Kränkungserfahrungen durch die fehlende Anerkennung seitens der Mutter und des Vaters führen wahrscheinlich dazu, dass der Patient zum einen im Umgang mit Gleichaltrigen gehemmt ist, sich andersartig erlebt, wodurch er von diesen wiederum abgelehnt wird (was zu weiteren Konsequenzen führt, die wir in den nachfolgenden Schritten weiter analysieren).

3. Analyse der innerpsychischen Auswirkungen der biografischen Situation in der kindlichen Situation (innerpsychischen Niederschlag)

Im vorherigen Analyseschritt haben wir konsequent lediglich deskriptiv Merkmale der Situation beschrieben. Lediglich bei der Analyse der Wechselwirkungen in den Beziehungen haben wir bereits dem zweiten Analyseschritt vorgegriffen, indem wir auch schon das innere Erleben kurz an einer Stelle thematisiert haben: Wir haben geschlussfolgert, dass sich der Patient bei Gleichaltrigen andersartig **erlebt**.

Grundsätzlich aber kommen wir erst an dieser Stelle zur Analyse des innerpsychischen Niederschlags. Um einen guten Überblick über die immer komplexere Analyse im Verlauf der einzelnen Analysestufen zu behalten, empfiehlt es sich bereits an dieser Stelle, den einzelnen Merkmalen der Situation das entsprechende innere Erleben gegenüberzustellen. Wir versuchen dies mithilfe einer einfachen tabellarischen Auflistung (▸ Tab. 4-6).

Tab. 4-6 Fallbeispiel 1: Kindliche Situation und innerpsychischer Niederschlag

Merkmal der kindlichen Situation	Verbundene Affekte, Gefühle, Emotionen	Frustration von Bedürfnissen
Großfamilie, viele Geschwister + Großeltern	Führt erst in Kombination mit anderen Merkmalen zu spezifischen Affekten etc. (s. u.)	/
Eltern gebildet und Akademiker	Führt erst in Kombination mit anderen Merkmalen zu spezifischen Affekten etc. (s. u.)	/
Beziehung zur Mutter: wenig Anerkennung von Mutter, die sich scheinbar mehr um ihr Ansehen mühte; Ungerechtigkeit der Mutter (verbunden mit starrem, unveränderbarem „Zusammenhalt" der Eltern, da Vater nicht beeinflussbar)	• Patient erlebt sich als unzulänglich, der Mutter nicht ausreichend, von Mutter nicht wertgeschätzt • Scheinbar durchgängiges Gefühl des ohnmächtigen, wütenden Ausgeliefertseins gegen die Ungerechtigkeit der Mutter (umso mehr angesichts des starren „Zusammenhalts" der Eltern)	• Narzisstische Verwundung, Frustration des Bedürfnisses nach Selbstwerterhöhung • Frustration des Bedürfnisses nach Kontrolle
Mutter phasenweise schwach und belastet	Schuldgefühle, die Mutter zu sehr belastet zu haben durch eigene vitale Impulse und Bedürfnisse (nicht „still" genug gewesen zu sein, kindliche Impulse waren zu „anstrengend")	Frustration des Bedürfnisses nach Lust/Unlustvermeidung
Vermutlich in der Bindung zur Mutter auch eher wenig liebevoll-empathische, warme Bemutterung, Mangel an nährender Zuwendung	Patient erlebt sich als zu gierig im Bedürfnis nach Nähe, erlebt sich angesichts mütterlicher Abweisung als unzulänglich	Emotionale Entbehrung, Frustration des Bedürfnisses nach Bindung und Selbstwerterhöhung
Wenig spürbarer, eher schwacher, ruhiger Vater	Patient erlebt sich vom Vater nicht wertgeschätzt, nicht gestärkt, Vater keine männliche Identifikationsfigur	Frustration des Bedürfnisses nach Selbstwerterhöhung sowie des Bedürfnisses nach Identifikation mit einer positiv erlebten gleichgeschlechtlichen Vaterfigur

Tab. 4-6 (Fortsetzung)

Merkmal der kindlichen Situation	Verbundene Affekte, Gefühle, Emotionen	Frustration von Bedürfnissen
Eher rational gefühlskalte, schematische Erziehung, Gefühle werden nicht gespiegelt und validiert	Patient erlebt seine Gefühle nicht als berechtigt, ist angesichts ausbleibender Spiegelung mit Gefühlswelt (Emotionsverarbeitung und -differenzierung) überfordert	Frustration des kindlichen Bedürfnisses nach emotionaler Spiegelung und Wärme, Frustration des Bedürfnisses nach Bindung
Betonung von Leistung, Pflichterfüllung und Status durch Eltern, umfangreiche Förderung seitens der Eltern im Bereich von Fähigkeiten	Weiteres Erleben von Kleinheit (im Vergleich zu den hohen elterlichen Idealen), ebenso entsteht innerer Druck, den Erwartungen gerecht werden zu müssen, um die Eltern nicht zu enttäuschen und die Mutter doch noch von sich „überzeugen" zu können	Frustration des Bedürfnisses nach Lust/Unlustvermeidung und nach Selbstwerterhöhung
Eigene körperliche Schwäche und Versehrtheit, hiermit verbunden ängstliche Besorgtheit der Eltern	Erleben des Gefühls der Bedrohlichkeit im Sinne von Kontrollverlust durch körperliche Schwäche und Versehrtheit sowie durch Beobachten der Ängstlichkeit an den elterlichen Modellen	Frustration des Bedürfnisses nach Kontrolle
Patient ist Zwilling, viele Geschwister, Konkurrenzthematiken unter den Geschwistern	Weiteres Gefühl, nur einer von vielen zu sein; Gefühl, zu kurz zu kommen, Neid und Eifersucht	Frustration des Bedürfnisses nach Bindung und Selbstwerterhöhung
Raum für Spiel und Bewegung	Patient erlebt sich in diesem Rahmen auch als freier und weniger unter Druck	Befriedigung des Bedürfnisses nach Lust und Autonomie
Sonderrolle als begabter Schüler, Lehrerkind und bzgl. schlechter finanzieller Verhältnisse	Patient erlebt sich immer wieder als andersartig, nicht zugehörig	Frustration des Bedürfnisses nach Selbstwerterhöhung

Tab. 4-6 (Fortsetzung)

Merkmal der kindlichen Situation	Verbundene Affekte, Gefühle, Emotionen	Frustration von Bedürfnissen
Multiple Zurückweisungen/Kränkungen durch Gleichaltrige, soziale Integration gelingt nicht, aber beharrliche Versuche des Patienten, doch dazuzugehören („einer von ihnen zu sein")	• Chronisches Gefühl der Nichtzugehörigkeit und Andersartigkeit im Kontakt mit Gleichaltrigen, weitere Verinnerlichung von einerseits Minderwertigkeitserleben und andererseits von eigener Besonderheit/Andersartigkeit • Erneutes Gefühl der hilflosen Ohnmacht und Hilflosigkeit	• Frustration des Bedürfnisses nach Selbstwerterhöhung und des Bedürfnisses nach Bindung an Gleichaltrige/Zugehörigkeit • Frustration des Bedürfnisses nach Kontrolle
Erfolge in der Rolle als Schüler	Patient erlebt sich selbstwirksam und wertvoll im Bereich der schulischen Leistungen	Befriedigung des Bedürfnisses nach Selbstwerterhöhung und Kontrolle

4. Analyse der Auswirkungen der kindlichen Situation und des innerpsychischen Niederschlags auf die kindlichen Verhaltensweisen zum Umgang mit der kindlichen Situation

Im nächsten Schritt nutzen wir die Tabelle (▸ Tab. 4-7) weiterhin und ordnen einzelnen Situationsmerkmalen, verbundenen inneren Erlebensweisen und Frustrationen nun die Umgangsweisen und Anpassungsversuche des Patienten zu. Hierbei kann es vorkommen, dass nicht zu jeder Situation ein entsprechender Umgang gefunden wird, da der Patient hierzu keine spezifische Umgangsweise entwickelte. Auch können wir die Anpassung des Patienten nicht so schematisch verstehen, wie wir sie nun zunächst der Einfachheit und Übersichtlichkeit halber tabellarisch darstellen. Wie wir in diesem Beispiel sehen, führen z. T. unterschiedliche Aspekte der kindlichen Situation zu ähnlichen oder selbigen Umgangsweisen (z. B. die Unterdrückung von Gefühlen). Es gibt hier also bereits Überschneidungen und eine gewisse inhaltliche Zusammenfassung/Verdichtung, während bei der Analyse der einzelnen Merkmale der kindlichen Situation diese noch sehr spezifisch sind.

Nachdem wir nun die ersten vier Schritte unserer **Analyse im Makrobereich** durchgeführt haben, ist es sinnvoll, die Vielzahl an Informationen und Analysen noch einmal zu verdichten und zusammenzufassen. Wir fragen also danach, was übergeordnete Thematiken der kindlichen Situation des Patienten sind. In unserem Beispiel könnten wir übergeordnete Themen wie folgt identifizieren:
- narzisstische Verwundung/Selbstwertthematik
- bedrohliche Gefühlswelt

Tab. 4-7 Fallbeispiel 1: Umgangsweisen

Merkmale der kindlichen Situation	Verbundene Affekte, Gefühle, Emotionen	Frustration von Bedürfnissen	Umgang/ Anpassung
Großfamilie, viele Geschwister + Großeltern	Führt erst in Kombination mit anderen Merkmalen zu spezifischen Affekten etc. (s. u.)	/	/
Eltern gebildet und Akademiker	Führt erst in Kombination mit anderen Merkmalen zu spezifischen Affekten etc. (s. u.)	/	/
Beziehung zur Mutter: wenig Anerkennung von Mutter, die sich scheinbar mehr um ihr Ansehen mühte; Ungerechtigkeit der Mutter (verbunden mit starrem, unveränderbarem „Zusammenhalt" der Eltern, da Vater nicht beeinflussbar)	• Patient erlebt sich als unzulänglich, der Mutter nicht ausreichend, von Mutter nicht wertgeschätzt • Scheinbar durchgängiges Gefühl des ohnmächtigen, wütenden Ausgeliefertseins gegen die Ungerechtigkeit der Mutter (umso mehr angesichts des starren „Zusammenhalts" der Eltern)	• Narzisstische Verwundung, Frustration des Bedürfnisses nach Selbstwerterhöhung • Frustration des Bedürfnisses nach Kontrolle	„Laute" Affekte, ebenso vitale, sich selbst behauptende und aggressive Impulse werden abgespalten bzw. unterdrückt; Unterordnung unter mütterliche Autorität
Mutter phasenweise schwach und belastet	Schuldgefühle, die Mutter zu sehr belastet zu haben durch eigene vitale Impulse und Bedürfnisse (nicht „still" genug gewesen zu sein, kindliche Impulse waren zu „anstrengend")	Frustration des Bedürfnisses nach Lust/Unlustvermeidung	„Laute" Affekte, ebenso vitale, sich selbst behauptende und aggressive Impulse werden abgespalten bzw. unterdrückt

Tab. 4-7 (Fortsetzung)

Merkmale der kindlichen Situation	Verbundene Affekte, Gefühle, Emotionen	Frustration von Bedürfnissen	Umgang/ Anpassung
Vermutlich in der Bindung zur Mutter auch eher wenig liebevoll-empathische, warme Bemutterung, Mangel an nährender Zuwendung	Patient erlebt sich als zu gierig im Bedürfnis nach Nähe, erlebt sich angesichts mütterlicher Abweisung unzulänglich	Emotionale Entbehrung, Frustration des Bedürfnisses nach Bindung und Selbstwerterhöhung	Nimmt Bindungswünsche zurück
Wenig spürbarer, eher schwacher, ruhiger Vater	Patient erlebt sich vom Vater nicht wertgeschätzt, nicht gestärkt, Vater keine männliche Identifikationsfigur	Frustration des Bedürfnisses nach Selbstwerterhöhung sowie des Bedürfnisses nach Identifikation mit einer positiv erlebten gleichgeschlechtlichen Vaterfigur	/
Eher rational gefühlskalte, schematische Erziehung, Gefühle werden nicht gespiegelt und validiert	Patient erlebt seine Gefühle nicht als berechtigt, ist angesichts ausbleibender Spiegelung mit Gefühlswelt (Emotionsverarbeitung und -differenzierung) überfordert	Frustration des kindlichen Bedürfnisses nach emotionaler Spiegelung und Wärme, Frustration des Bedürfnisses nach Bindung	Fokussierung auf den Verstand und die kognitive Ebene, Gefühle werden zurückgedrängt
Betonung von Leistung, Pflichterfüllung und Status durch Eltern, umfangreiche Förderung seitens der Eltern im Bereich von Fähigkeiten	Weiteres Erleben von Kleinheit (im Vergleich zu den hohen elterlichen Idealen), ebenso entsteht innerer Druck, den Erwartungen gerecht werden zu müssen, um die Eltern nicht zu enttäuschen und die Mutter doch noch von sich „überzeugen" zu können	Frustration des Bedürfnisses nach Lust/Unlustvermeidung und nach Selbstwerterhöhung	Identifikation mit Werten der Eltern in Bezug auf Leistung und Pflichterfüllung, Versuch den Erwartungen gerecht zu werden Vernachlässigung von lustvollen Aktivitäten zugunsten von Leistung etc.

Teil III

Tab. 4-7 (Fortsetzung)

Merkmale der kindlichen Situation	Verbundene Affekte, Gefühle, Emotionen	Frustration von Bedürfnissen	Umgang/ Anpassung
Eigene körperliche Schwäche und Versehrtheit, hiermit verbunden ängstliche Besorgtheit der Eltern	Erleben des Gefühls der Bedrohlichkeit im Sinne von Kontrollverlust durch körperliche Schwäche und Versehrtheit sowie durch Beobachten der Ängstlichkeit an den elterlichen Modellen	Frustration des Bedürfnisses nach Kontrolle	• Ängste bereits im Kindesalter durch zwanghafte Verhaltensweisen zu binden versucht (in Mitte des Betts schlafen etc.) • Durch eigenes Funktionieren Reduktion der Angst vor Kontrollverlust
Patient ist Zwilling, viele Geschwister, Konkurrenzthematiken unter den Geschwistern	Weiteres Gefühl, nur einer von vielen zu sein; Gefühl zu kurz zu kommen, Neid und Eifersucht	Frustration des Bedürfnisses nach Bindung und Selbstwerterhöhung	Abwertung der Geschwister zur eigenen Selbstwertstabilisierung
Raum für Spiel und Bewegung	Patient erlebt sich in diesem Rahmen auch als freier und weniger unter Druck	Befriedigung des Bedürfnisses nach Lust und Autonomie	/
Sonderrolle als begabter Schüler, Lehrerkind und bzgl. schlechter finanzieller Verhältnisse	Patient erlebt sich immer wieder als andersartig, nicht zugehörig	Frustration des Bedürfnisses nach Selbstwerterhöhung	Konkurrieren, Abwertung von Dritten, um fragiles Selbstwertgefühl zu stabilisieren, Selbstbild z. T. durch Vorstellung der eigenen Besonderheit (besondere Begabungen, als Schüler mit Bürgermeister verhandeln, anders sein, als alle anderen) idealisieren, ebenso durch Erbringen von besonderen Leistungen/Erfolg und durch Funktionieren

Tab. 4-7 (Fortsetzung)

Merkmale der kindlichen Situation	Verbundene Affekte, Gefühle, Emotionen	Frustration von Bedürfnissen	Umgang/ Anpassung
Multiple Zurückweisungen/Kränkungen durch Gleichaltrige, soziale Integration gelingt nicht, aber beharrliche Versuche des Patienten, doch dazuzugehören („einer von ihnen zu sein")	• Chronisches Gefühl der Nichtzugehörigkeit und Andersartigkeit im Kontakt mit Gleichaltrigen, weitere Verinnerlichung von einerseits Minderwertigkeitserleben und andererseits von eigener Besonderheit/ Andersartigkeit • erneutes Gefühl der hilflosen Ohnmacht und Hilflosigkeit	• Frustration des Bedürfnisses nach Selbstwerterhöhung und des Bedürfnisses nach Bindung an Gleichaltrige/Zugehörigkeit • Frustration des Bedürfnisses nach Kontrolle	Konkurrieren, Abwertung von Dritten, um fragiles Selbstwertgefühl zu stabilisieren, Selbstbild z.T. durch Vorstellung der eigenen Besonderheit (besondere Begabungen, als Schüler mit Bürgermeister verhandeln, anders sein, als alle anderen) idealisieren, ebenso durch Erbringen von besonderen Leistungen/Erfolg und durch Funktionieren
Erfolge in der Rolle als Schüler	Patient erlebt sich selbstwirksam und wertvoll im Bereich der schulischen Leistungen	Befriedigung des Bedürfnisses nach Selbstwerterhöhung und Kontrolle	/

- ohnmächtige Wut
- Angst vor Kontrollverlust
- Auffällig ist jedoch, dass sich insbesondere die Frustration des Bedürfnisses nach Selbstwert immer wieder zeigt, sodass dieses Thema in der Biografie des Patienten das zentrale zu sein scheint.

An diesem Punkt verlassen wir nun die kindliche Situation und gehen über zum Erwachsenenalter und zur Analyse der Persönlichkeitseigenschaften und der Gestaltung der Lebensbereiche.

5. Analyse der Auswirkungen der kindlichen Erfahrungen auf die Entwicklung der Persönlichkeit sowie auf die Gestaltung der verschiedenen Lebensbereiche inkl. Kompensationsmöglichkeiten

An dieser Stelle gelangen wir jetzt noch einmal auf ein höheres Abstraktionsniveau. Die kindlichen Erfahrungen des Patienten, seine hiermit verbundenen Affekte und Umgangsweisen führen in der weiteren Entwicklung zur Herausbildung einer gewissen Persönlichkeitsstruktur verbunden mit Schemata, Oberplänen, Bindungsmustern, Kompetenzen etc.

Beginnen können wir unsere **Analyse der O-Variable** mit der Analyse grundlegender Persönlichkeitseigenschaften.

- Persönlichkeitseigenschaften: narzisstische Züge verbunden mit instabilem Selbstwertgefühl, Zwanghaftigkeit verbunden mit überhöhtem Sicherheits- und Kontrollbedürfnis, verinnerlichter Ängstlichkeit, hohen inneren Ansprüchen (Disziplin, Funktionieren, Gewissenhaftigkeit u. Ä.)
- Übergeordnete Bedürfnisse: Selbstwerterhöhung, Kontrolle/Sicherheit, Lust (Sexualität)

Wir gehen nun über zu spezifischeren Untereinheiten der Gesamtpersönlichkeit:

- Grundannahmen/Glaubensätze des Patienten könnten wie folgt lauten: „Die Welt ist gefährlich. Überall kann etwas passieren. Ich bin nicht sicher", „Die Menschen mögen und anerkennen mich nur, wenn ich besonders bin und Leistungen erbringe", „Man muss immer funktionieren und sich anpassen."
- Oberpläne: „Halte immer alles unter Kontrolle", „Sicherheit hat oberste Priorität", „Verhalte dich stets gewissenhaft und diszipliniert", „Sei etwas Besonderes", „Beeindrucke die anderen und Frauen" oder „Sei unsterblich und dauernd."
- Ich-syntone Verhaltensexzesse: Arbeiten, Leisten, Funktionieren, nach Plänen leben, Kontrolle herstellen, Sexualisierung (übermäßige gedankliche Beschäftigung mit sexuellen Themen und der Verführung von Frauen)
- Verhaltensdefizite: Selbstfürsorge, sich gehen lassen, Entspannung, sich ernährungsmäßig angemessen versorgen, sich Fehler erlauben, aggressive Anteile angemessen äußern und Konflikte austragen
- Kompensation: Regulierung des Selbstwerts einseitig über berufliche Leistungserbringung und hiermit verbundene Anerkennung von außen, auch durch ein großes soziales Netzwerk sowie Größenfantasien, z. B. sexualisierender Art (Frauen verführen); Vorgesetztenposition gibt Gefühl von Macht und damit auch Sicherheit und führt zu Selbstwerterhöhung; Angst wird weiterhin gebunden durch Kontrollhandlungen, durch die stabil-unglückliche Ehe; Geld verdienen, eigenes Funktionieren/Disziplin, durch Kinder Gefühl zu „überdauern"

Schwierigkeiten in Lebensbereichen auf Basis der Persönlichkeit:

- Arbeit: Kräfte des Patienten bereits durch vermutlich jahrelange Selbstüberforderung geschwächt; Patient „muss" in der aktuellen Selbstständigkeit alle Arbeitsabläufe selber kontrollieren, bei Insolvenz der Firma Unfähigkeit, dies zu akzeptieren; Patient stürzt sich getrieben von Angst vor Sicherheitsverlust in Selbstständigkeit, nimmt hier keinerlei Rücksicht auf eigene Grenzen, arbeitet exzessiv. Gleichzeitig angespannte finanzielle Lage, die den Patienten permanent-chronisch in seinem Sicherheitsbedürfnis und Selbstwert bedroht.
- Partnerschaft und Sexualität: Auf Basis seines rationalen Denkens und des Bedürfnisses nach Sicherheit und Überdauern sucht sich der Patient eine junge Frau, die in der Lage ist, Kinder zu gebären unter Vernachlässigung von emotionaler Verbundenheit/Anziehung; wählt zudem eine abhängige, schwache

Frau, der er sich überlegen fühlen kann, wodurch er sich sicher fühlt. Andererseits sehnt sich der Patient nach einer starken Frau, zu der er aufschauen kann (wählte zuvor ältere Partnerinnen). In der programmiert-kalten, ebenfalls auf Funktionsfähigkeit angelegten Ehe kommt emotionale Verbundenheit, sexuelle Befriedigung, aber auch die benötigte narzisstische Zufuhr zu kurz (Patient fühlt sich von der wenig geachteten Ehefrau nicht begehrt, empfindet diese nicht als begehrenswert). Es entwickelt sich eine destruktive, sich aufschaukelnde Dynamik in der Beziehung der Eheleute: Die Ehefrau dient nicht (mehr) als narzisstischer Stabilisator, wird zunehmend unattraktiv, aber dennoch als Sicherheitsbasis vom Patienten dringend „benötigt". Auf distanzierende, sich loslösende Impulse des Patienten reagiert die Ehefrau, indem sie sich dem Patienten noch mehr anpasst und unterordnet, was sie für ihn aber wiederum unattraktiver macht, sodass diese letztendlich keinen anderen Ausweg sieht, als die Aufrechterhaltung der Ehe durch Schwangerschaft zu erzwingen. Es besteht ein gegenseitiges Abhängigkeitsverhältnis, das sich immer weiter aufschaukelt. Dadurch, dass der Patient sich angesichts seiner rigiden und überhöhten Ansprüche und moralischen Gebote zwingt, in der für ihn unbefriedigenden Ehe zu bleiben, staut er über Jahre aggressive Affekte der Ehefrau gegenüber auf.

- Im sexuellen Bereich kommt es auf Basis der narzisstisch-zwanghaften Persönlichkeitsstruktur zu ausgeprägten Bedürfnissen in Richtung sado-masochistischer Praktiken. Diese lebt der Patient partiell mit seiner Ehefrau aus, welche jedoch nicht als begehrenswerter Sexualpartner empfunden wird (zusätzlich verstärkt dadurch, dass Ehefrau lediglich alles über sich „ergehen" lässt, scheinbar keinerlei Lust empfindet), bei gleichzeitig hoher persönlicher Bedeutsamkeit von Sexualität und erhöhtem Interesse an Frauen, sodass es insgesamt zu sexueller Frustration beim Patienten kommt. Zudem ausgeprägte Diskrepanz zwischen dieser Realität und den sexuellen Fantasien. Auch eigenes gefühltes Versagen (die begehrte Frauenwelt in der Realität doch nicht erobern zu können) angesichts des schmerzlichen Auseinanderklaffens von Realität (mit mangelnder sexueller und narzisstischer Zufuhr) und Fantasie von eigener Bedeutung.

- Elternschaft: Aufgrund des Sicherheitsbedürfnis müssen Kinder „overprotected" und kontrolliert werden; aufgrund der narzisstischen Thematik müssen Kinder immer das Bestmögliche erhalten; auf Basis der destruktiven Ehedynamik wird schließlich zwangsweise ein weiteres Kind geboren, hierdurch u. a. Überforderung und Druck.
- Freundschaft: Hier zunächst keine Schwierigkeiten erkennbar.
- Freizeitverhalten: auf Basis der inneren Gebote von Funktionsfähigkeit und des mangelnden Zugangs zu Emotionalem bei Fokussierung auf kognitive Ebene Vernachlässigung von angenehmen Aktivitäten, vor allem Aktivitäten ohne Leistungscharakter (Dinge tun, die nicht „sinnvoll" sind vs. Patient: „Wenn ich mehr Zeit hätte, würde ich … etwas Sinnvolles tun.").
- Gesundheitsverhalten: Gesundheit und eigene Grenzen werden massiv übergangen, ebenfalls auf Basis der beschriebenen Persönlichkeitsstruktur; ebenso ist

Patient nicht einmal in der Lage, sich genügend Essen zu „gönnen", wiederholt die Mangelsituation aus der Beziehung zur Mutter.

Nachdem wir die Schwierigkeiten in den einzelnen Lebensbereichen auf Basis der Persönlichkeit analysiert haben, arbeiten wir nun noch einmal komprimiert heraus, inwieweit und auf welche Art und Weise diese Schwierigkeiten die Schwelle zur späteren Symptomausbildung herabsetzen:

- Arbeit: Kräfte reduziert, Sicherheitsgefühl und Selbstwertgefühl reduziert
- Partnerschaft, Sexualität: Sexuelle Frustration, Fehlen von narzisstischer Zufuhr, Aufstau aggressiver Affekte, Verstärkung von Überforderung und Druck in Bezug auf drittes Kind
- Freizeit: Mangel an positiver Verstärkung, an Erfahrungen von Leichtigkeit, kein Gegengewicht zu der geschilderten destruktiven Dynamik und der gesamten Leistungs- und Pflichtthematik in den Lebensbereichen
- Freundschaft: /
- Gesundheit: Kräfte reduziert
- Insgesamt auch: allgemeine Lebenszufriedenheit reduziert

6. Identifikation von aktuellen und früheren Auslösebedingungen und deren Auswirkungen auf das Erleben (und Verhalten) des Patienten (Aktualgenese)

Wir kommen nun zur **Analyse der Auslösebedingungen** und der **Aktualgenese** und gehen hierbei fließend zur Beschreibung der Symptomatik und Analyse des Entwicklungsverlaufs der Erkrankung über:

- Beginn der Symptomatik: Kann nicht genau angegeben werden, aktuell kommt es zu einer Intensivierung zuvor schon bestandener Symptomatik und zum Auftreten qualitativ neuwertiger Symptomatik; insgesamt eher chronische Symptomatik, die jedoch aktuell zu therapierelevantem Leidensdruck führt und ansonsten meist als Kompensation dient und mit weniger Leidensdruck einhergeht.
- Zeitlich im Zusammenhang mit der Symptomatik stehende Ereignisse: Ehefrau wird heimlich schwanger, Umzug der Eltern + Übernahme der Verantwortung für die Eltern durch Bruder (Letztere vom Patienten selber nicht als Auslösesituation genannt).

Daraus ergibt sich: inkl. der schwierigen Lebensbedingungen insgesamt multiple Belastungsfaktoren, auch mit kumulativem Effekt und Entwicklung über längeren Zeitraum

Wirkungsweise der Auslösebedingungen:

- Umzug der Eltern zum Bruder stellt Kränkung dar, Patient erlebt erneut das Gefühl, nicht wertvoll genug zu sein, Wiederbeleben der Konkurrenzthematik, das Selbstwertgefühl wird geschwächt.
- Auf Basis der ohnehin schwelenden aggressiven nicht äußerbaren Affekte der Ehefrau gegenüber bringt deren neue Schwangerschaft das Fass zum Überlaufen: In dieser Situation fühlt sich der Patient nicht nur überfordert angesichts des notwendigen Zeitaufwands, sondern vor allem getäuscht, hintergangen und „bezwungen", der „Macht" der Ehefrau ausgeliefert bei gleichzeitig inneren

Teil III

Loslösungswünschen. Dies geht bei ihm zunächst mit **Wut** (primäre Emotion) einher, die für ihn jedoch auf Basis des inneren Aggressionsverbots so bedrohlich ist, dass er die Wut in **Angst** „umwandelt", wobei zusätzlich die insgesamt als unsicher und bedrohlich erlebte Situation (der plötzlichen, ungeplanten Schwangerschaft) allein für sich schon zu Angst (primäre und sekundäre Emotion) und **sorgenvollen Gedanken** führt.

An dieser Stelle können wir fließend zum nächsten Analyseschritt, der Identifikation von sekundären Symptomen und dem Symptomverlauf übergehen.

7. Identifikation der Symptomatik auf den Ebenen Kognition, Emotion, Motorik, Physiologie und deren Entwicklungsverlauf

Die komplexe Aktualgenese und der Symptomverlauf bzw. die wechselseitigen Beeinflussungen der Symptome untereinander können zur Verdeutlichung zunächst grafisch dargestellt werden (▸ Abb. 4-7[9]).

Wir sehen bei der Aktualgenese die zwei Pfade (Auslösebedingungen), die jedoch nicht unabhängig voneinander zu betrachten sind. Durch die Auslösebedingungen wird bei dem Patienten zunächst einerseits *Wut* ausgelöst, die unterdrückt wird und sich in Angst verschiebt, wobei Angst auch primär durch die unerwartete Schwangerschaft ausgelöst wird. Der zweite Pfad beinhaltet die *Kränkung* durch den Weggang der Eltern und die Bevorzugung des Bruders.

Die Angst entwickelt sich nun weiter in Richtung *Panik*, wobei durch auftretende *somatische Angstsymptome* umso mehr Panik entsteht, welche wiederum die körperlichen Symptome und sorgenvollen Kognitionen verstärkt (Teufelskreis der Angst und Panik). Der gesamte Angstkomplex führt nun sekundär dazu, dass der Patient versucht, durch *Biertrinken*, durch *mehr Arbeiten* und durch das *Kontrollverhalten* die Angst zu reduzieren, wobei das Arbeiten und Kontrollverhalten keine qualitativ neuwertige Symptomatik darstellt, sondern ich-synton erlebt wird. Ebenso kommt es zu *Schlafstörungen*, welche durch das *Kontroll-Grübeln* verstärkt und durch den Alkoholkonsum zu behandeln versucht werden. Schlafstörungen und Bierkonsum führen wiederum erneut zu sorgenvollen Kognitionen und dem Angstkreislauf.

Durch die Kränkung und die hiermit verbundene Schwächung im Selbstwertgefühl kommt es zu Gefühlen innerer Leere sowie zur Intensivierung der bereits vorhandenen Verhaltensweisen Arbeiten und *kognitive Sexualisierung*.

Durch die Verhaltensexzesse kommt es zu *Erschöpfung*, die wiederum zu Sorgen und Angst führt.

Wir haben hier also bereits einen gewissen Entwicklungsverlauf der Symptomatik und indirekt auch eine Gewichtung von Symptomen vorgenommen. Für das Beispiel dieses Patienten haben wir bereits alle wesentlichen Symptome genannt (möglicherweise leidet der Patient noch unter weiteren Symptomen, die er bislang

9 Eine Vorlage für eine derartige grafische Darstellung finden Sie im Anhang (s. Anhang 3).

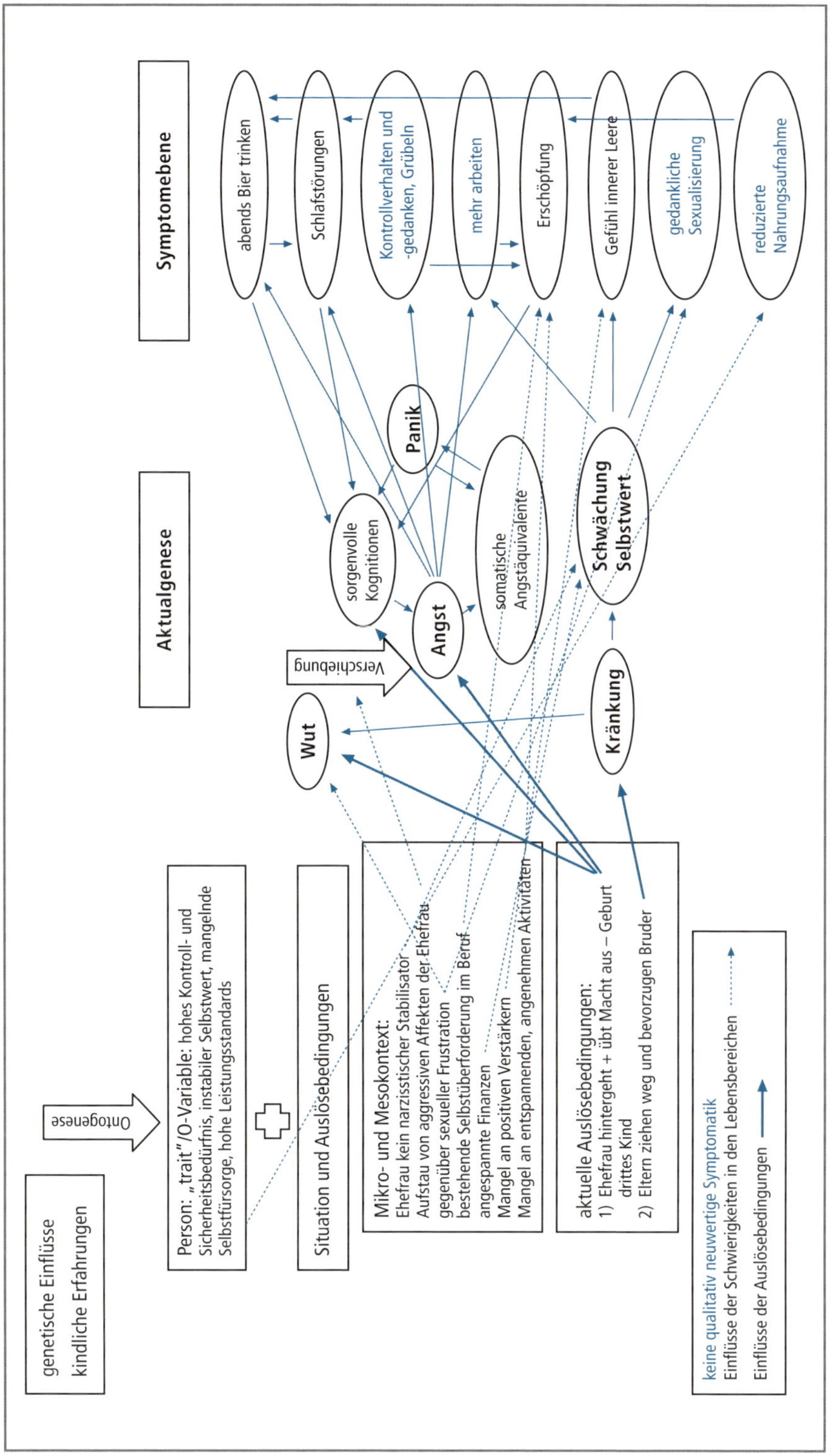

Abb. 4-7 Fallbeispiel 1: Aktualgenese

nicht berichtet hat). In anderen Beispielen haben wir an dieser Stelle eventuell noch nicht alle Symptome beschrieben.

Es besteht nun die Möglichkeit, die Symptome noch einmal kurz in den einzelnen Verhaltenseinheiten Motorik, Kognition, Emotion und Physiologie aufzuführen. In unserem Beispiel würden wir die Symptome wie folgt kategorisieren:

- kognitive Ebene: angstbesetzte, sorgenvolle, z. T. katastrophisierende Kognitionen, Kontrollgedanken und Grübeln, kognitive Sexualisierung (übermäßige gedankliche Beschäftigung mit Sex und Verführung von Frauen)
- physiologische Ebene: Erschöpfung, Schlafstörungen, Brechreiz, Diarrhö, Bauchschmerzen, weiche Knie, Kreislaufstörungen, Schweißausbrüche, trockener Mund, Zittern, Appetitlosigkeit
- emotionale Ebene: Angst, Sorge, Gefühle innerer Leere, Unzulänglichkeitsgefühle, z. T. aufflackernder Ärger, der sofort wieder unterdrückt wird
- motorische Ebene: Kontrollhandlungen, mehr Arbeiten, gesteigerter Alkoholkonsum, verringerte Nahrungsaufnahme (und sado-masochistische Sexualpraktiken) [Anm.: Sexualpraktiken sind in Klammern gesetzt, weil sie hier nicht vorwiegend als krankheitswertig und behandlungsbedürftig gesehen werden.]

Auf die nochmalige Darstellung von Verhaltensexzessen und -defiziten können wir an dieser Stelle verzichten, da wir diese schon analysiert und gut dargestellt haben, es würden sich lediglich Redundanzen ergeben, weil dieser Patient nicht sehr viele qualitativ neuwertige Symptome aufweist und wir die Exzesse und Defizite bereits bei der Persönlichkeitsanalyse angeschaut haben.

8. Analyse von Konsequenzen, individueller und interaktioneller Funktionalität, Verstärkung und Aufrechterhaltung des Verhaltens/der Symptomatik

8.1 Analyse von kurzfristigen Konsequenzen, individueller und interaktioneller Funktionalität, Verstärkung und Aufrechterhaltung des Verhaltens/der Symptomatik

Wir gehen fließend über zur Analyse der kurzfristigen Konsequenzen der Verhaltensbereiche. Wer aufmerksam mitgedacht hat, dem wird bereits im vorherigen Abschnitt bei der Analyse von primären, sekundären und tertiären Symptomen und Entwicklungsverläufen aufgefallen sein, dass wir eigentlich schon an dieser Stelle der Symptombeschreibung Konsequenzen und auch Verstärkungsprozesse analysiert haben. Rufen wir uns noch einmal strukturiert in Erinnerung, welche wir bereits identifiziert haben:

- Die Wut hat unmittelbar die Angst zur Folge.
- Der Angst folgt Panik → somatische Symptome → Panik → somatische Symptome.
- Dem Angstkomplex folgt als Versuch der Gegenregulierung Kontrollverhalten und Arbeiten (als Verhaltensexzesse) und Alkoholkonsum sowie Schlafstörungen.
- Schlafstörungen bedingen wiederum den Alkoholkonsum als Gegenmaßnahme.
- Durch das Grübeln werden Schlafstörungen intensiviert.
- Schlafstörungen und Bierkonsum führen wiederum zu weiteren Sorgen.
- Der Kränkung folgen Gefühle innerer Leere.

- Die innere Leere wird mittels Alkoholkonsum zu bewältigen gesucht.
- Der Schwächung des Selbstwerts werden in der Folge die Verhaltensweisen Arbeiten und kognitive Sexualisierung entgegengesetzt.
- Durch alle Verhaltensexzesse kommt es zu Erschöpfung.
- Erschöpfung führt wiederum zu Sorgen.

Doch inwiefern können wir in diesen Entwicklungsverläufen bereits Verstärkungsprozesse ausmachen? In Tab. 4–8 sind übersichtlich noch einmal die bislang analysierten Bedingungsketten aufgeführt und um Verstärkungsprozesse ergänzt. Eine derartige Auflistung sorgt für eine gute Übersicht in den umfangreichen Bedingungsgefügen psychischer Krankheiten.

Wie wir in Tab. 4-8 übersichtlich feststellen können, haben wir bislang noch gar nicht so viele kurzfristige Verstärkungs- und Aufrechterhaltungsprozesse ausmachen können. Wie im theoretischen Teil über die Konsequenzen schon ausgeführt, gibt es eine Reihe negativer Konsequenzen und somit aversiver Folgen von Verhaltens- und Erlebensweisen für den Patienten, welche meist übersehen werden. Die Grenzen zu den langfristigen negativen Konsequenzen sind hier natürlich fließend und man kann sich an mancher Stelle darüber streiten, was als kurz-, mittel- oder langfristige Konsequenz zu betrachten ist. In unserem Beispiel könnten wir die Erschöpfung durch die Verhaltensexzesse beispielsweise auch als eher langfristige Konsequenz ansiedeln. Andererseits bestand eine Schwächung der Kräfte auch schon im Vorfeld über einen längeren Zeitraum hinweg.

Schauen wir uns nun aber die Verstärkungsprozesse an, so können wir festhalten, dass wir bereits manche analysiert haben, jedoch noch nicht alle. Dies liegt daran, dass wir oben zunächst einmal meist die negative Verstärkung charakterisiert haben, da wir immer einen negativen Ausgangszustand (z. B. Angst) und die darauffolgende Reaktion betrachtet haben. Hieraus ergab sich entweder eine Bestrafungs- oder negative Verstärkungskonsequenz. Darüber hinaus haben die Verhaltensweisen und Symptome aber meistens noch weitere Konsequenzen und es finden weitere Verstärkungsprozesse statt, die wir hier nun weiter analysieren und damit unsere Liste der kurzfristigen Verstärkungsprozesse vervollständigen.

Im Beispiel des beschriebenen Patienten können wir folgende weitere Verstärkungsprozesse analysieren (▸ Tab. 4-9).

8.2 Analyse von langfristigen Konsequenzen, individueller und interaktioneller Funktionalität, Verstärkung und Aufrechterhaltung des Verhaltens/der Symptomatik sowie von Teufelskreisen und Abwärtsspiralen

Kurz-, mittel- und langfristige Konsequenzen sind nicht immer eindeutig voneinander zu trennen. Als wir in Schritt 6 bereits die Aktualgenese verbunden mit primären und sekundären Emotionen und Symptomen näher angesehen haben, haben wir bereits Konsequenzen und Verstärkungsprozesse analysiert. An dieser Stelle machten wir uns der Einfachheit halber aber erst einmal wenig Gedanken darüber, ab welchem Punkt wir schon langfristige Konsequenzen im Auge gehabt haben.

Tab. 4-8 Fallbeispiel 1: Bedingungsketten und Verstärkungsprozesse

Symptom/ Verhalten	Kurzfristige Konsequenz	Verstärkungsprozesse (kurzfristig)
Wut	Angst	Wut wird abgebaut/nicht mehr spürbar: **negative Verstärkung**
Angst	Panik → Somatik	Panik und Somatik als negative Konsequenz/ Bestrafung, keine Verstärkung
Angst	Kontrollverhalten inkl. Grübeln, Arbeiten, Alkohol, Schlafstörung	Durch Verhaltensexzesse inkl. Alkoholkonsum Reduktion der Angst und Anspannung: **negative Verstärkung** Schlafstörung als negative Konsequenz/Bestrafung, keine Verstärkung
Schlafstörung	Alkoholkonsum	Durch Alkoholkonsum einschlafen: **negative Verstärkung**
Grübeln	Schlafstörungen	Schlafstörungen als negative Konsequenz/Bestrafung, keine Verstärkung
Schlafstörungen und Alkoholkonsum	Sorgen	Sorgen als negative Konsequenz/Bestrafung, keine Verstärkung
Kränkung, Selbstwertreduktion	Gefühle innerer Leere	• Innere Leere als negative Konsequenz/Bestrafung, keine Verstärkung • Eventuelle aber auch: Innere Leere reduziert die Kränkung; je nachdem, ob innere Leere oder Kränkung deutlich aversiver für den Patienten ist, ggf. hier auch negative Verstärkung
Gefühle innerer Leere	Alkoholkonsum, Arbeiten	Reduktion der Gefühle innerer Leere: **negative Verstärkung**
Selbstwertreduktion	Arbeiten, Sexualisierung	Selbstwerterhöhung durch das Gegenregulierungsverhalten: **positive Verstärkung**
Verhaltensexzesse	Erschöpfung	Erschöpfung als negative Konsequenz/Bestrafung, keine Verstärkung
Erschöpfung	Sorgen	Sorgen als negative Konsequenz/Bestrafung, keine Verstärkung

Spätestens jetzt schauen wir uns aber einmal an, was wir in unserer bisherigen Analyse denn eigentlich in diesem eher langfristigen Sinne herausgearbeitet haben. Wir ziehen dazu noch einmal unsere ursprüngliche Tab. 4-8 der Bedingungsketten und Verstärkungsprozesse noch einmal an. Wir können hier bereits folgende eher langfristige Konsequenzen identifizieren (▸ Tab. 4-10).

Tab. 4-9 Fallbeispiel 1: Zusätzliche kurzfristige Verstärkungsprozesse

Verhalten/Symptom	Konsequenz und Verstärkungsprozess
Kontrollverhalten inkl. Grübeln	Gefühl von Kontrolle und Sicherheit: **positive Verstärkung**
Alkoholkonsum	Aggressive Regungen der Ehefrau gegenüber abwehren/reduzieren/sich betäuben: **negative Verstärkung** Sich ersatzmäßig „füttern", etwas „gönnen", um nicht in allen Bereichen verzichten zu müssen: **positive Verstärkung**
Reduzierte Nahrungsaufnahme	Gefühl von innerer Stärke, Beherrschung, Sicherheit, Kontrolle: **positive Verstärkung**
Kognitive Sexualisierung	Ablenkung von anderen aversiven Gefühlszuständen: **negative Verstärkung** Flucht in eine angenehme Gedankenwelt: **positive Verstärkung**

Tab. 4-10 Fallbeispiel 1: Langfristige Konsequenzen

Symptom/ Verhalten	Konsequenz	Langfristige Konsequenz und Verstärkungsprozesse
Schlafstörungen und Alkoholkonsum	Sorgen	Sorgen als negative Konsequenz/Bestrafung, keine Verstärkung
Kränkung, Selbstwertreduktion	Gefühle innerer Leere	• Innere Leere als negative Konsequenz/ Bestrafung, keine Verstärkung • Eventuelle aber auch: Innere Leere reduziert die Kränkung; je nachdem, ob innere Leere oder Kränkung deutlich aversiver für den Patienten ist, ggf. hier auch negative Verstärkung
Verhaltensexzesse	Erschöpfung	Erschöpfung als negative Konsequenz/ Bestrafung, keine Verstärkung
Erschöpfung	Sorgen	Sorgen als negative Konsequenz/Bestrafung, keine Verstärkung

Einen kleinen Teil unserer Arbeit in Bezug auf die eher langfristigen Konsequenzen haben wir also schon gemacht. Wir befinden uns an diesem Punkt zunächst noch bei der Analyse der negativen langfristigen Konsequenzen. Doch wie können wir nun sicherstellen, dass wir auch wirklich alle oder zumindest die wichtigsten negativen langfristigen Konsequenzen berücksichtigen? Wir benötigen hierzu wiederum eine Auflistung aller Symptome, um zu schauen, aus welchen sich weitere langfristige Konsequenzen ergeben. Dazu greifen wir einfach auf unser erstelltes Schaubild (▸ Abb. 4-7) zurück. Hierin hatten wir ja bereits alle Symptome inkl. Primäremotionen aufgelistet und Bedingungsanalysen innerhalb des Symptomenkomplexes vorgenommen. Theoretisch ließe sich nun dieses Schaubild nach rechts um weitere Konsequenzen ergänzen. Wir haben bislang lediglich die Konsequenzen „nach links" betrachtet, also uns zunächst die Frage gestellt, wie sich aus den primären Emotionen weitere Symptome entwickeln und ob und wie diese wiederum auf andere Symptome zurückwirken. Darüber hinaus gibt es weitere langfristige Konsequenzen, die wir noch nicht angeschaut haben.

Wenn wir uns das Schaubild noch einmal ansehen, können wir für den Patienten folgende weitere negative langfristige Konsequenzen ausmachen:

- Das gesamte Kontrollverhalten verhindert die Konfrontation mit den Ängsten, die Angst wird nicht abgebaut, sondern aufrechterhalten.
- Die reduzierte Nahrungsaufnahme bewirkt eine erhöhte innere Reizbarkeit und Unzufriedenheit.
- Als langfristige Konsequenz der kognitiven Sexualisierung ist die resultierende innere Unzufriedenheit und eigenes gefühltes Versagen (die begehrte Frauenwelt in der Realität doch nicht erobern zu können) angesichts des schmerzlichen Auseinanderklaffens von Realität (mit mangelnder sexueller und narzisstischer Zufuhr) und Fantasie von Bedeutung.
- Es besteht die Gefahr der Entwicklung einer Alkoholabhängigkeit.

Einen Schritt weiter gehen wir nun noch, wenn wir auch Teufelskreise und Abwärtsspiralen analysieren. Hier bietet sich naheliegend an, Teufelskreise grafisch darzustellen. Für unseren Patienten könnten wir die grafische Darstellung wie in Abb. 4-8 gezeigt erstellen.

Beginnen können wir bei einer derartigen **Teufelskreisanalyse** auf der linken Seite mit den Primäremotionen. Wir hatten bereits festgestellt, dass bei diesem Patienten zwei primäre Emotionen von Bedeutung sind. Sowohl die Wut, wie auch die Kränkung führen zum selben Teufelskreisgeschehen. Auch das Symptom der inneren Leere und der reduzierten Nahrungsaufnahme führt wieder in den Teufelskreis hinein. Die Konsequenzen einer möglichen Sucht analysieren wir hier nicht, da eine Suchtsymptomatik noch nicht vorliegt.

In die Grafik hinzudenken kann man sich noch den klassischen Teufelskreis der Angst, um welchen es aber hier bei den langfristigen Konsequenzen nicht geht. Diesen können wir kurz im Schritt der Analyse der Aktualgenese unterbringen.

Wir sehen also hier, dass sich der Patient in einem Teufelskreis befindet, bei dem es mit der Zeit ohne Intervention zu sich intensivierender Symptomatik und möglicherweise zur Entwicklung weiterer Folgesymptomatik kommt.

Übrig bleibt nun in unserer Analyse der langfristigen Konsequenzen noch die Frage, inwieweit es auch einen gewissen Krankheitswert oder positive, für den Patienten relativ angenehme Konsequenzen gibt.

Bei unserem Patienten lassen sich diesbezüglich folgende Vermutungen aufstellen:

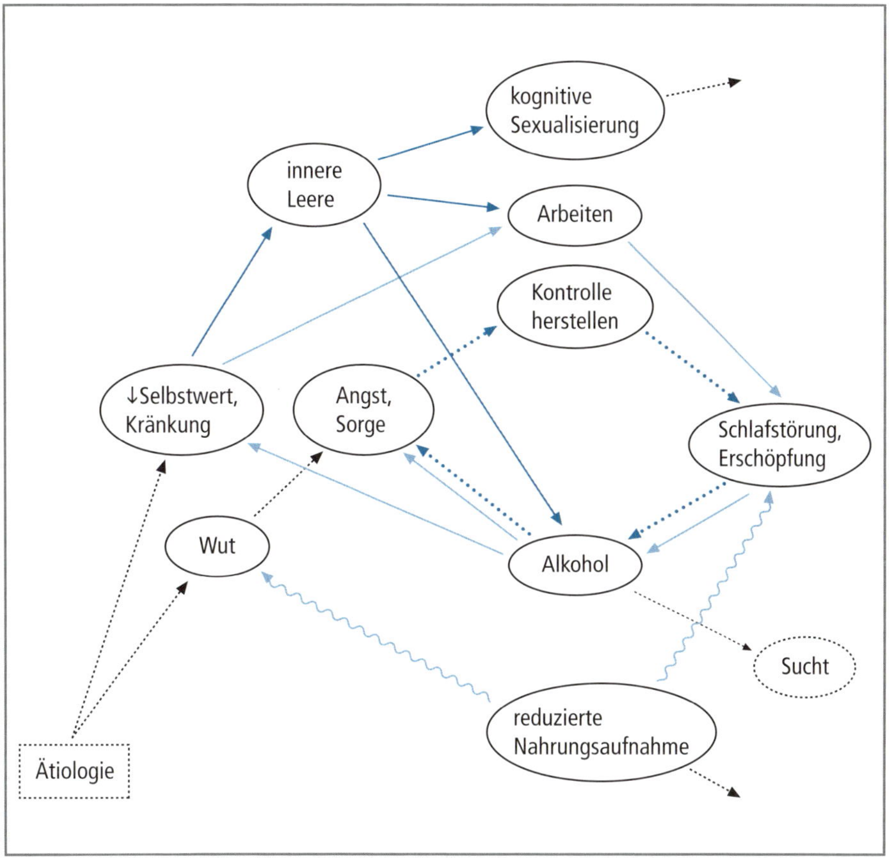

Abb. 4-8 Fallbeispiel 1: Teufelskreise

- Ein Teil der Symptomatik (Erschöpfung, depressive Anteile) schützt den Patienten vor weiterer Überforderung, denn die Verhaltensexzesse können nicht mehr so aufrechterhalten werden, wie zuvor.
- Durch das Einholen von professioneller Hilfe in Form von Psychotherapie kann sich der Patient womöglich innerlich die „Erlaubnis" holen, sich a) weniger zu überfordern und b) die Ehe einmal kritisch betrachten zu dürfen, Wut auf die Ehefrau und Trennungswünsche zuzulassen.

Weitere positive Konsequenzen oder ein sekundärer Krankheitsgewinn lassen sich zumindest auf Basis unseres aktuellen Informationsstands über den Patienten nicht ausmachen. Der Leidensdruck und die negativen Konsequenzen überwiegen deutlich und prägen das Krankheitsbild.

9. Identifikation von Verhaltensaktiva, Ressourcen, Selbsthilfemöglichkeiten und -strategien, Bewältigungsfähigkeiten, ungestörten Verhaltensbereichen und subjektivem Krankheitsverständnis

Nachdem wir nun intensiv die gesamte Problematik des Patienten analysiert haben, wenden wir uns den Ressourcen zu.

Im theoretischen Teil wurde schon darauf hingewiesen, dass es gewisse Überschneidungen zur Kompensation geben kann, die wir bereits analysiert haben, dass aber Kompensation und Ressourcen nicht dasselbe beinhalten.

Schauen wir uns noch einmal kurz an, welche grundlegenden Kompensationsmechanismen des Patienten wir feststellen konnten:

- Regulierung des Selbstwerts einseitig über berufliche Leistungserbringung und hiermit verbundene Anerkennung von außen, auch durch ein großes soziales Netzwerk sowie Größenfantasien, z. B. sexualisierender Art (Frauen verführen),
- Vorgesetztenposition gibt Gefühl von Macht und damit auch Sicherheit sowie Selbstwerterhöhung,
- Angst wird weiterhin gebunden durch Kontrollhandlungen,
- stabil-unglückliche Ehe,
- Geld verdienen,
- eigenes Funktionieren/Disziplin,
- durch Kinder Gefühl zu „überdauern".

Können wir in diesem Kompensationsbereich auch Ressourcen ausmachen?

Die Disziplin des Patienten stellt beispielsweise grundsätzlich auch eine Möglichkeit dar, das Selbstwertgefühl durch Leistungserbringung und Anerkennung von außen zu stabilisieren und Angst zu binden. Im Sinne einer positiven Therapieprognose kommt in Betracht, dass die Disziplin eine Ressource darstellt, sich auch unangenehmen Themen innerhalb der Therapie zu stellen sowie hohe Compliance zu zeigen.

Da wir aber die Kompensation des Patienten bereits ausführlich analysiert haben, lassen wir zur Vermeidung von Redundanz an dieser Stelle die zusätzliche Analyse der Ressourcen erst einmal außer Acht und wenden uns dieser erst im Rahmen der Prognoseerstellung zu.

Bezüglich des subjektiven Krankheitsverständnisses können wir für diesen Patienten feststellen, dass er bereits zu Therapiebeginn ein gewisses, auch psychogenetisches Krankheitsverständnis aufweist und sich nach eigenen Angaben auch für Psychologie interessiert.

Auch das subjektive Krankheitsverständnis können wir später bei der Erstellung der Prognose anschauen und an dieser Stelle in der Verhaltensanalyse noch nicht aufführen.

Erstellen der Makroanalyse

Nachdem wir unsere Analyse vollzogen haben, geht es nun darum, die analysierten Merkmale in einem Text darzustellen. Weiterhin geht es darum, dies möglichst komprimiert und zusammenfassend zu tun, ohne wichtige Aspekte zu vernachlässigen.

Zu Übungs- und Demonstrationszwecken erstellen wir nun zunächst eine ausführlichere Makroanalyse und kommen erst später zur Komprimierung der Informationen.

Bei der schriftlichen Ausformulierung gehen wir nun so vor, dass wir nicht jeden der einzelnen Analyseschritte gesondert und nacheinander auflisten bzw. darstellen.

Bereits zu Beginn fassen wir die ersten vier Analyseschritte – die genetisch oder pränatal bedingten Faktoren, die biografische Situation, die innerpsychischen Auswirkungen und den Umgang/die Anpassung des Patienten – zusammen. Die Aspekte der biografischen Situation müssen wir mit dem innerpsychischen Niederschlag verknüpfen, ansonsten bleibt die Ätiologie der Störung unverständlich und wird nicht präzise genug. Es kommt ja gerade darauf an, Bedingungsanalysen zu erstellen und den Patienten wirklich zu verstehen. Wir erklären nun also zunächst, welche Merkmale der kindlichen Situation was bei dem Patienten bewirkten. In Tab. 4-6 haben wir bereits unsere Übersicht hierzu erstellt und müssen diese eigentlich nur noch ausformulieren. Dies könnte wie im Folgenden dargestellt aussehen.

Fallbeispiel 1: Ausformulierte Makro- und Mikroanalyse

Neben dispositionellen Faktoren, wie eines genetisch bedingten ruhigen, introvertierten Temperaments (0) sind ätiologisch vor allem die kindlichen Erfahrungen mit den engen und weiteren Bezugspersonen und hiermit verbundene Entwicklungs- und Sozialisationserfahrungen für die aktuelle Symptomatik sowie für den zeitlich überdauernden anankastisch-narzisstischen Persönlichkeitsstil von Bedeutung.

Hier haben wir eine kurze Zusammenfassung gemacht und bereits auf die Persönlichkeit vorgegriffen. Jetzt kommen wir zur Formulierung der Analyseschritte 2, 3 und 4. Auch hier ist es sinnvoll eine kurze Zusammenfassung zu geben und dann die Details anzuschauen:

Die (früh-)kindliche Situation des Patienten war insgesamt gekennzeichnet von einer insgesamt wenig empathisch-warmherzigen, sondern vielmehr rational-affektarmen, emotional entbehrenden Familienatmosphäre mit einer ungerecht-mächtigen, nicht anerkennenden Mutter und einem ruhigen, vernünftigen, wenig greifbaren Vater.

In der Bindung an die Mutter scheint der Patient zwar materiell zuverlässig versorgt worden zu sein, empathische Bemutterung, nährende Zuwendung und Spiegelung seiner kindlichen Affekte jedoch vermisst zu haben. Die Mutter war vielmehr mit sich selber und ihrem Ansehen okkupiert; von der auf sich selbst bezogenen Mutter war keine Anerkennung zu erhalten. Der Patient erlebt sich insgesamt als nicht wertvoll genug, um die mütterliche Zuwendung und Anerkennung zu erhalten, erlebt sich in seinen kindlichen Bedürfnissen nach liebevoller Versorgung und Nähe zu gierig und nimmt Bindungswünsche mehr und mehr zurück. Eigene Gefühlszustände werden als nicht berechtigt erlebt und unterdrückt. So gelangt der Patient kaum in Kontakt zu seiner Gefühls- und Bedürfniswelt und fokussiert mehr und mehr auf den Verstand und die kognitive Ebene.

Durch die Macht der Mutter, deren Regeln, Vorgaben und Ungerechtigkeiten erlebt sich der Patient ohnmächtig-wütend ausgeliefert, dies umso mehr angesichts des starren Zusammenhalts der Eltern. Daher gilt es für ihn, jegliche vitale, sich selbst behauptende und aggressive Impulse und Affekte in Schach zu halten, um sich auch angesichts der phasenweise auftretenden Schwäche und Belastung der Mutter (Krankenhausaufenthalte) weniger schuldig fühlen zu müssen, die Mutter nicht noch mehr zu belasten/zu stören, nicht zu „anstrengend" zu sein und mütterlichen Zorn abzuwenden, letztendlich, um die nicht sicher

internalisierte Bindung nicht zu gefährden. Auch die Erfahrungen der frühen körperlichen Problematiken und das Erleben der körperlichen Versehrtheit sowie die ängstliche Reaktion der Eltern führen beim Patienten zum Gefühl von Bedrohlichkeit und Unsicherheit. Ängste versucht der Patient bereits im Kindesalter durch zwanghafte Verhaltensweisen (in Mitte des Betts schlafen u.Ä.) zu binden. Später kann er durch eigenes Funktionieren die Kontrollverlustängste reduzieren.
Der ruhigere Vater wird zwar nicht als dominant-ungerecht erlebt, stellte jedoch keine angemessene männliche Identifikationsfigur für den Patienten dar und half diesem nicht bei der Entwicklung eines gesunden Selbstwertgefühls und dem Ausleben autonomer, sich selbst behauptender Impulse. Auch von ihm konnte sich der Patient nicht ausreichend wertgeschätzt und gestärkt erleben.
Vor allem am mütterlichen Modell lernt der Patient die Regulierung des Selbstwerts durch Leistung, Pflichterfüllung und Statusbewusstsein und internalisiert den von der Mutter auferlegten Leistungsdruck. Es entsteht ein innerer Druck, den Erwartungen und Ansprüchen, denen gegenüber sich der Patient als klein erlebt, gerecht zu werden, um doch noch die ersehnte mütterliche Anerkennung und Zuwendung zu erhalten. Ebenso übernimmt er die elterlichen Werte und Vorstellungen von Sicherheit und Kontrolle in sein Weltbild (O). Dies leistet der weiteren Vernachlässigung lustvoller Aktivitäten zugunsten von Leistungs- und Disziplinverhalten bereits Vorschub.
Die Großfamiliensituation mit vielen Geschwistern und einem Zwilling in Kombination mit der mangelnden Anerkennung der Eltern und der hieraus resultierenden narzisstischen Verwundung verstärkt das Gefühl zu kurz zu kommen, nur einer von vielen zu sein und führt zum Ausleben von Konkurrenz- und Neidthematiken innerhalb der Geschwisterbeziehungen mit wechselnder Idealisierung und Entwertung zur eigenen Selbstwertstabilisierung.
Die bereits im herkunftsfamiliären Gefüge gefühlte eigene Unzulänglichkeit (O) wird schließlich im schulischen bzw. im Kontext der Gleichaltrigen noch einmal verfestigt. Auch hier erlebt sich der Patient bereits auf Basis der in den Primärbeziehungen erfahrenen Kränkungen immer wieder als falsch, in seiner Rolle als begabter Schüler und Lehrerkind und angesichts seines ruhigen Temperaments als andersartig, nicht zugehörig, bei gleichzeitig angestrengtem Versuch, doch dazuzugehören und zu „passen", erfährt multiple Zurückweisungen und Kränkungen durch seine Peers, eine soziale Integration gelingt nicht, was mehr und mehr ebenso zum Erleben von Ohnmacht und hilfloser Wut führt. Der Patient reagiert, indem er bereits im Kindesalter andere meistens abwertet („dumme Schüler" etc.), um sein fragiles Selbstwertgefühl zu stabilisieren. Er entwickelt kompensatorisch ein Selbstbild der eigenen Besonderheit (besondere Begabungen etc.) und erbringt in verschiedenen Bereichen hohe Leistungen (mit Bürgermeister verhandeln etc.). So kann er gleichzeitig auch durch das eigene Funktionieren seine Angst vor Kontrollverlust und seine Wut reduzieren.
Durch sein ruhiges, zu Anpassung neigendes Temperament und die bereits verinnerlichten elterlichen Werte in Richtung Pflichterfüllung zeigt sich der Patient Lehrern als Autoritätspersonen gegenüber brav und angepasst, sodass er sich wenigstens von diesen geachtet fühlen kann, sich im Bereich der schulischen Leistungen auch selbstwirksam erlebt. Das Muster der Anpassung, Unterordnung und Leistungserbringung wird jedoch verfestigt.
Insgesamt wurde der Patient vor dem Hintergrund dieser kindlichen Erfahrungen in seinen kindlichen Bedürfnissen nach Bindung, Selbstwerterhöhung, Kontrolle, aber auch Lusterleben und Unlustvermeidung nachhaltig frustriert.

Wir gehen nun zu Analyseschritt 5 über und beschreiben zunächst die Persönlichkeit des Patienten:

Der Patient entwickelt sich zu einem pflichtbewussten, leistungsbezogenen Menschen (O). Es lassen sich akzentuierte narzisstische Züge verbunden mit instabilem Selbstwertgefühl, Größenfantasien feststellen ebenso wie Zwanghaftigkeit mit überhöhtem Sicherheits- und Kontrollbedürfnis, verinnerlichter Ängstlichkeit und hohen inneren Ansprüchen in Bezug auf Disziplin, Funktionsfähigkeit, Gewissenhaftigkeit u.Ä. Übergeordnete Bedürfnisse bestehen vor allem in Selbstwerterhöhung sowie Kontrolle/Sicherheit, des Weiteren auch in Richtung Lust (Sexualität). Grundannahmen und Glaubenssätze des Patienten beinhalten beispielsweise: „Die Welt ist gefährlich. Überall kann etwas passieren. Ich bin nicht sicher", „Die Menschen mögen und anerkennen mich nur, wenn ich besonders bin und Leistungen erbringe", „Man muss immer funktionieren und sich anpassen", verbunden mit Oberplänen in Richtung „Halte immer alles unter Kontrolle", „Sicherheit hat oberste Priorität", „Verhalte dich stets gewissenhaft und diszipliniert", „Sei etwas Besonderes", „Beeindruck die anderen und Frauen" oder „Sei unsterblich und dauernd."
Ich-syntone Verhaltensexzesse bestehen in Arbeiten, Leisten, Funktionieren, nach Plänen leben, Kontrolle herstellen und Sexualisierung (übermäßige gedankliche Beschäftigung mit sexuellen Themen und der Verführung von Frauen). Verhaltensdefizite hingegen bestehen in den Bereichen Selbstfürsorge, sich gehen lassen, Entspannung, sich ernährungsmäßig angemessen versorgen, sich Fehler erlauben, aggressive Anteile angemessen äußern und Konflikte austragen.
Der Patient kompensiert seine Selbstwertdefizite einseitig über berufliche Leistungserbringung und hiermit verbundene Anerkennung von außen, auch durch ein großes soziales Netzwerk sowie Größenfantasien, z.B. sexualisierender Art (Frauen verführen). Darüber hinaus kann er seine verinnerlichte Angst vor Sicherheits- und Kontrollverlust durch Disziplin, Machtausübung, Geld verdienen, seine stabil-unglückliche Ehe sowie nicht zuletzt durch seine Kinder, die ihm ein Gefühl von Überdauern vermitteln, ein Stück weit binden.
Wir analysieren nun die Schwierigkeiten in den Lebensbereichen auf Basis der Persönlichkeit:
Auf der Basis dieser Persönlichkeitsstruktur kommt es zu Schwierigkeiten in einzelnen Lebensbereichen, wodurch sich die aktuell ausgebildete Symptomatik bereits im Vorfeld mehr und mehr anbahnte.
So kommt es durch vermutlich jahrelange Selbstüberforderung am Arbeitsplatz zur Schwächung der eigenen Kräfte. Bei Insolvenz der Firma ist der Patient nicht in der Lage, dies zu akzeptieren, sondern stürzt sich getrieben von Angst vor Sicherheitsverlust in Selbstständigkeit, in welcher er alle Arbeitsabläufe selber kontrollieren „muss". Gleichzeitig besteht eine angespannte finanzielle Lage, die den Patienten permanent in seinem Sicherheitsbedürfnis und Selbstwert bedroht.
Auf Basis seines rationalen Denkens und des Bedürfnisses nach Sicherheit und Überdauern sucht sich der Patient eine junge Frau, die in der Lage ist, Kinder zu gebären unter Vernachlässigung von emotionaler Verbundenheit/Anziehung. Er wählt zudem eine abhängige, schwache Frau, der er sich überlegen fühlen kann, wodurch er sich sicher fühlt. Andererseits sehnt sich der Patient nach einer starken Frau, zu der er aufschauen kann (wählte zuvor ältere Partnerinnen). In der programmiert-kalten, ebenfalls auf Funktionsfähigkeit angelegten Ehe mit einer schwachen, abhängigen Frau, die lediglich als Sicherheit spendender Faktor dient, kommt emotionale Verbundenheit, sexuelle Befriedigung, aber auch die benötigte narzisstische Zufuhr zu kurz (Patient fühlt sich von der wenig geachteten Ehefrau nicht begehrt und empfindet diese nicht als begehrenswert). Es entwickelt sich eine destruktive, sich aufschaukelnde Dynamik in der Beziehung der Eheleute: Die Ehefrau dient nicht (mehr) als narzisstischer Stabilisator, wird zunehmend unattraktiv, aber dennoch als Sicherheitsbasis vom Patienten dringend „benötigt". Auf distanzierende, sich loslösende Impulse

des Patienten reagiert die Ehefrau, indem sie sich dem Patienten noch mehr anpasst und unterordnet, was sie für ihn aber wiederum unattraktiver macht, sodass diese letztendlich keinen anderen Ausweg sieht, als die Aufrechterhaltung der Ehe durch Schwangerschaft zu erzwingen. Es besteht ein gegenseitiges Abhängigkeitsverhältnis, das sich immer weiter aufschaukelt. Dadurch, dass der Patient sich angesichts seiner rigiden und überhöhten Ansprüche und moralischen Gebote zwingt, in der für ihn unbefriedigenden Ehe zu bleiben, staut er über Jahre aggressive Affekte der Ehefrau gegenüber auf.
Im sexuellen Bereich kommt es auf Basis der narzisstisch-zwanghaften Persönlichkeitsstruktur zu ausgeprägten Bedürfnissen in Richtung sado-masochistischer Praktiken. Diese lebt der Patient partiell mit seiner Ehefrau aus, welche jedoch nicht als begehrenswerter Sexualpartner empfunden wird (zusätzlich verstärkt dadurch, dass Ehefrau lediglich alles über sich „ergehen" lässt, scheinbar keinerlei Lust empfindet), bei gleichzeitig hoher persönlicher Bedeutsamkeit von Sexualität und erhöhtem Interesse für Frauen, sodass es insgesamt zu sexueller Frustration beim Patienten kommt. Es besteht also eine ausgeprägte Diskrepanz zwischen dieser Realität und den sexuellen Fantasien. Auch entwickelt sich hier ein Gefühl eigenen Versagens (die begehrte Frauenwelt in der Realität doch nicht erobern zu können) angesichts des schmerzlichen Auseinanderklaffens von Realität (mit mangelnder sexueller und narzisstischer Zufuhr) und der Fantasie von eigener Bedeutung.
Aufgrund des überhöhten Sicherheitsbedürfnisses müssen die Kinder „overprotected" und kontrolliert werden; aufgrund der narzisstischen Thematik müssen diese auch immer das Bestmögliche erhalten.
Auf Basis der inneren Gebote von Funktionsfähigkeit und des mangelnden Zugangs zu Emotionalem bei Fokussierung auf die kognitive Ebene werden angenehmen Aktivitäten, vor allem Aktivitäten ohne Leistungscharakter vernachlässigt (Dinge tun, die nicht „sinnvoll" sind vs. Patient: „Wenn ich mehr Zeit hätte, würde ich … etwas Sinnvolles tun.").
Gesundheit und eigene Grenzen werden massiv übergangen; ebenso ist der Patient nicht einmal in der Lage, sich genügend Essen zu „gönnen", wiederholt die Mangelsituation aus der Beziehung zur Mutter, was der aktuellen Erschöpfung ebenfalls Vorschub leistet.
Der Lebensbereich Freundschaft scheint hingegen noch weitestgehend unbeeinträchtigt zu sein.
So kommt es bereits im Vorfeld der aktuell sich zuspitzenden Symptomatik zur Reduktion der eigenen Kräfte, des Sicherheits- und Selbstwertgefühls sowie zu sexueller Frustration, zum Aufstau aggressiver Affekte bei weitestgehendem Ausbleiben von narzisstischer Zufuhr, positiver Verstärkung und Erfahrungen von Leichtigkeit. Es besteht kein Gegengewicht zu der geschilderten destruktiven Ehe-Dynamik und der gesamten Leistungs- und Pflichtthematik in den Lebensbereichen. Insgesamt ist die allgemeine Lebenszufriedenheit reduziert.
Wir gehen jetzt über zur Beschreibung der Auslösesituation(en) und der Aktualgenese und verbinden diese bereits mit der Darstellung kurzfristiger Konsequenzen und Verstärkungsprozesse:
Aktuell kommt es zu einer Intensivierung zuvor schon bestehender Symptomatik, aber auch zum Auftreten qualitativ neuwertiger Symptomatik; die insgesamt eher chronische und z. T. ich-syntone Symptomatik führt jedoch aktuell zu therapierelevantem Leidensdruck. Zeitlich in Zusammenhang mit der Symptomatik stehende Ereignisse sind das heimliche Schwangerwerden der Frau sowie der Umzug der Eltern und die Übernahme der Verantwortung für die Eltern durch den Bruder (wobei Letzteres vom Patienten selber nicht als Auslösesituation genannt wird). In Kombination mit den beschriebenen Schwierigkeiten in den einzelnen Lebensbereichen liegen multiple Belastungsfaktoren vor, die über einen längeren Zeitraum einen kumulativen Effekt verursachten.

Der Umzug der Eltern zum Bruder stellt eine Kränkung dar und der Patient erlebt erneut das Gefühl, nicht wertvoll genug zu sein, es kommt zum Wiederbeleben der Konkurrenzthematik, das Selbstwertgefühl wird geschwächt. Auf Basis der ohnehin schwelenden aggressiven nicht äußerbaren Affekte der Ehefrau gegenüber bringt deren neue heimliche Schwangerschaft das Fass zum Überlaufen: In dieser Situation fühlt sich der Patient nicht nur überfordert angesichts des notwendigen Zeitaufwands, sondern vor allem getäuscht, hintergangen und „bezwungen", der „Macht" der Ehefrau ausgeliefert bei gleichzeitig inneren Loslösungswünschen. Dies geht bei ihm zunächst mit Wut (primäre Emotion) einher, die für ihn jedoch auf Basis des inneren Aggressionsverbots so bedrohlich ist, dass er die Wut in Angst „umwandelt", wobei zusätzlich die insgesamt als unsicher und bedrohlich erlebte Situation der plötzlichen, ungeplanten Schwangerschaft allein für sich schon zu Angst (primäre und sekundäre Emotion) und sorgenvollen Gedanken führt.
Die Angst entwickelt sich nun weiter in Richtung Panik, wobei durch auftretende somatische Angstsymptome umso mehr Panik entsteht, welche wiederum die körperlichen Symptome und sorgenvollen Kognitionen intensiviert (Teufelskreis der Angst und Panik). Der gesamte Angstkomplex führt nun sekundär dazu, dass der Patient versucht, durch Biertrinken, durch mehr Arbeiten und durch das Kontrollverhalten die Angst zu reduzieren (C-/), wobei das Arbeiten und Kontrollverhalten keine qualitativ neuwertige Symptomatik darstellt, sondern ich-synton erlebt wird. Ebenso kommt es zu Schlafstörungen, welche durch das Kontroll-Grübeln verstärkt und durch den Alkoholkonsum zu behandeln versucht werden. Schlafstörungen und Bierkonsum führen wiederum erneut zu sorgenvollen Kognitionen und dem Angstkreislauf. Durch die Kränkung und die hiermit verbundene Schwächung im Selbstwertgefühl kommt es zu Gefühlen innerer Leere und damit zu Intensivierung der bereits vorhandenen Verhaltensweisen Arbeiten und kognitive Sexualisierung, um das Selbstwertgefühl zu stärken (C+). Durch die Verhaltensexzesse kommt es zu Erschöpfung, die wiederum zu Sorgen und Angst führt.
Auf der emotionalen Ebene (Remo) reagiert der Patient also mit Angst, Sorge, Gefühlen innerer Leere, Unzulänglichkeitsgefühlen, z. T. aufflackerndem Ärger, der sofort wieder unterdrückt wird. Auf der kognitiven Verhaltensebene (Rkog) sind angstbesetzte, sorgenvolle, z. T. katastrophisierende Kognitionen und Grübeln sowie Kontrollgedanken vorherrschend. Ebenso beschäftigt sich der Patient gedanklich übermäßig mit sexuellen Thematiken und der Verführung von Frauen. Physiologisch (Rphys) zeigen sich die somatischen Äquivalente der Angst und Panik: Brechreiz, Diarrhö, Bauchschmerzen, weiche Knie, Kreislaufstörungen, Schweißausbrüche, trockener Mund, Zittern, Appetitlosigkeit sowie Erschöpfung und Schlafstörungen angesichts der permanenten Anspannung und Selbstüberforderung. Auf der motorischen Ebene (Rmot) sind Sicherheitsverhalten (Warnjacke, Notfallpläne, „Fahrdienst" der Ehefrau übernehmen, sichere Gestaltung des alltäglichen Lebens), Arbeiten sowie erhöhter Alkoholkonsum und reduzierte Nahrungsaufnahme (und sado-masochistische Sexualpraktiken) feststellbar.
Durch sein Sicherheitsverhalten erfährt der Patient kurzfristig zudem ein Gefühl von Kontrolle und Sicherheit (C+). Dies ebenso durch die gedankliche Vorwegnahme potenzieller Katastrophen und das Grübeln. Der zunehmende Alkoholkonsum ist Symptom und Auslöse- sowie Verstärkungsbedingung zugleich: Kurzfristig kann der Patient durch den Bierkonsum die permanente innere Anspannung abmildern (C-/), sich selber beruhigen (C+), einschlafen (C+), abschalten (C+) und vor allem auch laute, aggressive Regungen der Ehefrau gegenüber abwehren (C-/), sich betäuben (C+); sich nicht zuletzt auch ersatzmäßig „füttern", sich etwas gönnen (C+), um immerhin nicht in allen Bereichen verzichten zu müssen. Die reduzierte Nahrungsaufnahme lässt den Patienten sich selber stark, beherrscht und damit letztendlich auch wiederum sicher fühlen (C+). Durch die häufige und intensive gedankliche

Teil III

Beschäftigung mit Sexualität und Verführung von Frauen kann sich der Patient kurzfristig von den aversiven Gefühlszuständen ablenken (C-/) und in eine Gedankenwelt flüchten, in der Fantasie zu einem potenten Helden „mutieren" und sich so zumindest in der Fantasie narzisstisch aufwerten (C+).
Langfristig kommt es durch das permanente Sicherheits- und Kontrollverhalten zum Nachlassen der eigenen Kräfte und zu Erschöpfungserleben. Das Kontrollverhalten verhindert zudem die Konfrontation mit den Ängsten, sodass der Patient nicht die Erfahrung macht, dass seine fantasierten Katastrophenszenarien auch bei Unterlassung des Kontrollverhaltens nicht eintreten, sodass die Angst aufrechterhalten und weiter verstärkt wird.
Der erhöhte Alkoholkonsum wird als gravierend ich-dyston und als eigene Schwäche/Disziplinlosigkeit erlebt und verursacht insofern hohen Leidensdruck, als dass er langfristig (im Gegensatz zum Nahrungsverzicht) zur Schwächung des Selbstwert- und Sicherheitsgefühls führt. Zudem besteht die Gefahr der Entwicklung einer Alkoholabhängigkeit.
Die reduzierte Nahrungsaufnahme führt langfristig zwar wie geschildert zu Stärkegefühlen und besänftigt die verinnerlichten rigiden Selbstansprüche, hat aber gleichzeitig ebenso eine Schwächung der Kräfte und Widerstandsfähigkeit zur Folge und bewirkt auch eine erhöhte innere Reizbarkeit und Unzufriedenheit, ohne dass der Patient diese auf die reduzierte Nahrungszufuhr zurückführen würde.
Nicht zuletzt ist als langfristige Konsequenz der kognitiven Sexualisierung die resultierende innere Unzufriedenheit und eigenes gefühltes Versagen (die begehrte Frauenwelt in der Realität doch nicht erobern zu können) angesichts des schmerzlichen Auseinanderklaffens von Realität (mit mangelnder sexueller und narzisstischer Zufuhr) und Fantasie von Bedeutung.
Es resultiert als Konsequenz immer wieder eine Verstärkung von sowohl Unzulänglichkeits- wie auch sorgenvollen, ängstlichen Gefühlen, die durch Kontrollverhalten bekämpft werden sollen, was vor allem in Schlafstörungen, Erschöpfung und Alkoholkonsum mündet und die ursprünglichen aversiven Gefühlszustände teufelskreisartig wieder verstärkt.

Wir haben unsere Makroanalyse erstellt. Es handelt sich hierbei selbstverständlich nicht um eine perfekte, alles umfassende Analyse. Möglicherweise wurde hier der eine oder andere Aspekt übersehen. Unterschiedliche Therapeuten legen Schwerpunkte z.T. an unterschiedlichen Stellen. Dennoch können wir davon ausgehen, dass wir den Patienten auf Basis der uns zu diesem Zeitpunkt vorliegenden Informationen ziemlich umfassend angesehen und beschrieben haben. Eine derartige, relativ umfangreiche Makro-Verhaltensanalyse ist wichtig, um den Patienten in vielen Aspekten zu verstehen und auf dieser Basis die Therapieplanung abzuleiten, auch, wenn sich im weiteren Therapieverlauf andere Schwerpunkte herausbilden können. Für die Erstellung der Verhaltensanalyse beim Bericht an den Gutachter steht uns jedoch wesentlich weniger Raum hierfür zur Verfügung. Deshalb schauen wir uns an, wie die erstellte Verhaltensanalyse deutlich komprimiert werden kann, ohne dass wichtige Informationen verloren gehen. Schauen wir uns an, wie wir die umfangreiche Makroanalyse komprimieren und mit der Mikroanalyse verbinden können:
Neben dispositionellen Faktoren, wie einem genetisch bedingten ruhigen, introvertierten Temperament (O), ist ätiologisch vor allem die (früh-)kindliche Situation, gekennzeichnet von einer insgesamt wenig empathisch-warmherzigen, sondern vielmehr rational-affektarmen, emotional entbehrenden Familienatmosphäre mit einer ungerecht-mächtigen, nicht anerkennenden, phasenweise schwachen/kranken Mutter und einem ruhigen, vernünftigen, wenig greifbaren Vater, der sich nicht als männliche Identifikationsfigur eignet, einem starren Zusammenhalt der Eltern sowie das Erleben der körperlichen Versehrtheit und die ängstliche Reaktion der Eltern von Bedeutung. Hieraus resultierten beim Patienten Un-

zulänglichkeitsgefühle, eine Zurückname von Bindungswünschen, Unterdrückung von Emotionalem inkl. aggressiver Affekte bei gleichzeitiger Fokussierung auf die kognitive Ebene, ein Gefühl von wütender Ohnmacht und Unterordnung unter die mütterliche Dominanz, Unsicherheits- und Bedrohlichkeitsgefühle, das Lernen der Regulierung des Selbstwerts durch Leistung, Pflichterfüllung und Statusbewusstsein am Modell, das Ausleben von Konkurrenz- und Neidthematiken innerhalb der Geschwisterbeziehungen sowie das frühe Binden der Angst durch zwanghafte Verhaltensweisen (in der Mitte des Betts schlafen u. Ä.). Die bereits im herkunftsfamiliären Gefüge gefühlte eigene Unzulänglichkeit wird schließlich im schulischen bzw. im Kontext der Gleichaltrigen durch multiple Zurückweisungen und das Gefühl der Andersartigkeit in seiner Sonderrolle noch einmal verfestigt. Insgesamt wurde der Patient vor dem Hintergrund dieser kindlichen Erfahrungen in seinen kindlichen Bedürfnissen nach Bindung, Selbstwerterhöhung, Kontrolle, aber auch Lusterleben und Unlustvermeidung nachhaltig frustriert.

Der Patient entwickelt sich zu einem pflichtbewussten, leistungsbezogenen Menschen (O). Es lassen sich akzentuierte narzisstische Züge verbunden mit instabilem Selbstwertgefühl, Größenfantasien feststellen ebenso wie Zwanghaftigkeit mit überhöhtem Sicherheits- und Kontrollbedürfnis, verinnerlichter Ängstlichkeit und hohen inneren Ansprüchen in Bezug auf Disziplin, Funktionsfähigkeit, Gewissenhaftigkeit u. Ä. Ich-syntone Verhaltensexzesse bestehen in Arbeiten, Leisten, Funktionieren, nach Plänen leben, Kontrolle herstellen und Sexualisierung (übermäßige gedankliche Beschäftigung mit sexuellen Themen und der Verführung von Frauen). Verhaltensdefizite hingegen bestehen in den Bereichen Selbstfürsorge, sich gehen lassen, Entspannung, sich ernährungsmäßig angemessen versorgen, sich Fehler erlauben, aggressive Anteile angemessen äußern und Konflikte austragen. Der Patient kompensiert seine Selbstwertdefizite einseitig über berufliche Leistungserbringung und hiermit verbundene Anerkennung von außen, auch durch ein großes soziales Netzwerk sowie Größenfantasien, z. B. sexualisierender Art (Frauen verführen). Darüber hinaus kann er seine verinnerlichte Angst vor Sicherheits- und Kontrollverlust durch Disziplin, Machtausübung, Geld verdienen, seine stabil-unglückliche Ehe sowie nicht zuletzt durch seine Kinder, die ihm ein Gefühl von Überdauern vermitteln, ein Stück weit binden. Auf der Basis dieser Persönlichkeitsstruktur kommt es zu jahrelanger Selbstüberforderung am Arbeitsplatz und zur Schwächung der eigenen Kräfte. Gleichzeitig besteht eine angespannte finanzielle Lage, die den Patienten permanent in seinem Sicherheitsbedürfnis und Selbstwert bedroht. In der programmiert-kalten, ebenfalls auf Funktionsfähigkeit angelegten Ehe mit einer schwachen, abhängigen Frau, die lediglich als Sicherheit spendender Faktor dient, kommt emotionale Verbundenheit, sexuelle Befriedigung, aber auch die benötigte narzisstische Zufuhr zu kurz (Patient fühlt sich von der wenig geachteten Ehefrau nicht begehrt und empfindet diese nicht als begehrenswert). Es besteht ein gegenseitiges Abhängigkeitsverhältnis, das sich immer weiter aufschaukelt.

Aktuell kommt es zu einer Intensivierung zuvor schon bestehender, z. T. chronischer, ich-syntoner Symptomatik, aber auch zum Auftreten qualitativ neuwertiger Symptomatik. Der Umzug der Eltern zum Bruder stellt eine Kränkung dar und das Selbstwertgefühl wird geschwächt. Auf Basis der ohnehin schwelenden aggressiven nicht äußerbaren Affekte der Ehefrau gegenüber bringt deren neue heimliche Schwangerschaft das Fass zum Überlaufen: In dieser Situation fühlt sich der Patient nicht nur überfordert angesichts des notwendigen Zeitaufwands, sondern vor allem getäuscht, hintergangen und „bezwungen", der „Macht" der Ehefrau ausgeliefert bei gleichzeitig inneren Loslösungswünschen. Dies geht bei ihm zunächst mit Wut (primäre Emotion) einher, die für ihn jedoch auf Basis des inneren Aggressionsverbots so bedrohlich ist, dass er die Wut in Angst „umwandelt". Die Angst entwickelt sich nun weiter in Richtung Panik, es kommt zum Teufelskreis der Angst und Panik.

Es lässt sich exemplarisch folgende Situation der Problematik darstellen (Mikroanalyse):

- **S:** *Patient setzt sich nach einem anstrengenden Arbeitstag, an dem er Überstunden leistete, in sein Auto.*
- **O:** *narzisstische und zwanghafte Persönlichkeitszüge (s. o.)*
- **Rkog:** *dysfunktionale und katastrophisierende Kognitionen: „Ich bin schon wieder so unruhig. Dass ich nur sicher nach Hause komme. Mir ist schon wieder so komisch. Nicht, dass ich einen Unfall baue und sie mich ins Krankenhaus bringen. Dann sehen mich alle Leute hilflos und schwach, armselig. Reiß dich zusammen, das darf dir nicht passieren."*
- **Remo:** *Sorge, Angst*
- **Rphys:** *Der Patient bekommt weiche Knie, beginnt zu schwitzen, ihm wird übel, der Mund ist trocken, er beginnt zu zittern.*
- **Rmot:** *Der Patient zieht seine Warnjacke an. Versucht sich weiter gedanklich zu beruhigen. Geht in Gedanken einen schon erstellen Notfallplan noch einmal durch. Während der Autofahrt weitere kognitive Vermeidung/Beruhigung. Endlich zu Hause angekommen, lassen die Symptome langsam nach, der Patient trinkt ein Bier um „runterzukommen". Im Laufe des Abends grübelt er weiter über seine Verfassung und seine Ängste. Schließlich stellt er sich gedanklich vor, eine Frau zu verführen.*
- **K:** *Durch sein Sicherheitsverhalten (inkl. Grübeln und kognitive Vorwegnahme potenzieller Katastrophen) erfährt der Patient kurzfristig Reduktion der Angst (C-/), zudem ein Gefühl von Kontrolle und Sicherheit (C+). Kurzfristig kann der Patient durch den Bierkonsum die permanente innere Anspannung abmildern (C-/), sich selber beruhigen (C+), später einschlafen (C+), abschalten (C+) und vor allem auch laute, aggressive Regungen der Ehefrau gegenüber abwehren (C-/), sich betäuben (C-/); sich nicht zuletzt auch ersatzmäßig „füttern", sich etwas gönnen (C+), um immerhin nicht in allen Bereichen verzichten zu müssen. Durch die intensive gedankliche Beschäftigung mit Sexualität und Verführung von Frauen kann sich der Patient kurzfristig von den aversiven Gefühlszuständen ablenken (C-/) und in eine Gedankenwelt flüchten, in der Fantasie zu einem potenten Helden „mutieren" und sich so zumindest in der Fantasie narzisstisch aufwerten (C+).*

[Neben den in dieser Situation vorherrschenden Symptomen kommt es zusätzlich auf der emotionalen Ebene (Remo) zu Gefühlen innerer Leere, Unzulänglichkeitsgefühlen, z. T. aufflackerndem Ärger, der sofort wieder unterdrückt wird. Physiologisch (Rphys) zeigen sich zusätzlich Erschöpfung und Schlafstörungen angesichts der permanenten Anspannung und Selbstüberforderung. Auf der motorischen Ebene (Rmot) sind Sicherheitsverhalten (Warnjacke, Notfallpläne, „Fahrdienst" der Ehefrau übernehmen, sichere Gestaltung des alltäglichen Lebens), Arbeiten sowie erhöhter Alkoholkonsum und reduzierte Nahrungsaufnahme (und sado-masochistische Sexualpraktiken) feststellbar.]

Langfristig kommt es durch das permanente Sicherheits- und Kontrollverhalten zum Nachlassen der eigenen Kräfte und zu Erschöpfungserleben. Das Kontrollverhalten verhindert zudem die Konfrontation mit den Ängsten, sodass die Angst aufrechterhalten und weiter verstärkt wird. Der erhöhte Alkoholkonsum wird als gravierend Ich-dyston und als eigene Schwäche/Disziplinlosigkeit erlebt und verursacht insofern hohen Leidensdruck, als dass er langfristig zur Schwächung des Selbstwert- und Sicherheitsgefühls führt. Zudem besteht die Gefahr der Entwicklung einer Alkoholabhängigkeit. Die reduzierte Nahrungsaufnahme lässt den Patienten sich selber stark, beherrscht und damit letztendlich auch wiederum sicher fühlen (C+), hat aber gleichzeitig ebenso eine Schwächung der Kräfte und Widerstandsfähigkeit zur Folge und bewirkt auch eine erhöhte innere Reizbarkeit und Unzufriedenheit. Nicht zuletzt ist als langfristige Konsequenz der kognitiven Sexualisierung die resultierende innere Unzufriedenheit und eigenes gefühltes Versagen (die begehrte Frauenwelt in der Realität doch nicht erobern zu können) angesichts des schmerzlichen Auseinanderklaffens von Realität (mit mangelnder sexueller und narzisstischer Zufuhr) und Fantasie von Bedeutung. Es resultiert als Konsequenz immer wieder eine Verstärkung von sowohl Unzulänglichkeits- wie auch sorgenvollen, ängstlichen Gefühlen, die durch Kontrollverhalten bekämpft werden sollen, was vor allem in Schlafstörungen, Erschöpfung und Alkoholkonsum mündet und die ursprünglichen aversiven Gefühlszustände teufelskreisartig wieder verstärkt.

Wie haben wir die Verdichtung hier hinbekommen, ohne Aspekte zu vernachlässigen?

Zunächst wurden neben dem genetischen oder pränatalen Vulnerabilitätsaspekt alle wichtigen Merkmale der biografischen Situation kurz und prägnant sowie direkt im Anschluss deren innerpsychische Auswirkungen sowie die Umgangsweisen in der kindlichen Situation aufgelistet. Wir achten hierbei auf eine Entsprechung der Reihenfolge von zusammengehörenden Merkmalen der Situation, der Auswirkungen und Umgangsweisen.

Danach wurden die wichtigsten Persönlichkeitsmerkmale sowie die Schwierigkeiten in den Lebensbereichen und die Kompensation prägnant zusammengefasst. Wenn wir einzelne Merkmale eher als untergeordnet bedeutsam erachten, können wir diese auch ganz streichen. In unserem Beispiel wurde der Aspekt der braven Angepasstheit den Lehrern gegenüber gestrichen.

Nach der kurzen Darstellung der Aktualgenese haben wir die Symptomatik nun zunächst beispielhaft in Form einer Mikroanalyse dargestellt. Dies tun wir wie oben beschrieben auch zum Zweck der Informationsverdichtung.

Da wir die Organismusvariable bereits auf Makroebene beschrieben haben, haben wir in der Mikroanalyse hier nur kurz die übergeordneten Persönlichkeitsmerkmale (narzisstische und zwanghafte Züge) genannt und auf die Makroanalyse verwiesen.

Im Anschluss an die Mikroanalyse haben wir noch die noch nicht erwähnten Symptome genannt, um die Symptomatik möglichst vollständig darzustellen. Wie wir in unserem Beispiel sehen, ist in dieser ausgewählten Situation emotional lediglich die Angst und Sorge relevant. Auch auf der physiologischen Ebene werden nicht alle vom Patienten genannten Symptome genannt, da der Patient hier in dieser Situation keine voll ausgeprägte Panikattacke erlebt. Weil wir aber bereits unter Punkt 1 des Berichts, Symptomatik, all diese Symptome genannt haben müssen, könnten wir deren Auflistung hier an dieser Stelle auch weglassen, um Redundanz zu vermeiden. Daher ist dieser Abschnitt in der oben erstellten, gekürzten Makroanalyse in eckige Klammern gesetzt worden.

Danach haben wir die weiteren, vor allem langfristigen Konsequenzen und Teufelskreise wiederum auf der Makroebene dargestellt.

Unsere nun gekürzte, fertige Verhaltensanalyse ist natürlich immer noch recht ausführlich, wenn man sie mit den in der Praxis angefertigten Analysen vergleicht. Dennoch erfüllt diese Analyse die Anforderungen des KV-Formblatts und geht auf alle wichtigen Aspekte ein. Die Analyse dieses Patienten ist nicht wesentlich kürzer zu gestalten, ohne wichtige Aspekte zu vernachlässigen. Einem Gutachter, der diese Analyse und den Bericht als zu umfangreich kritisiert, können wir ganz schnell „den Wind aus den Segeln“ nehmen, da wir gewissenhaft gearbeitet haben.

In der Praxis habe ich es in mehreren Tausend Fällen noch nicht erlebt, dass ein Bericht aufgrund von Überlänge kritisiert oder gar abgelehnt wurde. Problematischer erweisen sich hingegen immer wieder verkürzte Analysen, da diese viel mehr „Angriffsfläche" für Kritik bieten. Der Gutachter kritisiert dann häufig, dass die Entwicklung der Störung nicht gut genug nachvollzogen werden kann oder dass der Patient eher schemenhaft oder mit Floskeln dargestellt wurde. Oder der Gutachter kritisiert eine nicht spezifische Behandlungsplanung, welche sich nicht aus dem Störungsmodell ableiten lässt. All dies kann uns eher weniger passieren, wenn wir eine passende, spezifische Verhaltensanalyse erstellt haben, auf Basis derer wir später den Behandlungsplan erstellen. Bei kritischen Nachfragen haben wir zudem immer die Möglichkeit, mit den realistischen Tatsachen zu argumentieren, denn wir haben den Patienten ja bereits gut verstanden und können unsere Überlegungen damit auch gut begründen. Daher erstellen wir lieber eine etwas umfangreichere Verhaltensanalyse als eine zu knappe. Dies ist natürlich nicht nur im Hinblick auf das Gutachterverfahren, sondern vor allem im Sinne eines guten Verständnisses unseres Patienten aus Therapeutensicht nicht nur notwendig, sondern auch eine große Hilfe für die weitere Arbeit, da wir im Therapieverlauf immer wieder auf unsere Eingangsanalyse zurückgreifen können.

Fallbeispiel 2: Affäre mit dem Vorgesetzten

Um die vorgestellte Vorgehensweise noch besser zu verstehen und praktisch einüben zu können, schauen wir uns ein weiteres Fallbeispiel an und wenden die Analyseschritte für die Verhaltensanalyse hierauf erneut an.

Komprimierte Informationen zur Patientin

Die 27-jährige Patientin berichtet im Erstgespräch, sie habe sich in eine „seelische Abhängigkeit" von einem Mann, ihrem Vorgesetzten (+20 J.), begeben, könne an nichts anderes mehr denken, als an die Situation mit ihm. Sie ruhe nicht in sich selbst, sondern es sei „alles" von ihm und seinem Verhalten ihr gegenüber „abhängig": „Meldet er sich, ist es ein guter Tag, meldet er sich nicht, hat alles keinen Sinn." Sie kontrolliere vor allem zu Zeiten, zu denen er sich melden könne, permanent ihr Handy und fühle sich nicht gut genug für ihn „oder irgendjemand anders", finde sich zu dick und unattraktiv. Besonders „schlimm" sei es an den Wochenenden und dann, wenn die berufliche Anspannung abfalle und die „Ablenkung" fehle. Auch habe sie das Gefühl, dass ihr Leben stagniere, während er seines ganz normal weiterlebe. Gleichzeitig habe sie große Angst, dass „uns die Situation um die Ohren fliegt" und sie „entlarvt" werde und ihren wertvollen Job verliere. Auch fühle sie sich manchmal schuldig gegenüber der Ehefrau des Vorgesetzten. Es habe sich mehr und mehr folgende Symptomatik entwickelt: Die Patientin fühle sich innerlich unruhig, könne nicht mehr entspannen, sei erschöpft, habe Einschlafprobleme. Körperlicherseits komme es zu sehr unangenehmen Engegefühlen in der Brust und zu Magen-Darm-Problemen. Ihre Stimmung sei immer häufiger gedrückt, freudlos, gleichgültig, sie fühle innere Leere, insbesondere an den Wochenenden. Ansonsten schwanke die Stimmung auch stark. Die Patientin ziehe sich von Bekannten und Freunden zurück, verspüre eine Antriebsreduktion. Permanent „fahren die Gedanken Achterbahn", sie grübele ununterbrochen über die Affären-Situation. Konzentration und Aufmerksamkeit seien zurückgegangen. Die Symptomatik habe sich entwickelt, nachdem die zunächst als „Ablenkung und Spiel" gedachte Affäre nicht den von ihr gewünschten Verlauf angenommen habe, da die Treffen kalenderbedingt seltener geworden seien und die Aufmerksamkeit seinerseits zurückgegangen sei. Zudem habe sich die Situation am Arbeitsplatz aufgrund der Kündigung einer Kollegin angespannt. Die Patientin habe das Gefühl, dass hinter all dem ein „strukturelles" Problem stehe, da sie sich schon einmal in eine „seelische Abhängigkeit" von einem Mann begeben habe. 2013 sei sie unglücklich und unerwidert verliebt gewesen; ein Mann habe mit ihr gespielt. „Befreien" habe sie sich hieraus lediglich durch die Affäre mit dem Chef und eine weitere, parallele Affäre mit einem weiteren Bekannten können. Inzwischen benötigte sie jedoch wiederum zur „Ablenkung" von der unglücklichen Affäre mit dem Vorgesetzten eine weitere Dating-Beziehung zu einem Arbeitskollegen, der aber wiederum auch „nicht so richtig committed". Sie wolle mithilfe der Therapie erreichen, dass ein Mann nicht mehr ihr Lebensmittelpunkt sei, „mich nicht auffrisst und abhängig macht, denn ich könnte noch viel mehr aus mir machen." Darüber hinaus bestehe bei der Patientin seit eh und je die Angst, im Mittelpunkt der Aufmerksamkeit zu stehen, vor Gruppen zu reden und vor Versagen.

Lebensgeschichtliche Entwicklung

Die Patientin sei gemeinsam mit einem Bruder (-3 J.) und einer Schwester (-5 J.) bei den leiblichen Eltern aufgewachsen. Die Trennung der Eltern sei erfolgt, als die Patientin 18 Jahre alt war und gerade von zu Hause ausgezogen sei. Die Mutter (+29 J., Sozialversicherungsangestellte, Marketing- und Vertriebsleiterin) habe zunächst noch Vollzeit gearbeitet, die Patientin sei zeitweise von einem Kindermädchen und den Großeltern betreut worden. Nach Geburt des Bruders habe sie 12 Jahre lang nicht gearbeitet. Die Patientin beschreibt sie als taff, durchsetzungsstark, selbstbewusst, kämpferisch, begeisterungsfähig, aber auch rechthaberisch, kritikempfindlich, stur, streitlustig bis emotional. Sie sei von ihr aber immer „gut behandelt" worden, sie sei eine „Löwenmutter" gewesen, habe die Kinder wenn nötig nach außen verteidigt und ihnen mehr ermöglicht, als sie selber erhalten habe (Klavier-, Schwimmunterricht, Reisen etc.), gleichzeitig habe sie die Kinder aber nicht „betüdelt" oder verwöhnt, es gebe sicherlich „fürsorglichere" Mütter. Die Patientin und ihre Geschwister seien zu Selbstständigkeit erzogen worden und als Werte habe die Mutter vermittelt, auf eigenen Beinen zu stehen, finanziell unabhängig von einem Mann zu sein, sich hoch zu bilden und stark zu sein. In der Pubertät habe sich ein sehr schwieriges Verhältnis mit vielen Streitereien um Kleinigkeiten entwickelt bis hin zum gegenseitigen „Anbrüllen". Die Mutter könne verbal sehr verletzend sein, „sie tritt noch nach, wenn man schon am Boden liegt", wolle dann der Patientin manchmal „richtig weh tun". Auch habe sie wohl ein engeres Verhältnis zur Schwester gehabt; dies sei bis heute so. Entspannt habe sich die Beziehung nach Auszug der Patientin, wobei die Patientin trotz dieser Schwierigkeiten zuvor bei der Trennung der Eltern eindeutig zur Mutter „gehalten" habe, sich gegen den

Vater gestellt habe. Man telefoniere derzeit fast täglich. Mit dem neuen Lebenspartner der Mutter gebe es aber Schwierigkeiten.

Der Vater (+30 J., Architekt, Baudezernent) sei ein kreativer, nachdenklich-ruhiger, strukturierter, emotional karger, arroganter, auf sich selbst bezogener, feiger Mann. Die Patientin habe immer das Gefühl gehabt, nicht gut genug für ihn zu sein, seine Zuwendung war immer an „Performanz" gebunden. Er habe sich beispielsweise dafür interessiert, wer in der Klausur die beste Note erreicht habe, wenn die Patientin mit „gut" benotet worden sei. Er sei meist abwesend gewesen, habe viel gearbeitet, sich aber auch gekümmert, als die Patientin noch jünger gewesen sei (vorgelesen, gespielt). Er sei ihr mit dem Alter immer fremder geworden. Die Patientin erinnere sich an eine Situation, in welcher der Großvater väterlicherseits ihr mit einem Stock aus Spaß unter den Rock gefahren sei und der Vater im Gegensatz zur Mutter zu „feige" gewesen sei, sich gegenüber den eigenen Eltern zu behaupten. Nach der Trennung der Eltern, die vom Vater ausgegangen sei, habe dieser erst angekündigt, sich im Ausland selbst verwirklichen zu wollen, habe dann aber seine Affäre geheiratet und ein neues Kind „gezeugt", die Patientin habe dann den Respekt vor ihm verloren und für neun Jahre konsequent den Kontakt eingestellt. 2013 habe sie Kontakt aufgenommen, es sei nur eine kurze Aussprache erfolgt, seither bestehe loser Kontakt. Vor der Trennung der Eltern hätten diese eine harmonische Ehe geführt; zuletzt habe der Vater die Mutter von oben herab behandelt.

Auf den jüngeren Bruder sei die Patientin zunächst eifersüchtig gewesen, habe sich später mit ihm gegen die Schwester „verbündet", aktuell bestehe zu ihm eine gute Beziehung. Mit der Schwester habe sie früher um den Bruder konkurriert, man sei unterschiedlich, habe aber dennoch fast täglich Kontakt und sei füreinander da. Bei Streit stehe sie aber immer auf der Seite der Mutter. Die Patientin sei als Erstgeborene die Vernünftige und Strebsame gewesen, die Schwester sei der „Wirbelwind" gewesen und weniger streng behandelt worden.

Insgesamt sei sie behütet in einem großen Stadtrandhaus mit „zwei Autos, einem Hund in materieller Sicherheit und recht idyllisch" aufgewachsen. Dennoch habe sie irgendwann nur noch „raus, ins richtige Leben" gehen wollen.

Im Kindergarten habe sich die Patientin sehr unwohl gefühlt, wenn sie zu spät und in einen Raum mit anderen Kindern kommen musste, „die alle schon da sind und ich nicht genau weiß, was mich erwartet". In der Schule sei sie in einem schwierigen Klassenverbund auf dem Gymnasium gewesen mit vielen Mädchen und wenigen Jungen sowie „starker Konkurrenz, Lästereien und Zickereien". Sie sei nie im „Zentrum", aber auch keine Außenseiterin gewesen. Aufgrund von Ängsten, etwas Falsches zu sagen, habe sie sich im Unterricht wenig beteiligt, wenngleich sie viel zu sagen gehabt hätte. Aufgrund hervorragender Leistungen habe sie eine Klasse übersprungen, sei dann der „Streber", bei den ehemaligen Klassenkameraden die „Verräterin" gewesen. Nach dem Abitur habe die Patientin Politikwissenschaften studiert, Auslandsaufenthalte absolviert und als Jahrgangsbeste die Universität abgeschlossen. Noch vor Abschluss habe sie eine Anstellung bei einer Partei gefunden, nach wenigen Wochen sei ihr jetziger Vorgesetzter „auf mich aufmerksam geworden und hat mich rangezogen". Seit 2012 sei sie nun „mit ihm" als persönliche Referentin tätig, pendele wöchentlich zwischen Arbeitsplätzen in

Großstädten Ost- und Westdeutschlands. Das Projekt sei spannend und es gebe nette Kollegen und einen guten Verdienst, wobei sie aufgrund von zeitweisem Aussetzen des väterlichen Unterhalts Bildungskredite abbezahlen müsse. Dennoch habe die Patientin immer im Kopf, was das nächste Ziel sei, wo sie in fünf Jahren stehe.

Die Patientin habe im Alter von 14 Jahren den ersten Geschlechtsverkehr sowie den ersten festen Freund gehabt. Diese Beziehung sowie eine spätere (von sechsjähriger Dauer) habe sie selber beendet, die Luft sei „raus" gewesen, es habe nicht mehr gepasst, obwohl sie von Zweifeln geplagt gewesen sei und ihr Gleichgewicht etwas verloren habe. Dennoch wäre sie ohne Trennung heute „nicht die, die ich bin", wäre eher „stagniert". Neben diesen zwei Partnerschaften habe es Verliebtheiten und eine Affäre gegeben. Vor 2013 habe sich die Patientin drei Jahre lang nicht für Männer interessiert, sich auf die Karriere konzentriert und viel an Gewicht zugenommen; dies jedoch aufgrund ihrer Disziplin wieder reduzieren können. Dann habe sie sich unglücklich verliebt und sich von diesem Mann erst bei dessen Hochzeit endgültig lösen können nach viel Hoffen etc. Im Anschluss seien die beschriebenen Affären als Ablenkungsversuch entstanden. Sexuell gesehen habe die Patientin das Bedürfnis, Dinge nachzuholen, und sei selbstbewusster, habe aber bislang keine „richtigen" Orgasmuserfahrungen und denke, dass dies mit der Angst loszulassen zusammenhänge.

Die Patientin verfüge über einen großen Bekannten- und Freundeskreis. Nach außen wirke sie auf andere manchmal unnahbar, wohinter aber ihre Unsicherheit stecke. Situationen mit fremden Menschen (Partys etc.) würden ihr „zu schaffen" machen, da sie sich immer frage, was die anderen über sie denken. Hobbys und Interessen seien Design, Architektur, Kunst, Kultur, Ausstellungen besuchen, Lesen, Joggen, Reisen, Essen und Tiere.

Bisher gab es keine Psychotherapie oder stationär-psychiatrische Behandlung.

Psychischer Befund

Die Patientin ist eine überdurchschnittlich attraktive, blonde junge Frau mit schlankem Körperbau (1,65 m, 56 kg), großen Augen, gekleidet in ausgewählter, sorgfältiger, z. T. teurer Kleidung. Sie wirkt zunächst etwas arrogant und unnahbar, dann bei näherem Kontakt aber offen, nett, sympathisch, weich und humorvoll. Sie lächelt mich immer wieder spielerisch, schelmisch an. Sie fühle sich wie eine „Verräterin", da sie hier in der Therapie über die pikante private bzw. berufliche Situation berichtet.

Die Patientin ist in der Lage, sich differenziert auszudrücken. Die intellektuelle Leistungsfähigkeit scheint überdurchschnittlich bei einer differenzierten Persönlichkeitsstruktur. Krankheitseinsicht, Introspektionsfähigkeit, Therapiemotivation und Veränderungsbereitschaft scheinen hoch ausgeprägt.

Die Patientin ist wach, bewusstseinsklar und zu allen Qualitäten voll orientiert. Es liegen keine Aufmerksamkeits- und Gedächtnisstörungen vor, es wird subjektiv von Konzentrationsschwierigkeiten berichtet. Im Denken ist die Patientin deutlich eingeengt auf die gesamte Thematik rund um die Beziehung zum Vorgesetzten, es besteht eine ausgeprägte Grübelneigung. Es gibt keine Anhalte für psychotische Symptomatik, Derealisation oder Depersonalisation. Im Affekt ängstlich-niedergeschlagen, ratlos, Unzulänglichkeits- und Schuldgefühle, erhaltene Schwingungsfähigkeit. Es wird innere Unruhe und Anspannung berichtet, die auch im Kontakt spürbar wird. Der Antrieb ist etwas reduziert. Die Patientin berichtet von sozialem Rückzug angesichts der Symptomatik. Es besteht eine unrealistische Selbstwahrnehmung in Bezug auf eigene Attraktivität und Körperproportionen, jedoch keine Körperschemastörung im klinischen Sinne. Suizidalität wird glaubhaft verneint. Kein Substanzkonsum, keine Medikation.

Durchführung der Analyse

1. Analyse von genetisch oder pränatal bedingten Vulnerabilitätsfaktoren

Auf Basis der verfügbaren Informationen gibt es keine gezielten Hinweise auf frühe Vulnerabilitätsfaktoren bei der Patientin.

2. Analyse der kindlichen, biografischen Situation

Deskriptive Merkmale der kindlichen Situation:

- Aufgewachsen in materieller Sicherheit
- Sichere Versorgung durch Eltern, Großeltern, Kindermädchen, behütete Familienatmosphäre
- Mutter
  - Eigenschaften: „Löwen-Mutter"; starke, aktive, selbstbewusste Frau, aber auch streitlustig, verletzend, stur; vermittelte Werte der Mutter: Autonomie, Aktivität, Bildung, Leisten
  - Beziehung zur Mutter: scheinbar sichere Bindung, ausreichend Halt, von Mutter grundsätzlich auch angenommen/geliebt, aber subtile „Bevorzugung" der Geschwister: erst für Bruder aufgehört zu arbeiten (nicht bei Geburt der Patientin), weniger Grenzen und Verantwortung für beide jüngeren Geschwister, engere Beziehung der Mutter an die Schwester der Patientin, ab Pubertät emotional geladene Streitereien vermutlich mit thematischem Hintergrund von Machtkämpfen, bei Trennung der Eltern Verbündung mit Mutter gegen Vater
- Vater
  - Eigenschaften: ruhig, emotional karg, rational, arrogant, selbstbezogen, leistungs-/erfolgsbewusst, fleißig, konfliktvermeidend
  - Beziehung zum Vater: hat sich scheinbar in jüngeren Jahren der Patientin dieser auch versorgend zugewandt (lesen, spielen), grundsätzlich wenig enge Beziehung; Zuwendung in Form von Lob an Performanz der Patientin gebunden; Vater erweist sich z. B. im Zusammenhang mit der sexuellen Anzüglichkeit seines eigenen Vaters der Patientin gegenüber nicht als Beschützer und Verteidiger; Vater verlässt Familie und die Patientin und wendet sich anderer Frau und neuem Kind zu
- Innerhalb der Geschwisterbeziehung wird Konkurrenzthematik ausgelebt, weiterhin hier auch „Dreier-Beziehungsthematik" mit Verbündung, Ausschließen etc. (Ausmaß unklar), im Vergleich zu Geschwistern ist Patientin als Älteste die Vernünftige und Erwachsenere, Patientin hat als Älteste mehr Verantwortung
- Zum Teil Erfahrungen von Besonderheit/Andersartigkeit in der Schülerrolle, Erfolg als Schülerin

Weiteren Überlegungen, Schlussfolgerungen und Interpretationen unsererseits:

- In Bezug auf die Eigenschaften der Mutter: dominant, Machtmensch, narzisstische Struktur, hat Machtkämpfe mit Patientin ausgefochten, ggf. zusätzlich stellvertretend für eigentlich ihrem Ehemann geltende Wut und Kränkung (durch dessen Verhalten von oben herab)
- Vermutlich enge Bindung an die Mutter (wird deutlich daran, dass Patientin sich mit Mutter verbündet und heute noch sehr häufigen Kontakt zu ihr unterhält, spätestens ab Pubertät diese enge Bindung aber gleichzeitig ambivalent)

Internalisierte Beziehungserfahrungen in Relation zu anderen Beziehungen:

- Durch die mangelnde, lediglich an Performanz geknüpfte Bestätigung durch den Vater und die subtile Bevorzugung der Geschwister durch die Mutter kommt es innerhalb der Geschwisterbeziehungen zum Ausleben von Konkurrenz.
- Durch die mangelnde, lediglich an Performanz geknüpfte Bestätigung durch den Vater und die subtile Bevorzugung der Geschwister durch die Mutter ist die Patientin im Kindergartenkontext und später im schulischen Kontext von Selbstzweifeln geplagt, wodurch sie vermutlich auch im Kontakt mit Gleichaltrigen gehemmt ist und die soziale Integration nicht so gelingt, wie sie es sich eigentlich wünscht („Ich war nie im Zentrum").
- Durch die wenige Verfügbarkeit des Vaters und dessen Nicht-Eignung als stabile, anerkennende Vaterfigur bleibt die Patientin eng an die Mutter gebunden.

3. Analyse der innerpsychischen Auswirkungen der biografischen Situation in der kindlichen Situation („innerpsychischer Niederschlag")

und

4. Analyse der Auswirkungen der kindlichen Situation und des innerpsychischen Niederschlags auf die kindlichen Verhaltensweisen im Umgang mit der kindlichen Situation

Auch in diesem Beispiel stellen wir die festgestellten Aspekte zunächst tabellarisch dar (▸ Tab. 4-11).

Übergeordnete Themen:

- Kränkungen, Konkurrieren, Leistung – Patientin vor allem immer wieder im Bedürfnis nach Selbstwerterhöhung frustriert
- Weitere Themen: ambivalente Bindungen, Kontrollverlust

5. Analyse der Auswirkungen der kindlichen Erfahrungen auf die Entwicklung der Persönlichkeit sowie auf die Gestaltung der verschiedenen Lebensbereiche inkl. Kompensationsmöglichkeiten

- Persönlichkeitseigenschaften: Persönlichkeit mit selbstunsicheren und narzisstischen Anteilen im Sinne akzentuierter Persönlichkeitseigenschaften: Patientin einerseits von Selbstzweifeln und Minderwertigkeitsgefühlen geplagt, andererseits werden diese z. T. abgewehrt durch Größenfantasien und -vorstellungen (von eigener Disziplin, Intelligenz, Kompetenz, Extravaganz etc.).

Tab. 4-11 Fallbeispiel 2: Merkmale der kindlichen Situation, innerpsychischer Niederschlag und Umgang/Anpassung

Merkmal der kindlichen Situation	Verbundene Affekte, Gefühle, Emotionen	Frustration von Bedürfnissen	Umgang/ Anpassung
Materielle Sicherheit, sichere Versorgung, behütete Familienatmosphäre	Patientin fühlt sich sicher aufgehoben, grundsätzlich als Mensch angenommen	Befriedigung der kindlichen Bedürfnisse nach Kontrolle und Bindung	/
• „Löwen-Mutter“: starke, aktive, selbstbewusste Frau – Vermittelte Werte der Mutter: Autonomie, Aktivität, Bildung, Leisten	Patientin fühlt sich dieser Übermutter unterlegen und im Vergleich zu ihr klein, unzulänglich, gleichzeitig unter Druck stehend, ebenso stark sein zu müssen, um wertvoll zu sein	Frustration des Bedürfnisses nach Selbstwerterhöhung	• Patientin idealisiert Mutter und identifiziert sich mit deren Eigenschaften, übernimmt diese in ihr Selbstbild, lernt am mütterlichen Modell Selbstwertregulierung durch Leisten und Aktivität • Erbringung von Bestleistungen im schulischen Bereich
Subtile „Bevorzugung“ der Geschwister	Patientin fühlt sich im Vergleich zu Geschwistern minderwertiger, nicht gut genug für Mutter	Frustration des Bedürfnisses nach Selbstwerterhöhung	• Patientin konkurriert mit Geschwistern • Erbringung von Bestleistungen im schulischen Bereich
Ab Pubertät emotional geladene Streitereien vermutlich mit thematischem Hintergrund von Machtkämpfen, wiederholte verletzende Worte seitens der Mutter	Patientin fühlt sich von Mutter dominiert, deren wiederholter verbaler Aggression und Verletzung hilflos ausgeliefert, hierüber entsteht ohnmächtige Wut	Frustration des Bedürfnisses nach Kontrolle, sekundär auch nach Selbstwerterhöhung	Patientin solidarisiert sich mit Mutter gegen Vater, um die Aggressionen der Mutter abzumildern (unbewusst)

Tab. 4-11 (Fortsetzung)

Merkmal der kindlichen Situation	Verbundene Affekte, Gefühle, Emotionen	Frustration von Bedürfnissen	Umgang/Anpassung
Patientin hat als Älteste mehr Verantwortung, Patientin ist als Älteste die Vernünftige und Erwachsenere	Patientin fühlt sich in besonderer Verantwortung und Rolle als Älteste: „lautere", unvernünftige, aggressive Impulse („Unsinn machen" etc.) wird als unangemessen, falsch erlebt, geht mit Schuldgefühlen einher	Frustration des Bedürfnisses nach Lust	• Verhält sich pflegeleicht und angepasst, drängt Aggressives zurück • Patientin übernimmt Vernunft und Verantwortung in ihr Selbstbild
Ruhiger, wenig präsenter, emotional nicht verfügbarer, erfolgsbewusster, arbeitender Vater, dessen Zuwendung/Anerkennung an Performanz gebunden ist	Patientin fühlt sich für Vater nicht wichtig genug, nicht gut genug für ihn, fühlt sich unzulänglich	Frustration des Bedürfnisses nach Bindung und Selbstwerterhöhung	• Patientin idealisiert Mutter und identifiziert sich mit deren Eigenschaften, übernimmt diese in ihr Selbstbild, lernt am mütterlichen Modell Selbstwertregulierung durch Leisten, Aktivität • Erbringung von Bestleistungen im schulischen Bereich
Vater erweist sich z. B. im Zusammenhang mit der sexuellen Anzüglichkeit seines eigenen Vaters der Patientin gegenüber nicht als Beschützer und Verteidiger	Weitere Enttäuschung über den schwachen Vater, zu dem Patientin nicht aufsehen kann, erneutes Gefühl, es ihm nicht wert zu sein	Frustration des Bedürfnisses nach Selbstwerterhöhung und nach Idealisierungsmöglichkeit des gegengeschlechtlichen Elternteils	• Patientin idealisiert Mutter und identifiziert sich mit deren Eigenschaften, übernimmt diese in ihr Selbstbild, lernt am mütterlichen Modell Selbstwertregulierung durch Leisten, Aktivität • Zunehmende Abwerten des Vaters in Verbindung mit Solidarisierung mit Mutter

Tab. 4-11 (Fortsetzung)

Merkmal der kindlichen Situation	Verbundene Affekte, Gefühle, Emotionen	Frustration von Bedürfnissen	Umgang/ Anpassung
Vater verlässt Familie und Patientin und wendet sich anderer Frau und neuem Kind zu	• Intensivierung des Gefühls dem Vater nicht wichtig zu sein • Neid, Eifersucht • Patientin fühlt sich verlassen und verliert jegliche Hoffnung, den Vater doch noch von sich „überzeugen" zu können	Frustration des Bedürfnisses nach Bindung, Selbstwerterhöhung, Kontrolle	• Abwertung des Vaters • Patientin solidarisiert sich mit Mutter gegen Vater • Radikaler Kontaktabbruch zum Vater • Weitere Erbringung von Bestleistungen
Durch die wenige Verfügbarkeit des Vaters und dessen Nicht-Eignung als stabile, anerkennende Vaterfigur bleibt die Patientin eng an die Mutter gebunden	Sich von Mutter abhängig fühlen, Angst vor der nicht anerkennenden Welt draußen bei gleichzeitiger Sehnsucht danach	Frustration des Bedürfnisses nach Autonomie	Patientin verlässt Elternhaus „raus in die richtige Welt", von West- nach Ostdeutschland, „Flucht nach vorne" (kontraphobisch), Selbstverwirklichung im Beruf und durch privaten Lebensstil mit vielen Bekannten und Hobbys
Zum Teil Erfahrungen von Besonderheit/Andersartigkeit in der Schülerrolle (Streberin, Verräterin), soziale Integration gelingt nicht so, wie es sich Patientin eigentlich wünscht („Ich war nie im Zentrum")	Gefühl von Andersartigkeit, Nicht-Zugehörigkeit	Frustration des Bedürfnisses nach Bindung/Zugehörigkeit und Selbstwerterhöhung	Kompensatorische Konzentration auf den Leistungsbereich
Erfolg als Schülerin	Patientin erlebt sich selbstwirksam und wertvoll im Bereich der schulischen Leistungen	Befriedigung des Bedürfnisses nach Selbstwerterhöhung und Kontrolle	/

- Instabiler, von Erfolg und äußerer Bestätigung abhängiger Selbstwert, verinnerlichte hohe Selbstansprüche in Bezug auf Erfolg, Stärke, Unabhängigkeit, Aktivität
- Übergeordnete Bedürfnisse: Selbstwerterhöhung (von anderen bewundert werden, im Zentrum der Aufmerksamkeit stehen, Erfolg haben etc.), hiermit verbunden auch nach Bindung, Kontrolle

Untereinheiten der Gesamtpersönlichkeit:
- Grundannahmen/Glaubensätze der Patientin könnten wie folgt lauten: „Die Menschen, vor allem die Männer, mögen und anerkennen mich nur, wenn ich besonders bin und Leistungen erbringe", „Man muss immer stark und unabhängig sein", „Man muss immer die Kontrolle behalten."
- Oberpläne: „Sei erfolgreich und stark", „Sei etwas Besonderes", „Beeindrucke die anderen und Männer", „Lass dich nicht gehen, behalte die Kontrolle", „Es muss immer weitergehen, so schnell wie möglich, so gut wie möglich, bloß keine Stagnation", „Mach das Beste aus dir."
- Ich-syntone Verhaltensexzesse: Arbeiten, Leisten, Funktionieren, sich Bestätigung von Männern einholen verbunden mit intensivem Verlieben, Hoffen, emotionaler Abhängigkeit, Affären eingehen
- Verhaltensdefizite: in Beziehungen zu Männern eigene Bedürfnissen und Grenzen einfordern, sich Fehler erlauben, sich als sich selber mit Schwächen offenbaren

Kompensation:
- Regulierung des Selbstwerts erfolgt mehr oder weniger „erfolgreich" über berufliche Leistungserbringung in einem „besonderen", angesehenen Beruf, der auch mit Macht ausgestattet ist und hiermit verbundene Anerkennung von außen, durch männliche Bestätigung, körperliche Attraktivität, durch ein großes soziales Netzwerk und viele, z. T. extravagantere, „besondere" Interessen und Hobbys, das Leben in Großstädten verbunden mit entsprechendem Selbstbild; durch Disziplin und Leistungserbringung Gefühl von Kontrolle und Sicherheit, durch Bekannten- und Freundeskreis Bedürfnis nach Bindung z. T. befriedigt

Schwierigkeiten in Lebensbereichen auf Basis der Persönlichkeit:
- Arbeit: Schwierigkeiten in sozialen Situationen (Small Talk, Vorträge halten, Events mit unbekannten Menschen – all dies im Beruf der Patientin keine Seltenheit) angesichts sozialer Ängste auf Basis der selbstunsicher-narzisstischen Persönlichkeitsstruktur; aktuell: durch Eingehen der Beziehung zum Vorgesetzten Gefahr, sich hierdurch selbst zu schaden und Arbeitsplatz zu verlieren; auf Basis der hohen Selbstansprüche unter Vernachlässigung von eigenen Grenzen Tendenz zur Überarbeitung
- Partnerschaft und Sexualität: Durch ihre narzisstische Bedürftigkeit ist die Patientin übermäßig abhängig von männlicher Bestätigung, wodurch sie sich intensiv verliebt, emotional abhängig macht, sich auch bei unerwiderter Liebe nicht lösen kann (aus der Hoffnung, das begehrte Liebesobjekt doch noch

erobern zu können) und ist in diesem Bereich sehr verletzbar und von Einbrüchen im Selbstwertgefühl/narzisstischen Krisen bedroht. Bei Kränkung und Enttäuschung „muss" sofort der nächste Mann (oder mehrere) als „Ablenkung" gefunden werden; bei „Abstinenz" von männlicher Aufmerksamkeit (Patientin zog sich drei Jahre lang von Männern zurück) muss ersatzweise mehr gegessen werden (15 kg Gewichtszunahme), um die Bedürftigkeit zu „stillen"; weiterhin Schwierigkeit, langfristige Partnerschaft zu etablieren bzw. aufrechtzuerhalten, weil irgendwann die „Luft raus ist", der Partner zur Gewohnheit geworden ist, nicht mehr begehrt wird und damit nicht mehr als narzisstischer Stabilisator fungieren kann und das eigene „Potenzial behindert"; in Beziehungen zu begehrten Männern können eigene Bedürfnissen und Grenzen nicht eingefordert werden, die Patientin kann sich mit eigenen Schwächen nicht offenbaren, sondern muss aus Angst vor Zurückweisung eine Rolle präsentieren und sich den Bedürfnissen der Männer anpassen
- Im sexuellen Bereich kommt es angesichts der Angst vor Hingabe und Kontrollverlust zu Orgasmusstörungen; Sexualität wird zudem in den Dienst der Selbstwertregulierung gestellt.
- Elternschaft: /
- Freundschaft: Beim Kennenlernen von Menschen zunächst gehemmt aufgrund der sozialen Angst, wirkt zudem auf andere unnahbar, dies erschwert Aufbau von Beziehungen
- Freizeitverhalten: Hier sind zunächst keine Schwierigkeiten erkennbar.
- Gesundheitsverhalten: Gesundheit und eigene Grenzen werden den Prioritäten Erfolg und Leistung nachgeordnet.

Herabsetzung der Schwelle zur späteren Symptomausbildung durch Schwierigkeiten in Lebensbereichen:
- Arbeit: kein oder nur geringer Beitrag zur Herabsetzung der Schwelle zur aktuellen Symptomausbildung: ggf. leichte Kräftereduktion durch Selbstüberforderung
- Partnerschaft, Sexualität: Durch die unglückliche Verliebtheit und emotionale Abhängigkeit ggü. dem Mann im Jahr 2013 bereits Einleitung der narzisstischen Krise, aus der inneren Not heraus stürzt sich Patientin in die Affären, „Risiken" werden hier „ausgeblendet", da die Bedürftigkeit ein unerträgliches Ausmaß angenommen hat, männliche Bestätigung dringend benötigt wird (s. o.)
- Freizeit: kein Beitrag zur Herabsetzung der Schwelle zur Symptomausbildung
- Freundschaft: kein Beitrag zur Herabsetzung der Schwelle zur Symptomausbildung
- Gesundheit: ggf. Kräfte etwas reduziert

6. Identifikation von aktuellen und früheren Auslösebedingungen und deren Auswirkungen auf das Erleben (und Verhalten) des Patienten (Aktualgenese)

Auslösebedingungen und Aktualgenese:
- Beginn der Symptomatik: Kann relativ genau angegeben werden, aktuell kommt es zu qualitativ neuwertiger Symptomatik (Ausnahme: soziale Ängste bestehen seit Langem)

- Zeitlich im Zusammenhang mit der Symptomatik stehende Ereignisse: Aufmerksamkeit des Vorgesetzten, mit dem Patientin eine Affäre eingegangen ist, lässt nach, Treffen werden seltener und zweiter Dating-Partner zeigt sich scheinbar auch wenig verbindlich

Wirkungsweise der Auslösebedingungen:
- Durch die nachlassende Aufmerksamkeit seitens des Vorgesetzten/des idealisierten, begehrten Liebesobjekts ist die Patientin gekränkt, fühlt sich erneut unzulänglich (primäre Emotion) wie damals v. a. in der Beziehung zum Vater, sodass das instabile Selbstwertgefühl ins Wanken gerät und geschwächt wird. Das Zurücksetzungs-/Kränkungserleben geht allmählich mit Wut und auch Konkurrenzerleben („Er lebt sein Leben weiter, meines stagniert") einher, welche jedoch angesichts der erwachsenen Haltung und des inneren Verbots von aggressiven Affekten nicht geäußert werden kann und in Traurigkeit/Freudlosigkeit umgewandelt wird, wobei gleichzeitig bereits die Schwächung im Selbstwertgefühl Traurigkeit zur Folge hat. Außerdem führt die Bedrohung des Selbstwertgefühls zu Angst und Unruhe, welche ebenso unmittelbar durch die reduzierte Aufmerksamkeit des Vorgesetzten eintritt im Sinne der Angst vor Beziehungsverlust.
- Die nachlassende Aufmerksamkeit des Vorgesetzten führt also entlang zweier Stränge: Es kommt zur narzisstischen Krise und auf dem zweiten Strang zu Verlustangst, wobei diese nicht vollkommen unabhängig voneinander zu betrachten sind und die Selbstwertthematik das Zentrale zu sein scheint und einen Teil der Verlustangst mitbedingt.
- Hinzu treten in der Situation der Affäre Schuldgefühle: Die Patientin benennt Schuldgefühle gegenüber der Ehefrau des Vorgesetzten sowie ein grundsätzliches Schuldgefühl. Die Patientin scheint sich in dieser Situation ähnlich schuldig zu fühlen im Sinne von „Ich mache etwas Falsches und tue jemand anderem etwas Böses" wie damals in der Trennungssituation der Eltern verbunden mit der Solidarisierung mit der Mutter gegen den Vater sowie verbunden mit gegenseitigen Schuldzuweisungen der Eltern (der Aspekt der Schuld scheint jedoch der Selbstwertthematik und Verlustangst deutlich untergeordnet und bezieht sich zudem nicht auf die aktuelle Auslösebedingung, sondern auf die vorherige Situation der Affäre).

7. Identifikation der Symptomatik auf den Ebenen Kognition, Emotion, Motorik, Physiologie und deren Entwicklungsverlauf

Auch hier können wir die Aktualgenese zunächst grafisch darstellen (▸ Abb. 4-9).

Neben der sekundären Emotion Traurigkeit treten durch die Schwächung im Selbstwert auch Unruhe und Angst auf, die ohnehin vorhandene soziale Angst (keine qualitativ neuwertige Symptomatik) wird intensiviert. Die Unruhe und Angst hat weitere Symptome zur Folge, neben den somatischen Äquivalenten v. a. auch den Bewältigungsversuch, Kontrolle herzustellen. Das exzessive Grübeln hat den Pfad „Erschöpfung – Antriebsreduktion – sozialer Rückzug" zur Folge. Am Ende der Symptomatik steht sozusagen das Gefühl innerer Leere. Die Symptome lassen sich wie folgt kategorisieren:

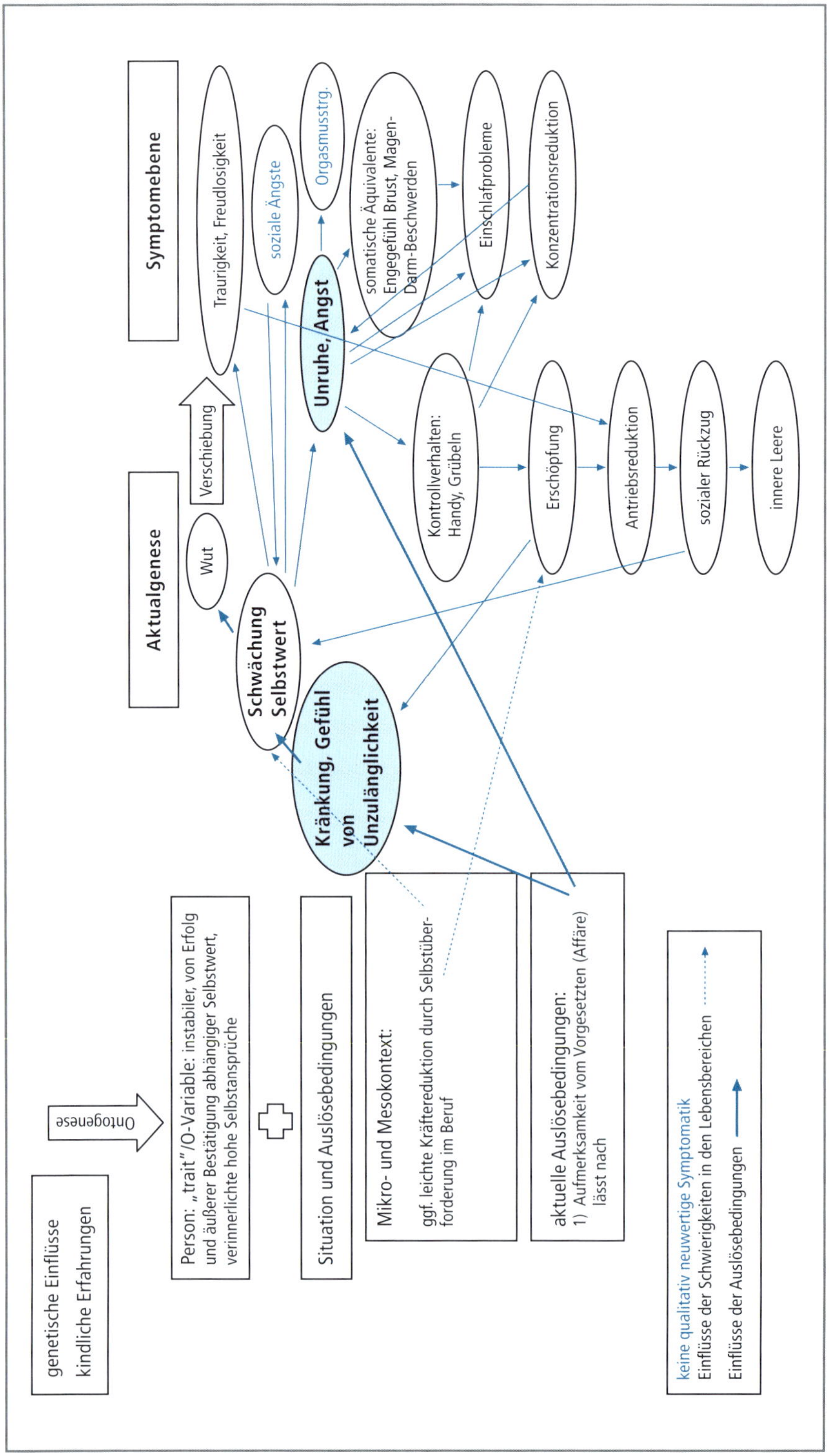

Abb. 4-9 Fallbeispiel 2: Aktualgenese

- kognitive Ebene: angstbesetzte, sorgenvolle Kognitionen, Grübeln, Konzentrationsprobleme
- physiologische Ebene: Erschöpfung, Einschlafstörungen, Magen-Darm-Probleme, Engegefühle in der Brust, Orgasmusstörungen
- emotionale Ebene: Unzulänglichkeitsgefühle, Sorge, Traurigkeit, Freudlosigkeit, Gefühle innere Leere, z. T. auch aufflackernde Wut, soziale Angst
- motorische Ebene: Kontrollhandlungen, sozialer Rückzug

Verhaltensexzesse und -defizite auf Symptomebene (nicht auf Persönlichkeitsebene, s. o.):
- Verhaltensexzesse: Grübeln, Kontrollhandlungen (Handy kontrollieren)
- Verhaltensdefizite: sich angemessen von Schwierigkeiten mit Vorgesetztem abgrenzen, sich Entspannung und Ausgleich, eigene Lebensbereiche aufrechterhalten, dem Vorgesetzten eigene Bedürfnisse und Grenzen mitteilen

8. Analyse von Konsequenzen, individueller und interaktioneller Funktionalität, Verstärkung und Aufrechterhaltung des Verhaltens/der Symptomatik

8.1 Analyse von kurzfristigen Konsequenzen, individueller und interaktioneller Funktionalität, Verstärkung und Aufrechterhaltung des Verhaltens/der Symptomatik

Die bereits analysierte Bedingungsketten (vgl. Aktualgenese und Entwicklungsverlauf der Symptomatik) zeigt Tab. 4-12.

Tab. 4-12 Fallbeispiel 2: Bedingungsketten und Verstärkungsprozesse

Symptom/ Verhalten	Kurzfristige Konsequenz	Verstärkungsprozesse (kurzfristig)
Kränkung	Wut	Kränkung wird abgebaut/weniger spürbar: **negative Verstärkung**
Wut	Traurigkeit	Wut wird abgebaut/nicht mehr spürbar: **negative Verstärkung**
Traurigkeit	Antriebsreduktion	Antriebsreduktion als negative Konsequenz/Bestrafung, keine Verstärkung
Schwächung Selbstwert	Unruhe, Angst, soziale Ängste	Unruhe, Angst als negative Konsequenz/Bestrafung, keine Verstärkung
Soziale Ängste	Schwächung des Selbstwerts	Unruhe, Angst als negative Konsequenz/Bestrafung, keine Verstärkung
Unruhe, Angst	Somatische Äquivalente: • Engegefühl in der Brust, Magen-Darm-Beschwerden • Einschlafprobleme • Konzentrationsprobleme • Orgasmusstörungen	Symptome als negative Konsequenz/ Bestrafung, keine Verstärkung

Tab. 4-12 (Fortsetzung)

Symptom/ Verhalten	Kurzfristige Konsequenz	Verstärkungsprozesse (kurzfristig)
Konzentrationsprobleme	Unruhe, Angst	Symptome als negative Konsequenz/ Bestrafung, keine Verstärkung
Unruhe, Angst	Kontrollverhalten inkl. Grübeln	Reduktion der Angst und Unruhe: **negative Verstärkung**
Kontrollverhalten inkl. Grübeln	Konzentrationsprobleme, Einschlafprobleme	Symptome als negative Konsequenz/ Bestrafung, keine Verstärkung
Kontrollverhalten inkl. Grübeln	Erschöpfung	Symptome als negative Konsequenz/ Bestrafung, keine Verstärkung
Erschöpfung	Antriebsreduktion, Unzulänglichkeitsgefühle	Symptome als negative Konsequenz/ Bestrafung, keine Verstärkung
Antriebsreduktion	Sozialer Rückzug	Symptome als negative Konsequenz/ Bestrafung, keine Verstärkung
Sozialer Rückzug	Gefühle innerer Leere, Schwächung des Selbstwerts	Symptome als negative Konsequenz/ Bestrafung, keine Verstärkung

Zusätzliche kurzfristige Verstärkungsprozesse zeigt Tab. 4-13.

Tab. 4-13 Fallbeispiel 2: Zusätzliche kurzfristige Verstärkungsprozesse

Verhalten/Symptom	Konsequenz und Verstärkungsprozess
Kontrollverhalten inkl. Grübeln	Gefühl von Kontrolle und Sicherheit: **positive Verstärkung**

8.2 Analyse von langfristigen Konsequenzen, individueller und interaktioneller Funktionalität, Verstärkung und Aufrechterhaltung des Verhaltens/der Symptomatik sowie von Teufelskreisen und Abwärtsspiralen

Bereits analysierte langfristige Konsequenzen zeigt Tab. 4-14. Weitere negative langfristige Konsequenzen sind:

- Das gesamte Kontrollverhalten verhindert die Konfrontation mit den Ängsten, die Angst wird nicht abgebaut, sondern aufrechterhalten und ggf. verstärkt.
- Die nachlassende Konzentrationsfähigkeit führt zu Überforderungserleben in Bezug auf die Arbeitserledigung.
- Die Orgasmusstörungen führen langfristig zu weiteren Selbstzweifeln und sexueller Frustration.
- Es besteht die Gefahr der Entwicklung ausgeprägter depressiver Symptomatik, Arbeitsunfähigkeit und einer narzisstischen Krise/Dekompensation.

Tab. 4-14 Fallbeispiel 2: Langfristige Konsequenzen

Symptom/Verhalten	Kurzfristige Konsequenz	Langfristige Konsequenz
Kontrollverhalten inkl. Grübeln	Erschöpfung	Symptome als negative Konsequenz/Bestrafung, keine Verstärkung
Erschöpfung	Antriebsreduktion, Unzulänglichkeitsgefühle	Symptome als negative Konsequenz/Bestrafung, keine Verstärkung
Sozialer Rückzug	Gefühle innerer Leere, Schwächung des Selbstwerts	Symptome als negative Konsequenz/Bestrafung, keine Verstärkung

Teufelskreise:

- In Bezug auf die schon analysierten Bedingungsfolgen lassen sich für die Patientin im Wesentlichen zwei Teufelskreise ausmachen (▸ Abb. 4-10). Ein Pfad geht von der Selbstwertreduktion, aber auch über die Unruhe und Angst über das Kontrollverhalten, die Erschöpfung, den reduzierten Antrieb und sozialen Rückzug wieder zurück zur Selbstwertproblematik. Der zweite Pfad geht über die Selbstwertreduktion über Wut, Traurigkeit und führt ebenso wieder über die Antriebsreduktion und den sozialen Rückzug zurück zum Ausgangszustand.

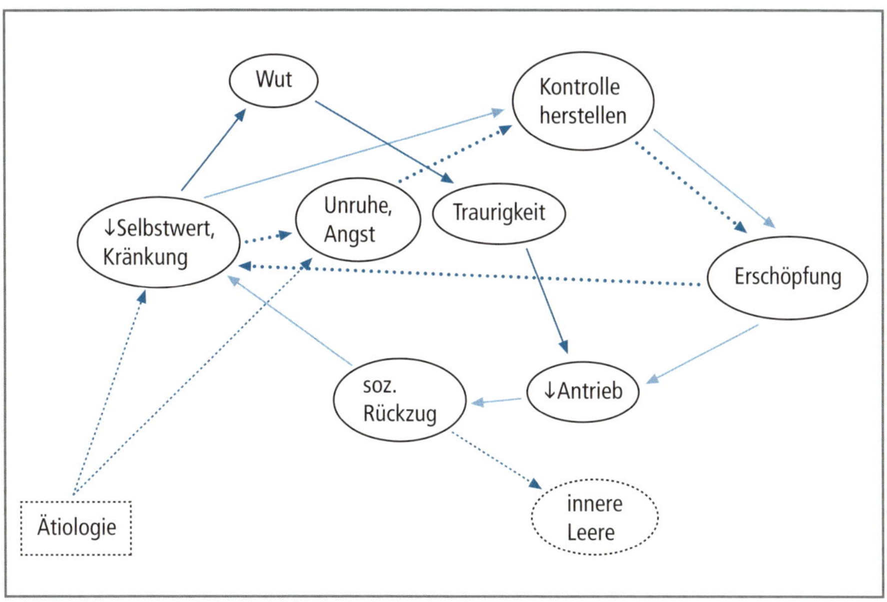

Abb. 4-10 Fallbeispiel 2: Teufelskreise

- Zusätzlich: Auch die nachlassende Konzentrationsfähigkeit führt über Überforderungserleben in Bezug auf die Arbeitserledigung wiederum zu Angst und Sorge in den Teufelskreis hinein.

Abwärtsspirale:
- Die Patientin verwendet immer mehr Zeit und Energie, um zu prüfen, ob sich der Vorgesetzte meldet (Kontrollverhalten), sie engt kognitiv und emotional immer stärker auf diese Thematik ein, vernachlässigt auch hierüber soziale Kontakte und angenehme Aktivitäten, was einen Verlust an Verstärkern bedeutet; die Abhängigkeit von dem Mann intensiviert sich, der Selbstwert reduziert sich durch Gefühle von Abhängigkeit und des Zukurzkommens weiter.

Positive Konsequenzen/Krankheitsgewinn:
- Die Affäre schützt die Patientin indirekt vor dem Eingehen einer Partnerschaft und damit auch vor zu viel Nähe und Verbindlichkeit.

9. Identifikation von Verhaltensaktiva, Ressourcen, Selbsthilfemöglichkeiten und -strategien, Bewältigungsfähigkeiten, ungestörten Verhaltensbereichen und subjektivem Krankheitsverständnis

Ressourcen:
- Disziplin, Intelligenz, Attraktivität als Eigenschaften, die die Wahrscheinlichkeit erhöhen, das Selbstwertgefühl durch Leistungserbringung und Anerkennung von außen zu stabilisieren.
- Großer Freundes- und Bekanntenkreis ermöglicht Zugehörigkeitsgefühl und Befriedigung des Bindungsbedürfnisses und ebenso Selbstwertgewinn.
- Weitere Analyse von Ressourcen hier ebenso im Rahmen der Prognoseerstellung.

Subjektives Krankheitsverständnis:
- Patientin sieht ihre Problematik als „strukturelles Problem", das tiefer liegt und verfügt somit direkt zu Beginn der Therapie schon über eine realistische Selbsteinschätzung.

Erstellen der Makroanalyse

Fallbeispiel 2: Ausformulierte Makro- und Mikroanalyse

Ätiologisch für die aktuelle Symptomatik sind vor allem die kindlichen Erfahrungen mit den engen und weiteren Bezugspersonen und hiermit verbundene Entwicklungs- und Sozialisationserfahrungen sowie der hieraus resultierende selbstunsicher-narzisstische Persönlichkeitsstil von Bedeutung.
Die kindliche Situation der Patientin war insgesamt gekennzeichnet von den Beziehungen zu narzisstisch strukturierten Eltern, von welchen sie zwar sicher und auch empathisch versorgt worden ist, von denen sie sich aber nicht ausreichend wertgeschätzt und als sie selbst gesehen erleben konnte.
In der Bindung an die Mutter scheint die Patientin zwar immer wieder deren Rückhalt und auch Zuwendung erfahren zu haben und von ihr grundsätzlich auch angenommen, dennoch aber im Vergleich zu den Geschwistern (engere Bindung der Mutter an die Schwester, erst

bei Geburt des Bruders aufgehört zu arbeiten, weniger Grenzen für die Geschwister) weniger wertgeschätzt worden zu sein. Die Patientin war zumindest im pubertären Alter den verbalen Kränkungen und Machtkämpfen der stark, selbstbewusst und aktiv agierenden Mutter ausgesetzt. Sie fühlt sich der Über-/Löwenmutter gegenüber nicht nur unterlegen, klein und unzulänglich, sondern deren Verletzungen gegenüber auch hilflos ausgeliefert, dominiert und ohnmächtig wütend. Gleichzeitig steht sie unter Druck, den vermittelten Werten und Idealen der Mutter auch gerecht zu werden. Die Patientin idealisiert die Mutter und identifiziert sich mit deren Eigenschaften, die sie in ihr Ideal-Selbstbild übernimmt; sie lernt die Selbstwertregulierung durch Leisten und Aktivität am mütterlichen Modell und erbringt im schulischen Bereich Bestleistungen. Im Vergleich zu den Geschwistern fühlt sich die Patientin ebenfalls unzulänglich und reagiert mit Konkurrieren, später jedoch mit Verantwortungsübernahme. In ihrer Rolle als Älteste, Vernünftige muss sie lautere, unvernünftige, aggressive Impulse als unangemessen erleben und zurücknehmen, sich stattdessen angepasst zeigen.

Auch dem ruhigen, wenig präsenten, vor allem auch emotional scheinbar kaum erreichbaren, erfolgs- und leistungsbewussten Vater gegenüber, dessen spärliche Anerkennung und Zuwendung an Leistungserbringung gebunden ist, fühlt sich die Patientin unzulänglich, ihm nicht wichtig genug. Auch über dessen „Schwäche und Feigheit", z. B. in Bezug auf notwendiges Einstehen für die Patientin als Tochter dem eigenen grenzüberschreitenden Vater gegenüber, fühlt sich die Patientin massiv enttäuscht, kann zu ihm nicht aufsehen. Ihre Enttäuschung und narzisstische Verwundung aus der Beziehung zum Vater wehrt die Patientin wiederum durch die Identifikation mit der Mutter, durch Leistungserbringung, mehr und mehr auch durch Abwertung des Vaters ab. Als der Vater letztendlich die Familie und damit auch die Patientin verlässt und sich einer anderen Frau und einem neuen Kind zuwendet, kommt es zu intensiven Neidgefühlen, die Patientin verliert jegliche Hoffnung, den Vater doch noch von sich „überzeugen" zu können und fühlt sich verlassen, sodass sie mit Solidarisierung mit der Mutter und radikalem Kontaktabbruch reagiert, was zwar auch mit Gefühlen von Schuld und Illoyalität einhergeht, aber den Schmerz/die narzisstische Wunde weniger spürbar werden lässt.

Erfahrungen von Andersartigkeit/Besonderheit im schulischen Kontext (Streberin, Verräterin) werden durch die bereits bestehende Selbstunsicherheit begünstigt und intensivieren das Gefühl von Andersartigkeit und Nicht-Zugehörigkeit. Im Bereich schulischer Leistungen jedoch erlebt sich die Patientin als selbstwirksam und wertvoll, was die Regulierung des Selbstwerts durch Performanz noch weiter verfestigt.

Durch die wenige Verfügbarkeit des Vaters und dessen Nicht-Eignung als stabile, anerkennende Vaterfigur bleibt die Patientin eng, aber ambivalent, an die Mutter gebunden, fühlt sich von dieser daher auch unbewusst abhängig und entwickelt Ängste vor der nicht anerkennenden Welt draußen bei gleichzeitiger Sehnsucht danach und dem inneren, von der Mutter übernommenen Gebot, diese Welt „erobern" zu müssen. Ihrer Angst begegnet die Patientin kontraphobisch durch Verlassen des Elternhauses und „Flucht nach vorn" von West- nach Ostdeutschland und der Selbstverwirklichung im Beruf und durch den privaten Lebensstil (s. u.), was gleichzeitig wiederum der Selbstwertregulierung dient.

Insgesamt wurde die Patientin vor dem Hintergrund dieser kindlichen Erfahrungen vor allen Dingen immer wieder in ihrem Bedürfnis nach Selbstwerterhöhung nachhaltig frustriert.

Zu weiteren Einschränkungen in der Befriedigung von Bedürfnissen kommt es im Bereich Bindung, Kontrolle, Lusterleben, Autonomie sowie im Bereich der Idealisierungsmöglichkeit einer Vaterfigur.

Die Patientin entwickelt selbstunsichere und narzisstische Persönlichkeitsakzentuierungen verbunden mit instabilem, von Erfolg und äußerer Bestätigung abhängigem Selbstwert, verinnerlichten hohen Selbstansprüchen in Bezug auf Erfolg, Stärke, Unabhängigkeit, Aktivität. Die Patientin ist einerseits von Selbstzweifeln und Minderwertigkeitsgefühlen geplagt, andererseits wird dies z.T. abgewehrt durch Größenfantasien und -vorstellungen (von eigener Disziplin, Intelligenz, Kompetenz, Extravaganz etc.). Übergeordnete Bedürfnisse bestehen vor allem in Selbstwerterhöhung sowie Bindung und Kontrolle. Grundannahmen und Glaubenssätze des Patienten beinhalten z.B.: „Die Menschen, vor allem die Männer, mögen und anerkennen mich nur, wenn ich besonders bin und Leistungen erbringe", „Man muss immer stark und unabhängig sein", „Man muss immer die Kontrolle behalten", verbunden mit Oberplänen in Richtung: „Sei erfolgreich und stark", „Sei etwas Besonderes", „Beeindrucke die anderen und Männer", „Lass dich nicht gehen, behalte die Kontrolle", „Es muss immer weiter gehen, so schnell wie möglich, so gut wie möglich, bloß keine Stagnation", „Mach das Beste aus dir."
Ich-syntone Verhaltensexzesse bestehen in Arbeiten, Leisten, Funktionieren, sich Bestätigung von Männern einholen verbunden mit intensivem Verlieben, Hoffen, emotionaler Abhängigkeit, Affären eingehen. Verhaltensdefizite hingegen bestehen darin, in Beziehungen zu Männern eigene Bedürfnissen und Grenzen einzufordern, sich Fehler zu erlauben und sich selber mit Schwächen zu offenbaren.
Die Patientin kompensiert ihre Selbstwertdefizite mehr oder weniger „erfolgreich" über berufliche Leistungserbringung in einem „besonderen", angesehenen Beruf, der auch mit Macht ausgestattet ist und hiermit verbundener Anerkennung von außen, durch männliche Bestätigung, körperliche Attraktivität, durch ein großes soziales Netzwerk und viele, z.T. extravagantere, „besondere" Interessen und Hobbys, das Leben in Großstädten verbunden mit entsprechendem Selbstbild. Durch Disziplin und Leistungserbringung kann sie ein Gefühl von Kontrolle und Sicherheit herstellen, durch einen großen Bekannten- und Freundeskreis wird das Bedürfnis nach Bindung befriedigt.
Auf der Basis dieser Persönlichkeitsstruktur kommt es zu Schwierigkeiten in einzelnen Lebensbereichen.
Im Bereich Arbeit entstehen Schwierigkeiten in sozialen Situationen (Small Talk, Vorträge halten, Events mit unbekannten Menschen – all dies im Beruf der Patientin keine Seltenheit) angesichts sozialer Ängste auf Basis der selbstunsicher-narzisstischen Persönlichkeitsstruktur. Aktuell bringt sich die Patientin durch das Eingehen der Beziehung zum Vorgesetzten in Gefahr, sich hierdurch selbst zu schaden und den Arbeitsplatz zu verlieren. Auf Basis der hohen Selbstansprüche unter Vernachlässigung von eigenen Grenzen besteht eine Tendenz zur Überarbeitung.
Durch ihre narzisstische Bedürftigkeit ist die Patientin übermäßig abhängig von männlicher Bestätigung, wodurch sie sich intensiv verliebt, emotional abhängig macht, sich auch bei unerwiderter Liebe nicht lösen kann (aus der Hoffnung, das begehrte Liebesobjekt doch noch erobern zu können) und in diesem Bereich sehr verletzbar und von Einbrüchen im Selbstwertgefühl/narzisstischen Krisen bedroht ist. Bei Kränkung und Enttäuschung „muss" sofort der nächste Mann (oder mehrere) als „Ablenkung" gefunden werden; bei „Abstinenz" von männlicher Aufmerksamkeit (Patientin zog sich drei Jahre lang von Männern zurück) muss ersatzweise mehr gegessen werden (15 kg Gewichtszunahme), um die Bedürftigkeit zu „stillen"; weiterhin besteht die Schwierigkeit, eine langfristige Partnerschaft zu etablieren bzw. aufrechterhalten, weil irgendwann die „Luft raus ist", der Partner zur Gewohnheit geworden ist, nicht mehr begehrt wird und damit nicht mehr als narzisstischer Stabilisator fungieren kann und das eigene „Potenzial behindert". In Beziehungen zu begehrten Männern können eigene Bedürfnissen und Grenzen nicht eingefordert werden, die

Patientin kann sich mit eigenen Schwächen nicht offenbaren, sondern muss aus Angst vor Zurückweisung eine Rolle präsentieren und sich den Bedürfnissen der Männer anpassen. Im sexuellen Bereich kommt es angesichts der Angst vor Hingabe und Kontrollverlust zu Orgasmusstörungen. Sexualität wird zudem in den Dienst der Selbstwertregulierung gestellt.
Beim Kennenlernen von Menschen ist die Patientin zunächst gehemmt aufgrund der sozialen Angst, wirkt zudem auf andere unnahbar, dies erschwert ihr den Aufbau von Beziehungen.
Gesundheit und eigene Grenzen werden den Prioritäten Erfolg und Leistung nachgeordnet. So kommt es bereits im Vorfeld der aktuellen Symptomatik durch eine unglückliche Verliebtheit und hiermit verbundene emotionale Abhängigkeit ggü. einem Mann im Jahr 2013 zu ausgeprägten Selbstzweifeln; aus der inneren Not heraus stürzt sich die Patientin in die beschriebenen Affären, „Risiken" werden hier „ausgeblendet", da die Bedürftigkeit ein unerträgliches Ausmaß angenommen hat, männliche Bestätigung dringend benötigt wird (s. o.).
Durch die nachlassende Aufmerksamkeit seitens des Vorgesetzten/des idealisierten, begehrten Liebesobjekts ist die Patientin gekränkt, fühlt sich erneut unzulänglich (primäre Emotion) wie damals v. a. in der Beziehung zum Vater, sodass das instabile Selbstwertgefühl ins Wanken gerät und geschwächt wird. Das Zurückweisungs-/Kränkungserleben geht allmählich mit Wut und auch Konkurrenzerleben („Er lebt sein Leben weiter, meines stagniert") einher, welche jedoch angesichts der erwachsenen Haltung und des inneren Verbots von aggressiven Affekten nicht geäußert werden kann und in Traurigkeit/Freudlosigkeit umgewandelt wird, wobei gleichzeitig bereits die Schwächung des Selbstwertgefühls Traurigkeit zur Folge hat. Außerdem führt die Bedrohung des Selbstwertgefühls zu Angst und Unruhe, welche ebenso unmittelbar durch die reduzierte Aufmerksamkeit des Vorgesetzten eintritt im Sinne der Angst vor Beziehungsverlust. Hinzu treten Schuldgefühle, wie damals in der Trennungssituation der Eltern erlebt.
Die Unruhe und Angst hat weitere Symptome zur Folge, neben den somatischen Äquivalenten v. a. auch den Bewältigungsversuch, Kontrolle herzustellen (C+). Das exzessive Grübeln hat Erschöpfung, Antriebsreduktion, sozialen Rückzug zur Folge. Es entsteht ein Gefühl innerer Leere. Die ohnehin vorhandene soziale Angst (keine qualitativ neuwertige Symptomatik) wird intensiviert.
Auf der emotionalen Ebene (Remo) reagiert die Patientin mit Unzulänglichkeitsgefühlen, Sorge, Traurigkeit, Freudlosigkeit, innere Leere, z. T. auch aufflackernder Wut und sozialer Angst. Auf der kognitiven Verhaltensebene (Rkog) sind angstbesetzte, sorgenvolle Kognitionen, Grübeln, Konzentrationsprobleme vorherrschend. Physiologisch (Rphys) zeigen sich Erschöpfung, Einschlafstörungen, Magen-Darm-Probleme, Engegefühle in der Brust und Orgasmusstörungen. Auf der motorischen Ebene (Rmot) ist Kontrollverhalten (Handy kontrollieren, Grübeln) als Verhaltensexzess feststellbar. Verhaltensdefizite in der aktuellen Situation bestehen darin, sich angemessen von Schwierigkeiten mit dem Vorgesetzten abgrenzen, diesem eigene Bedürfnisse und Grenzen mitzuteilen und sich Entspannung und Ausgleich, eigene Lebensbereiche aufrechtzuerhalten.
Durch die Umwandlung der Kränkungs- und Wutaffekte in Traurigkeit können diese kurzfristig reduziert werden (C-/). Durch das Kontrollverhalten inkl. Grübeln reduziert sich kurzfristig die Unruhe und Angst (C-/).
Langfristig führt dieses aber zu weiterer Erschöpfung, Antriebsreduktion, sozialem Rückzug und hieraus resultierend weiteren Unzulänglichkeitsgefühlen (Teufelskreis). Das gesamte Kontrollverhalten verhindert die Konfrontation mit den Ängsten, die Angst wird nicht abgebaut, sondern aufrechterhalten und ggf. verstärkt. Die nachlassende Konzentrationsfähig-

keit führt zu Überforderungserleben in Bezug auf die Arbeitserledigung, was wiederum zu Angst und in den Teufelskreis hineinführt. Auch die Orgasmusstörungen führen langfristig zu weiteren Selbstzweifeln und zusätzlich zu sexueller Frustration.
Die Patientin verwendet immer mehr Zeit und Energie, um zu prüfen, ob sich der Vorgesetzte meldet (Kontrollverhalten), sie engt kognitiv und emotional immer stärker auf diese Thematik ein, vernachlässigt auch hierüber soziale Kontakte und angenehme Aktivitäten, was ein Verlust an Verstärkern bedeutet; die Abhängigkeit von dem Mann intensiviert sich, der Selbstwert reduziert sich durch das Gefühl von Abhängigkeit und des Zukurzkommens weiter (Abwärtsspirale). Es besteht die Gefahr der Entwicklung ausgeprägter depressiver Symptomatik, Arbeitsunfähigkeit und einer narzisstischen Krise/Dekompensation. Dem gegenüber steht ein gewisser Krankheitsgewinn insofern, als dass die Affäre mit ihren assoziierten Schwierigkeiten und der Unerreichbarkeit des ausgewählten Mannes die Patientin vor dem Eingehen einer Partnerschaft und damit auch vor Nähe, Verbindlichkeit und der Angst, erneut enttäuscht und verlassen zu werden (wie vom Vater), „schützt".

Makroanalyse gekürzt und mit Mikroanalyse verknüpft:
Die kindliche Situation der Patientin war insgesamt gekennzeichnet von den Beziehungen zu narzisstisch strukturierten Eltern, von welchen sie zwar sicher und auch empathisch versorgt worden ist, von denen sie sich aber nicht ausreichend wertgeschätzt und als sie selbst gesehen erleben konnte. In der Bindung an die Mutter wurde die Patientin im Vergleich zu den Geschwistern weniger wertgeschätzt; sei war zumindest im pubertären Alter den verbalen Kränkungen und Machtkämpfen der stark, selbstbewusst und aktiv agierenden Mutter ausgesetzt, welcher gegenüber sie sich nicht nur unterlegen, klein und unzulänglich, sondern deren Verletzungen gegenüber auch hilflos ausgeliefert, dominiert und ohnmächtig wütend fühlte. Gleichzeitig steht sie unter Druck, den vermittelten Werten und Idealen der Mutter auch gerecht zu werden. Die Patientin idealisiert die Mutter und identifiziert sich mit deren Eigenschaften, die sie in ihr Ideal-Selbstbild übernimmt, und lernt die Selbstwertregulierung durch Leisten und Aktivität am mütterlichen Modell, erbringt im schulischen Bereich Bestleistungen. In ihrer Rolle als Älteste, Vernünftige muss sie lautere, unvernünftige, aggressive Impulse als unangemessen erleben und zurücknehmen, sich stattdessen angepasst zeigen. Auch dem ruhigen, wenig präsenten, vor allem auch emotional scheinbar kaum erreichbaren, erfolgs- und leistungsbewussten Vater gegenüber, dessen spärliche Anerkennung und Zuwendung an Leistungserbringung gebunden ist, fühlt sich die Patientin unzulänglich, ihm nicht wichtig genug und ist über dessen „Schwäche und Feigheit" massiv enttäuscht, kann zu ihm nicht aufsehen. Im Zuge seines Weggangs zu neuer Frau und Kind kommt es zur Intensivierung der Kränkung, Wut und Verfestigung der narzisstischen Wunde. Insgesamt wurde die Patientin vor dem Hintergrund dieser kindlichen Erfahrungen vor allen Dingen immer wieder in ihrem Bedürfnis nach Selbstwerterhöhung nachhaltig frustriert.
Die Patientin entwickelt selbstunsichere und narzisstische Persönlichkeitsakzentuierungen verbunden mit instabilem, von Erfolg und äußerer Bestätigung abhängigem Selbstwert sowie verinnerlichten hohen Selbstansprüchen in Bezug auf Erfolg, Stärke, Unabhängigkeit, Aktivität. Die Patientin ist einerseits von Selbstzweifeln und Minderwertigkeitsgefühlen geplagt, andererseits wird dies z. T. abgewehrt durch Größenfantasien und -vorstellungen (von eigener Disziplin, Intelligenz, Kompetenz, Extravaganz etc.). Die Patientin kompensiert ihre Selbstwertdefizite mehr oder weniger „erfolgreich" über berufliche Leistungserbringung in einem „besonderen", angesehenen Beruf, der auch mit Macht ausgestattet ist und hiermit verbundener Anerkennung von außen, durch männliche Bestätigung, körperliche Attraktivität, durch ein großes soziales Netzwerk und viele, z. T. extravagantere, „besondere" Interessen und Hobbys, das Leben in Großstädten verbunden mit entsprechendem Selbst-

bild. Durch ihre narzisstische Bedürftigkeit aber ist die Patientin übermäßig abhängig von männlicher Bestätigung, wodurch sie sich intensiv verliebt, emotional abhängig macht, sich auch bei unerwiderter Liebe nicht lösen kann (aus der Hoffnung, das begehrte Liebesobjekt doch noch erobern zu können); sie ist in diesem Bereich sehr verletzbar und von Einbrüchen im Selbstwertgefühl/narzisstischen Krisen bedroht. Bei Kränkung und Enttäuschung „muss" sofort der nächste Mann (oder mehrere) als „Ablenkung" gefunden werden; bei „Abstinenz" von männlicher Aufmerksamkeit (Patientin zog sich drei Jahre lang von Männern zurück) muss ersatzweise mehr gegessen werden (15 kg Gewichtszunahme), um die Bedürftigkeit zu „stillen"; weiterhin besteht die Schwierigkeit, eine langfristige Partnerschaft zu etablieren bzw. aufrechtzuerhalten, weil irgendwann die „Luft raus ist", der Partner zur Gewohnheit geworden ist, nicht mehr begehrt wird und damit nicht mehr als narzisstischer Stabilisator fungieren kann und das eigene „Potenzial behindert".
So kommt es bereits im Vorfeld der aktuellen Symptomatik durch eine unglückliche Verliebtheit und hiermit verbundene emotionale Abhängigkeit ggü. einem Mann im Jahr 2013 zu ausgeprägten Selbstzweifeln. Durch die aktuelle nachlassende Aufmerksamkeit seitens des Vorgesetzten/des idealisierten, begehrten Liebesobjekts ist die Patientin gekränkt, fühlt sich erneut unzulänglich (primäre Emotion), wie damals v. a. in der Beziehung zum Vater, sodass das instabile Selbstwertgefühl ins Wanken gerät und geschwächt wird. Die hiermit einhergehende Wut wird in Traurigkeit/Freudlosigkeit umgewandelt. Es kommt weiterhin zu Angst und Unruhe inkl. der somatischen Äquivalente und dem Bewältigungsversuch, mehr Kontrolle herzustellen.
Es lässt sich exemplarisch folgende Situation der Problematik darstellen (Mikroanalyse):
- **S:** *Patientin am Samstagvormittag allein zu Hause, es ist ruhig in der Wohnung und im Haus*
- **O:** *narzisstisch-selbstunsichere Persönlichkeitszüge (s. o.)*
- **Rkog:** *„Ob er jetzt an mich denkt? Was macht er jetzt gerade wohl? Vielleicht kommt ja gleich doch eine Nachricht, das wär ja nicht zu viel verlangt, wenn er auch mal an mich denkt. Es dauert ja nur Minuten, einmal eine Nachricht an mich zu schreiben. Er macht es sowieso nicht. Ich bin es ihm nicht wert. Dass ich so ein Verhalten über mich ergehen lassen muss. Was denkt er, wer er ist. Ich bin einfach nicht gut genug. Ich brauche einen anderen Mann, der wird schon sehen, was er ohne mich ist. Ich muss mich ablenken, ich muss hier raus. Aber was soll ich machen? Ohne ihn ist eh alles dunkel. Halte durch bis morgen. Der Montag ist ja nicht mehr weit. Dann kann ich ihn auf der Arbeit mit dem neuen Kleid beeindrucken. Ich behandele ihn einfach gleichgültig, dann wird er wieder ankommen. So mach ich das. Einfach nur durchhalten bis Montag."*
- **Remo:** *Gefühle innerer Leere, Einsamkeit, Minderwertigkeit, Traurigkeit, Wut*
- **Rphys:** *Magen-Darm-Probleme, Engegefühle in der Brust, abends kann die Patientin nicht einschlafen*
- **Rmot:** *Patientin kontrolliert alle 10 Minuten ihr Handy auf Nachrichten, grübelt intensiv, bleibt zu Hause*
- **K:** *Durch das intensive Grübeln und hierin enthaltende Pläne, Kontrolle über die Situation und den Mann zu erzielen, reduziert sich kurzfristig die Unruhe und Angst (C-/).*

Langfristig führt dies aber zu weiterer Erschöpfung, Antriebsreduktion, sozialem Rückzug und hieraus resultierend weiteren Unzulänglichkeitsgefühlen (Teufelskreis). Das gesamte Kontrollverhalten verhindert die Konfrontation mit den Ängsten, die Angst wird nicht abgebaut, sondern aufrechterhalten und ggf. verstärkt. Die Patientin verwendet immer mehr Zeit und Energie, um zu prüfen, ob sich der Vorgesetzte meldet (Kontrollverhalten), sie engt kognitiv und emotional immer stärker auf diese Thematik ein, vernachlässigt auch hierüber soziale Kontakte und angenehme Aktivitäten, was einen Verlust an Verstärkern bedeutet, die Abhängigkeit von dem Mann intensiviert sich, der Selbstwert reduziert sich durch das Gefühl von Abhängigkeit und des Zukurzkommens weiter (Abwärtsspirale). Verhaltensdefizite in der aktuellen Situation bestehen darin, sich angemessen von Schwierigkeiten mit dem Vorgesetzten abzugrenzen, diesem eigene Bedürfnisse und Grenzen mitzuteilen und sich Entspannung und Ausgleich, eigene Lebensbereiche aufrechtzuerhalten. Es besteht die Gefahr der Entwicklung ausgeprägter depressiver Symptomatik, Arbeitsunfähigkeit und einer narzisstischen Krise/Dekompensation. Dem gegenüber steht ein gewisser Krankheitsgewinn insofern, als dass die Affäre mit ihren assoziierten Schwierigkeiten und der Unerreichbarkeit des ausgewählten Mannes die Patientin vor dem Eingehen einer Partnerschaft und damit auch vor Nähe, Verbindlichkeit und der Angst, erneut enttäuscht und verlassen zu werden (wie vom Vater), „schützt".

4.5.5 Von Fehlern lernen: Negativbeispiele Verhaltensanalyse

Nachdem wir uns nun umfangreich auf theoretischer und praktischer Ebene mit der Erstellung gelungener Verhaltensanalysen befasst haben, lohnt es sich zur Verdeutlichung einer gelungenen Vorgehensweise einen Vergleich mit weniger gelungenen Analysen anzustellen.

Bei den folgenden Beispielen handelt es sich um Verhaltensanalysen, die von Ausbildungskandidaten oder approbierten Psychotherapeuten erstellt worden sind.

Bevor die Verhaltensanalysen dargestellt werden, folgt zunächst die Darstellung der Symptomatik, der lebensgeschichtlichen Entwicklung und des psychischen Befunds. Im Anschluss schauen wir uns dann die einzelnen ungünstigen Merkmale der Analyse an und es wird erklärt, was genau an diesen problematisch ist.

Fallbeispiel Verhaltensanalyse 1 – Negativbeispiel

Informationen zur Patientin

Symptomatik

Die Patientin berichtet im Erstgespräch, sie leide unter „Angstzuständen", einem Gefühl von unerträglicher Enge und Atembeschwerden, wenn sie sich in Situationen befinde, in denen viele Menschen um sie herum sind, wie beim Einkaufen. Auf Nachfrage gibt sie weitere angstbesetzte Situationen an: in der Tiefgarage, im Aufzug, auf der Rolltreppe. Es bestehe Angst vor Enge und Dunkelheit. Die Patientin sei innerlich unruhig und nervös, gleichzeitig reizbar und überfordert. Sie habe gegenüber ihrem neuen Ehemann auch „Wutausbrüche", mache sich viele Sorgen und habe Schuldgefühle. Immer wieder erleide sie auch „Weinanfälle". Ein weiteres Problem bestehe darin, dass sie immer versuche, für alle anderen da zu sein.

Lebensgeschichtliche Entwicklung

Die 41-jährige Patientin sei in einer türkischstämmigen Familie in Deutschland mit fünf Geschwistern bei Mutter (+28 J., Hausfrau) und Vater (+38 J., Arbeiter in einem Automobilkonzern) aufgewachsen. Die Beziehung zur Mutter sei gut gewesen, jedoch sei diese mit den vielen Kindern und dem Vater überfordert gewesen. Auch habe sie sehr streng sein können. Der Vater sei durchgehend sehr streng gewesen, habe „alles" verboten und viel Alkohol getrunken. Die Patientin habe sich immer einen anderen Vater gewünscht. Er sei 1995 an einem Schlaganfall verstorben. Zur Mutter bestehe heute eine sehr gute Beziehung, „ich liebe sie über alles". Die Mutter lebe in der Türkei und wolle, dass „wir zu ihr ziehen". Die Beziehung zu den Geschwistern wird als relativ unauffällig beschrieben. Zu einer Schwester bestehe eine sehr innige Beziehung.

Die Patientin sei ein ruhiges Kind gewesen, habe mittelmäßige Leistungen erbracht, sei bei Gleichaltrigen sehr gut integriert gewesen. Auf der Hauptschule habe sie keinen Abschluss erzielt, eine Ausbildung habe sie abgebrochen. Nachdem sie als Bäckereifachverkäuferin tätig gewesen sei und einen Laden gepachtet habe, sei sie nun Filialleiterin einer Bäckerei. Derzeit befinde sie sich in Mutterschutz. Am Arbeitsplatz sei sie grundsätzlich sehr zufrieden, komme mit Kollegen sehr gut zurecht.

Die Patientin habe mit 16 Jahren, nachdem sie von zu Hause „abgehauen" sei, ihren ersten Ehemann kennengelernt, „der größte Fehler meines Lebens". Dieser Mann habe getrunken, die Patientin eingeengt und sie habe ständig in Angst gelebt, bis sie sich letztendlich getrennt habe. Seit drei Jahren befinde sie sich in neuer Partnerschaft. Sie habe eine Tochter (19 J.) und einen Sohn (20 J.) aus erster Ehe und einen Sohn (8 Monate) aus aktueller Beziehung. Bei Letzterem habe es sich um eine Risikoschwangerschaft gehandelt. Schwierigkeiten gebe es mit der Ex-Frau des neuen Partners und deren Sohn, welcher hyperaktiv sei. Die Mutter vernachlässige diesen und es habe einen Verdacht auf Kindeswohlgefährdung gegeben.

Die Patientin verfüge ansonsten über einen großen Freundes- und Bekanntenkreis, sei sehr gut integriert und kümmere sich um andere.

Krankheitsanamnese: Als Kind schweres Asthma. Keine psychotherapeutischen Vorbehandlungen oder stationär-psychiatrische Aufenthalte.

Psychischer Befund

Mir begegnet eine adipöse Frau, die laut, schnell und tendenziell kindlich mit Hang zur Albernheit spricht. Auffällig sind ihre Ja-Sage-Tendenz und der Wunsch zu gefallen. Es besteht zudem eine Tendenz zur unkritischen Übernahme von Therapeutenempfehlungen.

Die Patientin ist in der Lage, sich differenziert auszudrücken. Die intellektuelle Leistungsfähigkeit scheint durchschnittlich bei einer ausreichend differenzierten Persönlichkeitsstruktur. Krankheitseinsicht, Introspektionsfähigkeit, Therapiemotivation und Veränderungsbereitschaft scheinen hoch ausgeprägt.

Die Patientin ist wach, bewusstseinsklar und zu allen Qualitäten voll orientiert. Es liegen keine Aufmerksamkeits- und Gedächtnisstörungen vor. Keine Störungen der Mnestik. Es gibt keine Anhalte für psychotische Symptomatik. Im Affekt ängstlich, angespannt, labil, innerlich unruhig, erhaltene Schwingungsfähigkeit. Es bestehen Ängste (wie oben beschrieben). Der Antrieb wirkt im Kontakt nicht reduziert. Suizidalität wird glaubhaft verneint. Die Patientin raucht eine Schachtel Zigaretten täglich. Darüber hinaus keine Sucht oder schädlicher Gebrauch weiterer Substanzen. Keine Medikation.

„So besser nicht" – Fallbeispiel Verhaltensanalyse 1

Makroanalyse

Lern- und lebensgeschichtlich bedeutsam erscheinen die instabilen Beziehungserfahrungen sowie die körperlichen und verbalen Gewalterlebnisse, zunächst durch ihren Vater, später auch in ihrer ersten Ehe, hieraus entwickelte sich ein dysfunktionales Selbstwertkonzept. Um negativen Erfahrungen aus dem Weg zu gehen, entwickelte die Patientin eine ausgeprägte Ja-Sage-Tendenz und den Wunsch, es allen recht machen zu müssen, welche wiederum in der mangelnden Fähigkeit, eigene Bedürfnisse zu artikulieren und einer gering ausgeprägten Fähigkeit zur Selbstfürsorge resultierte. Vertrauen wurde wiederholt enttäuscht. Durch die Flucht aus dem Elternhaus hinein in eine selbstwertschädigende erste Ehe entwickelte die Patientin ein dysfunktionales Beziehungsmuster, erlebte Angst und Unterdrückung in der Hinsicht, dass sie nicht sie selbst sein konnte. Hieraus resultierte eine abhängige Persönlichkeitsstruktur und Angststörung. Fehlende soziale Kompetenzen ermöglichen es ihr nicht, in für sie schwierigen Situationen angemessen zu reagieren.
Selbstwertregulation erfolgte zeitlebens über das Anpassen und die Orientierung an den Bedürfnissen anderer, ihrem Wunsch nach Liebe und Zuneigung versucht die Patientin über den Zwang, es allen recht machen zu müssen, nachzukommen. Gefühlen wie Ärger und Wut wird unreflektiert Ausdruck verliehen, was wiederum in Schuldgefühlen resultiert.
Angesichts der aktuellen Schwellensituation erscheint das Vorliegen des Dekompensationsmusters als plausibel.

Wenn wir uns auf den Inhalt dieser Darstellung konzentrieren (Grammatik und Schreibstil soll hier nicht bewertet werden, vom Original übernommen), so können wir folgende Schwierigkeiten feststellen:

- Insgesamt eine Vermischung von deskriptiven Beschreibungen der kindlichen Situation und deren Auswirkungen auf die Persönlichkeit. Es wird zwischen diesen Ebenen hin- und hergesprungen, außerdem geht es zeitlich vor und zurück. Dadurch ist es insgesamt schwierig, einen roten Faden zu erkennen und die Persönlichkeit und Symptomatik der Patientin zu verstehen. Es kann nicht nachvollzogen werden, wodurch die Patientin wann was entwickelte.
- „Instabile Beziehungserfahrungen" sollen insgesamt vorgeherrscht haben und bedeutsam sein: Dies enthält sicherlich einen wahren Kern insofern, als die Beziehung zum Vater durch dessen Alkoholkonsum und angsteinflößende, strenge, dominante Art nicht als stabil erlebt wurde. Dies scheint jedoch für die Beziehung zur Mutter nicht zu gelten: Die Mutter scheint relativ verlässlich verfügbar, wenn auch überfordert gewesen zu sein. Zudem kann man sich unter der Darstellung „instabile Familienverhältnisse" auch ganz andere Zustände vorstellen: Kinder, die einen häufigen Bezugspersonenwechsel erleben, deren Mutter psychisch schwer krank und immer wieder hospitalisiert ist o.Ä. Wenn man die kindliche Situation als insgesamt „instabil" darstellt, muss man zumindest kurz darlegen, was genau damit gemeint ist, wodurch sich also diese instabilen Beziehungserfahrungen kennzeichnen lassen.
- Insgesamt erfolgt wenig Deskriptives in Bezug auf die kindliche Situation. An deskriptiven Merkmalen werden genannt: körperliche und verbale Gewalterlebnisse durch den Vater, „Vertrauen wurde wiederholt enttäuscht". Gewalterlebnisse werden scheinbar einfach geschlussfolgert; dass Vertrauen missbraucht wurde, wird nicht konkretisiert, natürlich trifft dies auf die Beziehung zum Vater *auch* zu, diese Darstellungsweise unter Ausschluss anderer deskriptiver Beschreibungen bleibt jedoch unspezifisch und erinnert wie schon die Darstellung „instabile Beziehungserfahrungen" eher an Standardfloskeln, die diese Patientin und ihre Erfahrungen nicht darzustellen vermögen; es wird sich hier nur auf das

Offensichtliche, Markante konzentriert: auf die Beziehung zum „schwierigen" Vater, die zudem ja ebenfalls nicht spezifisch dargestellt wird. Die Einflüsse der Mutter werden ausgeklammert.

- Darstellung von innerpsychischem Niederschlag wird nicht vorgenommen. Hierdurch erhält der Leser wenig Möglichkeit, sich hineinzuversetzen und die Patientin wirklich zu verstehen. Es wird lediglich angedeutet, dass „Vertrauen wiederholt enttäuscht wurde".
- In Bezug auf die O-Variable/Persönlichkeitseigenschaften:
  - „Dysfunktionales Selbstwertkonzept": es bleibt hier unklar, ob ein dysfunktionales Selbstkonzept gemeint ist oder der Schwerpunkt dieses Begriffs auf einem schwachen Selbstwertgefühl liegt. Das Konzept wird erneut nicht weiter ausgeführt und mit Inhalten gefüllt.
  - Abhängige Persönlichkeitsstruktur: Diese wird ebenfalls nicht mit Inhalt gefüllt.
  - „Dysfunktionales Beziehungsmuster" wird nicht weiter erklärt. Falsch ist auch die Aussage, dass die Patientin dieses „durch" die destruktive Ehedynamik erst entwickelte. Vielmehr hat sich das Muster der eigenen Unterwerfung im Rahmen dieser Ehe verfestigt, ist jedoch auf Basis der Beziehung zu den Eltern erst erwachsen.
- Es wird von einer selbstwertschädigenden ersten Ehe gesprochen: Das ist eine richtige Darstellung, jedoch ebenso verkürzt und nicht weiter ausgeführt.
- Durch die „selbstwertschädigende Ehe" soll eine abhängige Persönlichkeitsstruktur und Angststörung „resultiert" sein: Falsch ist hier natürlich grundlegend, dass sich eine Persönlichkeitsstruktur durch Erfahrungen im Erwachsenenalter entwickelt. Diese ist ja schon viel früher ausgebildet und wird lediglich weiter verfestigt. Dass sich die aktuelle Angststörung als Folge der Ehe entwickelte, scheint zum einen nicht der Fall zu sein (da aktuell andere Faktoren als Auslösesituation relevant scheinen und die Ehe hier sicherlich im Vorfeld die Widerstandsfähigkeit schwächte und der Entwicklung der aktuellen Symptomatik Vorschub leistete), zum anderen wird hier nicht erklärt, wieso sich nun gerade infolge dieser Ehesituation diese spezifische Angst entwickelt hat.
- Es wird ausgeführt, dass fehlende soziale Kompetenzen es der Patientin nicht ermöglichen, „in für sie schwierigen Situationen angemessen zu reagieren": Es wird hier nicht klar, ob die fehlenden sozialen Kompetenzen darin bestehen sollen, was in den weiteren Sätzen noch ausgeführt wird. Des Weiteren wird der Eindruck vermittelt, die Patientin verfüge über gar keine sozialen Kompetenzen. Hilfreich wäre gewesen, genau zu beschreiben, welche Kompetenzen fehlen und wozu dies führt. Ebenso ist die Darstellung „in für sie schwierigen Situationen" nicht präzise: Welche Situationen sind in charakteristischer Weise schwierig für die Patientin?
- Die Patientin habe einen „Zwang, es allen recht machen zu müssen": Diese Darstellung erinnert an eine laienhafte Wortwahl. Fachlich richtig wäre es, den krankheitswertigen Zwang nach ICD-10 abgrenzen zu können von einem inneren Drang/Gebot/Oberplan etc., es den anderen Menschen recht zu machen und damit diesen Drang gerade nicht als Zwang zu betiteln.
- Die Darstellung „... Gefühlen wie Ärger und Wut wird unreflektiert Ausdruck verliehen" ist eine von vielen konkreten Symptombeschreibungen der Reizbarkeit der Patientin dem Partner gegenüber. Es bleibt unklar, wieso dieses eine Symptom nun hier genannt wird und die anderen nicht. Das Zustandekommen des Symptoms wird nicht erklärt.
- Die Aussage „... angesichts der aktuellen Schwellensituation erscheint das Vorliegen des Dekompensationsmusters als plausibel" beinhaltet zum einen die falsche Annahme, dass eine Schwellensituation der Auslöser für die Symptomatik sei. Richtig ist zwar, dass die Geburt des Kindes und die neue Partnerschaft als Schwellensituation angesehen werden können, jedoch macht dies nicht die krankheitswertige Symptomatik aus. Es scheint viel-

Teil III

mehr so, dass die Patientin aufgrund der vielfachen aktuellen Anforderungen, nicht nur in Form von Elternschaft, sondern auch von Schwierigkeiten mit der Ex-Partnerin des neuen Partners in Kombination mit ihrer Persönlichkeitsstruktur (es allen recht machen müssen, sich nicht abgrenzen können, Ängstlichkeit etc.) überfordert ist. Vor allem aber wird nicht erklärt, wieso das Vorliegen des Dekompensationsmusters „plausibel" sein soll. Man kann diese Aussage treffen, wenn man sie erklärt, dies wird hier jedoch nicht getan.

Zutreffende einzelne Darstellungen in dieser Makroanalyse sind:

- In Bezug auf die O-Variable: Ja-Sage-Tendenz, es allen Recht machen wollen, mangelnde Fähigkeit zur Bedürfnisartikulation, mangelnde Selbstfürsorge: Dies sind spezifische Merkmale der Persönlichkeitsstruktur der Patientin.
- Flucht aus dem Elternhaus hinein in eine selbstwertschädigende erste Ehe: Es ist zutreffend festgestellt, dass die Patientin regelrecht gedankenlos „geflüchtet" ist.
- Selbstwertregulation erfolgte zeitlebens über Anpassung und Orientierung an den Bedürfnissen anderer, ihr Bedürfnis nach Zuneigung versucht die Patientin über das Muster, es allen recht machen zu müssen, zu befriedigen: Dies ist eine zutreffende Darstellung der Kompensation.
- Die aktuelle Reizbarkeit und „Wutanfälle" der Patienten führen zu Schuldgefühlen: Dies ist ein wichtiger Punkt, da die Patientin ohnehin dazu neigt, leicht Schuld zu empfinden und daher das Symptom der Reizbarkeit besonders belastend für sie ist und möglicherweise andere Symptome zur Folge hat.

Wichtige Aspekte, die fehlen, sind zusammengefasst (hier nur die fehlenden Aspekte, nicht die schon genannten):

- Kindliche Situation:
  - Aufwachsen mit vielen Geschwistern, Überforderung der Mutter; diese auch unruhig, angespannt
  - generell strenge, autoritäre Familienatmosphäre
  - Autorität, Dominanz, Unberechenbarkeit des Vaters
  - mütterliches Modell: ertragen, sich aufopfern, fleißig sein, sich unterordnen
  - fehlende Anerkennung
- innerpsychischer Niederschlag:
  - sich schuldig fühlen, die Mutter zu sehr zu belasten
  - Angst vor Aggressivität und Strafe ggü. Vater (aber auch Mutter)
  - sich nicht ausreichend sicher fühlen
  - sich klein und nicht wertvoll erleben
- kindlicher Umgang:
  - ruhig und brav sein
  - aggressive Impulse zurücknehmen
  - eigene Anlehnungs-/Nähebedürfnisse zurücknehmen
  - mit Mutter identifizieren, Lernen am Modell
- Persönlichkeit:
  - verinnerlichte Ängstlichkeit, Anspannung, Unruhe
  - verinnerlichtes Verantwortungs- und Schuldgefühl
- Kompensation:
  - Arbeitsplatz gibt Sicherheit
  - Kümmern um Kinder: Reduktion verinnerlichter Schuldgefühle reduzieren, verinnerlichtem Verantwortungsgefühl entsprechen, Kraft tanken, Stolz auf Rolle als „gute" Mutter und auf die Kinder
- Schwierigkeiten in Lebensbereichen: / (bereits dargestellt, s. o.)
- Entstehungsgeschichte, aktuelle Auslösesituation, Aktualgenese:

- Destruktive Ehe führt zu andauerndem Angstgefühl, schwächt die Selbstachtung und den Selbstwert im Vorfeld.
- Nebenher sorgt die Mutter mit ihren Wünschen subtil für permanentes Schuldgefühl im Hintergrund.
- Aktuell: Überforderung durch Mutterschaft, Konflikte mit der ehemaligen Familie des Partners inkl. „Kindeswohlgefährdung". All dies führt vor allem zum Gefühl von Angst, diese wird verschoben in Angst vor Situationen, die durch Unsicherheit gekennzeichnet sind: Einengung durch räumliche Enge, viele Menschen, Dunkelheit (die Enge steht symbolisch dafür, nicht ich selber sein zu dürfen, dafür, dass ich wahrnehme, dass alle anderen etwas von mir wollen, fordern, dass mir alles zu viel ist); durch die Überforderung entsteht neben der Angst auch Wut auf die ständig als fordernd wahrgenommene Umwelt.

- Die Symptome werden hier auf Makroebene nicht dargestellt mit Ausnahme der Reizbarkeit und Schuldgefühle. Es wird nicht darauf hingewiesen, dass es sich um qualitativ neuwertige Symptomatik handelt, die nicht chronifiziert ist.

Bevor wir uns mit der Analyse der Konsequenzen und Verstärkungsbedingungen beschäftigen, schauen wir uns noch die zusätzlich zur dargestellten Makroanalyse vorgenommene Mikroanalyse an:

Mikroanalyse

- **S:** *Angstgefühle, wenn Stiefsohn mit ungewaschenen Händen das Baby berühren möchte*
- **O:** *dysfunktionales Selbstwertkonzept, abhängige Grundstruktur, Selbstunsicherheit, Ja-Sage-Tendenz, Gewalterfahrung in der Ursprungsfamilie, mangelnde Fähigkeit, eigene Bedürfnisse zu äußern, gering ausgeprägte Fähigkeit zur Selbstfürsorge, dysfunktionales Beziehungsmuster*
- **Rkog:** *„Ich muss es allen recht machen", „Mein Baby darf nicht krank werden."*
- **Remo:** *Aggressivität, Versagensängste, Überforderungsgefühle, Schuldgefühle, Insuffizienzgefühle*
- **Rphys:** *Atembeschwerden, Engegefühle, Schlafstörung, innere Unruhe, Erschöpfung, Nervosität, Anspannung*
- **Rbehav:** *Vernachlässigung der Selbstfürsorge, Weinanfälle, Aggressivität*
- **K:** *Durch ihr aggressives Reaktionsmuster lindert die Patientin kurzfristig ihre Anspannungsgefühle und gewinnt die Kontrolle wieder und geht somit dem Gefühl der Insuffizienz und Überforderung aus dem Weg, verhindert das Erleben von Verlust, Enttäuschung, Auseinandersetzung und Zurückweisung, beugt somit erneut emotionalen Verletzungen vor und erlebt Erleichterung (¢-). Kurzfristig erfährt sie Zuwendung durch ihren jüngsten Sohn (c+). Langfristig jedoch verschlechtert sich die Beziehung zu ihrem Stiefsohn und zu ihrem Partner, es kommt zu Ehestreitigkeiten und zu einer emotionalen Erschöpfung und die Patientin wird in ihren negativen Selbstannahmen und dysfunktionalen Denk- und Verhaltensmustern bestärkt (c-). Weiterhin führt das aggressive Impulsverhalten zu einem Verlust positiver Verstärker und eigene Bedürfnisse und Wünsche werden vernachlässigt (¢+). Außerdem fehlt langfristig die Möglichkeit, korrigierende selbstwertdienliche Erfahrungen zu machen in Bezug auf die Bewältigung von Konfliktsituationen (¢+), sodass der geschilderte Symptomenkomplex aufrechterhalten wird (c-).*

Hier können wir folgende Schwierigkeiten feststellen:

- Situation: prinzipiell kann auch eine interne Situation (wie z. B. eine in der Situation schon vorhandene Angst) geschildert werden; in diesem Fall wird hier aber die Reaktion auf emotionaler Ebene vorweggenommen und als situative Variable deklariert, was nicht zutreffend ist; die ausgewählte Situation des Kontakts mit dem Stiefsohn erscheint hin-

Teil III

gegen in Bezug auf das Symptom der Wutausbrüche und Reizbarkeit spezifisch und passend, ist konkret genug; jedoch wäre eine Mikroanalyse zur Angstsymptomatik ebenfalls passend gewesen, man müsste hier genau schauen, welches Symptom vorherrschend ist.

- O-Variable: siehe Ausführungen zur Makroanalyse
- Rkog: „Ich muss es allen recht machen" passt überhaupt nicht in diese spezifische Situation, ist nicht zutreffend. Hier wird ein allgemeiner Oberplan als aktuelle Kognition eingesetzt, obwohl dies nicht in die Situation passt. „Mein Baby darf nicht krank werden" ist hingegen passend. Die kognitiven Vorgänge werden durch diese beiden Kognitionen keinesfalls präzise und zutreffend dargestellt; es fehlen die in dieser Situation wahrscheinlich auftretenden Inhalte in Bezug auf Ärger über den Stiefsohn. Auch die ängstlichen Kognitionen kann man noch ausführlicher darstellen.
- Remo: Es fehlt neben der Wut (hier als „Aggressivität" beschrieben und somit nicht passend als Emotion, zudem übertrieben dargestellt) vor allem die Angst. Es werden Versagensängste genannt, diese scheinen hier aber in dieser Situation nicht die Vorherrschenden zu sein, es geht vielmehr um Angst vor etwas „Schlimmem", Unvorhersehbarem und letztendlich um Angst vor Kontrollverlust; Schuldgefühle sind hier ebenfalls nicht zutreffend, denn diese treten erst später (nach dem aggressiven Verhalten) auf.
- Rphys: Da die Patientin in dieser Situation nicht vorhat, einzuschlafen, können hier auch keine Schlafstörungen vorhanden sein (dies ist ein Beispiel für den im theoretischen Teil angesprochenen Fehler, alle grundsätzlich vorhandenen Symptome in die Mikroanalyse einzubringen, obwohl sie in der Situation nicht vorhanden sind), Erschöpfung tritt vermutlich ebenfalls erst später auf; es wäre weiterhin zu vermuten, dass die Patientin in dieser Situation auch der Wut entsprechende physiologische Symptome erlebt: erhöhter Puls, Herzklopfen, Hitzegefühle.
- Rbehav: Hier wird versäumt, Verhalten konkret darzustellen, es wird global und nicht konkretisierend beschrieben; Vernachlässigung der Selbstfürsorge ist in dieser Situation nicht zutreffend und unpassend; es bleibt unklar, ob die Patientin zunächst „Aggressivität" zeigt und dann weint oder umgekehrt, zu vermuten wäre eher Ersteres; wünschenswert wäre hier eine genaue Darstellung der Aggressivität gewesen, z. B.: „Die Patientin fordert den Stiefsohn mit aggressiv getönter Stimme auf, sich erst die Hände zu waschen, macht ihm Vorwürfe, ob er denn wolle, dass ihr Kind krank wird."
- Konsequenzen:
  - Es ist zutreffend dargestellt, dass durch das aggressive Verhalten kurzfristig Anspannung und Überforderung gelindert werden kann, übersehen wurde hier aber auch eine Reduktion der Angst. Zutreffend ist auch, dass die Wut unmittelbar ein Kontrollgefühl und Erleichterung zur Folge hat. Inwieweit das Gefühl von Insuffizienz, das ja in dieser Situation nicht im Vordergrund steht, reduziert wird, bleibt fraglich. Dass ein Verlust verhindert wird, ist nicht zutreffend und unpassend; noch unzutreffender ist die Aussage, dass eine Auseinandersetzung vermieden wird, da das Verhalten der Patientin ja eine gewisse „Auseinandersetzung" beinhaltet, wenn auch keine konstruktive Auseinandersetzung. Dass Enttäuschung und Zurückweisung hier vermieden werden, ist ebenfalls nicht erkenntlich.
  - Es ist zutreffend dargestellt, dass es langfristig zu Schwierigkeiten in der Beziehung zum Partner und zum Stiefsohn kommt, ebenso zu emotionaler Erschöpfung. Es wird jedoch nicht erklärt, wieso eine „Bestärkung dysfunktionaler Denk- und Verhaltensmuster, Selbstannahmen, ein Verlust positiver Verstärker, Vernachlässigung eigener Bedürfnisse" als langfristige Konsequenzen des aggressiven Konfliktverhaltens auf-

treten sollen. Diese Konsequenzen scheinen wieder nicht spezifisch und werden nicht erklärt. Es ist zudem in dieser Darstellung nicht ausreichend ersichtlich, wieso der beschriebene Symptomenkomplex aufrechterhalten bleibt.

- Bezüglich der langfristigen Konsequenzen fehlen folgende Angaben: Es ist zu vermuten, dass nach der Situation Gefühle von Schuld und Kontrollverlust entstehen, weswegen die Patientin intensiv weint. Um die Schuldgefühle wiederum zu reduzieren, versucht sich die Patientin wieder brav und angepasst zu zeigen, ihre Wünsche und Ängste kommuniziert sie nicht konstruktiv, sodass sich Frustration und Wut immer weiter aufstaut, es kommt dann zum impulsiven Entladen der Wut (Teufelskreis). Langfristiger gesehen kommt es durch das aggressive Verhalten zu Angst vor Verlust der Partnerschaft und damit auch vor Sicherheitsverlust, weiterhin zu Selbstzweifeln.
- Weitere langfristige Konsequenzen, die weder in der Mikro- noch Makroanalyse genannt werden, sind grundsätzlich: Durch das Unterdrücken von eigenen Bedürfnissen und Grenzen intensiviert sich zudem die Angst vor Enge und vor den hiermit verbundenen Situationen (agoraphobische Ängste). Es besteht die Gefahr von Vermeidungsverhalten, hierdurch weiterem Erleben von Insuffizienz und Überforderung sowie Verstärkerverlust durch dann nachlassende Möglichkeiten, andere Menschen zu treffen und angenehmen Aktivitäten nachzugehen.

Zusammenfassend haben wir bei dieser Verhaltensanalyse genau die Schwierigkeit, dass die Patientin in ihrer Persönlichkeit und Problematik und deren Ätiopathogenese nicht spezifisch dargestellt wird. Der Gutachter kann hier zu Recht monieren, dass auf Basis dieser Verhaltensanalyse ein spezifischer Therapieplan nicht abgeleitet werden kann, weil die Basis für eine solche Ableitung hier insgesamt eher nicht gegeben ist.

Nachdem wir uns nun schon ein Negativ-Beispiel angesehen haben, bei dem insgesamt doch recht viele ungünstige Darstellungen und viele fehlende günstige Darstellungen auszumachen sind, schauen wir uns ein Beispiel an, dessen Qualität insgesamt als deutlich höher einzuschätzen ist, bei dem wir aber auch eine Reihe von Schwierigkeiten aufzeigen können. Gerade der Vergleich von vermutlich ausreichend günstigen Verhaltensanalysen und sehr guten Analysen bringt uns in unserem Verständnis für Letztere noch einmal einen Schritt weiter.

Fallbeispiel Verhaltensanalyse 2 – Negativbeispiel

Informationen zur Patientin

Symptomatik

Die 30-jährige Patientin berichtet, unter Selbstwertproblemen und der Angst, nicht gut genug zu sein, zu leiden, weshalb sie oft die Anerkennung anderer Menschen suche und versuche, es „immer allen recht zu machen". Diese Probleme kenne sie zwar seit der Jugend, jedoch hätten sie sich seit der Trennung von ihrem langjährigen Exfreund im September 2012 verstärkt entwickelt. Häufig müsse sie weinen oder grübeln, mache sich selbst Vorwürfe. Sozial ziehe sie sich immer mehr zurück. Ihre Stimmung sei manchmal auch gereizt. 2012 habe sie in ihrer „Krise" eine 10-wöchige stationäre psychiatrische und psychosomatische Rehabilitation als Selbstzahlerin durchgeführt. In dieser Zeit habe sie auch Suizidgedanken gehabt, die sie „beruhigt" hätten. Sie habe in der Klinik bereits ein gewisses Verständnis für bestimmte eigene Verhaltensweisen entwickeln können und wolle das Erlernte nun in einer Verhaltenstherapie weiter verfestigen und ausbauen.

Lebensgeschichtliche Entwicklung und Krankheitsanamnese

Die Patientin berichtet, mit einem jüngeren Bruder (-12 J.) bei ihren leiblichen Eltern aufgewachsen zu sein. Der Vater sei als technischer Zeichner selbstständig, die Mutter habe Metzgereifachverkäuferin gelernt, sie sei ein Jahr nach der Geburt der Patientin wieder arbeiten gegangen. Die Patientin habe daher bis zum Kindergartenalter viel Zeit bei ihrer Tante und ihrer Großmutter verbracht. Diese seien haltgebend für sie gewesen. Der Tod der Großmutter im Jahr 2009 habe sie daher sehr belastet. Ihre Mutter (+24 J.) beschreibt sie als sensibel, „gute Seele der Familie", die jedoch auch oft zurückstecke, alles für die Interessen des Vaters aufgegeben und sich gefügt habe. Als Werte habe sie Rücksichtnahme und Ordnung/Struktur vermittelt. Zudem mache sich die Mutter stets Sorgen, dass die Patientin ihr „Leben nicht in den Griff" bekomme. Der Vater (+30 J.) sei ein „Hitzkopf" und sehr leistungsorientiert, habe aber „trotz harter Schale einen weichen Kern". Er sei bis vor einiger Zeit Alkoholiker gewesen. Die Patientin sei ein „Papa-Mädchen" gewesen, habe ein sehr inniges Verhältnis zu ihrem Vater gehabt, sei viel mit ihm auf Fußballplätzen unterwegs gewesen und habe gemeinsame Arbeiten im Zusammenhang mit der Landwirtschaft mit ihm verrichtet. Heute könne sie ihn aber häufig nicht mehr ernst nehmen. Die familiäre Atmosphäre beschreibt sie als angespannt und konfliktbehaftet, es habe oft Streitigkeiten zwischen den Eltern und mit anderen Familienangehörigen gegeben, selten habe die Patientin auch mal eine Ohrfeige bekommen, „wenn ich frech war". Auch sei man häufig umgezogen. Die Patientin könne sich kaum an diese Zeit erinnern, jedoch wisse sie, dass sie eingenässt und Nägel gekaut habe. Im Vergleich zum Bruder, nach dessen Geburt die Mutter aufgehört habe zu arbeiten und man dann einen festen Wohnsitz gehabt habe, habe die Patientin schon immer funktionieren und selbstständig sein müssen. Der Bruder habe eine „komplett andere Kindheit erlebt". Grundsätzlich sei die Beziehung zu ihm innig, zeitweise jedoch angespannt, da sie dazu tendiere, ihn zu bevormunden.

Ihre schulische und berufliche Entwicklung sei recht unauffällig verlaufen, jedoch habe es einige „Neider" gegeben und die Patientin sei auch „ausgeschlossen" worden. Die Leistungen seien gut und sehr gut gewesen. Nach der Grundschule habe sie die mittlere Reife erzielt und eine Ausbildung zur Bankkauffrau abgeschlossen. Sie habe im Anschluss an die Ausbildung die Fachoberschule besucht und ihr Abitur nachgemacht. Anschließend habe sie auf Lehramt studiert und sei bis heute als Studienrätin tätig sowie als Beamtin auf Probe. Aufgrund ihrer Krise im Jahr 2013 sei die Lebenszeitverbeamtung verschoben worden; sie hoffe, dass es Ende dieses Jahres dazu kommen werde. Sie habe ihren Traumberuf gefunden, aber immer wieder das Bedürfnis, sich weiterzubilden, das nächste Ziel zu erreichen, aus Angst, nicht zu genügen. Mit der finanziellen Situation sei sie nicht zufrieden. Zu Kollegen und Vorgesetzten bestehe ein gutes Verhältnis mit z. T. privaten Kontakten.

Ihre Pubertät beschreibt sie ebenfalls als unauffällig. Mit 14 Jahren habe die Patientin ihren ersten Freund kennengelernt, mit dem sie 12 Jahre lang zusammen gewesen sei, sie sei „unglaublich verliebt" in ihn und froh gewesen, dass sie mit ihm zusammensein könne. Sie hätten sich zwischen 2006 und 2008 einmal getrennt aufgrund eines Seitensprungs seinerseits. Zuletzt sei die Patientin weggezogen, habe sich seiner aber sicher gefühlt, habe sich ein neues Leben aufgebaut, doch er habe sich dann umorientiert. Die Patientin beschreibt im Rahmen dieser Trennung viele emotional aufgeladene Situationen und Kämpfe. Zuletzt sei sie von seinen Freunden als Psychopathin bezeichnet worden, was sie verletzt habe.

Es bestehe ein guter Freundes- und Bekanntenkreis, sie sei ein offener Mensch. Die Patientin gibt als Hobbys Lesen, Radfahren, Fitness und Saunieren an.

Keine bisherige Psychotherapie. 2012 habe sie in ihrer „Krise" bei Suizidalität eine 10-wöchige stationäre psychiatrische und psychosomatische Rehabilitation als Selbstzahlerin durchgeführt: Dies habe Stabilisierung erbracht.

Psychischer Befund

Zum Gespräch erscheint eine überdurchschnittlich attraktive, zunächst arrogant, dann aber brav und labil wirkende zugewandte Patientin, die offen und mit deutlichem Leidensdruck über ihre Symptomatik berichtet.

Die Patientin ist in der Lage, sich differenziert auszudrücken. Die intellektuelle Leistungsfähigkeit scheint durchschnittlich bei einer ausreichend differenzierten Persönlichkeitsstruktur. Krankheitseinsicht, Introspektionsfähigkeit, Therapiemotivation und Veränderungsbereitschaft scheinen hoch ausgeprägt.

Sie ist bewusstseinsklar und allseits orientiert. Keine Beeinträchtigung von Auffassung und Aufmerksamkeit, subjektiv Konzentrations- und Merkfähigkeitsschwierigkeiten. Im Denken vorrangig Selbstzweifel und häufiges Grübeln, ansonsten keine formalen oder inhaltlichen Denkstörungen. Keine Anhalte für psychotische Symptomatik. Die Stimmung erscheint niedergeschlagen und gedrückt, bei gegebener affektiver Schwingungsfähigkeit. Subjektive Antriebsminderung bei gleichzeitig erhöhter innerer Anspannung, Psychomotorik unauffällig. Von Suizidalität ist die Patientin glaubhaft distanziert. Die Patientin raucht 5–10 Zigaretten täglich. Ansonsten kein Substanzkonsum, keine Medikation.

„So besser nicht" – Fallbeispiel Verhaltensanalyse 2

Makroanalyse

Es handelt sich um eine langjährige, chronische Problematik, die sich bis in die Jugend zurückverfolgen lässt. Die Patientin war während der gesamten Kindheit viel auf sich allein gestellt, musste seit jeher „funktionieren und selbstständig sein". Die Patientin neigt dazu, wie auch ihre Mutter, eigene Wünsche und Bedürfnisse zugunsten der Herstellung oder Beibehaltung einer Harmonie zurückzustellen und Konflikte zu vermeiden. Die Patientin handelt nach folgenden kognitiven Grundannahmen: „Ich will es allen recht machen", „Ich habe Angst, zu versagen, nicht gut genug zu sein." Sie habe zudem zunehmend Ängste vor einer negativen Bewertung durch andere.

Auslöser für die derzeitige depressive Symptomatik ist die Trennung vom Exfreund nach 12-jähriger Beziehung im September 2013 sowie der darauffolgenden erstmals eigenständigen Lebensführung und den seit jeher bestehenden Ängsten, nicht zu genügen. Aufgrund des ständig erhöhten Arousals wegen dem Druck, nicht negativ aufzufallen, es möglichst allen recht zu machen, und fehlenden Entspannungsmöglichkeiten bleibt die Symptomatik bestehen. Der vermehrte soziale Rückzug und die Vernachlässigung von Interessen dienen immer wieder einer kurzfristigen Entlastung. Langfristig kommt es zu einem Verlust positiver Verstärkerquellen und der Verstärkung der depressiven Symptomatik.

Ressourcen

Trotz des sozialen Rückzugs besteht ein kleiner Freundeskreis mit einigen engen Freundinnen und guten privaten Kontakten zu Kolleginnen. Sie berichtet über vielfältige Interessen (Fitness, Lesen, Radfahren, Saunieren), die sie jedoch aufgrund des Rückzugs zunehmend vernachlässigt. Die finanzielle Situation ist gesichert. Sie verfügt über eine durchschnittliche Intelligenz und ein hohes Reflexions- und Introspektionsvermögen.

Wenn wir uns auf den Inhalt dieser Darstellung konzentrieren (Grammatik und Schreibstil soll hier nicht bewertet werden, vom Original übernommen), so können wir folgende Kritik vornehmen:

- Die Analyse enthält manche spezifischen und zutreffenden Darstellungen.
- Sie ist jedoch zu kurz und unvollständig, es fehlen wichtige Aspekte.

Konzentrieren wir uns zunächst auf ungünstige Darstellungen:

- Direkt zu Beginn wird eingeführt, es handele sich um eine langjährige, chronische Problematik. Dies ist nicht zutreffend. Zwar ist richtig, dass die Patientin auffällige, akzentuierte Persönlichkeitseigenschaften aufweist, jedoch scheint die krankheitswertige aktuelle Symptomatik seit der Trennung zu bestehen (seit ca. 2 Jahren), zudem innerhalb dieses Zeitraums in unterschiedlichem Ausmaß: Zunächst krisenhafte Zuspitzung, derzeit bestehen noch Symptome, die Symptomatik ist noch nicht remittiert, sodass man hier keinesfalls von chronischer Symptomatik sprechen kann. Natürlich lässt sich ein Teil der Problematik, auf die wir noch zu sprechen kommen (die Selbstwertproblematik), bis in die Jugend, bis in die Kindheit zurückverfolgen; dies wird hier aber so nicht dargestellt, sondern vielmehr in der Weise, als sei die Patientin chronisch depressiv.
- Nicht zutreffend erscheint auch die Analyse, dass die erstmals eigenständige Lebensführung nach Trennung Auslösesituation sein soll. Die Trennung ist zwar die Auslösesituation, jedoch ist nun in diesem Zusammenhang wichtig zu verstehen, was genau an der Trennung welche Wirkung bei der Patientin erzielt (Aktualgenese). Durch die Trennung und die hiermit einhergehenden Kämpfe und Abwertungen wird vor allem das Selbstwertgefühl der Patientin geschwächt, sie ist gekränkt. Die eigenständige Lebensführung hatte die Patientin ja sogar vor der Trennung so gewählt, hat sich des Partners „sicher" gefühlt. Die Trennung und neue Unabhängigkeit vom Partner geht für sie daher auch mit einem Gefühl von Kontrollverlust einher.
- Nicht zutreffend scheint, dass die Patientin während der gesamten Kindheit viel auf sich allein gestellt war: Zwar sind die Eltern wenig verfügbar, aber Tante und Großmutter sind präsent.

Zutreffende einzelne Darstellungen in dieser Makroanalyse:

- In Bezug auf die kindliche Situation: Patientin musste aufgrund der Berufstätigkeit beider Eltern eine gewisse Eigenständigkeit übernehmen.
- In Bezug auf die O-Variable: Patientin nimmt eigene Bedürfnisse zugunsten von Harmonie und Zuwendung zurück; es bestehen Ängste vor negativer Bewertung durch andere und hiermit verbundene Versagensangst, erhöhtes Arousal und innerer Druck.
- Auslöser ist die Trennung und hier gibt es ein Zusammenspiel mit den grundlegenden Selbstzweifeln.
- Sozialer Rückzug führt kurzfristig zu Entlastung, langfristig zu Verstärkerverlust und damit zu Intensivierung der depressiven Symptomatik.

Wichtige Aspekte, die fehlen, sind zusammengefasst (hier nur die fehlenden Aspekte, nicht die schon genannten):

- Kindliche Situation:
  - Mutter arbeitet und ist zeitlich wenig verfügbar, aber Patientin wird liebevoll von anderen Bezugspersonen (Tante, Oma) versorgt
  - häufige Umzüge und Wechsel der vertrauten Umgebung
  - mütterliches Modell: angepasst, sich selbst zurücknehmend, sensibel, schwach
  - väterliches Modell: leistungsbezogen, Schwäche inkl. Alkoholabhängigkeit
  - sehr enge Beziehung an den Vater (enger als an die Mutter)
  - gemeinsam mit Vater Tätigkeiten durchgeführt, die eher dem gesellschaftlichen Stereotyp männlichen Geschlechts entsprechen (Fußball, Arbeiten)
  - angespannte, konflikthafte Familienatmosphäre, häufige Streitereien der Eltern und mit anderen
  - nach Geburt des Bruders Wegfall der Einzelkindsituation und Mutter hört jetzt erst auf zu arbeiten, keine Umzüge mehr
  - in der Schule z.T. Erfahrungen des Ausgeschlossenwerdens
- innerpsychischer Niederschlag:
  - durch Umzüge Gefühl von Unsicherheit
  - sich für die Mutter nicht wichtig genug erleben, sich zu kurz gekommen und unzulänglich erleben
  - Mutter wenig spürbar, eignet sich nicht als Vorbild und Identifikationsfigur, Enttäuschung
  - dem Vater gefallen wollen, sich für ihn verantwortlich fühlen
  - sich wertvoll, stark und vom Vater geschätzt fühlen
  - Angst vor Trennung der Eltern, Traurigkeit über deren Streit
  - intensiver Neid auf den Bruder, Intensivierung des Gefühls, zu kurz gekommen zu sein
  - in der Schule z.T. Intensivierung von Unzulänglichkeitsgefühlen
- kindlicher Umgang:
  - sich kompensatorisch zur schwachen Mutter eng an den bedürftigen Vater binden, für diesen das liebe Mädchen sein, das er sich wünscht, diesem auch notwendige Zuwendung entgegenbringen
  - Lernen am väterlichen Modell, Identifikation mit dessen Ehrgeiz und Leistungsdenken
  - auch Übernahme von mütterlicher Unterordnung und Anpassung
  - den Bruder bevormunden, aber sich auch eng an diesen binden
- Persönlichkeit:
  - schwaches, von äußerer Bestätigung abhängiges Selbstwertgefühl
  - hohes Leistungs- und Pflichtbewusstsein, Ehrgeiz
  - Ängstlichkeit
- Kompensation
  - Leistung erbringen, neue Ziele anstreben und umsetzen zur Selbstwertregulation
  - Arbeitsplatz als Lehrerin gibt Gefühl von Sicherheit
  - die andauernde Partnerschaft gibt Gefühl von Sicherheit
  - Selbstwertbestätigung durch einen als begehrenswert wahrgenommenen Partner
- Schwierigkeiten in Lebensbereichen:
  - Beruf: Patientin ist nie wirklich zufrieden, strebt immer Höheres an, dadurch intensiviert sich ihre Grundanspannung, die ohnehin auf Basis des niedrigen Selbstwerts bei gleichzeitigem vom Vater übernommenen Ehrgeizes vorhanden ist

- Entstehungsgeschichte, aktuelle Auslösesituation, Aktualgenese:
  - Durch die Trennung und die hiermit einhergehenden Kämpfe und Abwertungen wird vor allem das Selbstwertgefühl der Patientin geschwächt, sie ist gekränkt. Zuvor hatte sie sich des Partners „sicher" gefühlt. Die Trennung und neue Unabhängigkeit vom Partner geht für sie daher auch mit einem Gefühl von Kontrollverlust einher.
  - Es kommt zunächst zu einer narzisstischen Krise mit stationärem Aufenthalt, danach stabilisiert sich die Patientin nach und nach etwas.
- Die Symptome werden hier auf Makroebene nicht dargestellt.

Bevor wir uns mit der Analyse der Konsequenzen und Verstärkungsbedingungen beschäftigen, schauen wir uns noch die zusätzlich zur dargestellten Makroanalyse vorgenommene Mikroanalyse an:

Mikroanalyse

- **S:** *Ein Mann, den sie neu kennengelernt hat, bekundet nicht von Anbeginn seine Liebe und Bereitschaft, mit ihr ein gemeinsames Leben zu starten*
- **O:** *Geringer Selbstwert, Selbstunsicherheit, Verlustangst*
- **Rkog:** *„Hoffentlich blamiere ich mich nicht", „Alle anderen sind viel hübscher und erfolgreicher als ich."*
- **Remo:** *Traurigkeit, Verzweiflung, Minderwertigkeitsgefühle, Wutanfälle*
- **Rphys:** *Erschöpfung, Müdigkeit, innere Unruhe, Engegefühle in der Brust*
- **Rbehav:** *Patientin zieht sich zurück, weint, vermeidet den Kontakt, ablehnendes Verhalten gegenüber dem Mann*
- **K:** *Kurzfristige Spannungsreduktion, Erleichterung (C-/); Gefühl von Verzweiflung, Traurigkeit, Scham (C-); Konfliktvermeidung (C+/); Langfristiger Verlust sozialer Kontakte (C+/); Verminderung des Selbstwertgefühls (C+/); soziale Isolation (C-); Symptomatik bleibt bestehen, dies führt zu starker Enttäuschung, Selbstabwertung und Resignation, wodurch die depressive Symptomatik aufrechterhalten wird (C-)*

Hier können wir folgende Kritik vornehmen:

- Situation: Die Situation ist keine sehr konkrete Situation, aber auch nicht unbedingt eine Lebenssituation, von daher kann diese Situation auch für die Mikroanalyse gewählt werden.
- O-Variable: Die relevanten Merkmale sind zutreffend dargestellt.
- Rkog: Die Kognitionen hingegen wirken deplatziert. Die Kognition „hoffentlich blamiere ich mich nicht" wäre ggf. passend vor einem konkreten Date mit einem Mann, jedoch passt diese eben nicht zu der vergleichbar weniger konkreten ausgewählten Situation. Die Kognition „Alle anderen sind viel hübscher und erfolgreicher als ich" passt besser, dennoch wäre es sinnvoll, hier weitere Gedanken anzuführen wie z. B.: „Er spielt nur mit mir. Ich bin ihm nicht wichtig und wertvoll genug. Ich bin nicht gut genug für ihn. Ich muss ihn noch mehr beeindrucken. Oder ich lasse es am besten ganz, ich schaffe es ja sowieso nicht, denn die anderen sind sowieso hübscher und erfolgreicher als ich."
- Remo: Die Emotionen sind zutreffend dargestellt; lediglich wäre es passender, von Wut statt von Wutanfällen zu sprechen, da ein Wutanfall nicht nur eine emotionale, sondern auch motorische Komponente enthält, aber vor allem auf die Patientin nicht zuzutreffen scheint.
- Rphys: Erschöpfung und Müdigkeit werden hier zusätzlich erschlossen; sinnvoller erscheint aber zumindest, die Unruhe und Engegefühle in der Brust zuerst zu nennen, die Erschöpfung und Müdigkeit folgt vermutlich erst später bei zunehmender Resignation.

- Rbehav: Die Verhaltensweisen sind zutreffend dargestellt; um Unklarheiten zu vermeiden, hätte präzisiert werden sollen, ob sich die Patientin lediglich von dem Mann zurückzieht oder grundsätzlich, wobei letzteres Verhalten nicht so präzise für die Situation mit dem Mann erscheint.
- Konsequenzen:
  - Es ist hier nicht nachvollziehbar, wodurch und inwiefern die Patientin Erleichterung erlebt. Zutreffender erscheint die Reduktion der Anspannung. Vor allem aber vermeidet die Patientin weitere Enttäuschung und Kränkung, was hier nicht dargestellt wird. Konfliktvermeidung ist ebenfalls sehr unspezifisch, zumal die Patientin ohnehin nicht dazu zu tendieren scheint, Konflikte anzuzetteln. Zutreffend dargestellt sind aber auch die negativen kurzfristigen Konsequenzen, denn diese Gefühle treten nicht nur vor dem Verhalten, sondern auch danach auf.
  - Bezüglich der langfristigen Konsequenzen ist unverständlich, wieso hier ein Verlust sozialer Kontakte betont wird, da die Patientin sich ja nicht von allen Menschen aufgrund dieser speziell dargestellten Dynamik zurückzieht, sondern „nur" von Männern. Spezifischer wäre es hier darzustellen, dass die Patientin hierdurch verhindert, eine neue Partnerschaft zu etablieren, ihrer Angst vor Enttäuschung und Kränkung stellt sie sich nicht, die Angst wird nicht abgebaut; dadurch, dass sie das Gefühl hat, dass es wieder nicht geklappt hat, wird der Selbstwert weiter geschwächt, wodurch die depressive Gefühlswelt intensiviert wird.
  - Die Darstellung „Symptomatik bleibt bestehen, dies führt zu starker Enttäuschung, Selbstabwertung und Resignation wodurch die depressive Symptomatik aufrechterhalten wird (C-)" ist unverständlich: Es wird nicht erklärt, wieso „die Symptomatik" bestehen bleibt, welche Symptomatik genau gemeint ist.

Zusammenfassend wurden auch bei dieser Verhaltensanalyse wesentliche Inhalte vernachlässigt, wenngleich auch einige zutreffende Aussagen gemacht wurden. Vor allen Dingen ist hier nicht der Kern der Thematik, nämlich eine Selbstwertproblematik, deutlich dargestellt worden. Ein grober Fehler liegt auch darin, eine chronische krankheitswertige Symptomatik ausmachen zu wollen.

4.5.6 Übung zum Erstellen der Verhaltensanalyse

„Übung macht den Meister", sagt ein Sprichwort und beinhaltet wohl die zutreffende Lebenserfahrung, die wir alle schon gesammelt haben: So gut ich mich auch theoretisch mit einer Thematik auskenne und befasst habe, so viele Beispiele, die von einer anderen Person erstellt wurden, ich mir auch angesehen haben mag, so werde ich eine gute Ausführung der Tätigkeit nur lernen können, wenn ich sie selber durchführe, und dies möglichst häufig.

Daher soll im Folgenden explizit dazu Gelegenheit gegeben werden, den vorgestellten Analyseweg am konkreten Beispiel einzuüben. Ein anschließender Vergleich mit einem möglichen Lösungsweg kann dann helfen, eigene Unklarheiten und Unsicherheiten auszuräumen, wobei natürlich zu beachten ist, dass es bei der Analyse der Entstehung und Aufrechterhaltung psychischer Krankheit nicht die eine Königslösung gibt, wie dies z. B. bei einer mathematischen Aufgabe der Fall wäre. Die Analyse hängt auch immer von den eigenen Berufserfahrungen, dem eigenen theoretischen Schwerpunkt und anderen Faktoren ab. Dennoch soll Ihnen dieses Buch ja gerade aufzeigen, dass die Analyse nicht beliebig zu erstellen ist und eine spezifische, auf den Patienten bezogene Analyse möglich und nötig ist.

Die folgende Übung besteht in der Durchführung der Analyse der aufeinanderfolgenden einzelnen Schritte in der Weise, wie es oben in den Fallbeispielen geschehen ist. Sie können diese Analyse stichwortartig durchführen.

Vorab werden, wie oben auch, die Informationen zu den aktuellen Beschwerden, zur lebensgeschichtlichen Entwicklung, Krankheitsanamnese und zum psychopathologischen Befund vorgegeben. Diese Infos dienen Ihnen dann als Basis für die Analyse.

Je häufiger Sie diesen Analyseprozess durchführen, desto mehr wird er Ihnen in „Fleisch und Blut" übergehen. Was zu Beginn vielleicht noch recht mühselig erscheinen mag, wird Ihnen später leicht von der Hand gehen. Dieser Aufwand lohnt sich, denn die Fähigkeit, eine gelungene Verhaltensanalyse zu erstellen, ist ein Kernelement und Fundament psychotherapeutischer Arbeit und nicht nur für die Erstellung des Berichts an den Gutachter, sondern doch in erster Linie für die psychotherapeutische Arbeit selber von großer Bedeutung. Los geht's!

Übung: „Ohnmacht gegenüber der verhassten Mutter"

Informationen zur Patientin

Symptomatik

Die 61-jährige Patientin berichtet, in der letzten Zeit, nachdem ihre Mutter nach 15 Jahren Trennung nun den Kontakt wieder aufzunehmen versucht, unter vermehrten Ängsten wie auch dissoziativen Zuständen zu leiden, welche sie von sich schon kenne. So bemerke sie an ihrem Körper Veränderungen, mit denen sie sich daraufhin intensiv beschäftigen müsse. Sie habe Angst vor vaginalem Pilzbefall und den Empfindungen, die dadurch ausgelöst werden. Sie mache sich dann häufig Sorgen über eine Krankheit, aus der ihr niemand helfen könne. Sie müsse für alle Vorgänge in ihrem Körper eine Erklärung finden, auch fühle sie sich gezwungen, für ausreichend Sauberkeit ihres Körpers zu sorgen und elektrische Geräte von Kolibakterien zu reinigen, bevor sie das Haus verlasse. Sie nehme bei sich auch Magen-Darm-Beschwerden, Rückenschmerzen und Muskelverspannungen wahr. Zudem habe sich ihre Stimmung verschlechtert, sie fühle sich häufig freudlos und ziehe sich aus sozialen Kontakten zurück. Sie könne abends nur schwer einschlafen. Auf öffentlichen Plätzen, in Menschenmengen und geschlossenen Räumen halte sie sich auch nur mit großem Unbehagen auf. Wenn sie mit Menschen zusammen sei, von denen „ich nicht weiß, ob sie mich mögen", schwitze sie sehr stark. Seit dem Versuch der Kontaktaufnahme durch die verhasste Mutter, die ihr jedoch eine beträchtliche Geldsumme nach ihrem Ableben in Aussicht gestellt habe, komme es zu wiederkehrenden Erinnerungen an die Misshandlungen durch die Mutter sowie an sexuelle Missbrauchserlebnisse. In manchen Momenten schalte sie dann einfach ab, so, „als wäre ich woanders."

Lebensgeschichtliche Entwicklung und Krankheitsanamnese

Die Patientin sei ohne Vater bei ihrer leiblichen Mutter aufgewachsen. Da diese (+23 J., Buchhalterin) nach der Geburt gearbeitet habe, sei sie in dieser Zeit von den liebevollen Großeltern versorgt worden. Die Mutter wird als brutale, kaltherzige und machtbesessene Frau beschrieben, die die Patientin geschlagen, als Bestrafung für schlechte Schulnoten im Keller ohne Essen eingesperrt habe und sie, um mehr Geld zu verdienen, ab ihrem 7. Lebensjahr an vier Männer verkauft habe, von denen sie einige Jahre lang jeden Samstag unter Betäubung sexuell missbraucht worden sei. Nach den Vergewaltigungen sei sie mit Schmerzen aufgewacht und habe sich nur unscharf erinnern können und verzweifelt versucht, sich zu erklären, „was mit mir los ist". Die Mutter habe die Patientin regelmäßig verbal abgewertet: „Du bist ein erbärmlicher Hexenfuß". Von ihrer Mutter habe sie insgesamt nichts Gutes in Erinnerung und vor vielen Jahren den Kontakt abgebrochen. Nun wende sich die vereinsamte Mutter wieder an sie, verhalte sich erneut bestimmend, befehlend und herrisch. Angesichts der Aussicht auf das Erbe in Millionenhöhe fühle sich die Patientin auf die Mutter angewiesen, zumal sie aktuell keinen Zugriff auf das väterliche Erbe habe. Den Vater (+24 J., Busmechaniker) habe sie erst mit 24 Jahren kennengelernt; die Mutter habe erzählt, er sei verstorben, während er jedoch in England gelebt habe. Sie habe ihn vor seinem Tod 1986 ein paar Mal getroffen. Er habe ihr ca. 100.000 Euro vererbt. Die Patientin habe den Kindergarten besucht. Dies habe sie als Freiheit und Ausgleich zu der brutalen Mutter erlebt und sich dort geborgen gefühlt. Die Leistungen in der Schule seien vor dem Missbrauch noch gut gewesen, hinterher jedoch immer schlechter geworden. Nach dem Schulabschluss habe sie eine Lehre absolviert und 10 Jahre lang gearbeitet, sei zwischenzeitlich gekündigt worden. 2004 habe sie schließlich Erwerbsunfähigkeitsrente aufgrund ihrer Beschwerden erhalten. Ihre finanzielle Situation sei auch angesichts des Erbes gut. Sie spare Geld für das Alter. Den ersten sexuellen (freiwilligen) Kontakt habe es mit 21 Jahren gegeben. Mit diesem Mann habe sie eine langjährige Ehe (1967–1989) geführt, sei hier jedoch geschlagen und kleingemacht worden und habe sich dann letztendlich von ihm getrennt. Seither lebe sie allein. Zu der Tochter (34-jährig) habe sie einen eher angespannten Kontakt. Ihren Freundeskreis beschreibt sie als klein. Ihre Hobbys seien Sport, Tanzen und Musik. Über sich selbst gibt die Patientin an, einen hohen Anspruch an sich und andere zu haben und perfektionistisch zu sein.

Krankheitsanamnese

Es habe von 1990 bis 2011 wiederholte psychiatrische und psychotherapeutische stationäre Aufenthalte gegeben, v. a. aufgrund von posttraumatischer Belastungsstörung (PTBS): Patientin habe bereits lernen können, besser mit Traumafolgen umzugehen; 2005 bis 2007 Tiefenpsychologisch fundierte Psychotherapie wegen PTBS und Depressivität nach Kündigung und bei Erwerbsminderungsberentung: Patientin erlangte vorübergehende Stabilisierung; Patientin hat seit 2010 Diagnose Polyneuropathie (neurologisch). Medikation: Garbapentin seit 2010, Zopiclon seit 2012 (bei Bedarf, es bestehe keine Abhängigkeit). Die Patientin habe bis vor sieben Jahren versucht, ihre Probleme auch mit Alkohol zu lösen, sei seither abstinent.

Psychischer Befund

Mir begegnet eine gepflegte, normalgewichtige Frau in eher sportlichem, manchmal biederem Kleidungsstil. Sie nimmt freundlich, zugleich unsicher den Kontakt auf und fragt, ob sie wieder Hilfe in Anspruch nehmen darf. Sie kann sich mir jedoch recht schnell anvertrauen.

Die Patientin ist in der Lage, sich differenziert auszudrücken. Die intellektuelle Leistungsfähigkeit scheint durchschnittlich bei einer ausreichend differenzierten Persönlichkeitsstruktur. Krankheitseinsicht, Introspektionsfähigkeit, Therapiemotivation und Veränderungsbereitschaft scheinen hoch ausgeprägt.

Die Patientin ist wach, bewusstseinsklar und zu allen Qualitäten voll orientiert. Es liegen keine Aufmerksamkeits- und Gedächtnisstörungen vor. Im Denken besteht eine Grübelneigung. Es gibt keine Anhalte für psychotische Symptomatik, Patientin berichtet von Dissoziationen („abschalten"). Im Affekt ängstlich, labil, innerlich unruhig, erhaltene Schwingungsfähigkeit. Der Antrieb wirkt im Kontakt nicht reduziert. Es bestehen Ängste und zwanghafte Verhaltensweisen (wie unter „Symptomatik" beschrieben). Die Patientin berichtet von sozialem Rückzug angesichts der Symptomatik. Suizidalität wird glaubhaft verneint. Kein Substanzkonsum mit Ausnahme der Zopiclon-Medikation bei Bedarf.

Durchführung der Analyse

Versuchen Sie nun, Schritt für Schritt die Verhaltensanalyse durchzuführen. Nehmen Sie hierfür das Übungsblatt (s. Anhang 1) zu Hilfe.

1. Analyse von genetisch oder pränatal bedingten Vulnerabilitätsfaktoren

Lassen sich anhand der vorliegenden Informationen Rückschlüsse auf eine mögliche frühe Vulnerabilität ausmachen? Wenn ja, welche?

....

2. Analyse der kindlichen, biografischen Situation

Welches sind deskriptive Merkmale der kindlichen Situation?

....

Eigenschaften der Mutter:

....

Beziehung der Patientin zur Mutter in der Kindheit:

....

Eigenschaften des Vaters:

....

Beziehung der Patientin zum Vater in der Kindheit:

....

Weitere Schlussfolgerungen zu noch nicht genannten Merkmalen der kindlichen Situation:

....

Gibt es Wechselwirkungen der Erfahrungen in der kindlichen Situation? Wenn ja, welche?

....

3. Analyse der innerpsychischen Auswirkungen der biografischen Situation in der kindlichen Situation („innerpsychischer Niederschlag")
und

4. Analyse der Auswirkungen der kindlichen Situation, der hiermit verbundenen Affekte und Bedürfnisfrustrationen auf die kindlichen Verhaltensweisen zum Umgang mit der kindlichen Situation

Übertragen Sie die einzelnen herausgearbeiteten Merkmale der kindlichen Situation in die Tabelle (▸ Tab. 4-15). In einem zweiten Schritt versuchen Sie sich in diese Situation hineinzufühlen und zu verstehen, wie sich die Patientin in dieser Situation gefühlt hat. Als Hilfe können Sie die ätiopathogenetische Tabelle (▸ Kap. 4.5.3) hinzuziehen. Versuchen Sie jedoch zunächst, sich selbstständig einzufühlen und wirklich zu verstehen, wie sich die Patientin gefühlt haben muss. Überlegen Sie dann, welche Bedürfnisse hier ggf. frustriert worden sind.

Im nächsten Schritt rekonstruieren Sie auf Basis der Informationen und eigener Schlussfolgerungen, ob und welchen Umgang die Patientin in dieser Situation gefunden hat.

Tab. 4-15 Übung: Kindliche Situation, Emotionen, Bedürfnisse, Umgang

Merkmal der kindlichen Situation	Verbundene Affekte, Gefühle, Emotionen	Frustration von Bedürfnissen	Kindlicher Umgang

5. Analyse der Auswirkungen der kindlichen Erfahrungen auf die Entwicklung der Persönlichkeit sowie Auswirkungen auf die Lebensbereiche inkl. Kompensationsmöglichkeiten

Welche übergeordneten spezifischen Persönlichkeitseigenschaften sind bei der Patientin auszumachen?

....

Wie könnten typische Grundannahmen und Glaubenssätze der Patientin lauten?

....

Was sind hiermit verbundene typische Oberpläne der Patientin?

....

Gibt es ich-syntone Verhaltensexzesse auf „trait"-Ebene? Wenn ja, welche?

....

Gibt es grundsätzliche Verhaltensdefizite? Wenn ja, welche?

....

Was wirkte im Leben der Patientin bislang oder in der Vergangenheit auf welche Weise kompensatorisch? Was hat die Patientin (unbewusst oder bewusst) getan, um ihre verinnerlichten kindlichen Mangelerlebnisse und Defizite und hiermit verbundene problematische Persönlichkeitseigenschaften und Schwierigkeiten in Lebensbereichen zu kompensieren? Wie wirkten diese Faktoren kompensatorisch?

....

Welche charakteristischen Schwierigkeiten in den einzelnen Lebensbereichen auf Basis der Persönlichkeit sind bei der Patientin auszumachen? Was genau (welche Problematiken im Bereich der Persönlichkeit) führt zu den einzelnen Schwierigkeiten?

....

Arbeit:

....

Partnerschaft und Sexualität:

Elternschaft:

Freundschaft:

Freizeitverhalten:

Gesundheitsverhalten:

Wurde durch die Schwierigkeiten in den Lebensbereichen die Schwelle zur späteren Symptomausbildung herabgesetzt? Wenn ja, in welchem Ausmaß, wodurch, auf welche Art und Weise?

Arbeit:

Partnerschaft und Sexualität:

Elternschaft:

Freundschaft:

Freizeitverhalten:

Gesundheitsverhalten:

....

6. Identifikation von aktuellen und früheren Auslösebedingungen und deren Auswirkungen auf das Erleben und Verhalten der Patientin (Aktualgenese)

Kann zeitlich gesehen ein Beginn der Symptomatik ausgemacht werden?

....

Ist die Symptomatik eher chronisch? Kam es in jüngerer Vergangenheit zur Intensivierung der Symptomatik?

....

Was sind die zeitlich im Zusammenhang mit der Symptomatik stehenden Ereignisse? Haben diese Ereignisse einen Einfluss auf die Entwicklung der Symptomatik?

....

Wenn ja, welchen Einfluss (wie ist die Wirkungsweise dieser Ereignisse)? Welche primäre(n) Emotion(en) wird/werden ausgelöst?

....

7. Identifikation der Symptomatik auf den Ebenen Kognition, Emotion, Motorik, Physiologie und deren Entwicklungsverlauf

Versuchen Sie, Schritt für Schritt eine grafische Darstellung des Entwicklungsverlaufs der Symptomatik in Anlehnung an die Fallbeispiele darzustellen. Benutzen Sie dazu die Vorlage aus Abb. 4-11.

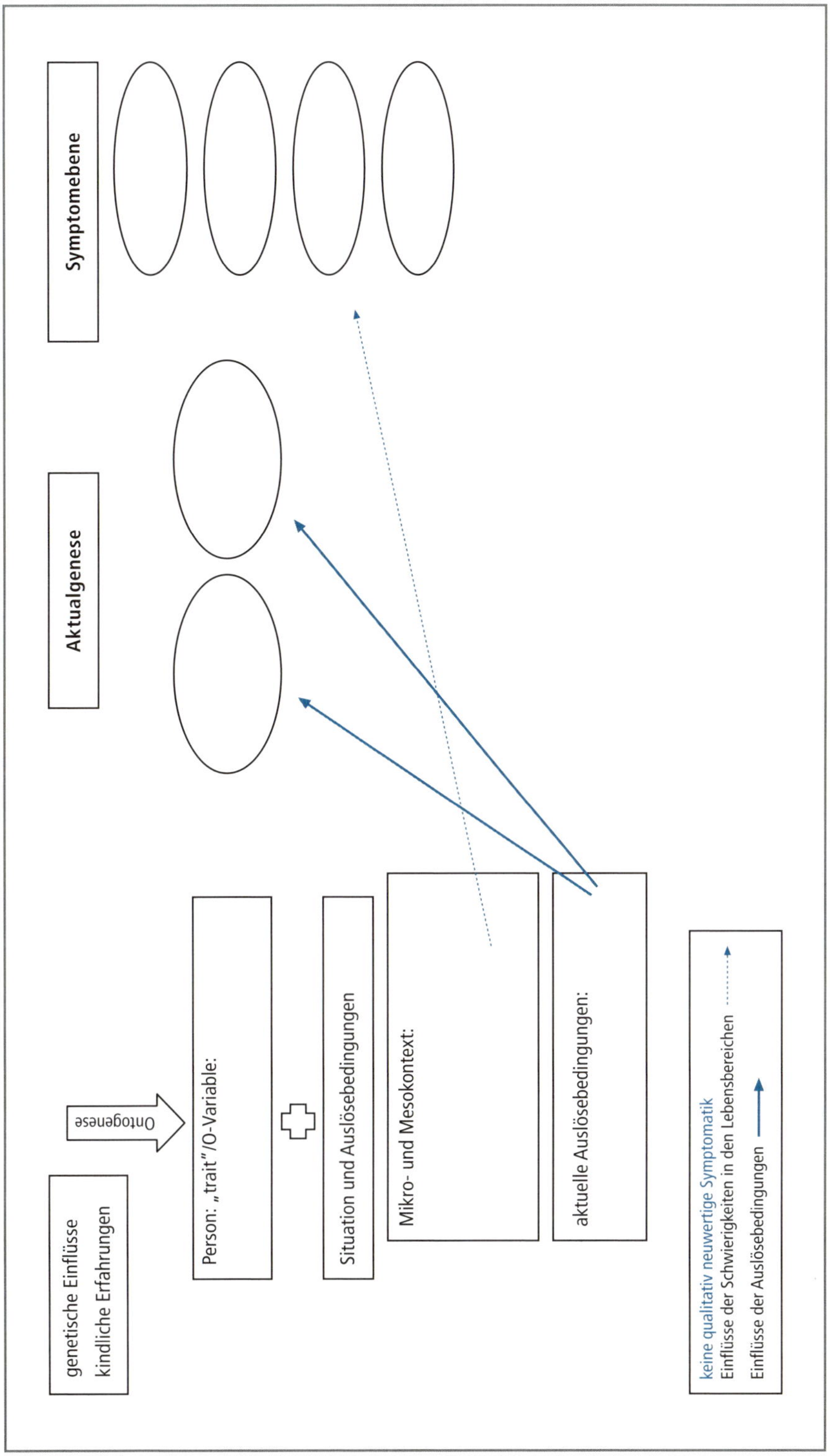

Abb. 4-11 Formblatt zur Aktualgenese

Kategorisieren Sie alle Symptome in die Verhaltensebenen:

Kognitive Ebene:

....

Physiologische Ebene:

....

Emotionale Ebene:

....

Motorische Ebene:

....

Gibt es in der aktuellen Symptomatik Verhaltensexzesse und Verhaltensdefizite, die als ich-syntone Exzesse und Defizite noch nicht identifizier wurden? Wenn ja, welche?

....

Verhaltensexzesse:

....

Verhaltensdefizite:

....

8. Analyse von Konsequenzen, individueller und interaktioneller Funktionalität, Verstärkung und Aufrechterhaltung des Verhaltens/der Symptomatik

8.1 Analyse von kurzfristigen Konsequenzen, individueller und interaktioneller Funktionalität, Verstärkung und Aufrechterhaltung des Verhaltens/der Symptomatik

Schauen Sie noch einmal auf die erstelle Grafik im vorherigen Schritt und arbeiten Sie Schritt für Schritt heraus, welche Bedingungsanalysen Sie schon vorgenommen haben. Welches Symptom folgt welchem Symptom oder welcher primären Emotion?

Ist in der Bedingungskette ein Verstärkungsprozess auszumachen? Wie lässt sich die Bedingungskette anhand des Kontingenzschemas der operanten Konditionierung einordnen?

Nutzen Sie zur Hilfe eine einfache Tabelle (▸ Tab. 4-16).

Tab. 4-16 Bislang analysierte Bedingungsketten

Symptom/Verhalten	Kurzfristige Konsequenz	Verstärkungsprozesse (kurzfristig)

Können zusätzlich positive Verstärkungsprozesse identifiziert werden (▸ Tab. 4-17)?

Tab. 4-17 Zusätzliche positive kurzfristige Verstärkungsprozesse

Verhalten/Symptom	Konsequenz und Verstärkungsprozess

8.2 Analyse von langfristigen Konsequenzen, individueller und interaktioneller Funktionalität, Verstärkung und Aufrechterhaltung des Verhaltens/der Symptomatik sowie von Teufelskreisen und Abwärtsspiralen

Haben Sie in den bereits analysierten Bedingungsketten eher langfristige Konsequenzen beschrieben? Wenn ja, welche waren dies? Welche weiteren langfristigen Konsequenzen lassen sich feststellen (▸ Tab. 4-18)?

Tab. 4-18 Bislang analysierte langfristige Konsequenzen

Symptom/Verhalten	Langfristige Konsequenz	Verstärkungsprozesse

Welche zusätzlichen langfristigen Konsequenzen lassen sich finden?

Lassen Sich Teufelskreis und Abwärtsspiralen analysieren?

Nutzen Sie zur Unterstützung erneut die Möglichkeit, sich diese grafisch zu veranschaulichen (s. Übungsblatt, Anhang 1).

Lässt sich ein sekundärer Krankheitsgewinn ausmachen? Wenn ja, worin besteht dieser?

9. Identifikation von Verhaltensaktiva, Ressourcen, Selbsthilfemöglichkeiten und -strategien, Bewältigungsfähigkeiten, ungestörten Verhaltensbereichen und subjektivem Krankheitsverständnis

Gibt es über die Kompensation hinaus Ressourcen des Patienten? Wenn ja, welche sind dies und inwiefern wirken diese als hilfreich?

....

Gibt es Hinweise auf Merkmale des subjektiven Krankheitsverständnisses? Welche sind dies?

....

Erstellen der Mikroanalyse

Welche typische Symptomatik wollen Sie in einer spezifischen Situation konkret darstellen? Welches ist die im Zentrum stehende Symptomatik?

....

In welchen konkreten Situationen wird diese typischerweise ausgelöst? Welche Situation bzw. ähnliche Situationen sind die zentralen und gehen der Symptomatik am häufigsten voraus?

....

Beschreiben Sie die ausgewählte Situation konkret:

....

Beschreiben Sie nun die in dieser Situation typischerweise ausgelösten Symptome auf den einzelnen Verhaltensebenen (nennen Sie nur die in der Situation typischerweise auftretenden Symptome).

Rkog:

....

Remo:

....

Rphys:

....

Rmot:

Identifizieren Sie nun die in dieser Situation und für diese Symptome relevanten Merkmale der Persönlichkeit:

Durch welche Reaktionsweisen kommt es zu welchen charakteristischen kurzfristigen Konsequenzen und Verstärkungsbedingungen?

Übung: Lösungsvorschlag

1. Analyse von genetisch oder pränatal bedingten Vulnerabilitätsfaktoren

Lassen sich anhand der vorliegenden Informationen Rückschlüsse auf eine mögliche genetische, pränatal bedingte Vulnerabilität ausmachen? Wenn ja, welche?

Anhand der uns vorliegenden Informationen sind zunächst keine Rückschlüsse auf Vulnerabilitätsfaktoren im genetischen oder präpartalen Sinn zu ziehen.

2. Analyse der kindlichen, biografischen Situation

- Welches sind deskriptive Merkmale der kindlichen Situation?
  - *Aufgewachsen ohne Vater*
  - *sichere, liebevolle Versorgung durch Großeltern*
  - *zwischen 7. und 11. Lebensjahr wiederholte Vergewaltigungen durch vier Männer unter Betäubung mit Folge von körperlichen Schmerzen und Nicht-Einordnenkönnen dieser Beschwerden angesichts teilweise bis komplettem Erinnerungsverlust*
  - *Geborgenheit, Zeiten von Unbeschwertheit im Kindergarten*
  - *Abfall von Schulleistungen*
- Eigenschaften der Mutter: *brutal, kaltherzig, machtbesessen*
- Beziehung der Patientin zur Mutter in der Kindheit:
  - *Mutter wertet Patientin massiv ab*
  - *harte Bestrafungen in sowohl instrumenteller wie auch sadistischer Form inkl. körperlicher Züchtigung und Gewalt, Freiheitsberaubung, absichtliche Vernachlässigung elterlicher Fürsorgepflicht (Ernährung der Patientin), Mutter dominiert die Patientin*
  - *keine Geborgenheit, Wärme, Zuwendung, Anerkennung*
  - *Mutter verkauft Patientin an Männer*
- Eigenschaften des Vaters: /
- Beziehung des Patienten zum Vater in der Kindheit:
  - *nicht vorhanden, Aufwachsen ohne Vater*

- Weitere Schlussfolgerungen zu noch nicht genannten Merkmalen der kindlichen Situation:
  - *in Bezug auf die Eigenschaften der Mutter: sadistisch-dominante Persönlichkeit, vermutlich persönlichkeitsgestört, an Geld interessiert*
- Gibt es Wechselwirkungen der Erfahrungen in der kindlichen Situation? Wenn ja, welche?
  - *Der Abfall von Schulleistungen steht in engem Zusammenhang mit den kindlichen Erlebnissen von Schutzlosigkeit, Kontrollverlust und Demütigung.*

3. Analyse der innerpsychischen Auswirkungen der biografischen Situation in der kindlichen Situation („innerpsychischer Niederschlag")

und

4. Analyse der Auswirkungen der kindlichen Situation, der hiermit verbundenen Affekte und Bedürfnisfrustrationen auf die kindlichen Verhaltensweisen zum Umgang mit der kindlichen Situation

Übertragen Sie die einzelnen herausgearbeiteten Merkmale der kindlichen Situation. In einem zweiten Schritt versuchen Sie sich in diese Situation hineinzufühlen und zu verstehen, wie sich die Patientin in dieser Situation gefühlt hat. Als Hilfe können Sie die ätiopathogenetische Tabelle (▸ Kap. 4.5.3) hinzuziehen. Versuchen Sie jedoch zunächst, sich selbstständig einzufühlen und wirklich zu verstehen, wie sich die Patientin gefühlt haben muss. Überlegen Sie dann, welche Bedürfnisse hier ggf. frustriert worden sind.

Im nächsten Schritt rekonstruieren Sie auf Basis der Informationen und eigener Schlussfolgerungen, ob und welchen Umgang die Patientin in dieser Situation gefunden hat (▸ Tab. 4-19).

5. Analyse der Auswirkungen der kindlichen Erfahrungen auf die Entwicklung der Persönlichkeit sowie Auswirkungen auf die Lebensbereiche inkl. Kompensationsmöglichkeiten

Welche übergeordneten spezifischen Persönlichkeitseigenschaften sind bei der Patientin auszumachen?

- *niedriges Selbstwertgefühl*
- *zwanghafte Persönlichkeitseigenschaften, gekennzeichnet durch verinnerlichte Angst, sehr hohes Kontroll- und Sicherheitsbedürfnis, Aggressionshemmung sowie durch perfektionistische Selbstansprüche*
- *keine internalisierte sichere Bindung*

Wie könnten typische Grundannahmen und Glaubenssätze der Patientin lauten?

- *„Die Welt ist gefährlich und unsicher." „Andere Menschen behandeln mich schlecht", „Ich bin wertlos."*

Was sind hiermit verbundene typische Oberpläne des Patienten?

- *„Behalte immer die Kontrolle über alles." „Sei vorsichtig im Kontakt zu anderen Menschen."*

Tab. 4-19 Lösungsmöglichkeiten zur Übung 1: kindliche Situation, Emotionen, Bedürfnisse, Umgang

Merkmal der kindlichen Situation	Verbundene Affekte, Gefühle, Emotionen	Frustration von Bedürfnissen	Kindlicher Umgang
Fehlen von Zuwendung, Geborgenheit, Wärme, Anerkennung durch Mutter	*Patientin fühlt sich haltlos, verlassen, traurig, minderwertig*	*Massive Frustration der Bedürfnisse nach Bindung, Kontrolle/ Sicherheit, Selbstwertbestätigung/ Wertschätzung*	*Nähe bei Großeltern und im Kindergarten suchen, aber auch eigene Bedürfnisse unterdrücken*
Mutter brutal, dominant, sadistisch, harte Bestrafungen in sowohl instrumenteller wie auch sadistischer Form inkl. körperlicher Züchtigung und Gewalt, Freiheitsberaubung, absichtliche Vernachlässigung elterlicher Fürsorgepflicht (Ernährung der Patientin, verkauft Patientin an Männer)	*Patientin fühlt sich ohnmächtig, ausgeliefert, permanent bedroht und ängstlich, minderwertig, ohnmächtig wütend*	*Massive Frustration der Bedürfnisse nach Kontrolle/ Sicherheit, Autonomie/Selbstbestimmung, Selbstwertbestätigung/ Wertschätzung*	*Sich unterordnen und möglichst brav zeigen*
Mutter wertet Patientin auch direkt immer wieder ab	*Patientin fühlt sich minderwertig, ohnmächtig wütend*	*Massive Frustration des Bedürfnisses nach Selbstwertbestätigung/ Wertschätzung*	
Aufwachsen ohne Vater	*Patientin fühlt sich anders als andere Kinder, unzulänglich*	*Frustration des Bedürfnisses nach Selbstwertbestätigung*	
Aufwachsen ohne Vater → es steht keine zweite Bezugsperson zur Mutter zur Verfügung, keine potenziell ausgleichende, unterstützende, beschützende Person vor der mütterlichen Aggression	*Intensivierung des Gefühls, es nicht wert zu sein, keine Hilfe erhalten zu können*	*Frustration des Bedürfnisses nach Selbstwertbestätigung, Sicherheit/ Kontrolle*	

Tab. 4-19 (Fortsetzung)

Merkmal der kindlichen Situation	Verbundene Affekte, Gefühle, Emotionen	Frustration von Bedürfnissen	Kindlicher Umgang
Patientin erhält Zuwendung von Großeltern	• *Patientin erlebt sich in diesem Rahmen als wertvoll und behütet, partiell sicher* • *Gleichzeitig wird aber der Kontrast zum mütterlichen Verhalten schmerzlich spürbar*		
Patientin fühlt sich im Kindergarten sicher, behütet und macht Erfahrungen von Unbeschwertheit	• *Patientin erlebt sich in diesem Rahmen als wertvoll und behütet, partiell sicher* • *Gleichzeitig wird aber der Kontrast zum mütterlichen Verhalten schmerzlich spürbar*		

Gibt es ich-syntone Verhaltensexzesse auf „trait"-Ebene? Wenn ja, welche?

- *Kontrollieren, in den Körper hineinhören und diesen beobachten, über Körpervorgänge nachdenken, Reinigung von potenziellen Kolibakterien, perfektionistisches Arbeitsverhalten*

Gibt es grundsätzliche Verhaltensdefizite? Wenn ja, welche?

- *Unsicherheit ertragen*
- *in Beziehungen zu anderen eigene Bedürfnissen und Grenzen einfordern*
- *Selbstfürsorge generell*

Was wirkte im Leben der Patientin bislang oder in der Vergangenheit auf welche Weise kompensatorisch? Was hat die Patientin (unbewusst oder bewusst) getan, um ihre verinnerlichten kindlichen Mangelerlebnisse und Defizite und hiermit verbundene problematische Persönlichkeitseigenschaften und Schwierigkeiten in Lebensbereichen zu kompensieren? Wie wirkten diese Faktoren kompensatorisch?

Kompensatorisch wirkte vermutlich im gewissen Maß über einen längeren Zeitraum:

- *die sichere Einbindung in einen Arbeitsplatz*

- *über Funktionieren und Leistungerbringen konnte auch der Selbstwert besser reguliert werden*
- *später: Alkoholmissbrauch, um sich von belastenden Emotionen zu betäuben*

Welche charakteristischen Schwierigkeiten in den einzelnen Lebensbereichen auf Basis der Persönlichkeit sind bei der Patientin auszumachen? Was genau (welche Problematiken im Bereich der Persönlichkeit) führt zu den einzelnen Schwierigkeiten?

- Arbeit:
  - *Berufsunfähigkeit aufgrund der multiplen gesundheitlichen Belastungen bei Selbstüberforderung und Ignorieren eigener Grenzen*
- Partnerschaft und Sexualität:
  - *auf Basis des Minderwertigkeitserlebens ist Patientin lange Zeit nicht in der Lage, sich von einem gewalttätigen und erniedrigenden Mann zu trennen*
  - *danach: Aufgrund des Misstrauens und der Angst vor erneuter Verletzung bleibt Patientin allein und drängt ihre Bindungsbedürfnisse noch weiter zurück, verzichtet hierdurch aber auch auf positive Erfahrungen in Bezug auf Nähe, Geborgenheit, Wertschätzung.*
- Elternschaft:
  - *Patientin scheint hier die Thematik um Strenge und Nachgiebigkeit und Nähe-Distanz aus der eigenen Beziehung zur Mutter auf die Tochter übertragen zu haben, sodass sich die Beziehung „angespannt" gestaltet.*
- Freundschaft:
  - *Patientin scheint aufgrund des verinnerlichten Misstrauens eher auf Distanz zu anderen Menschen zu bleiben, hierdurch nur wenige Freunde und Bindungen, verzichtet hierdurch aber auch auf positive Erfahrungen in Bezug auf Nähe, Wertschätzung.*
- Freizeitverhalten:
  - *Hier sind zunächst keine Schwierigkeiten erkennbar.*
- Gesundheitsverhalten:
  - *Es kommt zu vielfältigen somatischen Problemen auf Basis der verinnerlichten missbräuchlichen und gewalttätigen Erfahrungen.*
  - *Durch Alkoholmissbrauch entstehen vermutlich weiter somatische Probleme.*

Wurde durch die Schwierigkeiten in den Lebensbereichen die Schwelle zur späteren Symptomausbildung herabgesetzt? Wenn ja, in welchem Ausmaß, wodurch, auf welche Art und Weise?

- Arbeit:
  - *Nach Erwerbsunfähigkeit Verschlimmerung von Symptomatik mit anschließender Psychotherapie, da für die Patientin hierdurch ein wichtiger halt-, sinngebender und selbstwertdienlicher Faktor wegfiel.*
- Partnerschaft und Sexualität:
  - *Die gewalttätige und demütigende Ehe schwächt das Selbstwertgefühl der Patientin weiter, ebenso wird ihr ohnehin bestehendes Misstrauen ggü. Menschen intensiviert.*

  - *Durch den Verzicht auf Nähe, Geborgenheit, Wertschätzung durch einen Partner ist die Patientin aber auch permanent und über Jahre von einem Gefühl von Einsamkeit und Frustration bedroht, das immer wieder unterdrückt werden muss, was auch Kraft kostet und depressive Gefühlszustände hervorruft.*
- Elternschaft:
  - *kann auf Basis der vorliegende Informationen nicht gut genug geschlussfolgert werden*
- Freundschaft:
  - *Ebenso wie in Bezug auf das Fehlen einer zufriedenstellenden Partnerschaft gilt für den Bereich Freundschaft: Durch den Verzicht auf Nähe, Geborgenheit, Wertschätzung durch einen Partner ist die Patientin aber auch permanent und über Jahre von einem Gefühl von Einsamkeit und Frustration bedroht, das immer wieder unterdrückt werden muss, was auch Kraft kostet und depressive Gefühlszustände hervorruft.*
- Freizeitverhalten: /
- Gesundheitsverhalten:
  - *Die somatischen Beschwerden bringen die Patientin in Kontakt mit den bedrohlichen Kindheitserfahrungen, der Bedrohlichkeit durch unerklärliche Körpervorgänge/Schmerzen und schwächen so ihr Sicherheitsgefühl.*

6. Identifikation von aktuellen und früheren Auslösebedingungen und deren Auswirkungen auf das Erleben und Verhalten der Patientin (Aktualgenese)

Kann zeitlich gesehen ein Beginn der Symptomatik ausgemacht werden?

- *Nein*

Ist die Symptomatik eher chronisch? Kam es in jüngerer Vergangenheit zu Intensivierung der Symptomatik?

- *insgesamt chronische Symptomatik, wobei jedoch aktuell wieder deutliche Verschlechterung*
- *insgesamt wenig qualitativ neuwertige Symptomatik*

Was sind die zeitlich im Zusammenhang mit der Symptomatik stehenden Ereignisse? Haben diese Ereignisse einen Einfluss auf die Entwicklung der Symptomatik?

- *früher: Erwerbsunfähigkeit, gewalttätige Ehe*
- *aktuell: Kontaktaufnahme durch die Mutter (verbunden mit deren gewohnt herrischen Verhalten in Kombination mit Inaussichtstellen von hohem Erbe – Mutter nutzt Macht erneut aus, unausgesprochene Erpressung)*

Wenn ja, welchen Einfluss (wie ist die Wirkungsweise dieser Ereignisse)? Welche primäre(n) Emotion(en) werden ausgelöst?

- *gewalttätige Ehe, Erwerbsunfähigkeit: siehe oben*
- *Kontaktaufnahme durch die Mutter(verbunden mit deren gewohnten herrischen Verhalten in Kombination mit Inaussichtstellen von hohem Erbe – Mutter nutzt Macht erneut aus, unausgesprochene Erpressung) führt zum Wiedererleben der kindlichen Gefühle von Wut, Verlassenheit, Ohnmacht, Kontrollverlust; insgesamt*

Teil III

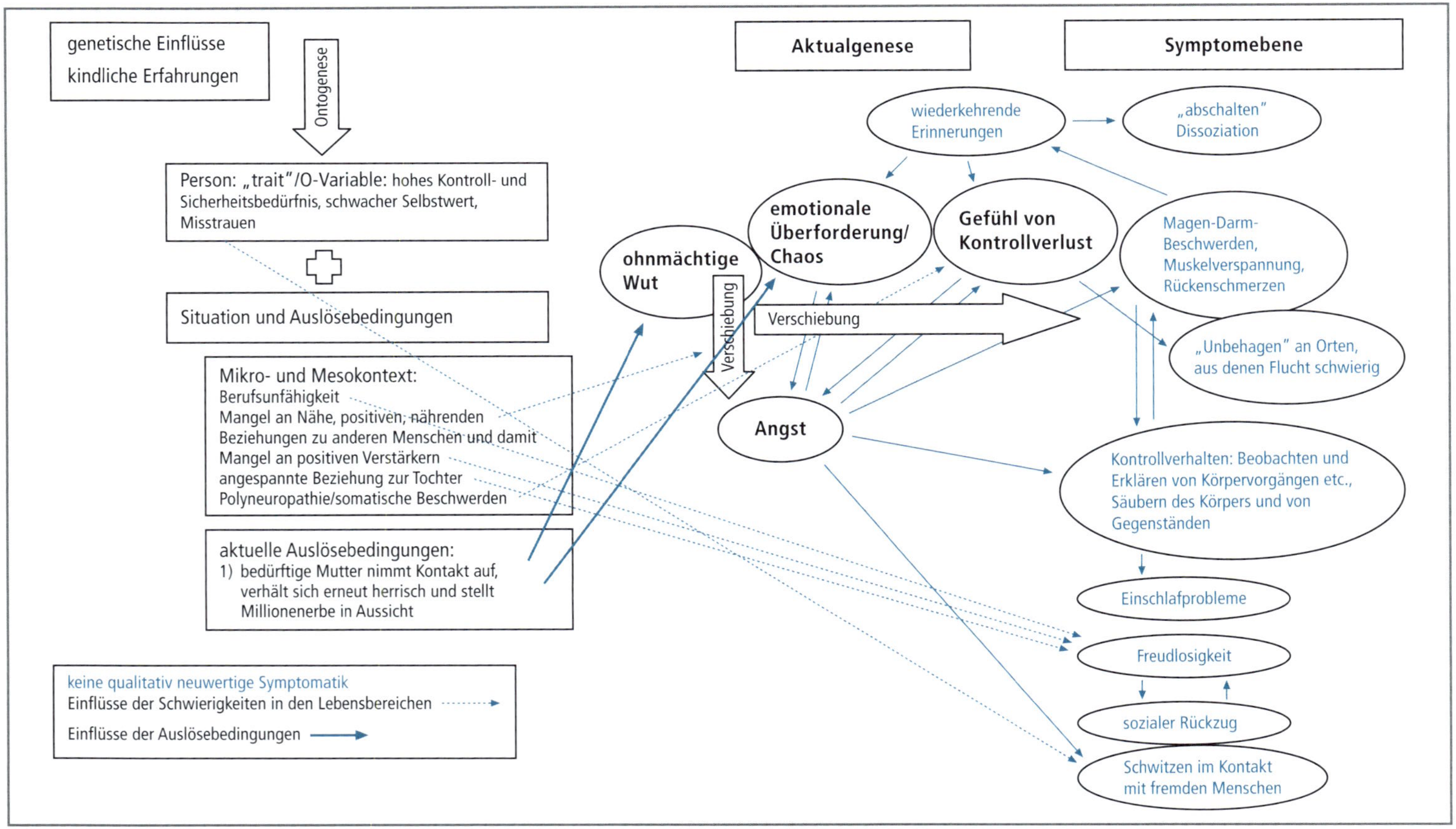

Abb. 4-12 Entwicklungsverlauf der Symptomatik

massive emotionale Überforderung, die durch die Ambivalenz zwischen den aversiven Gefühlszuständen einerseits und der Hoffnung auf nicht nur materielle, sondern auch emotionale Gutmachung noch intensiviert wird; primäre Emotion ist erneut die wütende Ohnmacht.

7. Identifikation der Symptomatik auf den Ebenen Kognition, Emotion, Motorik, Physiologie und deren Entwicklungsverlauf

Versuchen Sie, Schritt für Schritt eine grafische Darstellung des Entwicklungsverlaufs der Symptomatik in Anlehnung an die Fallbeispiele darzustellen. Benutzen Sie dazu die Vorlage in ▸ Abb. 4-12.

Der Entwicklungsverlauf in Worten:

- *Die unerträgliche Wut und das Ohnmachtserleben der Mutter gegenüber verschiebt die Patientin in Angst (C-/) und körperliche Symptome (C-/), welche zunächst ein Stück weit erträglicher erlebt werden als die ohnmächtige Wut. Die Angst jedoch führt wiederum zu Gefühlen von Kontrollverlust, welches wiederum die Angst intensiviert. Außerdem folgen der Angst die somatischen Äquivalente.*
- *Gleichzeitig kommt es insgesamt durch den Kontakt mit der Mutter zu emotionalem Chaos mit verschiedenen, intensiven Gefühlszuständen (Verlassenheit, Wut, Ohnmacht), welche wiederum sowohl Angst, Kontrollverlustgefühle und wiederkehrende Erinnerungen an die traumatischen Erlebnisse zur Folge hat, denen mit Dissoziation zu begegnen versucht wird (C-/).*
- *Die Angst wird nun weiterhin durch Kontrollverhalten (Beobachten und Erklären vor Körpervorgängen, Säubern des Körpers und von Gegenständen) zu bewältigen versucht (C+). In der weiteren Folge entwickeln sich Einschlafprobleme, Freudlosigkeit und sozialer Rückzug.*

Kategorisieren Sie alle Symptome in die Verhaltensebenen:

- *kognitive Ebene: Nachdenken über Körpervorgänge, Erklärungen suchen, wiederkehrende belastende Erinnerungen, Dissoziation*
- *physiologische Ebene: Einschlafstörungen, Magen-Darm-Probleme, Verspannungen, Rückenschmerzen, Schwitzen*
- *emotionale Ebene: Wut, Ohnmachtsgefühle, Angst, Gefühl von Hilflosigkeit, Freudlosigkeit*
- *motorische Ebene: Kontrollhandlungen, sozialer Rückzug, Dissoziation*

Gibt es in der aktuellen Symptomatik Verhaltensexzesse und Verhaltensdefizite, die als ich-syntone Exzesse und Defizite noch nicht identifizier wurden? Wenn ja, welche?

- *Verhaltensexzesse: Kontrollhandlungen*
- *Verhaltensdefizite: sich angemessen von der Mutter abgrenzen, sich angemessen schonen und angenehmen Aktivitäten nachgehen*

8. Analyse von Konsequenzen, individueller und interaktioneller Funktionalität, Verstärkung und Aufrechterhaltung des Verhaltens/der Symptomatik

8.1 Analyse von kurzfristigen Konsequenzen, individueller und interaktioneller Funktionalität, Verstärkung und Aufrechterhaltung des Verhaltens/der Symptomatik

Schauen Sie noch einmal auf die erstellte Grafik und arbeiten Sie Schritt für Schritt heraus, welche Bedingungsanalysen Sie schon vorgenommen haben. Welches Symptom folgt welchem Symptom oder welcher primären Emotion?

Ist in der Bedingungskette ein Verstärkungsprozess auszumachen? Wie lässt sich die Bedingungskette anhand des Kontingenzschemas der operanten Konditionierung einordnen? Nutzen Sie zur Hilfe eine einfache Tabelle (▸ Tab. 4-20).

Tab. 4-20 Lösungsmöglichkeiten zur Übung: Bislang analysierte Bedingungsketten

Symptom/Verhalten	Kurzfristige Konsequenz	Verstärkungsprozesse (kurzfristig)
Wut	*Angst, somatische Symptome*	*Wut wird weniger spürbar:* **negative Verstärkung**
Angst	*Gefühl von Kontrollverlust, emotionale Überforderung*	*Als negative Konsequenz/ Bestrafung, keine Verstärkung*
Gefühl von Kontrollverlust, emotionale Überforderung	*Angst*	*Als negative Konsequenz/ Bestrafung, keine Verstärkung*
Angst	*Kontrollverhalten*	*Angst wird reduziert:* **negative Verstärkung**
Gefühl von Kontrollverlust	*Agoraphobische Ängste*	*Als negative Konsequenz/ Bestrafung, keine Verstärkung*
Emotionale Überforderung	*Wiederkehrenden Erinnerungen*	*Als negative Konsequenz/ Bestrafung, keine Verstärkung*
Emotionale Überforderung	*Gefühl von Kontrollverlust*	*Symptome als negative Konsequenz/Bestrafung, keine Verstärkung*
Wiederkehrende Erinnerungen	*Dissoziation*	*Reduktion der mit den Erinnerungen verbundenen unerträglichen Gefühle:* **negative Verstärkung**
Somatische Symptome	*Kontrollverhalten*	
Kontrollverhalten	*Somatische Symptome*	*Symptome als negative Konsequenz/Bestrafung, keine Verstärkung*

Tab. 4-20 (Fortsetzung)

Symptom/Verhalten	Kurzfristige Konsequenz	Verstärkungsprozesse (kurzfristig)
Kontrollverhalten	*Einschlafprobleme*	*Symptome als negative Konsequenz/Bestrafung, keine Verstärkung*
Freudlosigkeit	*Sozialer Rückzug*	*Symptome als negative Konsequenz/Bestrafung, keine Verstärkung*
Sozialer Rückzug	*Freudlosigkeit*	*Symptome als negative Konsequenz/Bestrafung, keine Verstärkung*

Können zusätzlich positive Verstärkungsprozesse identifiziert werden (▸ Tab. 4-21)?

Tab. 4-21 Lösungsmöglichkeiten zur Übung: Zusätzliche positive kurzfristige Verstärkungsprozesse

Verhalten/Symptom	Konsequenz und Verstärkungsprozess
Kontrollverhalten inkl. Grübeln	*Gefühl von Kontrolle und Sicherheit:* **positive Verstärkung**

8.2 Analyse von langfristigen Konsequenzen, individueller und interaktioneller Funktionalität, Verstärkung und Aufrechterhaltung des Verhaltens/der Symptomatik sowie von Teufelskreisen und Abwärtsspiralen

Haben Sie in den bereits analysierten Bedingungsketten eher langfristige Konsequenzen beschrieben? Wenn ja, welche waren dies? Welche weiteren langfristigen Konsequenzen lassen sich feststellen (▸ Tab. 4-22)?

Tab. 4-22 Lösungsmöglichkeiten zur Übung: Bislang analysierte langfristige Konsequenzen

Symptom/Verhalten	Langfristige Konsequenz	Verstärkungsprozesse
Sozialer Rückzug	*Freudlosigkeit*	*Symptome als negative Konsequenz/Bestrafung, keine Verstärkung*

Welche zusätzlichen langfristigen Konsequenzen lassen sich finden?

Das gesamte Kontrollverhalten verhindert die Konfrontation mit den Ängsten, die Angst wird nicht abgebaut, sondern aufrechterhalten und ggf. verstärkt. Ebenso wird die Auseinandersetzung mit der Wut vermieden, diese wird langfristig ihren Ausdruck mehr und mehr in somatischen Beschwerden und Depressivität finden

Lassen sich Teufelskreise und Abwärtsspiralen analysieren? Nutzen Sie zur Unterstützung erneut die Möglichkeit, sich diese grafisch zu veranschaulichen.

- Teufelskreise:
  - *Durch das Kontrollverhalten und die hiermit verbundene Aufmerksamkeit auf den Körper wird jedoch nicht nur die Angst reduziert, sondern es werden vermehrt Schmerzen, unangenehme Empfindungen wahrgenommen. Diese erinnern die Patientin wiederum an die belastenden Erlebnisse und Schmerzen bei den Misshandlungen der Mutter und nach den Missbräuchen und führen wiederum zum Gefühl von Kontrollverlust, zu Angst, emotionaler Überforderung und somit erneut zu somatischen Symptomen und wiederkehrenden Erinnerungen.*
- Abwärtsspiralen:
  - *keine weiteren spezifischen, bislang nicht analysierten zu erkennen*

Lässt sich ein Krankheitsgewinn ausmachen? Wenn ja, worin besteht dieser?

- *Durch die Symptomatik (v. a. die somatische) findet die Patientin einen „Grund", sich von der Mutter abzugrenzen und den Kontakt zu reduzieren.*
- *Ebenso kann sie über die Symptomatik aus „wichtigen Gründen" den Kontakt zu anderen Menschen reduzieren.*
- *Das Kontrollverhalten schützt vor einer emotionalen Überforderung und ausgeprägten Dekompensation und ggf. erneuten Psychiatrieaufenthalten.*

9. Identifikation von Verhaltensaktiva, Ressourcen, Selbsthilfemöglichkeiten und -strategien, Bewältigungsfähigkeiten, ungestörten Verhaltensbereichen und subjektivem Krankheitsverständnis

Gibt es über die Kompensation hinaus Ressourcen der Patientin? Wenn ja, welche sind dies und inwiefern wirken diese als hilfreich?

- Die Patientin verfügt über Geld, was ihr ein Stück weit innere Sicherheit vermittelt; ebenso ist sie hierdurch in der Lage, positive Verstärker zu etablieren.
- Hobbys und Interessen: Sport, Tanzen, Musik.

Gibt es Hinweise auf Merkmale des subjektiven Krankheitsverständnisses? Welche sind dies?

- Die Patientin hat bereits Therapieerfahrung und verfügt daher bereits über Wissen in Bezug auf ihre Erkrankung inkl. psychogenetischem Krankheitsverständnis.

Erstellen der Mikroanalyse

Welche typische Symptomatik wollen wir in einer spezifischen Situation konkret darstellen? Welches ist die im Zentrum stehende Symptomatik?

Die im Zentrum stehende Symptomatik ist die Angst sowie das hiermit verbundene Kontrollverhalten der Patientin.

In welchen konkreten Situationen wird diese typischerweise ausgelöst? Welche Situation bzw. ähnliche Situationen sind die zentralen und gehen der Symptomatik am häufigsten voraus?

- *Situationen, die auf Basis der bislang erhobenen Informationen infrage kommen:*
  - *Mutter verhält sich dominant und fordernd.*
  - *Patientin ist mit fremden Menschen zusammen und sich nicht sicher, ob sie gemocht wird.*
- *Von den zwei möglichen Situationen scheinen Situationen rund um die Mutter charakteristisch. So ist die Kontaktaufnahme durch die Mutter hier nicht nur die Auslösesituation auf Ebene einer Lebenssituation, sondern es kommt auch in konkreten Situationen im Umgang mit der Mutter zu einigen der Symptome.*

Beschreiben Sie die ausgewählte Situation konkret:

Die folgende Situation scheint eine typische konkrete Situation darzustellen: Mutter ruft bei der Patientin an und gibt zu verstehen, dass sie angesichts ihrer Schwäche Hilfe benötigt, fordert die Patientin dazu auf, später bei ihr zu erscheinen.

Beschreiben Sie nun die in dieser Situation typischerweise ausgelösten Symptome auf den einzelnen Verhaltensebenen (nennen Sie nicht alle Symptome, wenn diese in der konkreten Situation nicht auftreten).

- *Rkog: „Sie könnte auch einmal netter fragen. Ich muss ihr ja nicht helfen. Sie hat mir ja auch nie geholfen. Was sie mir alles angetan hat. Vielleicht liebt sie mich ja doch und kann es nur nicht zeigen. Immerhin sucht sie den Kontakt zu mir. Ich will nicht. Einfach Augen zu und durch. Das Erbe wird mir später helfen, durch das Geld kann ich mich dann endlich richtig sicher fühlen. Ich sollte hingehen."*
- *Remo: Wut, Traurigkeit, Sorge, Angst, Ambivalenz*
- *Rphys: Die Muskeln verspannen sich. Der Darm beginnt zu rumoren und zu grummeln. In der Brust verspürt die Patientin ein Engegefühl.*
- *Rmot: Die Patientin hört in ihren Körper hinein, sucht nach Erklärungen für die körperlichen Symptome; später sagt die Patientin das Treffen mit der Mutter ab, weil es ihr körperlich zu schlecht geht.*

Identifizieren Sie nun die in dieser Situation und für diese Symptome relevanten Merkmale der Persönlichkeit:

In dieser Situation sind für die Reaktionsweisen der Patientin folgende zeitlich überdauernde Organismusvariablen relevant: verinnerlichte Aggressionshemmung und Angst, schwaches Selbstwertgefühl, strenge und perfektionistische Selbstansprüche.

Durch welche Reaktionsweisen kommt es zu welchen charakteristischen kurzfristigen Konsequenzen und Verstärkungsbedingungen?

Wir müssen hier die Konsequenzen zweier voneinander trennbarer Reaktionsweisen beachten: die Beschäftigung mit den körperlichen Vorgängen und das Absagen des Treffens. Durch die Beschäftigung mit den körperlichen Vorgängen werden die Gedanken und Gefühle in Bezug auf die Mutter zunächst weniger spürbar (C-/), auch die Angst vor den somatischen Symptomen lässt im Verlauf durch das Grübeln etwas nach (C-/), das Absagen des Treffens mit Begründung reduziert die multiplen aversiven Gefühle der Mutter gegenüber sowie die innere Ambivalenz (C-/).

Lösungsmöglichkeit zu Übung: Ausformulierte Verhaltensanalyse

Ätiologisch relevant für die aktuelle Symptomatik sind vor allem die kindlichen Erfahrungen von emotionaler Entbehrung und Ohnmacht durch massiven Machtmissbrauch durch die Mutter bei gleichzeitigem Aufwachsen ohne Vater.
Die dominante, harte, empathielose, bestrafende Mutter mit sadistischen Tendenzen brachte der Patientin vermutlich keine Zuwendung, Geborgenheit, Wärme und Anerkennung entgegen, sondern demonstriert ihre Macht immer wieder durch körperliche Züchtigung, Gewalt, Abwertung, Freiheitsberaubung und Aussetzen von Nahrungsversorgung. Dies führte bei der Patientin neben ausgeprägten Gefühlen von Verlassenheit, Einsamkeit, Haltlosigkeit, Traurigkeit und Minderwertigkeit auch zum Erleben von Ohnmacht, Bedrohung, Angst und Wut. Zugleich wächst die Patientin ohne Vater auf, wodurch ihr keine weitere, möglicherweise ausgleichende und beschützende Bezugsperson zur Verfügung steht. In einem gewissen Ausmaß wirken hier scheinbar die Großeltern und Bezugspersonen im Kindergarten kompensatorisch, bei denen sich die Patientin partiell sicher, behütet und wertvoll erlebt.
Die wiederholten sexuellen Missbrauchserlebnisse durch vier Männer unter Betäubung führen zu einer Intensivierung des Gefühls von hilfloser Auslieferung und Ohnmacht vor allem angesichts nur diffus einzuordnender körperlicher Schmerzen und diffuser Erinnerungen und die in jeglicher Hinsicht unerreichbare Mutter.
Insgesamt ist die Patientin in ihren Bedürfnissen nach Bindung, Kontrolle/Sicherheit und Wertschätzung massiv frustriert worden. Auch standen ihr nur begrenzt Möglichkeiten zur Kompensation bzw. zum Umgang mit dieser belastenden Situation zur Verfügung.
Vor diesem Hintergrund war es der Patientin nicht möglich, eine sichere Bindung zu internalisieren und ein stabiles Selbstwertgefühl zu entwickeln. Sie entwickelte zwanghafte Persönlichkeitseigenschaften, gekennzeichnet durch verinnerlichte Angst, ein sehr hohes Kontroll- und Sicherheitsbedürfnis, Aggressionshemmung sowie durch perfektionistische Selbstansprüche. Grundannahmen und Oberpläne der Patientin beinhalten z. B.: „Die Welt ist gefährlich", „Ich bin wertlos" „Sei vorsichtig im Kontakt zu anderen Menschen", „Behalte immer die Kontrolle über alles." Ich-syntone Verhaltensexzesse bestehen in Kontrollieren (z. B. in Form von: in den Körper hineinhören und diesen beobachten, über Körpervorgänge nachdenken) sowie in perfektionistischem Arbeitsverhalten. Verhaltensdefizite hingegen bestehen darin, Unsicherheit zu ertragen, in Beziehungen zu anderen Menschen eigene Bedürfnisse und Grenzen einzufordern sowie grundsätzlich im Bereich der Selbstfürsorge. Kompensatorisch wirkte vermutlich in gewissem Maß über einen längeren Zeitraum die sichere Einbindung in einen Arbeitsplatz; über Funktionieren und Leistungerbringen konnte auch der Selbstwert besser reguliert werden. Später nutzte die Patientin Alkohol, um sich von belastenden Emotionen zu betäuben.
Aufgrund der multiplen gesundheitlichen Belastungen, die zurückzuführen sind auf die verinnerlichten missbräuchlichen und gewalttätigen Erfahrungen verbunden mit Schmerzen sowie auf den Alkoholmissbrauch, bei gleichzeitiger Selbstüberforderung und Ignorieren eigener Grenzen kommt es letztendlich zu Berufsunfähigkeit, was eine Verschlimmerung der Symptomatik mit anschließender Psychotherapie zur Folge hatte, da für die Patientin hierdurch ein wichtiger halt-, sinngebender und selbstwertdienlicher Faktor wegfiel. Auf Basis des Minderwertigkeitserlebens ist die Patientin lange Zeit nicht in der Lage, sich von einem gewalttätigen und erniedrigenden Mann zu trennen; dies schwächt das Selbstwertgefühl der Patientin weiter, ebenso wird ihr ohnehin bestehendes Misstrauen ggü. Menschen intensiviert. Nach der Trennung geht sie aufgrund des Misstrauens und der Angst vor erneuter Verletzung keine neue Partnerschaft ein und drängt ihre Bindungsbedürfnisse noch weiter zurück, verzichtet hierdurch aber auch auf positive Erfahrungen in Bezug auf Nähe, Ge-

borgenheit und Wertschätzung, wodurch die Patientin aber auch permanent und über Jahre von einem Gefühl von Einsamkeit und Frustration bedroht ist, das immer wieder unterdrückt werden muss, was Kraft kostet und depressive Gefühlszustände hervorruft. Ähnliches gilt für den Bereich der Freundschaft. Auch die sich entwickelnden somatischen Beschwerden bringen die Patientin in Kontakt mit den Kindheitserfahrungen der Bedrohlichkeit durch unerklärliche Körpervorgänge/Schmerzen und schwächen so ihr Sicherheitsgefühl bereits im Vorfeld der aktuellen Symptomatik. Es besteht insgesamt eine eher chronische Symptomatik mit unterschiedlicher Intensität, wobei es jedoch aktuell seit Kontaktaufnahme durch die Mutter wieder zu einer deutlichen Verschlechterung kommt. Diese (verbunden mit emotionalem Erpressungsversuch und erneuter Machtdemonstration) führt zum Wiedererleben der kindlichen Gefühle von Wut, Verlassenheit, Ohnmacht und Kontrollverlust. Es kommt insgesamt zu einer massiven emotionalen Überforderung, die durch die Ambivalenz zwischen den aversiven Gefühlszuständen einerseits und der Hoffnung auf nicht nur materielle, sondern auch emotionale Gutmachung noch intensiviert wird.

Die unerträgliche Wut und das Ohnmachtserleben der Mutter gegenüber verschiebt die Patientin in Angst (C-/) und körperliche Symptome (C-/). Die Angst jedoch führt wiederum zu Gefühlen von Kontrollverlust und somatischen Äquivalenten. Das gleichzeitig entstehende „emotionale Chaos" mit den verschiedenen, intensiven Gefühlszuständen wird mit Dissoziation zu begegnen versucht (C-/). Die Angst wird nun weiterhin durch Kontrollverhalten (Beobachten und Erklären vor Körpervorgängen, Säubern des Körpers und von Gegenständen) zu bewältigen versucht (C+). In der weiteren Folge entwickeln sich Einschlafprobleme, Freudlosigkeit und sozialer Rückzug.

Es lässt sich exemplarisch folgende Situation der Problematik darstellen (Mikroanalyse):

- **S:** *Mutter ruft bei der Patientin an und gibt zu verstehen, dass sie angesichts ihrer Schwäche Hilfe benötigt, fordert die Patientin dazu auf, später bei ihr zu erscheinen.*
- **O:** *Verinnerlichte Aggressionshemmung und Angst, schwaches Selbstwertgefühl, strenge und perfektionistische Selbstansprüche.*
- **Rkog:** *„Sie könnte auch einmal netter fragen. Ich muss ihr ja nicht helfen. Sie hat mir ja auch nie geholfen. Was sie mir alles angetan hat. Vielleicht liebt sie mich ja doch und kann es nur nicht zeigen. Immerhin sucht sie den Kontakt zu mir. Ich will nicht. Einfach Augen zu und durch. Das Erbe wird mir später helfen, durch das Geld kann ich mich dann endlich richtig sicher fühlen. Ich sollte hingehen."*
- **Remo:** *Wut, Traurigkeit, Sorge, Angst, Ambivalenz*
- **Rphys:** *Die Muskeln verspannen sich. Der Darm beginnt zu rumoren und zu grummeln. In der Brust verspürt die Patientin ein Engegefühl.*
- **Rmot:** *Die Patientin hört in ihren Körper hinein, sucht nach Erklärungen für die körperlichen Symptome; später sagt die Patientin das Treffen mit der Mutter ab, weil es ihr körperlich zu schlecht geht.*
- **K:** *Durch die Beschäftigung mit den körperlichen Vorgängen werden die Gedanken und Gefühle in Bezug auf die Mutter zunächst weniger spürbar (C-/), auch die Angst vor den somatischen Symptomen lässt im Verlauf durch das Grübeln etwas nach (C-/), das Absagen des Treffens mit Begründung reduziert die multiplen aversiven Gefühle der Mutter gegenüber sowie die innere Ambivalenz (C-/).*

Das Kontrollverhalten schützt die Patientin also zunächst vor einer weiteren emotionalen Überforderung und ausgeprägten Dekompensation und ggf. erneuten Psychiatrieaufenthalten. Langfristig verhindert es jedoch die Konfrontation mit den Ängsten, die Angst wird nicht abgebaut, sondern aufrechterhalten und ggf. verstärkt. Ebenso findet eine Auseinandersetzung mit den Wutaffekten nicht statt; diese finden langfristig gesehen mehr und mehr ihren Ausdruck in somatischen Beschwerden und Depressivität. Auch werden durch die vermehrte Aufmerksamkeitslenkung auf den Körper vermehrt Schmerzen und unangenehme Empfindungen wahrgenommen. Diese erinnern die Patientin wiederum an die belastenden Erlebnisse und Schmerzen bei den Misshandlungen der Mutter und nach den Missbrauchserlebnissen und führen wiederum zum Gefühl von Kontrollverlust, Angst, emotionaler Überforderung und somit erneut zu somatischen Symptomen und wiederkehrenden Erinnerungen (Teufelskreis). Ressourcen der Patienten bestehen vor allem darin, dass sie über Geld verfügt, was ihr ein Stück weit innere Sicherheit vermittelt; ebenso ist sie hierdurch in der Lage, positive Verstärker zu etablieren. Sie hat Interessen (Sport, Tanzen, Musik). Die Patientin hat bereits Therapieerfahrung und verfügt daher bereits über Wissen in Bezug auf ihre Erkrankung inkl. psychogenetischem Krankheitsverständnis.

4.6 Diagnose

Nachdem wir im vorherigen Schritt nun eine spezifische, detaillierte Verhaltensanalyse erstellt und damit auch den Patienten in seiner Problematik bereits gut verstanden haben, ist es uns auf Basis der vorangegangenen Analyseschritte auch möglich, eine (oder mehrere) zutreffende Diagnosen zu vergeben.

Bevor wir uns ansehen, worauf wir bei der Diagnosevergabe im Bericht achten müssen, wollen wir uns kurz noch einmal vergegenwärtigen, womit wir es bei der Diagnosevergabe grundsätzlich zu tun haben.

Eine Diagnose (griechisch „diagnosis“: Unterscheidung, Entscheidung, Erkenntnis, Urteil) ist die Bestimmung einer körperlichen oder psychischen Krankheit. Sie entsteht durch die zusammenfassende Beurteilung von Symptomen oder Syndromen. Mithilfe von Klassifikationssystemen, wie der Internationalen statistischen Klassifikation der Krankheiten (International Statistical Classification of Diseases, ICD), sollen Diagnosen abgebildet und in Gruppen unterteilt werden.

An derartiger Klassifikation von insbesondere psychischen Problematiken hat es seit eh und je immer wieder Kritik gegeben. Dennoch hat sich die Klassifikation in der vertragsärztlichen Versorgung bislang „durchgesetzt“ und ist inzwischen zur Selbstverständlichkeit im psychotherapeutischen Arbeitsfeld geworden. Wir sollten uns aber die wichtigsten Kritikpunkte an der Klassifikation noch einmal vor Augen halten. Sie lassen sich insgesamt in etwa wie folgt zusammenfassen:

- Informationsverlust
- Stigmatisierung
- Es erfolgt nur eine kategoriale Klassifikation (krank: ja oder nein); aber: da abweichendes und normales Verhalten sich in Intensität, nicht in der Art, unterscheiden, müsste es statt der kategorialen eine dimensionale Klassifikation geben.
- Die Regeln zur diagnostischen Entscheidungsfindung (z. B. mind. 3 Kriterien müssen erfüllt sein) sind wissenschaftlich nicht begründet und daher willkürlich festgelegt.
- zu viel Raum für individuelle, auch kulturell geprägte Vorstellungen (z. B.: Was ist eine abnorme gehobene Stimmung, wie genau ist diese definiert?)
- Verwendung künstlicher Einheiten
- Verwechselung und Vermischung von Deskription und Erklärung

Teil III

- Insbesondere seitens der psychoanalytischen Schule werden die Klassifikationssysteme unter dem Gesichtspunkt kritisiert, lediglich eine Klassifikation von Oberflächenphänomenen zu liefern, aber wertvolle nosologische Konzepte (Krankheitslehre) auszuklammern.

Demgegenüber steht die Notwendigkeit und Verbesserung der Kommunikation zwischen Fachleuten und mit offiziellen Stellen als vielfach betonter Nutzen. Aufgrund dieser Aspekte werden Diagnosesysteme mittlerweile als notwendige, wenn auch nicht als hinreichende Grundlage von diagnostischer, forschender und therapeutischer Arbeit angesehen.

Kommen wir nun zur Diagnosevergabe in unserem Bericht und rufen uns in Erinnerung, was laut KV-Blatt hier von uns im Bericht gefordert ist.

Wir sollen die Diagnose zum Zeitpunkt der Antragsstellung nennen. Wir sollen hierbei auch differenzialdiagnostische Erwägungen vornehmen und andere Befunde berücksichtigen. Insbesondere differenzialdiagnostische Erwägungen sind leider in der Praxis so gut wie gar nicht anzutreffen. Auf der anderen Seite ist ein häufiger Kritikpunkt der Gutachter, dass die Diagnose nicht nachvollzogen werden kann oder dass der Therapieplan nicht zur Diagnose passt.

Die korrekte Vergabe von Diagnose(n) ist im Sinne der Stimmigkeit des gesamten Berichts enorm wichtig. Außerdem haben wir als Therapeuten auch eine Pflicht, für den Patienten in unserer Fachsprache eine zu seinen Problemen passende Bezeichnung zur Verfügung zu stellen. Wir müssen bei der Diagnosevergabe auf folgende Punkte achten:

- **Verwendung der ICD:** Zunächst gilt die Vorgabe, dass wir die Diagnosen nach der Internationalen Klassifikation der Krankheiten (ICD) zu vergeben haben. Das bedeutet auch, dass wir ein anderes Klassifikationsmanual nicht nutzen dürfen, da für die an der vertragsärztlichen Versorgung teilnehmenden Ärzte und Einrichtungen eine Verpflichtung besteht nach ICD-10 zu diagnostizieren (§§ 295 und 301 Sozialgesetzbuch V). Zur Klassifikation psychischer Erkrankungen wird bekanntermaßen das Kapitel V (F) herangezogen. Auf eine nähere Darstellung der Anwendung des ICD-10 muss an dieser Stelle verzichtet werden; die für die Berichterstellung wichtigsten Punkte werden kurz genannt:
  - In der ICD-10 finden wir für jede Diagnose oder Diagnosegruppe zunächst eine zusammenfassende Beschreibung der typischen Symptome. Es folgen dann die sog. diagnostischen Leitlinien, die man auch als Kriterien zur Vergabe der Diagnose verstehen kann. Dennoch wurden diese so formuliert, dass eine gewisse Flexibilität bei der diagnostischen Entscheidung gewährleistet werden soll. Es besteht somit eine gewisse diagnostische „Freiheit" des Klinikers. Es wird nicht explizit gesagt, dass alle der Kriterien für die Vergabe der Diagnose auch erfüllt sein müssen. Hingewiesen wird auf die Möglichkeit der Unterscheidung zwischen einer gesicherten (G), einer vorläufigen und einer Verdachtsdiagnose (V): Die Diagnose ist als sicher zu betrachten, wenn die Kriterien vollständig erfüllt sind. Wenn die Kriterien nicht vollständig erfüllt sind, besteht die Möglichkeit, die Diagnose als „vorläufig" zu kennzeichnen, falls noch fehlende Informationen wahrscheinlich ergänzt werden

Teil III

können, oder die Möglichkeit eine Verdachtsdiagnose zu vergeben, wenn weitere Informationen nicht eingeholt werden können.

- **Vergabe einer spezifischen, zutreffenden und zum übrigen Bericht passenden Diagnose entsprechend den Symptomen**: Der wichtigste, eigentlich selbstverständliche Gesichtspunkt bei der Vergabe unserer Diagnose(n) ist, dass die Diagnose mit den von uns dargestellten Symptomen im bisherigen Bericht übereinstimmt. Im bisherigen Bericht haben wir, sofern wir alles richtig gemacht haben, in *Punkt 1 „Symptomatik"*, *Punkt 3 „Psychischer Befund"* und *Punkt 5 „Verhaltensanalyse"* die Symptomatik unter verschiedenen Gesichtspunkten bereits ausführlich zum Thema gemacht. In *Punkt 2 „Lebensgeschichtliche Entwicklung und Krankheitsanamnese"* sind wir zudem auf ggf. in der Vergangenheit schon vorhandene Symptome eingegangen. So banal dies auch klingt, es ist ein häufiger Fehler in der Praxis, dass genau dies so nicht getan wird und Diagnosen vergeben werden, die nicht zur dargestellten Symptomatik passen. Wie wir bei der Vorgehensweise für Punkt 1 schon gesehen haben, geht der Weg immer von der Symptomanalyse zur Diagnosevergabe und nicht umgekehrt. Wieso ist es wichtig, dies zu betonen? Nicht selten kommt es vor, dass im ärztlichen Konsiliarbericht bereits eine Diagnose psychischer Krankheit vergeben wird. Häufig handelt es sich dabei um Depressivität. Diese Diagnose ist jedoch meistens nicht weiter begründet oder belegt. Die Erfahrung zeigt, dass Psychotherapeuten manchmal dazu tendieren, sich dieser Diagnose anschließen zu „wollen", damit man dem Gutachter bloß keine Differenzen „präsentiert". Dies kann natürlich nicht die richtige Vorgehensweise sein. Wichtig ist, dass die durch uns vergebene Diagnose begründet und gerechtfertigt werden kann. Eine weitere häufige Befürchtung scheint zu sein, bei zu „harmlosen" Diagnosen ggf. auch eine Ablehnung oder Stundenkürzung zu „kassieren".
  Ein Beispiel ist die Vergabe der Diagnose „F43.2 Anpassungsstörung". Hier bestehen eben solche Befürchtungen, obwohl bei andauernden Symptomen über sechs Monaten hinaus laut ICD-10 durchaus danach eine andere Diagnose vergeben werden kann. Die Existenz der Diagnose „Anpassungsstörung" hat durchaus ihre Berechtigung und ihren Sinn und sollte, wenn die Problematik des Patienten dieser Diagnose am ehesten entspricht, natürlich auch vergeben werden. Es ist ethisch von Bedeutung, dass weder eine Verharmlosung noch eine übertriebene Pathologisierung vorgenommen wird. Ein bekanntes Beispiel aus der Praxis für den Aspekt der Verharmlosung ist die Zurückhaltung in Bezug auf die Vergabe der emotional instabilen Persönlichkeitsstörung. Das hohe Verantwortungsgefühl vieler Therapeuten dem Patienten gegenüber, diesen im Krankensystem nicht eine so „schlimme, determinierende" Diagnose vergeben zu wollen, führt so weit, dass Borderline-Problematiken verharmlost, verschwiegen und dementsprechend im Bericht anders dargestellt werden, z. B. als „abhängiger Persönlichkeitsstil". Eine gesellschaftlich ungerechtfertigte Stereotypisierung und Stigmatisierung von bestimmten Krankheitsbildern sollte uns nicht dazu verleiten, die Realitäten aus den Augen zu verlieren. Ein offener Blick für die Problematik des Patienten ist im Sinne einer gelungenen Therapie von großer Wichtigkeit. Dennoch gilt gerade in Bezug auf die Vergabe von Diagnosen einer Persönlich-

keitsstörung natürlich notwendige Vorsicht und Sorgfalt beim Diagnostizieren. Auch das andere Extrem, eine zu leichtfertige Vergabe dieser Diagnosen, ist in der Praxis anzutreffen. Auf die Diagnostik von Persönlichkeitsstörung wird weiter unten noch kurz eingegangen

- **Präzisierung der gesamten Diagnostik: Konzentration auf nur so viele Diagnosen wie nötig.** Häufig kommt es nun vor, dass mehrere Diagnosen vergeben werden können. In der ICD-10 wird empfohlen, so viele Diagnosen zu verschlüsseln, wie für die Beschreibung des klinischen Bilds notwendig sind. Wird mehr als eine Diagnose vergeben, so soll bestmöglich zwischen einer Haupt- und Neben- bzw. Zusatzdiagnosen unterschieden werden. Die Hauptdiagnose soll diejenige sein, der aktuell die größte Bedeutung zu kommt oder die in der Lebenszeit des Patienten insgesamt die wichtigste Diagnose ist (z. B.: Ein Patient mit chronischer Schizophrenie erfüllt derzeit die Kriterien einer akuten Angststörung; hier wäre die Schizophrenie als Hauptdiagnose zu diagnostizieren.). Vermieden werden sollte jedoch eine, leider häufig anzutreffende Auflistung zahlreicher Diagnosen. Zum einen, weil der Patient hierdurch als sehr krank dargestellt wird, zum anderen, weil wir den Eindruck erwecken, nicht in der Lage zu sein, eine gute Differenzialdiagnostik vorzunehmen und auch hier auf Syndromebene zu verstehen, was die Hauptproblematik des Patienten ist. Beispiele für eine solche unangemessene Diagnostik wären die Vergabe von zahlreichen Angststörungen oder die Vergabe einer „nichtorganischen Schlafstörung" (F51), obwohl die Schlafstörung durch eine andere Erkrankung (z. B. Depression) erklärt werden kann und die Schlafstörung eine von vielen, aber nicht eine deutlich herausragende Problematik darstellt.
- **Vornehmen differenzialdiagnostischer Erwägungen**: Als Differenzialdiagnose (DD) bezeichnet man die Gesamtheit aller Diagnosen, die alternativ als Erklärung für die erhobenen Symptome oder medizinischen Befunde in Betracht zu ziehen sind oder in Betracht gezogen worden sind. Wir müssen im Bericht solche differenzialdiagnostischen Erwägungen vornehmen, wenn es notwendig ist. Dies ist immer dann der Fall, wenn die Entscheidung zwischen Diagnosen nicht offensichtlich zu treffen ist.
- **Besonnene, abgesicherte Diagnostik von Persönlichkeitsstörungen**: Genauso wenig, wie wir eine offensichtlich bestehende emotional-instabile Persönlichkeitsproblematik (und natürlich auch alle anderen Persönlichkeitsauffälligkeiten) nicht verschweigen und verharmlosen sollten, dürfen wir Diagnosen von Persönlichkeitsstörungen leichtfertig vergeben. Laut ICD-10 muss die Diagnostik von Persönlichkeitsstörungen auf möglichst vielen Informationen beruhen. Die Diagnose ist sorgfältig abzuklären. Nicht zuletzt kommt gerade hier auch den Interaktionsgestaltungen des Patienten zum Therapeuten eine große Bedeutung zu. Möglich ist dennoch die Codierung einer Verdachtsdiagnose oder von Persönlichkeitsakzentuierungen, die noch einmal über einen Persönlichkeitsstil, den ja jeder Mensch aufweist, hinausgehen und eine gewisse Krankheitswertigkeit unterstellen. Gerade in diesem Bereich ist viel klinische Erfahrung und Wissen von Nöten. Leichtfertigt sollen also Diagnosen von Persönlichkeitsstörungen, aber auch Persönlichkeitsakzentuierungen aufgrund der Gefahr von Stigmatisie-

rung nicht vergeben werden. Dennoch ist natürlich für die Planung einer Erfolg versprechenden Therapie wichtig zu wissen und zu berücksichtigen, ob es einen hohen Anteil einer auffälligen Persönlichkeit an der aktuellen Problematik gibt. Persönlichkeitsakzentuierungen sind laut ICD-10 nicht im F-Kapitel, sondern unter Z73 „Probleme mit Bezug auf Schwierigkeiten bei der Lebensbewältigung (akzentuierte Persönlichkeitszüge)" zu subsumieren.

- **Verwendung von Testdiagnostik**: Um unsere diagnostischen Überlegungen abzusichern, sollten wir möglichst auch Testdiagnostik verwenden und die Ergebnisse berücksichtigen. Bei Widersprüchen zwischen unserem Eindruck, den vom Patienten geschilderten Symptomen und Testergebnissen können wir diese Widersprüche in den differenzialdiagnostischen Überlegungen auch anführen und unsere Diagnosevergabe aufgrund von unterschiedlicher Gewichtung der Informationsquellen begründen.

Typischerweise treten Schwierigkeiten bei der angemessenen Diagnosevergabe im Bericht bei folgenden Diagnosen auf:

- **Posttraumatische Belastungsstörung (PTBS):** Von den Gutachtern wird eine inflationäre Vergabe dieser Diagnose kritisiert, sodass mittlerweile, sobald die Diagnose im Antragsbericht auftaucht, ganz genau hingesehen wird, ob die Kriterien erfüllt sind und ob der Behandlungsplan angemessen auf die Problematik abzielt. Ursächlich für diese inzwischen genaue Prüfung seitens der Gutachter scheint zum einen zu sein, dass die Diagnose auch immer häufiger vergeben wurde, wenn ein Ereignis der Symptomatik vorherging, das nicht, wie in der ICD gefordert, ein „traumatisches Ereignis außergewöhnlicher Schwere" darstellt, oder wenn ein solches zwar gegeben war, jedoch die Reaktionsweise des Patienten zwar multiple Symptome umfasst, jedoch eben nicht das charakteristische Wiedererleben. Nicht zuletzt besteht die Skepsis der Gutachter auch aufgrund der inzwischen häufig verwendeten Kategorie „PTBS komplex". Diese wird von den Gutachtern besonders kritisch beäugt, da sie de facto im ICD-10 gar nicht auftaucht. Die Gutachter konstatieren dann schlichtweg, eine derartige Diagnose sei laut gültigem Klassifikationssystem nicht existent. Die Diagnose „PTBS komplex" wird von vielen Therapeuten in Fällen von außergewöhnlichen Traumatisierungen in der Kindheit verwendet, da die klassische PTBS-Diagnose (mit der zeitlichen Limitierung auf sechs Monate nach dem traumatischen Ereignis) hier nicht passend ist. In solchen Fällen ist laut ICD-10 aber die Diagnose F62.0 „andauernde Persönlichkeitsänderung nach Extrembelastung" zu verwenden. Problematischer wird es hingegen erneut, wenn die Diagnose „PTBS komplex" zusätzlich dann verwendet wird, wenn die Ereignisse in der Kindheit zwar prägend und gravierend waren (z. B. Erfahrungen von körperlicher Gewalt, elterliche Vernachlässigung), aber nicht zwangsläufig als Extrembelastung (wie z. B. wiederholter sexueller Missbrauch) anzusehen sind und nun im Erwachsenenalter eine emotional-instabile Persönlichkeitsproblematik besteht. In solchen Fällen ist es unnötig, zusätzlich zu der Persönlichkeitsdiagnose noch eine „PTBS komplex" zu diagnostizieren. Sollten in der Kindheit tatsächlich sogenannte Extrembelastungen vorgelegen haben, die nun in der aktuellen entsprechenden Symptomatik deutlich ihren Niederschlag finden, ist die F62.0 als Diagnose zu stellen. Die genannten Überlegungen zur Differenzialdiagnostik sollen nun aber insgesamt auch nicht bewirken, die Diagnose der PTBS grundsätzlich vermeiden zu wollen.

- **Anpassungsstörung:** Wie weiter vorne schon kurz angedeutet, scheuen sich manche Therapeuten, diese Diagnose zu vergeben, da sie eine Kürzung des normalen Stundenkontingents fürchten. Diese Befürchtung kann jedoch zum einen auf Basis umfangreicher Erfahrungen mit gutachterlichen Stellungnahmen entkräftet werden. Noch nie habe ich in mehreren Tausend Fällen erlebt, dass aufgrund der Vergabe dieser Diagnose eine Stundenkürzung vorgenommen wurde. Zum Zweiten bedeutet eine milder ausgeprägte Symptomatik etwa im Vergleich zu einer mittelgradigen depressiven Episode nicht, dass diese Symptomatik automatisch innerhalb kürzerer Zeitdauer erfolgreich zu behandeln wäre, da die Dauer des Therapieerfolgs nicht nur von der Schwere der Symptomatik abhängt. Selbiges gilt natürlich grundsätzlich auch für andere Diagnosen, die einen vergleichsweise geringeren Leidensdruck beinhalten, wie beispielsweise die leichte depressive Episode. Auch diese Störungen sind eindeutig im Indikationskatalog für Verhaltenstherapie enthalten. Erst im Verlauf der Therapie zeigt sich bei jedem Patienten, wie die Therapiefortschritte tatsächlich beurteilt werden können. Vorher ist lediglich eine Prognose möglich. Selbst im Falle einer Stundenkürzung wäre es danach immer noch möglich, eine Weiterführung der Therapie gut zu begründen. Es gilt aber, dass es keine Bestimmung gibt, die von vornherein festlegen würde, dass bei bestimmten Störungsbildern ein geringeres Maß an Stunden eingeplant werden soll.
  Eine weitere Schwierigkeit rund um die Diagnose Anpassungsstörung ist die Differenzialdiagnostik im Hinblick auf die Frage, ob eine depressive Episode oder die F41.2 „Angst und depressive Störung gemischt“ zutreffender wäre. Es taucht dann häufig die Frage auf, inwieweit denn hier die geforderte entscheidende Lebensveränderung überhaupt etwas Spezifisches, Besonders sein soll, da es ja für die Entwicklung krankheitswertiger Symptomatik schon laut theoretischer Annahmen häufig eines Auslösers bedarf. Die Frage lautet also oft, welche Lebensveränderungen denn hier berücksichtigt werden sollen. Diese Frage ist jedoch an dieser Stelle die falsche. Prinzipiell sind hier nämlich alle möglichen Lebensveränderungen denkbar, mit Ausnahme der Extrembelastungen im Rahmen posttraumatischer Belastungsstörungen. Das entscheidende Kriterium soll hier sein, ob das Krankheitsbild vermutlich auch ohne diese Belastung eingetreten wäre. Ist dem nicht so (d. h., die Störung wäre vermutlich auch ohne Vorliegen der Belastung aufgetreten), sollte lieber eine andere Diagnose verwendet werden. Der Auslösesituation kommt also insgesamt bei der Genese der Störung hier eine entscheidende Bedeutung zu. Dennoch bleibt die Abgrenzung schwierig und ist in den meisten Fällen eben nicht eindeutig. Die Frage nach der Differenzialdiagnostik bei der Anpassungsstörung betrifft in erster Linie folgende andere mögliche Diagnosen: F32.0 „Leichte depressive Episode“ sowie F41.2 „Angst und depressive Störung gemischt“.

- **Somatisierungsstörungen:** Häufig ist inzwischen auch anzutreffen, dass Somatisierungsstörungen codiert werden, sobald somatische Symptome ohne körperlichen Befund vorliegen. Übersehen wird hierbei jedoch, dass Somatisierungsstörungen laut Definition mehr als nur das Vorliegen von diesen somatischen Symptomen beinhalten, nämlich gleichzeitig beharrliche Forderungen nach wiederholten medizinischen Untersuchungen des Patienten. Der Patient sträubt sich dann in der Regel, psychische Ursachen für seine körperlichen Symptome in Betracht zu ziehen. In diesem Sinne sind die verschiedenen Diagnosen der Somatisierungsstörungen gedacht. Häufig haben wir es jedoch mit depressiven Patienten zu tun, die eine Reihe somatischer Beschwerden aufweisen, jedoch nicht auf körperliche Ursachen und Untersuchungen bestehen. Vielfach wird leider in solchen Fällen zusätzlich eine Somatisierungsstörung diagnostiziert. Ausreichend wäre hier die Codierung einer depressiven Störung, denn mit Depressivität sind häufig somatische Symptome verbunden. Auch, wenn dies in den Kriterien für depressive Episoden lediglich in Form des zusätzlich kodierbaren somatischen Syndroms in Teilen berücksichtigt wird, wissen wir dies aus klinischer Erfahrung. Voraussetzung für die Vergabe einer Somatisierungsstörung ist jedenfalls grundlegend die hartnäckige Weigerung, psychische Ursachen anzuerkennen.
- **Soziale Phobie:** Die Diagnose wird häufig zu leichtfertig vergeben und nicht mehr von selbstunsicheren Persönlichkeitszügen abgegrenzt. Bei der Vergabe der Diagnose soziale Phobie wird häufig nicht berücksichtigt, ob Vermeidungsverhalten existent und wie ausgeprägt die Angst ist. Viele Patienten verspüren ein „Unbehagen" bis hin zu Angstgefühlen in verschiedenen sozialen Situationen, eine ausgeprägte Angst und eine Vermeidung der Situationen finden aber nicht statt. Eine krankhafte soziale Angst geht jedoch mit deutlichem Leidensdruck einher. Eine angemessene Abgrenzung zu leichten Angstgefühlen in sozialen Situationen auf Basis einer selbstunsicheren Persönlichkeit sollte vorgenommen werden.
- **Rezidivierende depressive Störungen** werden zu schnell codiert, sobald der Patient angibt, in der Vergangenheit auch schon einmal psychische Probleme gehabt zu haben, ohne zu überprüfen, ob die Symptome wahrscheinlich die Kriterien einer krankheitswertigen Depressivität, konkret einer depressiven Episode, erfüllt haben. In diesem Zusammenhang ist auch noch einmal die Differenzialdiagnostik im Hinblick auf die Dysthymia, die zumindest im Antragsbericht auffällig selten diagnostiziert zu werden scheint, von Bedeutung.
- **Persönlichkeitsstörungen:** siehe die Ausführungen hierzu weiter oben (Abschnitt „Besonnene, abgesicherte Diagnostik von Persönlichkeitsstörungen").

Nachdem wir uns nun angesehen haben, was wir grundsätzlich bei der Diagnosevergabe im Bericht beachten müssen und welche typischen Fallstricke hiermit verbunden sein können, lässt sich insgesamt festhalten, dass wir die die Diagnosevergabe mit der notwendigen Ernsthaftigkeit betreiben müssen, ohne die Diagnose an sich aber zu ernst zu nehmen. Es lohnt sich bei der Diagnosevergabe, so auch hier im Bericht, sich dessen bewusst zu sein, dass Diagnosen nicht eine völlig reine, objektive Wahrheit abbilden, sondern als Hilfen im Sinne einer gewissen Vereinfachung zu betrachten und immer auch ein Stück weit von den individuellen Erfahrungen und Ansichten des Diagnostikers abhängig sind. Immer sollten wir im Hinterkopf behalten, dass unser Patient, auch in den Augen eines Gutachters, keine Diagnose darstellt, sondern in seiner Individualität zu betrachten ist. In diesem Sinne ist auch eine nach Diagnosen ausgerichtete Erstellung des Berichts an den Gutachter nicht nur ethisch fraglich, sondern auch im Hinblick auf die Validität und Spezifität der Darstellung mehr oder weniger nutzlos. Eine solche Vorgehensweise vermag nicht die Individualität eines Patienten, der zwar unter eine Krankheit leidet, mit der auch viele andere Menschen zu tun haben, der jedoch eine individuelle Genese der Krankheit aufweist, darzustellen und läuft gerade hierdurch Gefahr, durch den Gutachter abgelehnt zu werden, da sie kritikanfällig ist.

4.6.1 Beispiele Diagnosevergabe

Wir wollen uns auch hier zur Diagnosevergabe wieder Beispiele ansehen, um die vorherigen Überlegungen zu konkretisieren. Da wir in den bisherigen Beispielen und Übungen manche Patienten nun schon umfangreich angesehen haben, macht es Sinn, zunächst anhand dieser Beispiele die passenden Diagnosen zu vergeben. (Hinweis: Testbefunde sind in den folgenden Überlegungen nicht mit eingeflossen. In der Praxis müssen wir jedoch Testbefunde zusätzlich berücksichtigen. Alle nachfolgenden diagnostischen Schlussfolgerungen basieren auf den Symptomschilderungen des Patienten und dem klinischen Eindruck des Therapeuten innerhalb der probatorischen Sitzungen. Die Diagnostik ist somit noch nicht vollständig und muss in der Praxis durch Testbefunde weiter abgesichert werden.)

Fallbeispiel: Diagnose für Patient 1

Schauen wir uns zunächst noch einmal die schon erstellten Punkte 1 und 3 des Berichts zu dem Patienten aus Kap. 4.5.4, Fallbeispiel 1 an.

Symptomatik

Der 40-jährige Patient berichtet im Erstgespräch, „schon immer" mit Ängsten zu tun zu haben. So leide er unter Anspannungszuständen und der permanenten Sorge, es könne „etwas Schlimmes passieren", ihm oder seiner Familie könne etwas zustoßen. Er betreibe daher viel Aufwand, um für Sicherheit zu sorgen, sei „auf den Notfall" vorbereitet (trage z. B. beim Autofahren immer eine Warnjacke, erstelle Notfallpläne). Seit einem Jahr sei es nun aber „richtig schlimm". Der Patient beschreibt über Tage anhaltende Angstzustände und „heftige" Panikattacken mit umfassenden vegetativen Symptomen (Brechreiz, Diarrhö, Bauchschmerzen, weiche Knie, Kreislaufstörungen, Schweißausbrüche, trockener Mund, Zittern, Appetitlosigkeit). Vor allem körperliche Schmerzen beängstigten ihn, er fürchte sich vor der Ausweglosigkeit einer ernsthaften Erkrankung: „Dass ich mich der Rettungskette und letztendlich einem Krankenhaus in die Hände geben müsste." Er schlafe kaum noch, trinke deswegen immer häufiger Bier am Abend, grübele, sei häufig „gereizt, erschöpft und innerlich leer". Abends habe der Patient sogar Angst, etwas zu verpassen, wenn er schlafe, oder „dass das dann alles gewesen ist, was ich haben konnte, falls ich nicht mehr aufwache." Unternehmungen, Entfernungen und Treffen mit Menschen stellten mittlerweile kaum zu überwindende Hürden dar. Der Patient sei vor allem motiviert, ohne Alkohol einschlafen zu können und das Leben wieder mehr genießen zu können, er wolle „die Ängste weghaben". Die Ursache seiner Beschwerden sehe der Patient darin, dass seine Frau heimlich die Verhütung ausgesetzt habe, um ihn an sich zu binden, und nun ein drittes Kind geboren worden sei, obwohl der Patient gerade wieder begonnen habe, Pläne zur beruflichen Entwicklung zu schmieden, welche nun nicht mehr umsetzbar seien, da er nun wieder sehr stark in den familiären Alltag eingebunden sei.

Bislang gab es keine psychotherapeutische oder stationär-psychiatrische Behandlung.

Psychischer Befund zum Zeitpunkt der Antragstellung

Der akkurat gekleidete Patient wirkt in seinen Bewegungen etwas „eckig". Er zeigt sich im Kontakt sehr höflich, eloquent in der Sprache, sehr bemüht um Genauigkeit, hat Sorge, dass er sich nicht gut genug verständlich machen kann. Er betont, dass seine Schilderungen und seine schriftlichen Ausführungen „im höchsten Maße unvollständig und daher unbefriedigend" seien. Mir gegenüber zeigt er sich eher zuvorkommend bis unterwürfig, dann aber auch tendenziell abwertend.

Der Patient ist wach, bewusstseinsklar und zu allen Qualitäten voll orientiert. Es liegen keine Aufmerksamkeits- und Gedächtnisstörungen vor. Im Denken ist der Patient eingeengt auf seine Ängste, es besteht eine ausgeprägte Grübelneigung. Es gibt keine Anhalte für psychotische Symptomatik, keine Ich-Störungen. Im Affekt eher flach und wenig Kontakt zur eigenen Gefühlswelt, insbesondere aggressiver Art. Stimmung ängstlich und niedergeschlagen, z. T. dysphorisch bei etwas eingeschränkter emotionaler Schwingungsfähigkeit, aber erhöhter psychomotorischer Anspannung und Unruhe. Der Antrieb ist reduziert. Es bestehen Ängste und zwanghafte Verhaltensweisen (wie unter Punkt 1 „Symptomatik" beschrieben). Im Selbstkonzept schwankend zwischen Größenvorstellungen („starker Retter") und Selbstentwertung („arm und hilflos"). Suizidalität wird glaubhaft verneint. Der Patient konsumiert regelmäßig Alkohol als Bewältigungsversuch seiner Symptomatik, jedoch bereits selbstständig glaubhaft reduziert, es besteht keine Sucht. Kein Nikotinkonsum, keine Medikamenteneinnahme.

Diagnostik nach ICD-10

Auf dieser Basis der Informationen nehmen wir jetzt die Diagnostik nach ICD-10 vor. Folgende Überlegungen können wir anstellen:

- Zunächst lässt sich feststellen: Es geht in erster Linie um Angst, es werden viele Angst-Symptome geschildert. Symptome in Richtung Depressivität tauchen zwar auch auf, scheinen jedoch nachgeordnet.
- Im nächsten Schritt ist zu überlegen, welche Angstdiagnose hier passend erscheint: Der Patient benennt selber Panikattacken und schildert somatische Symptome, die mit Angst verbunden sein können: Brechreiz, Diarrhö, Bauch-

schmerzen, weiche Knie, Kreislaufstörungen, Schweißausbrüche, trockener Mund, Zittern, Appetitlosigkeit. – Wir könnten nun an die Diagnose einer Panikstörung denken.
- Schauen wir deshalb nun genau, welche Symptome für die Vergabe der Diagnose Panikstörung F41.0 sprechen. Diese sind in Tab. 4-23 aufgeführt.

Im ICD-10 werden Kennzeichen der Störungen und diagnostische Leitlinien vorgegeben. Die Leitlinien stellen dabei eher Kriterien dar, als es die Kennzeichen tun, wobei nicht angegeben wird, wie viele der Kriterien erfüllt sein müssen. In der Tabelle wird angeführt, wenn es sich bei dem Merkmal um ein Kriterium der diagnostischen Leitlinie handelt.

Die Kriterien für die Panikstörung sind somit eher nicht erfüllt, da ein Kriterium (angstfreie Zeiträume) nicht vorliegt, wenngleich die ICD-10 keine genaue Angabe dazu macht, wie viele Kriterien erfüllt sein müssen.

Differenzialdiagnostik

Wir müssen nun die Differenzialdiagnostik vornehmen.

Im nächsten Schritt schauen wir zunächst, welche weiteren Angstsymptome, die keine Kriterien der Panikstörung sind, vorhanden sind, um festzustellen, ob eine andere Diagnose infrage kommt oder besser passt:
- permanente Anspannung und Sorge, es könne „etwas Schlimmes passieren", ihm oder seiner Familie könne etwas zustoßen
- viel Aufwand betreiben, um für Sicherheit zu sorgen
- Er schlafe kaum noch.
- Unternehmungen, Entfernungen und Treffen mit Menschen stellten mittlerweile kaum zu überwindende Hürden dar.
- Abends habe der Patient sogar Angst, etwas zu verpassen, wenn er schlafe, oder „dass das dann alles gewesen ist, was ich haben konnte, falls ich nicht mehr aufwache".

Diese Symptome sind laut der Kriterien für F41.0 nicht unter die Diagnose „Panikstörung" zu subsumieren. Es gilt also zu klären, welche dann infrage kommt. Wir finden in diesen Symptomen Hinweise auf folgende mögliche Störungen:
1. Generalisierte Angst
2. Agoraphobische Ängste
3. Zwang

Zu 3: Liegen die Kriterien für eine Zwangsstörung vor (▸ Tab. 4-24)?

Theoretisch könnte man also die wiederholten, vom Patienten als unsinnig erkannten Handlungen und Gedanken (Warnjacke tragen, gedankliches Erstellen von Notfallplänen) als Zwang diagnostizieren. Es scheint hier jedoch das Quälende an diesen Handlungen derzeit noch zu fehlen, da das eigentlich Quälende für den Patienten die Angst ist und die zwanghaften Verhaltensweisen eingesetzt werden, um Anspannung und Angst zu reduzieren.

Es stellt sich hier die Frage nach dem Ausmaß der Symptomatik, die die Vergabe der Diagnose rechtfertigt. Hierzu wird im ICD-10 unter der Ziffer F42 „Zwangs-

Tab. 4-23 Fallbeispiel Patient 1: Diagnoseprüfung Panikstörung

Symptombeschreibungen und Kriterien nach ICD-10	Korrespondierende Beschreibungen des Patienten	Kriterium erfüllt?
Wiederkehrende schwere Angstattacken (Panik), nicht auf spezifische Situation beschränkt, nicht vorhersehbar **[Kriterium]**	Starke Angst, Panikzustände	✓
Attacken dauern meist wenige Minuten	Angstzustände halten z.T. eher über Tage an, daneben gibt es auch Panikzustände mit kürzerer Dauer	✓ Ja, aber an dieser Stelle Möglichkeit für Differenzialdiagnostik
• Unterschiedliche, aber typische Symptome: Herzklopfen, Brustschmerz, Erstickungsgefühl, Schwindel, Entfremdungserleben • Furcht vor Kontrollverlust, zu sterben oder wahnsinnig zu werden	• Vorliegen von vegetativen Symptomen während der Angst: Brechreiz, Diarrhö, Bauchschmerzen, weiche Knie, Kreislaufstörungen, Schweißausbrüche, trockener Mund, Zittern, Appetitlosigkeit • Angst vor der Ausweglosigkeit einer ernsthaften Erkrankung: „Dass ich mich der Rettungskette und letztendlich einem Krankenhaus in die Hände geben müsste."	✓ • Vegetative Symptome sind zwar nicht die in der ICD-10 spezifisch genannten (mit Ausnahme der Kreislaufprobleme), Appetitlosigkeit mag hier kein passendes Symptom während einer Panikattacke sein, da dieses Symptom ein Fehlen von etwas beinhaltet, während bei der Panik aber ein Zuviel an etwas symptomatisch ist. Dennoch scheinen die anderen vegetativen Symptome durchaus passend für Panikattacken. • Angst vor Kontrollverlust vorhanden
Meist fluchtartiges Verlassen der Situation	/	/
Zwischen den Attacken müssen weitgehend angstfreie Zeiträume liegen, Erwartungsangst ist jedoch häufig **[Kriterium]**	Permanente Anspannung und Sorge	/ Zwar erlebt der Patient auch Momente geringer ausgeprägter Angst, es besteht jedoch eine durchgängige Angst und Sorge

störung" keine Aussage getätigt. Wir sehen hier an diesem Beispiel, dass die Diagnosevergabe eben nicht immer eindeutig möglich und auch von der klinischen Erfahrung und Ansichtsweise des Diagnostikers abhängig ist.

Tab. 4-24 Fallbeispiel Patient 1: Diagnoseprüfung Zwangsstörung

Symptombeschreibungen und Kriterien nach ICD-10	Korrespondierende Symptombeschreibungen des Patienten	Kriterium erfüllt?
Wenigstens 2 Wochen lang an den meisten Tagen Zwangshandlungen (sich ständig wiederholende Stereotypien als Vorbeugung gegen ein unwahrscheinliches Ereignis des Unheils) oder Zwangsgedanken (Ideen, Vorstellungen, Impulse, meist gewalttätigen, obszönen oder sinnlosen Inhalts, als eigene Gedanken erlebt) **[Kriterium]**	Betreibe viel Aufwand, um für Sicherheit zu sorgen, sei „auf den Notfall" vorbereitet (trage z. B. beim Autofahren immer eine Warnjacke, erstelle Notfallpläne)	✓
Müssen quälend sein oder die normalen Aktivitäten stören **[Kriterium]**	Eher nicht, quälend für den Patienten ist die Angst	/
Als eigene Gedanken oder Impulse erkannt	Ja	✓
Wenigstens einem Gedanken oder einer Handlung wird Widerstand geleistet **[Kriterium]**	Nein	/
Gedanke oder Handlung an sich nicht angenehm (Spannungsabbau gilt nicht als angenehm) **[Kriterium]**	Trifft zu	✓
Wiederholen sich in unangenehmer Weise **[Kriterium]**	Wiederholen sich, aber eher nicht in unangenehmer Weise	/
Vegetative Angstsymptome oder quälende innere Anspannung kann zusätzlich vorhanden sein	Ja, siehe oben	✓

Zu 2: Liegen die Kriterien für eine Agoraphobie mit Panikstörung vor (▸ Tab. 4-25)?

Es liegen hier alle Kriterien vor, bis auf die Voraussetzung nach ICD-10, dass die Angst auf die beschriebenen Situationen beschränkt sein muss. Beim Patienten ist es eindeutig so, dass die Angst eben nicht nur auf spezifische Situationen, die hier zwar angedeutet werden, sodass auch agoraphobische Ängste inzwischen zu bestehen scheinen, beschränkt ist. Es ist zu vermuten, dass die häufigen Angstzustände sich auch in öffentlichen Situationen gezeigt haben und mittlerweile in gewissem Ausmaß auf diese Situationen übergegangen sind. Vorherrschend sind aber Angst- und Panikzustände, die situationsunabhängig auftreten.

Tab. 4-25 Fallbeispiel 1: Diagnoseprüfung Agoraphobie

Symptombeschreibungen und Kriterien nach ICD-10	Korrespondierende Symptombeschreibungen des Patienten	Kriterium erfüllt?
Angst ist beschränkt auf mindestens zwei der umschriebenen Situationen: in Menschenmengen, auf öffentlichen Plätzen, bei Reisen mit weiter Entfernung, bei Reisen allein **[Kriterium]**	Unternehmungen, Entfernungen und Treffen mit Menschen stellten mittlerweile aufgrund der Angst kaum zu überwindende Hürden dar	/ Die Angst ist zwar vorhanden, jedoch nicht allein auf diese Situationen beschränkt
Vermeidung der phobischen Situation **[Kriterium]** mit Fehlen eines sofort nutzbaren Fluchtwegs an einen sicheren Ort	Unternehmungen, Entfernungen und Treffen mit Menschen stellten „kaum zu überwindende Hürden" dar: Vermeidung z.T. vorhanden, aber noch nicht voll ausgeprägt.	✓
Vegetative und psychische Symptome müssen primäre Manifestationen der Angst sein **[Kriterium]**	Ja	✓
Panik bei dem Gedanken, öffentlich zu kollabieren und hilflos zu sein	Angst davor, „dass ich mich der Rettungskette und letztendlich einem Krankenhaus in die Hände geben müsste."	✓ Wird zwar mit anderen Worten beschrieben, letztendlich steckt jedoch die Angst vor Hilflosigkeit dahinter.

Teil III

Zu 1: Liegen die Kriterien für eine Generalisierte Angststörung vor (▸ Tab. 4-26)?

Wie wir eindrucksvoll erkennen können, erfüllt der Patient hier alle Kriterien für die generalisierte Angst. Die Angst ist frei flottierend und besteht seit längerer Zeit. Die Kriterien für die Störung sind erfüllt.

Wir haben nun bislang Symptome rund um die Angst angeschaut und müssen jetzt noch überprüfen, welche weiteren Symptome vorliegen und ob diese ggf. die Kriterien für eine weitere Störung erfüllen? Die weiteren Symptome des Patienten (die er selber beschreibt und die wir im Kontakt bemerken und im psychischen Befund festgehalten haben) sind:

- schlafe kaum noch
- trinke immer häufiger Bier am Abend
- grübele
- sei häufig gereizt
- sei erschöpft
- fühle sich innerlich leer

Tab. 4-26 Fallbeispiel Patient 1: Diagnoseprüfung Generalisierte Angststörung

Symptombeschreibungen und Kriterien nach ICD-10	Korrespondierende Symptombeschreibungen des Patienten	Kriterium erfüllt?
Generalisierte und anhaltende, frei flottierende, situationsunabhängige Angst an den meisten Tagen mind. mehrere Wochen **[Kriterium]**	Seit einem Jahr sei es „richtig schlimm", „permanente Anspannung und Sorge"	✓
Unterschiedliche, aber typische Symptome: vegetative Übererregbarkeit, permanente Nervosität, Zittern, Schwitzen, Benommenheit, Herzklopfen, Schwindelgefühle, Mundtrockenheit, körperliche Unruhe, Unfähigkeit zu entspannen, Muskelspannung, Spannungskopfschmerz, Oberbauchbeschwerden, Konzentrationsschwierigkeiten **[Kriterium]**	Permanente Anspannung, Brechreiz, Diarrhö, Bauchschmerzen, weiche Knie, Kreislaufstörungen, Schweißausbrüche, trockener Mund, Zittern, Appetitlosigkeit	✓
Befürchtungen von Erkrankung oder eines Unglücks (selbst oder Angehörige) **[Kriterium]**	• Sorge, es könne „etwas Schlimmes passieren", ihm oder seiner Familie könne etwas zustoßen. • Angst vor der Ausweglosigkeit einer ernsthaften Erkrankung: „Dass ich mich der Rettungskette und letztendlich einem Krankenhaus in die Hände geben müsste."	✓
Große Zahl anderer Sorgen und Vorahnungen	Abends Angst, etwas zu verpassen, wenn er schlafe, oder „dass das dann alles gewesen ist, was ich haben konnte, falls ich nicht mehr aufwache".	✓

- verminderter Appetit
- habe „schon immer" mit Ängsten zu tun
- Im Kontakt zeigt sich ein eher flacher, niedergeschlagener Affekt und wenig Kontakt zur eigenen Gefühlswelt, insb. aggressiver Art bei etwas eingeschränkter emotionaler Schwingungsfähigkeit.
- Im Kontakt wirkt der Antrieb etwas reduziert.
- Die Äußerungen des Patienten zeigen ein Schwanken im Selbstkonzept zwischen Größenvorstellungen („starker Retter") und Selbstentwertung („arm und hilflos").
- All diese Symptome werden nicht durch eine der bereits geprüften Diagnosen abgedeckt.

Tab. 4-27 Fallbeispiel Patient 1: Diagnoseprüfung Depressive Episode

Symptombeschreibungen und Kriterien nach ICD-10	Korrespondierende Symptombeschreibungen des Patienten und Eindruck des Therapeuten	Kriterium erfüllt?
Hauptkriterien:		
Gedrückte Stimmung	Vom Patienten selber nicht explizit so benannt, aber im Kontakt spürbar; Patient beschreibt Gefühl „innerer Leere".	✓
Interessenverlust, Freudlosigkeit	Vom Patienten selber nicht explizit so benannt, aber im Kontakt spürbar.	✓
Verminderung des Antriebs und der Energie, erhöhte Ermüdbarkeit	Patient gibt an, erschöpft zu sein.	✓
Nebenkriterien:		
Verminderte Konzentration oder Aufmerksamkeit	Nein	/
Vermindertes Selbstwertgefühl	Vom Patienten selber nicht explizit so benannt, aber in den Äußerungen z. T. erkennbar.	✓
Schuldgefühle	Bislang nicht deutlich geworden	/
Pessimistische Zukunftserwartungen	Bislang nicht deutlich geworden	/
Suizidgedanken oder -handlungen oder Selbstverletzung	Nein	/
Schlafstörungen	Könne kaum noch schlafen	✓
Verminderter Appetit	Ja	✓
In einigen Fällen können Angst, Gequältsein und motorische Unruhe im Vordergrund stehen	Ja (siehe Angststörung)	✓

Tab. 4-27 (Fortsetzung)

Symptombeschreibungen und Kriterien nach ICD-10	Korrespondierende Symptombeschreibungen des Patienten und Eindruck des Therapeuten	Kriterium erfüllt?
Depressivität kann durch andere Symptome (exzessiver Alkoholkonsum, histrionisches Verhalten, Reizbarkeit, phobische oder zwanghafte, hypochondrische Symptome) überdeckt sein	Möglich (durch zwanghafte und ängstliche Symptome)	? (unklar)
Dauer: mindestens 2 Wochen		✓
Leichte Episode: mind. 2 Haupt- und 3 Nebenkriterien, kein Symptom besonders ausgeprägt		/
Mittelgradige Episode: mind. 2 Haupt- und 3 (besser 4) Nebenkriterien, einige Symptome im Schweregrad besonders ausgeprägt		✓ Der verminderte Appetit und die Schlafstörungen sind in ihrer Schwere besonders schwer ausgeprägt, sodass die Tendenz hier zur mittelgradigen Depressivität geht
Schwere Episode: mind. 3 Haupt- und 4 Nebenkritierien, einige Symptome im Schweregrad besonders ausgeprägt		/

In den Symptomen Grübeln, Erschöpfung, verminderter Appetit, Schlafstörungen, Gefühlen innerer Leere und Wut finden wir Anzeichen für Depressivität. Ebenso durch unseren Eindruck im Kontakt des Patienten und unser Erleben von niedergeschlagener Stimmung, eingeschränkter Schwingungsfähigkeit, Reduktion des Antriebs und Selbstwertproblemen. Es ist nun zu prüfen, ob die Diagnose einer depressiven Erkrankung zutrifft und wenn ja, welche (▸ Tab. 4-27). Zusätzlich zu den Symptombeschreibungen des Patienten ist gerade im Hinblick auf Depressivität auch der klinisch geschulte Eindruck des Behandlers von großer Bedeutung und bei der Diagnosevergabe zu berücksichtigen. Dies gilt auch noch einmal speziell für Patienten, bei denen möglicherweise die Depressivität nicht so offen zutage tritt, aber aufgrund von gewissen Hinweisen zu vermuten ist. Hier ist der diagnostisch geschulte Blick des Behandlers obligatorisch.

Die Kriterien für krankheitswertige Depressivität und für eine depressive Episode sind eindeutig erfüllt. Von der Schwere her ist der Patient am ehesten im mittelgradigen Bereich anzusiedeln. Vorherige depressive Episoden können nicht eruiert werden, sodass hier nicht von rezidivierender Depressivität ausgegangen werden kann.

Was nun an Symptomen noch übrig bleibt ist der regelmäßige Konsum von Bier am Abend. Ein Abhängigkeitssyndrom liegt hier jedoch nicht vor, ebenso werden die Kriterien für schädlichen Gebrauch von Alkohol (F10.1) nicht erfüllt. Diese verlangen eine eindeutige Gesundheitsschädigung körperlicher oder psychischer Natur durch den regelmäßigen Alkoholkonsum. Eine Kategorie für regelmäßigen Alkoholkonsum, der dazu dient, andere Symptome zu bekämpfen (wie hier die Schlaflosigkeit und die Angst), ist im ICD-10 nicht vorhanden. Demnach kann diesbezüglich auch keine Diagnose gestellt werden.

Diagnoseentscheidung

Welche Diagnose(n) sind nun von uns zu vergeben? Es hat sich eindeutig gezeigt, dass die *Diagnose der generalisierten Angst* zu vergeben ist. Die Kriterien sind erfüllt. Möchte man sich zwischen der Vergabe der Diagnose einer Angststörung und einer Zwangsstörung entscheiden, so wäre hier eindeutig, dass die Angst vorherrschend ist. Wäre der Zwang vorherrschend, wäre die Angst zu einem großen Teil im Zwang gebunden und nicht mehr so quälend. Die beiden anderen infrage kommenden Angststörungen, Panikstörung und Agoraphobie mit Panikstörung, scheinen die Problematik des Patienten nicht so spezifisch wiederzugeben wie die generalisierte Angst. Außerdem sind die Kriterien nicht voll erfüllt.

Auch die Kriterien für eine *mittelgradige depressive Episode* sind erfüllt, sodass diese Diagnose ebenfalls zu codieren ist.

Es ist nun zu entscheiden, ob die Angst oder Depressivität die Hauptdiagnose darstellt. Da der Patient von sich aus vor allem über seine ausgeprägte Angst berichtet und dies den Grund der Kontaktaufnahme darstellt, sollte die Entscheidung hier auf die Angst fallen.

Die Frage, die sich jetzt dennoch stellt, lautet, ob neben der generalisierten Angst und Depressivität noch weitere Diagnosen vergeben werden sollen. Wenn wir uns an die Vorgabe des ICD-10 halten, würden wir in diesem Falle neben der Hauptdiagnose eine oder weitere Nebendiagnosen vergeben, also keinesfalls mehrere Hauptdiagnosen gleichzeitig.

In der Praxis würden nun viele Therapeuten bei diesem Patienten sicherlich noch weitere Diagnosen verschlüsseln, auch, wenn genaugenommen hierfür die Kriterien zumindest nicht eindeutig erfüllt sind.

Relativ eindeutig fällt die Antwort auf die Frage noch in Bezug auf die beiden anderen Angstdiagnosen aus. Es macht hier wenig Sinn, diese ebenfalls zu diagnostizieren. Zu Recht würde sich dann die Frage stellen, welchen Nutzen Klassifikationssysteme überhaupt haben, wenn sie den Diagnostiker nicht in die Lage versetzen, aus einem Formkreis von Erkrankung, hier der Angst, die passendste zu diagnostizieren.

Schwieriger ist die Antwort auf die Frage, ob wir als Nebendiagnose den Zwang diagnostizieren. Die Schwierigkeit ist hier, dass die sich wiederholenden Handlungen, die dem Zweck der Gefahrenabwehr und Angstreduktion dienen sollen, vom Patienten nicht als quälend erlebt werden, sondern die Angst das Quälende ist. Aktiv Widerstand wird zudem nicht geleistet. Ein ausgeklügeltes, umfassendes Zwangssystem scheint hier bei dem Patienten (noch) nicht zu bestehen. Möglich wäre natürlich, dass der Patient im weiteren Krankheitsverlauf die Angst immer wieder zu binden und zu bewältigen versucht durch weitere sich wiederholenden stereotype Handlungen oder Gedanken und diese dann Überhand nehmen und letztendlich wiederum als quälend erlebt werden. Dies ist aber zum jetzigen Zeitpunkt nicht der Fall, weswegen korrekterweise die Diagnose der Zwangsstörung nicht zu vergeben ist.

Zu guter Letzt müssen wir noch prüfen, ob möglicherweise die Diagnose einer Persönlichkeitsstörung vorliegt. Der Patient selber beginnt seine Symptomschilderung mit den Worten, schon „immer“ mit Ängsten zu kämpfen zu haben, was bereits ein erster Hinweis auf eine möglicherweise auffällige Persönlichkeitsstruktur ist. Bei der Analyse der Persönlichkeit des Patienten im Sinne der O-Variable haben wir bereits einen Persönlichkeitsstil mit verbundenen übergeordneten Bedürfnissen, Oberplänen und Schemata sowie auch hierauf basierenden Schwierigkeiten in den Lebensbereichen feststellen können. Bei dem Patienten wurden zwanghafte und narzisstische Eigenschaften und eine Reihe von Schwierigkeiten in den Lebensbereichen deutlich.

Dennoch dürfen wir auf dieser Basis keinesfalls die Diagnose der Persönlichkeitsstörung vergeben, sondern müssten diese Diagnose durch zusätzliche Informationsquellen im weiteren Verlauf überprüfen. Bei unserem Patienten erscheint insgesamt die Codierung von zwanghaften und narzisstischen Persönlichkeitsakzentuierungen durchaus gerechtfertigt.

Fallbeispiel Patient 1: Darstellung der Diagnose

Unsere Darstellung der Diagnose(n) und die Diskussion der Differenzialdiagnostik würden wir für diesen Patienten im Bericht unter Punkt 6 nun wie folgt vornehmen:

- *Hauptdiagnose: ICD-10 F41.1 G Generalisierte Angststörung*
- *Nebendiagnose(n):*
  - *ICD-10 F32.1 G Mittelgradige depressive Episode*
  - *ICD-10 Z73 G akzentuierte narzisstische und zwanghafte Persönlichkeitszüge*
- *Differenzialdiagnostische Überlegungen:*
  Die Diagnose einer F41.0 Panikstörung ist nicht zu vergeben, da zwischen den Attacken keine weitgehend angstfreien Zeiträume liegen. Die Angst zeigt sich vielmehr andauernd, frei flottierend präsent.
  Ebenso scheinen agoraphobische Ängste vorhanden zu sein, dennoch ist die Diagnose der F40 Agoraphobie nicht zu codieren, da agoraphobische Ängste zwar vorhanden sind, jedoch die Angst des Patienten nicht allein auf diese Situationen beschränkt ist.

Die sich wiederholenden Handlungen und Gedanken des Patienten mit Zwangscharakter, die dem Zweck der Gefahrenabwehr und Angstreduktion dienen sollen, werden nicht als quälend erlebt, sondern die Angst ist das Quälende. Aktiv Widerstand wird ihnen bislang jedenfalls zudem nicht geleistet, sodass auf die Vergabe einer Nebendiagnose von F42 Zwangsstörung hier ebenfalls verzichtet wurde.
Es ist im weiteren Verlauf der Therapie zusätzlich zu prüfen, ob die Vergabe der Diagnose einer Persönlichkeitsstörung gerechtfertigt erscheint.

Fallbeispiel Diagnose für Patientin 2

Schauen wir uns auch hier noch einmal die schon erstellten Punkte 1 und 3 des Berichts zur Patientin aus Kap. 4.5.4, Fallbeispiel 2 an.

Symptomatik

Die Patientin berichtet im Erstgespräch, sie habe sich in eine „seelische Abhängigkeit" von einem Mann, ihrem Vorgesetzten (+20 J.), begeben, könne an nichts anderes mehr denken, als an die Situation mit ihm. Sie ruhe nicht in sich selbst, sondern es sei „alles" von ihm und seinem Verhalten ihr gegenüber „abhängig": „Meldet er sich, ist es ein guter Tag, meldet er sich nicht, hat alles keinen Sinn." Sie kontrolliere vor allem zu Zeiten, zu denen er sich melden könnte, permanent ihr Handy und fühle sich nicht gut genug für ihn „oder irgendjemand anders", finde sich zu dick und unattraktiv. Besonders „schlimm" fühle sie sich an den Wochenenden und dann, wenn die berufliche Anspannung abfalle und die Ablenkung fehle. Auch habe sie das Gefühl, dass ihr Leben stagniere, während er seines ganz normal weiterlebe. Gleichzeitig habe sie große Angst, dass „uns die Situation um die Ohren fliegt" und sie „entlarvt" werde und ihren wertvollen Job verliere. Auch fühle sie sich manchmal schuldig gegenüber der Ehefrau des Vorgesetzten. Es habe sich mehr und mehr folgende Symptomatik entwickelt: Die Patientin fühle sich innerlich unruhig, könne nicht mehr entspannen, sei erschöpft, habe Einschlafprobleme. Körperlicherseits komme es zu sehr unangenehmen Engegefühlen in der Brust und zu Magen-Darm-Problemen. Ihre Stimmung sei immer häufiger gedrückt, freudlos, gleichgültig, sie fühle innere Leere, insbesondere an den Wochenenden. Ansonsten schwanke die Stimmung auch stark. Die Patientin ziehe sich von Bekannten und Freunden zurück, verspüre eine Antriebsreduktion. Permanent „fahren die Gedanken Achterbahn", sie grübele ununterbrochen über die Affären-Situation. Konzentration und Aufmerksamkeit seien zurückgegangen. Die Symptomatik habe sich entwickelt, nachdem die zunächst als „Ablenkung und Spiel" gedachte Affäre nicht den von ihr gewünschten Verlauf angenommen habe, da die Treffen kalenderbedingt seltener geworden seien und die Aufmerksamkeit seinerseits zurückgegangen sei. Zudem habe sich die Situation am Arbeitsplatz aufgrund der Kündigung einer Kollegin angespannt. Die Patientin habe das Gefühl, dass hinter all dem ein „strukturelles" Problem stehe, da sie sich schon einmal in eine „seelische Abhängigkeit" von einem Mann begeben habe. 2013 sei sie unglücklich und unerwidert verliebt gewesen; ein Mann habe mit ihr gespielt. „Befreien" habe sie sich hieraus lediglich durch die Affäre mit dem Chef und eine weitere, parallele Affäre mit einem weiteren Bekannten können. Inzwischen benötigte sie jedoch wiederum zur „Ablenkung" von der unglücklichen Affäre mit dem Vorgesetzten eine weitere Dating-Beziehung zu einem Arbeitskollegen, der aber wiederum auch „nicht so richtig committed". Sie wolle mithilfe der Therapie erreichen, dass ein Mann nicht mehr ihr Lebensmittelpunkt sei, „mich nicht auffrisst und abhängig macht, denn ich könnte noch viel mehr aus mir machen." Darüber hinaus bestehe bei der Patientin seit eh und je die Angst, im Mittelpunkt der Aufmerksamkeit zu stehen, vor Gruppen zu reden und vor Versagen.

Psychischer Befund

Die Patientin ist eine überdurchschnittlich attraktive, blonde junge Frau mit schlankem Körperbau (1,65 m, 56 kg), großen Augen, gekleidet in ausgewählter, sorgfältiger, z. T. teurer Kleidung. Sie wirkt zunächst etwas arrogant und unnahbar, dann bei näherem Kontakt aber offen, nett, sympathisch, weich und humorvoll. Sie lächelt mich immer wieder spielerisch, schelmisch an. Sie fühle sich wie eine „Verräterin", da sie hier in der Therapie über die pikante private bzw. berufliche Situation berichtet.

Die Patientin ist in der Lage, sich differenziert auszudrücken. Die intellektuelle Leistungsfähigkeit scheint überdurchschnittlich bei einer differenzierten Persönlichkeitsstruktur. Krankheitseinsicht, Introspektionsfähigkeit, Therapiemotivation und Veränderungsbereitschaft scheinen hoch ausgeprägt.

Die Patientin ist wach, bewusstseinsklar und zu allen Qualitäten voll orientiert. Es liegen keine Aufmerksamkeits- und Gedächtnisstörungen vor, es wird subjektiv von Konzentrationsschwierigkeiten berichtet. Im Denken ist die Patientin deutlich eingeengt auf die gesamte Thematik rund um die Beziehung zum Vorgesetzten, es besteht eine ausgeprägte Grübelneigung. Es gibt keine Anhalte für psychotische Symptomatik, Derealisation oder Depersonalisation. Im Affekt ängstlich-niedergeschlagen, ratlos, Unzulänglichkeits- und Schuldgefühle, erhaltene Schwingungsfähigkeit. Es wird innere Unruhe und Anspannung berichtet, die auch im Kontakt spürbar wird. Der Antrieb ist etwas reduziert. Die Patientin berichtet von sozialem Rückzug angesichts der Symptomatik. Suizidalität wird glaubhaft verneint.

Diagnostik nach ICD-10

Auf dieser Basis der Informationen nehmen wir jetzt die Diagnostik nach ICD-10 vor. Folgende Überlegungen können wir anstellen:

- Als Erstes sollten wir überprüfen, ob die Kriterien für eine depressive Episode erfüllt sind, da die Patienten in erster Linie depressive Symptome nennt (▸ Tab. 4-28).

Die Kriterien für eine mittelgradige depressive Episode werden erfüllt.

Schauen wir uns die weiteren Symptome an, die durch die ICD-10-Diagnose der depressiven Episode nicht erklärt werden:

- „seelische Abhängigkeit" von einem Mann, bereits in der Vergangenheit, Patientin benötigte wiederum zur „Ablenkung" von unglücklicher Liebe weitere Dating-Beziehung zu anderen Männern

Tab. 4-28 Fallbeispiel Patient 2: Diagnoseprüfung Depressive Episode

Symptombeschreibungen und Kriterien nach ICD-10	Korrespondierende Symptombeschreibungen der Patientin und Eindruck des Therapeuten	Kriterium erfüllt?
Hauptkriterien:		
Gedrückte Stimmung	• „Hat alles keinen Sinn." • „gedrückte, freudlose, gleichgültige Stimmung" • „Gefühle innerer Leere"	✓
Interessenverlust, Freudlosigkeit	• „Gedrückte, freudlose, gleichgültige Stimmung" • Rückzug von Freunden	✓
Verminderung des Antriebs und der Energie, erhöhte Ermüdbarkeit	Patientin vernehme Antriebsreduktion und Erschöpfung, ziehe sich von Freunden zurück	✓
Nebenkriterien:		
Verminderte Konzentration oder Aufmerksamkeit	Im Selbstbericht ja	✓
Vermindertes Selbstwertgefühl	Fühle sich nicht gut genug für ihn „oder irgendjemand anders", finde sich zu dick und unattraktiv	✓
Schuldgefühle	Ja, ggü. Ehefrau des Vorgesetzten	✓
Pessimistische Zukunftserwartungen	Bislang nicht deutlich geworden	/
Suizidgedanken oder -handlungen oder Selbstverletzung	Nein	/
Schlafstörungen	Einschlafprobleme	✓
Verminderter Appetit	Bislang nicht deutlich geworden	/
In einigen Fällen können Angst, Gequältsein und motorische Unruhe im Vordergrund stehen	Eine gewisse Unruhe und Angst besteht, steht jedoch nicht im Vordergrund	/

Tab. 4-28 (Fortsetzung)

Symptombeschreibungen und Kriterien nach ICD-10	Korrespondierende Symptombeschreibungen der Patientin und Eindruck des Therapeuten	Kriterium erfüllt?
Depressivität kann durch andere Symptome (exzessiver Alkoholkonsum, histrionisches Verhalten, Reizbarkeit, phobische oder zwanghafte, hypochondrische Symptome überdeckt sein)	Nein	/
Dauer: mindestens 2 Wochen	Ja	✓
Leichte Episode: mind. 2 Haupt. und 3 Nebenkriterien, kein Symptom besonders ausgeprägt		/
Mittelgradige Episode: mind. 2 Haupt- und 3 (besser 4) Nebenkriterien, einige Symptome im Schweregrad besonders ausgeprägt		✓ Die gedrückte Stimmung übersteigt in ihrer Ausprägung eine leichte Depressivität, sodass die Tendenz hier zur mittelgradigen Depressivität geht
Schwere Episode: mind. 3 Haupt- und 4 Nebenkriterien, einige Symptome im Schweregrad besonders ausgeprägt		/

- könne an nichts anderes mehr denken, als an die Situation mit ihm, Gedanken fahren „Achterbahn", sie grübele ununterbrochen
- kontrolliere vor allem zu Zeiten, zu denen er sich melden könne, permanent ihr Handy
- Angst, dass „uns die Situation um die Ohren fliegt" und sie „entlarvt" werde
- Engegefühle in der Brust und Magen-Darm-Probleme
- seit eh und je die Angst, im Mittelpunkt der Aufmerksamkeit zu stehen, vor Gruppen zu reden und vor Versagen

Werden in diesen Symptomen ggf. die Kriterien für weitere psychische Krankheiten nach ICD-10 erfüllt?

Tab. 4-29 Fallbeispiel 2: Diagnoseprüfung Soziale Angst

Symptombeschreibungen und Kriterien nach ICD-10	Korrespondierende Symptombeschreibungen der Patientin	Kriterium erfüllt?
Furcht vor prüfender Betrachtung durch andere Menschen und hiermit verbundenen sozialen Situationen, auf welche die Angst beschränkt ist **[Kriterium]**	• Angst, im Mittelpunkt der Aufmerksamkeit zu stehen, vor Gruppen zu reden und vor Versagen • Bei weiterer Exploration wird deutlich: Es kommt in diesen Situationen zu vegetativen Symptomen (leichte Übelkeit, leichtes Zittern, erhöhter Puls, Anspannung).	✓
Vermeidungsverhalten, wenn immer möglich **[Kriterium]**	Bei weiterer Exploration wird deutlich: Patientin vermeidet die Situationen nicht, sondern durchlebt diese mit mehr oder weniger ausgeprägter Angst.	/
Symptome müssen primäre Manifestation der Angst sein **[Kriterium]**	Ja	✓

Die Angst, die Engegefühle in der Brust und Magen-Darm-Probleme sowie das Grübeln sind unter die Depressivität zu subsumieren, auch, wenn diese Symptome explizit nicht in der ICD-10 genannt werden.

Die Kontrollhandlungen der Patientin rechtfertigen nicht die Diagnose einer Zwangsstörung, da die notwendige Schwere hier nicht vorzuliegen scheint.

Es besteht offenbar eine gewisse soziale Angst, doch werden die Kriterien für F40.1 „Soziale Phobie erfüllt"? Dies soll in ▸ Tab. 4-29 geklärt werden.

Die soziale Angst der Patientin ist zumindest derzeit nicht so ausgeprägt, als dass die sozialen Situationen vermieden werden oder zu ausgeprägten vegetativen oder anderen Angstsymptomen führen. Es besteht zwar ein Leidensdruck, doch scheinen die Kriterien nicht erfüllt und die Vergabe der Diagnose nicht gerechtfertigt.

Die chronische soziale Ängstlichkeit sowie die Beschreibungen von wiederkehrender „emotionaler Abhängigkeit" mit hohem Leidensdruck in Beziehungen zu Männern lassen uns an ein mögliches Vorliegen einer Persönlichkeitsstörung denken. Bei der Analyse der Persönlichkeit haben wir bei der Patientin bereits vor allem selbstunsicher-narzisstische Eigenschaften ausmachen können. Wir müssten nun an dieser Stelle und im weiteren Verlauf der Therapie durch weitere Diagnostik abklären, ob die Kriterien für eine Persönlichkeitsstörung erfüllt werden und die Vergabe der Diagnose gerechtfertigt scheint. Bereits an dieser Stelle können und müssen wir aber aufgrund der Beschreibungen der Patientin akzentuierte Persönlichkeitszüge diagnostizieren.

Fallbeispiel Patientin 2: Darstellung der Diagnose

Wir vergeben nun im Antragsbericht folgende Diagnose(n) und stellen die Differenzialdiagnostik dar:

- *Hauptdiagnose ICD-10 F32.1 G Mittelgradige depressive Episode*
- *Nebendiagnose ICD-10 Z73 G akzentuierte narzisstische und selbstunsichere Persönlichkeitszüge*
- *Differenzialdiagnostische Überlegungen:*
  Die soziale Angst der Patientin ist zumindest derzeit nicht so ausgeprägt, als dass die sozialen Situationen vermieden werden oder zu ausgeprägten vegetativen oder anderen Angstsymptomen führen. Es besteht zwar ein Leidensdruck, doch scheinen die Kriterien nicht erfüllt und die Vergabe der Diagnose nicht gerechtfertigt.
  Es ist im weiteren Verlauf der Therapie zusätzlich zu prüfen, ob die Vergabe der Diagnose einer Persönlichkeitsstörung gerechtfertigt erscheint.

Anhand der Beispiele haben wir sehen können, dass die Diagnosevergabe nicht immer eindeutig und schnell vorzunehmen ist. Wir müssen differenzialdiagnostische Überlegungen anstellen und auch in Punkt 6 des Berichts, Diagnose, im Sinne unserer übergeordneten Kriterien der Genauigkeit, Spezifität und Widerspruchsfreiheit vorgehen.

4.7 Therapieplanung

Nachdem wir in den bisherigen Teilen den Patienten und seine Problematik in verschiedenen Facetten beschrieben und im besten Fall bereits gut verstanden haben, kommen wir nun zur Therapieplanung. Diese wird im Bericht an den Gutachter untergliedert in die Therapieziele und den Behandlungsplan sowie die Prognose.

Unsere Aufgabe ist es, eine auf die Problematik des Patienten abgestimmte Behandlungsplanung vorzunehmen. Gerade die Therapieplanung hat in der letzten Zeit den Gutachtern häufig Anlass dazu gegeben, diese zu kritisieren und das Stundenkontingent zu kürzen oder gar die gesamte Therapie abzulehnen. Die Erfahrung zeigt, dass die Gutachter ihr Augenmerk sehr genau auf die Therapieplanung richten, mittlerweile scheinbar sogar noch ausgeprägter, als auf die Verhaltensanalyse. Diese z. T. sehr strengen und rigorosen Reaktionen sind wiederum zu verstehen vor dem Hintergrund zahlreicher 08/15-Therapiepläne, die Standard-Behandlungsmethoden aufzählen, ohne jedwede individuelle Anpassungen und Überlegungen anzustellen. Auf der anderen Seite wird von therapeutischer Seite angeführt, dass die Verhaltenstherapie nun einmal ein Therapieverfahren mit störungsbezogenem, manualisiertem Vorgehen sei und, dass man die Methoden nicht für jeden Patient neu erfinden könne. Die Forderungen der Gutachter nach mehr an der Individualität ausgerichteten Behandlungsplänen sind bislang nur bedingt konkreter ausgeführt oder festgelegt worden. Auf Seiten der Therapeuten herrscht daher Unsicherheit über die genauen Anforderungen diesbezüglich vor.

In der Psychotherapie-Richtlinie wird bereits ausgeführt, dass die Komplexität der Lebensgeschichte und der individuellen Situation des Kranken eine Integration mehrerer Interventionen in die *übergeordnete Behandlungsstrategie* erfordert. Im Kommentar zu den Psychotherapie-Richtlinien (Rüger et al. 2011, 2014) wird versucht näher auszuführen, was unter einer übergeordneten Behandlungsstrategie zu verstehen ist. Es wird hier zunächst noch einmal ausgeführt, dass ein individuelles Störungsmodell und die hieraus abgeleitete Behandlungsstrategie unmittelbar miteinander verknüpft sind. Da die Behandlungsstrategie also unmittelbar auf einer gelungenen Verhaltensanalyse aufbaut, wird zur Veranschaulichung bei Faber-Haarstrick (ebd.) ein explizites Beispiel für unterschiedliche Störungsmodelle und sich hieraus ableitende Behandlungsstrategien gegeben.

Differenzielle Störungsmodelle und abgeleitete Behandlungsstrategien
Eine agoraphobische Symptomatik kann z. B. unter verschiedenen Gesichtspunkten verstanden werden:

- als isolierte Angst und Vermeidung bei einem ansonsten psychisch gesunden Menschen, der unter besonderen Umständen z. B. kollabierte und dann die agoraphobische Angst entwickelte → Behandlung mittels Exposition
- als Funktion, indirekt Zuwendung von anderen durch die Symptomatik zu erbitten → zusätzliche Behandlung der Angst davor, eigene Bedürfnisse einzufordern etc.
- als Möglichkeit, sich gesellschaftlichen, wiederum angstbesetzten sozialen Situationen zu entziehen → zentraler Stellenwert der hinter der agoraphobischen Ängste liegenden sozialen Angst im Behandlungsplan
- als Ausdruck des unbewussten Wunsches, davonzulaufen, z. B. vor einem dominanten Ehemann bei eigener Angst vor Selbstbehauptung und Selbstständigkeit → zusätzliche Behandlung der Angst vor Selbstbehauptung etc.

Dieses Beispiel aus dem Faber-Haarstrick-Kommentar zeigt uns, worauf seitens der Gutachter zu Recht abgezielt wird: den Patienten als Mensch zu betrachten und nicht als Störung. Auch an dieser Stelle zeigt sich wieder einmal, dass einseitige störungsbezogene Fallkonzeptionen und Behandlungspläne immer zu kurz greifen.

Darüber hinaus erhalten wir im Faber-Haarstrick-Kommentar auch noch den Hinweis, dass allein aufgrund der in der Praxis sehr häufig anzutreffenden Komorbidität einzelner Störungen, die zudem auch lediglich Teilaspekte komplexer Störungen (z. B. Borderline-Störungen) darstellen können, komplexe individuelle Störungsmodelle und wiederum ein strategischer Behandlungsplan mit Gewichtung und Reihenfolge einzelner Maßnahmen zu erstellen sind. Nicht ausreichend sei die Aufzählung einer Reihe von Behandlungstechniken, sondern für jeden Einzelfall müssen die Interventionen begründet, präzisiert und gewichtet werden. Die allgemeinen Merkmale eines Störungsbilds dürfen nicht in den Vordergrund gestellt werden.

Das Fazit im Kommentar lautet schließlich: „Strategische Behandlungspläne, die auf differenzierten, individuellen Störungsmodellen aufbauen, haben den Test der Zeit bestanden." (Rüger et al. 2011, S. 70)

Wir werden im Folgenden überlegen, wie wir diese Anforderungen in unserem Bericht, sowohl beim Entwurf der Therapieziele als auch bei der Festlegung der entsprechenden Behandlungsmethoden umsetzen können.

Eingebürgert hat sich inzwischen auch die Vorgehensweise, den einzelnen Therapiezielen jeweils entsprechende Methoden im Behandlungsplan zuzuweisen. Es soll also deutlich werden, mit welchen Methoden welches Ziel erreicht werden soll. Dies setzt auch eine Trennung von Zielen und Methoden voraus. Häufig wird dies in der Praxis vernachlässigt und es werden bereits unter den Therapiezielen die Methoden aufgeführt. Die Methoden erscheinen dann doppelt. Zum anderen wird hierüber häufig dann die Aufführung der Ziele vernachlässigt, da anstelle der Ziele ja bereits die Methoden auftauchen. Um jedoch Methoden auszuwählen, müssen zunächst Ziele definiert werden. Insbesondere das gemeinsame Erarbeiten von Therapiezielen mit dem Patienten hat in der Verhaltenstherapie seit jeher einen hohen Stellenwert. Wir sollten also bei Punkt 7 unbedingt lediglich Therapieziele nennen und erst im Punkt 8 auf die Methoden zu sprechen kommen.

Therapieziele und Behandlungsplan können sowohl im Text als auch in Form von einzelnen Stichpunkten dargestellt werden. Die Befürchtung, gerade eine stichwortartige Darstellung stoße bei den Gutachtern auf Kritik, weil sie den Anschein erwecke, dass hier kaum Arbeit investiert wurde, kann jedoch dadurch entkräftet werden, dass es auf den Inhalt ankommt und nicht auf die Form der Darstellung. Auch ausformulierte Sätze können natürlich im Sinne einer Vorlage benutzt werden, ohne dass sie auf den Patienten abgestimmt wären. Meiner Erfahrung nach bietet die stichwortartige Darstellung folgenden Vorteil: Sie gewährleistet eine deutlich bessere Übersicht, insbesondere auch in Bezug auf die Prüfung der Korrespondenz zwischen den einzelnen Zielen und Methoden, und ist somit insgesamt transparenter. Für uns ist die Therapieplanung in der Form schneller zu erstellen, jedoch gibt es hierdurch gerade keinen Verlust in der Qualität und Präzision. Jedem Therapeuten bleibt selber überlassen, welche Form er wählt, im Folgenden wird jedoch ausschließlich die stichwortartige Darstellung näher erläutert.

Bevor wir uns mit der konkreten Umsetzung beschäftigen, schauen wir uns zunächst noch einmal an, was laut Informationsblatt und den zusätzlichen Überlegungen der Gutachter (Kassenärztliche Bundesvereinigung 2006) von uns gefordert wird:

- 7. Therapieziele und Prognose
  - Konkrete operationalisierbare Therapieziele (der Grad der Zielerreichung muss später feststellbar sein), ggf. mit gestufter prognostischer Einschätzung, ggf. Begründung einer indirekten oder direkten Veränderung von Symptomatik
  - Prognose unter den Aspekten der Motivierbarkeit, Krankheitseinsicht, Umstellungsfähigkeit, ggf. Mitarbeit der Bezugspersonen
- 8. Behandlungsplan
  - Darstellung der übergeordneten Behandlungsstrategie in der Kombination bzw. Reihenfolge verschiedener Interventionsverfahren, Beschreibung der multimodalen wie störungsspezifischen Interventionen zur Erreichung der Therapieziele
  - Angaben zur geplanten Frequenz und Sitzungsdauer (ggf. Begründung von Abweichungen)

- bei Gruppentherapie Begründung der Indikation und Ziele, Gruppenbeschreibung, Gruppentherapieprogramm, zahlenmäßiges Verhältnis zur Einzeltherapie

Wir werden uns zunächst mit der Festlegung und Darstellung der Therapieziele befassen und gehen dann hierauf ausbauend zum Therapieplan über. Erst hiernach erstellen wir die Prognose, auch wenn diese bereits unter Punkt 7 im Therapieplan erscheinen soll.

4.7.1 Therapieziele

Bevor wir uns mit der Darstellung der Therapieziele im Bericht befassen, müssen wir uns darüber im Klaren sein, was Therapieziele beinhalten und was ihre Funktion im gesamten therapeutischen Prozess ausmacht. Wir müssen uns zunächst noch einmal vor Augen halten, warum der Schritt der Zielfestlegung im Rahmen der Therapie so bedeutsam ist. Auf dieser Verstehens-Basis können wir dann gelungene Therapieziele formulieren.

„Was sich beschreiben lässt, das kann auch geschehen", sagte der Philosoph Ludwig Wittgenstein und drückt hiermit bereits einen wichtigen Aspekt der Beschreibung von Zielzuständen aus, der auch für uns innerhalb der Therapie von großer Bedeutung ist: Mithilfe von Psychotherapie sollen Veränderungen erzielt werden, es soll etwas geschehen. Doch kann dieses Etwas auch geschehen, wenn wir es vorher nicht beschreiben? Sicherlich, jedoch müssten wir bei einer solchen Vorgehensweise ohne Zielbestimmung manche Nachteile in Kauf nehmen.

Schauen wir uns zunächst an, welche Vorteile und Funktionen eine Zielfestlegung beinhaltet, und blicken zunächst auf wichtige Erkenntnisse eines anderen psychologischen Inhalts- und Forschungsbereichs, der Arbeits- und Organisationspsychologie. Aus dieser ist bereits einiges zu Zielen und Zielsetzungen bekannt, nämlich übergeordnet, dass die Zielsetzung das Verhaltens eines Menschen, oder konkreter: die Leistung, beeinflusst. Nach Locke und Latham (2002) geschieht dies durch verschiedene Mechanismen:

- direktive Funktion von Zielsetzungen: Sie bewirken Aufmerksamkeitssteuerung auf zielrelevante Tätigkeiten hin. Zielirrelevante Tätigkeiten werden in den Hintergrund gedrängt. Diese Zielgerichtetheit findet sowohl kognitiv als auch auf der Verhaltensebene statt.
- Mobilisation von Energie und Anstrengungsbereitschaft, d. h. Ziele haben eine energetisierende (motivationssteigernde) Funktion.
- positive Wirkung auf die Ausdauer
- indirekte Wirkung auf die Tätigkeiten an sich durch Ankurbelung von Aneignung und Anwendung von aufgabenrelevantem Wissen und von adäquaten Arbeitsstrategien (Wood u. Locke 1990, zit. nach Locke u. Latham 2002).

Doch nicht alle Zielsetzungen sind in diesem Sinne gleich gut und führen zu den gewünschten Leistungssteigerungen. Weitestgehend unumstritten sind innerhalb der Zielsetzungstheorie von Locke und Latham (ebd.) diesbezüglich die folgenden experimentell untermauerten Befunde:

- Schwierige, herausfordernde Ziele bewirken höhere Anstrengung und bessere Leistungen als mittelschwere oder leicht zu realisierende Ziele.
- Herausfordernde und zugleich präzise, spezifische Ziele bewirken bessere Leistungen als allgemein formulierte Ziele wie „do your best".
- Zielvereinbarungen führen unter bestimmten Bedingungen zu höheren Leistungen als Zielvorgaben.
- Ziele, die spezifisch, messbar, akzeptiert (und anspruchsvoll), realistisch und terminiert (SMART) sind (Drucker 1954), haben deutliche leistungsfördernde Wirkung.

Weiterhin sind folgende Moderatorvariablen von Bedeutung:

- die Zielbindung
- die Selbstwirksamkeitsüberzeugung
- Fähigkeiten
- Rückmeldungen

Die genannten positiven Wirkmechanismen von Zielsetzungen beziehen sich allerdings auf psychisch gesunde Populationen und sind in diesem Zusammenhang an eben diesen Menschen untersucht worden. Zwar können wir annehmen, dass diese Wirkmechanismen im Zuge psychischer Krankheit ggf. in geringerem Ausmaß Wirkung entfalten, aber dennoch grundsätzlich auch für psychisch kranke Menschen zutreffen können. Ebenso beziehen sich die geschilderten Zielsetzungswirkungen auf die abhängige Variable „Leistung", während wir in der Psychotherapie psychische Gesundheit als Kriterium heranziehen. Doch gerade innerhalb der Verhaltenstherapie gehen wir ja auch davon aus, dass zur übergeordneten Zielerreichung „Gesundheit" ein aktiver Part des Patienten notwendig und bedeutsam ist. Diesen aktiven Part (vgl. Selbstmanagementansatz nach Kanfer 1998) können wir aber natürlich auch als Leistung bezeichnen und verstehen. Die genannten Befunde zu Zielsetzungen sind in jedem Falle auch für unser Setting Therapie relevant und zu beachten. Dennoch sind sie nicht eins zu eins so übertragbar und vor allen Dingen bei jedem Patienten differenziell zu prüfen.

Neben den genannten Funktionen können Zielsetzungen im Rahmen der Therapie weiterhin auch ein Gefühl von Kontrolle und Vertrauen in die Therapie vermitteln; dies auch dadurch, dass der Patient aktiv bereits von Beginn an am Prozess teilnimmt, was bereits heilsam wirken kann, da psychische Erkrankungen unserer Erfahrung nach meistens gerade mit einem Verlust an Kontroll- und Sicherheitserleben einhergehen. Der Grad der Zielerreichung kann im Verlauf und bei Abschluss der Therapie festgestellt werden. Dies dient zum einen der Transparenz, fördert hierdurch wiederum Vertrauen in die Therapie und das Kontrollgefühl. Bei positiver Bilanz können zudem Zufriedenheit, ein Gefühl von Selbstwirksamkeit und weitere Motivation entstehen und somit die Symptomatik bereits hierdurch weiter reduziert werden. Bei Feststellen von bedeutsamen Diskrepanzen zwischen der Zielerreichung und der Zieldefinition wird sowohl dem Patienten als auch uns als Therapeut noch einmal deutlich vor Augen geführt, woran weiterhin oder ggf. verstärkt zu arbeiten ist. Die Gefahr, derartige Diskrepanzen ausblenden zu wollen, kann hierdurch reduziert werden. Natürlich ist es an dieser Stelle bedeutsam, Enttäuschung und mögliche Entmutigung des Patienten therapeutisch angemessen aufzufangen.

Doch auf welche Weise sollen wir nun die Therapieziele sowohl im Rahmen unserer Therapieplanung, als auch im Bericht bestimmen?

Es ist ein Charakteristikum der Verhaltenstherapie, den Patienten aktiv in die Therapie miteinzubeziehen und den gesamten Therapieprozess transparent zu gestalten. Demnach ist die gemeinsame Festlegung von Therapiezielen mit dem Patienten innerhalb der Verhaltenstherapie eine grundlegende Voraussetzung, obligatorisch und daher die erste, grundlegende Regel unserer Vorgehensweise.

Darüber hinaus werden uns bereits durch das Formblatt und die Überlegungen der Gutachter (Kassenärztliche Bundesvereinigung 2006) folgende Vorgaben zur Darstellung und Bestimmung der Therapieziele gemacht: konkrete operationalisierbare Therapieziele (der Grad der Zielerreichung muss später feststellbar sein), ggf. mit gestufter prognostischer Einschätzung, ggf. Begründung einer indirekten oder direkten Veränderung von Symptomatik.

Ziehen wir nun noch die oben dargestellten Forschungsergebnisse zur Zielbestimmung mit heran und nehmen zu diesen noch spezielle Überlegungen in Bezug auf die Anwendung im Therapiesetting sowie in Bezug auf eine differenzielle Anwendung auf den jeweiligen Patienten vor, lassen sich die folgenden Merkmale für unsere Zielbestimmungen zusammenfassen.

Zusammenfassung

Merkmale einer gelungenen Zielbestimmung in der Psychotherapie:
- gemeinsame Bestimmung und Vereinbarung mit dem Patienten
- Ziele sollen sein:
  - spezifisch, präzise (im Gegensatz zu allgemein)
  - messbar/operationalisierbar
  - akzeptiert (vgl. gemeinsame Vereinbarung)
  - terminiert (zeitlich fixiert)
  - realistisch (dabei bezieht sich die realistische Zielerreichung nicht nur auf die einzelnen Ziele, die realistischerweise gut erreichbar sein sollen, sondern auch auf eine realistische Erreichung aller Ziele in ihrer Gesamtheit in dem gegebenen Stundenkontingent. Ebenso ist nicht immer ein kompletter Abbau der Symptomatik realistisch, sondern eher eine Reduktion)
  - angemessen anspruchsvoll (in Bezug auf dieses Kriterium der arbeitspsychologischen Forschung müssen wir in jedem Fall differenzielle Überlegungen zur Anwendung bei psychisch kranken Menschen und bei dem einzelnen Patienten anstellen: Wir müssen darauf achten, dass der Patient das Ziel gerade so anspruchsvoll erlebt, dass es ihn motiviert und ihn nicht insuffizient fühlen lässt. Es geht hier also um die Wahrnehmung des Patienten in Bezug auf die Schwierigkeit der Zielerreichung. Unsere eigene Einschätzung lassen wir auch mit einfließen, diese ist im Charakteristikum realistisches Ziel bereits enthalten. Wie motivierend ein Patient eine gewisse Schwierigkeit erlebt, hängt u. a. davon ab, unter welcher Symptomatik er aktuell leidet und wie sein Persönlichkeitsstil charakterisiert ist. Zum Beispiel benötigt ein

eher narzisstisch strukturierter Patient zur Motivation eher anspruchsvolle Ziele, während ein schwer depressiver Patient mit ausgeprägtem Insuffizienzerleben bereits ein kleines Ziel als anspruchsvoll und zugleich als massive Überforderung erleben kann.)

- ggf. Begründung einer indirekten oder direkten Veränderung von Symptomatik durch die spezifische Zielerreichung
- ggf. Unterteilung von übergeordneten und untergeordneten Zielen, ggf. Beachtung einer Reihenfolge im Hinblick auf a) Bedeutsamkeit der Ziele oder b) zeitlicher Reihenfolge
- Das Ziel wird nicht als Methode dargestellt (die geplante Umsetzung der Zielerreichung nehmen wir erst bei der konkreten Behandlungsplanung vor).

Nachdem wir uns nun auf theoretischer Ebene mit der Zielbestimmung beschäftigt haben, wollen wir auch bei diesem Punkt erneut konkrete Beispiele ansehen.

Im Folgenden sind einige Beispiele möglicher Therapieziele aufgelistet. Die Liste erhebt dabei keinen Anspruch auf Vollständigkeit und soll dazu dienen, sich hieraus ggf. weitere Anregungen für die Therapie zu erschließen.

Die Therapieziele lassen sich nach verschiedenen Gesichtspunkten ordnen und strukturieren. So ist ein jedes übergeordnetes Ziel einer Psychotherapie natürlich die Reduktion oder gar der Abbau einer krankheitswertigen Symptomatik. Um die Therapieziele zu präzisieren muss man jedoch dieses übergeordnete Ziel noch weiter aufdröseln in untergeordnete Ziele. Insbesondere bei Krankheiten, die sich durch viele verschiedene Symptome charakterisieren lassen (wie z. B. die Depression als umfassendes und zudem heterogenes Krankheitsbild im Vergleich zu einer spezifischen Phobie), macht es Sinn, noch genauer anzugeben, an welchen Symptomen im Speziellen und mit besonderer Bedeutung gearbeitet werden soll. Diese Präzisierung ist zudem notwendig, um realistisch einschätzen zu können, inwieweit die angestrebten Ziele im Rahmen des Stundenkontingents umsetzbar sind.

Neben den Therapiezielen, die sich explizit auf die Arbeit an der konkreten Symptomatik beziehen, gibt es weitere Therapieziele, die nicht unmittelbar die Behandlung einzelner Symptome betreffen, aber einen indirekten Einfluss auf diese haben sollen (z. B. die Arbeit an sozialen Kompetenzen im Rahmen einer Störung außerhalb von F60 Persönlichkeitsstörungen, welche beispielsweise durch eine Stärkung von Abgrenzungsfähigkeit Einfluss auf das Überforderungserleben und damit die Depressivität ausüben sollen). Gerade bei diesen Zielen mit indirekter Wirkung haben wir die Möglichkeit, die einzelnen Ziele individuell auf den Patienten abzustimmen. Die Gutachter kritisieren immer häufiger schablonenartige Behandlungspläne, die nicht auf den Patienten abgestimmt sind. Während z. B. ein auf die Symptomatik bezogenes Ziel mit direkter Wirkung wie „Stimmungsaufhellung" für sich spricht und bei Vorliegen einer depressiven Erkrankung nicht weiter erklärt werden muss, macht es Sinn, bei Angabe des Therapieziels „soziale Kompetenz erhöhen" zum einen zu präzisieren, welche Kompetenzen gestärkt werden sollen, und zum anderen kurz zu erklären, wozu dies geschehen soll, welcher Zweck hierdurch erfüllt werden soll und inwiefern hier eine indirekte Wirkung auf die Symptomatik zu erwarten ist. So können wir z. B. anführen:

„Die soziale Kompetenz des Patienten soll insbesondere in Bezug auf die Fähigkeit, auf andere Menschen zuzugehen, Kontakte zu knüpfen und die Schüchternheit zu reduzieren, ausgebaut werden, um auch hierüber den Selbstwert zu stärken, die soziale Isolation und somit indirekt die Depressivität zu reduzieren."

Darüber hinaus können noch spezifischere, auf die Persönlichkeit des Patienten bezogene Ziele aufgestellt werden. Auch bei diesen können wir angeben, welchen Zweck ein bestimmtes Ziel erfüllen soll.

Liste verschiedener möglicher Therapieziele

- Übergeordnete Ziele:
  - die spezifische Symptomatik reduzieren
    - Reduktion der Depressivität, der Angst, der Phobie, der somatoformen Störung, der Essstörung etc.
    - Arbeit an der Persönlichkeitskonstitution/-störung und Verringerung der durch diese hervorgerufenen Schwierigkeiten in den Lebensbereichen
- Untergeordnete, auf die Symptomatik bezogene Ziele mit direkter Veränderung:
  - Stimmungsaufhellung
  - Verbesserung des Antriebs
  - Reduktion des Grübelns
  - erste emotionale Stabilisierung und Abbau passiver Sterbewünsche oder suizidaler Gedanken
  - Verbesserung des Schlafrhythmus
  - Reduktion der ausgeprägten Anspannung und Agitiertheit
  - Reduktion der Erschöpfung und schnellen Ermüdbarkeit
  - Abbau des phobischen Vermeidungsverhaltens
  - Reduktion der Angst vor Kontrollverlust und der Todesängste
  - Neubewertung von körperlichen Vorgängen/Angstäquivalenten
  - Reduktion katastrophaler Gedankenketten
  - Reduktion der multiplen Sorgen und Befürchtungen
  - Reduktion der Angst vor Flashbacks, Erwerb eines Umgangs mit Flashbacks und belastenden, wiederkehrenden Gedanken
  - Reduktion der permanenten kognitiven Beschäftigung mit Krankheit
  - Abbau des Ärztehoppings
  - Aufbau einer verbesserten Einsicht und Akzeptanz in/von Zusammenhänge(n) zwischen der körperlichen Symptomatik und seelischen Mechanismen
  - Akzeptanz und Vereinbarung von definierter Mindest-Gewichtszunahme in einem bestimmten Zeitintervall oder von Einhaltung eines bestehenden Mindestgewichts als Voraussetzung zur Durch- und Weiterführung der ambulanten Psychotherapie
  - Herstellen einer verbesserten, realistischeren Körperwahrnehmung/Reduktion der Körperschemastörung
  - Abbau von Essanfällen und des selbst induzierten Erbrechens, Erwerb alternativer Verhaltensweisen zum Umgang mit überfordernden Gefühlszuständen
  - Reduktion übermäßigen Sporttreibens, Herstellen einer angemessenen Balance zwischen körperlicher Aktivität und Schonung
  - Aufrechterhaltung von Substanz-Abstinenz
  - Abbau des Substanzkonsums, der als Bewältigungsversuch belastender Gefühle eingesetzt wird, Erwerb alternativer Verhaltensweisen zum Umgang mit überfordernden Gefühlszuständen
- Untergeordnete Ziele mit vorwiegend indirekter Wirkung:

- Etablierung einer belastbaren, vertrauensvollen therapeutischen Beziehung kongruent zu Beziehungsmotiven des Patienten
- ein Verständnis für die Entstehung und Aufrechterhaltung der Symptomatik entwickeln
- Selbstvertrauen, Selbstwirksamkeitserleben, Selbstwertgefühl aufbauen oder stärken
- soziale Kompetenzen (Konflikte ertragen und angemessen austragen können, sich von Forderungen und Bedürfnissen anderer angemessen abgrenzen, eigene Bedürfnisse und Wünsche angemessen artikulieren und umsetzen, Nähe und Distanz angemessen regulieren, Schüchternheit reduzieren, auf andere Menschen zugehen lernen) aufbauen oder stärken
- emotionale Kompetenzen (Gefühle wahrnehmen, aushalten, regulieren) aufbauen oder stärken
- Durchhaltefähigkeit, Ausdauer, Selbstkontrolle, Frustrationstoleranz aufbauen oder erhöhen
- Selbstfürsorge (angemessene Balance zwischen Aktivität und Ruhe herstellen, angenehmen Aktivitäten nachgehen, soziale Kontakte pflegen) aufbauen oder stärken
- eine Tages- und Wochenstruktur aufbauen
- den Tod oder eine Trennung eines nahestehenden Menschen verarbeiten, Verabschiedung
- hohe, perfektionistische Ansprüche sich selbst und/oder anderen gegenüber reduzieren
- verzerrte, dysfunktionale wiederkehrende Gedanken, Schemata, Oberpläne hinterfragen und reduzieren
- Erwerb eines Umgangs mit Schmerzen
- eine (neue) Zukunftsperspektive, Ziele entwickeln
- eine Rückfallprophylaxe erstellen: Frühwarnsignale erkennen, Strategien zur Vermeidung eines Rezidivs erwerben

• Individuelle, spezifische, sich auf die Persönlichkeit beziehende Ziele:
  - Befähigung zur Aufrechterhaltung längerfristiger Beziehungen statt häufiger Beziehungsabbrüche
  - Reduktion der Opferwahrnehmung und -haltung, Übernahme von Verantwortung
  - Reduktion erhöhter Kränkbarkeit
  - Reduktion der erhöhten Anspruchshaltung anderen Menschen gegenüber
  - Reduktion von Neidgefühlen
  - Etablierung einer realistischen Selbstwahrnehmung bei Reduktion von Schwankungen zwischen Größenvorstellungen und Selbstentwertungen
  - Infragestellen vom übermäßigen Festhalten an Werten in Bezug auf Erfolg, Macht, Besonderheit
  - Reduktion von arrogantem Verhalten anderen gegenüber und entsprechender Selbstdarstellung
  - Aufbau authentischeren Verhaltens anderen Menschen gegenüber, Reduktion des theatralischen Verhaltens inkl. Erarbeitung eines Verständnisses hierfür
  - Reduktion des permanenten Verlangens nach Stimulation und Aufregung und Befähigung zum Aushalten von Ruhe
  - Selbstkonzept und Selbstwertgefühl unabhängiger von Äußerlichkeiten sowie Bestätigung von außen machen
  - Reduktion des hohen Sicherheits- und Kontrollbedürfnisses, Erwerb der Fähigkeit, loszulassen und sich selber mehr gehen zu lassen
  - Reduktion von rigiden Ansprüchen sich selbst und anderen gegenüber
  - Reduktion von unangemessenem Trotz- und Streitverhalten
  - Erwerb eines angemessenen Umgangs mit Autoritäten und Anforderungen von außen

- Etablierung von mehr Flexibilität im Verhalten bei Reduktion übermäßig gewohnheitsmäßigem Verhalten
- Reduktion von unbegründeten Verlustängsten
- Selbstständigkeit/Autonomie aufbauen oder stärken, eigene Entscheidungen treffen lernen

Beispiele Therapieziele

Wir wollen uns auch an dieser Stelle des Berichts, der Therapieplanung, wieder mit Beispielen beschäftigen, um an ihnen zu lernen. Wir schauen uns sowohl Positiv- wie Negativ-Beispiele an.

Bevor wir uns damit beschäftigen, wie die Therapieziele präzise und auf Beispielpatienten abgestimmt erstellt werden können oder eben nicht erstellt werden sollten, schauen wir uns zunächst ganz grundlegend ein paar Beispiele für die Aufstellungen der Therapieziele an, die an sich problematisch gestaltet sind und mit hoher Wahrscheinlichkeit auf Kritik des Gutachters stoßen werden.

„So besser nicht" – Fallbeispiel Therapieziele 1

1. *Stärkung des Selbstwertgefühls, Verringerung der Minderwertigkeits- und Unsicherheitsgefühle sowie weiterer irrationaler Überzeugungen, etwa einer konfliktfreien, funktionierenden Partnerschaft sowie ihrem Selbstbild der perfekten Partnerin*
2. *Verbesserung des Zugangs zu und verstärkte Durchsetzung von eigenen Wünschen, Bedürfnissen und Gefühlen*
3. *Verbesserung der sozialen Kompetenz (Steigerung der Abgrenzungs-, Selbstbehauptungs- und Entscheidungsfähigkeit dem Partner gegenüber, Durchstehen von Konflikten, Äußern einer eigenen Meinung, Verringerung von Angst, Wut und innerem Rückzug)*
4. *Reduktion der körperlichen wie auch innerer Ruhelosigkeit und Anspannung. Ruhe und Entspannung sollen eigenständig hergestellt werden können. Verringerung der somatischen Beschwerden (u. a. Schlafstörungen, Kopfschmerz)*
5. *Stärkung bei zwischenmenschlichen Auseinandersetzungen (insbesondere Partner)*

Wenn wir uns auf den Inhalt dieser Darstellung konzentrieren (Grammatik und Schreibstil soll hier nicht bewertet werden, vom Original übernommen), so können wir folgende Schwierigkeiten feststellen:

- Es wird keine Trennung in über- und untergeordnete Ziele vorgenommen, wodurch der Abbau oder die Reduktion der grundlegenden Symptomatik scheinbar als Ziel vorausgesetzt und nicht explizit genannt wird.
- Bei der Auflistung der Ziele finden wir ebenso keine Ziele, die speziell auf die Symptomatik bezogen sind.
- Bei genauerer Betrachtung überschneiden sich viele der einzelnen Ziele und beinhalten fast dasselbe, nämlich die Verbesserung von sozialen Kompetenzen: unter 2 geht es auch um das Durchsetzen eigener Bedürfnisse, unter 3 wird nun ebenfalls Selbstbehauptung und Abgrenzung noch einmal genannt und Punkt 5 beinhaltet ebenfalls die Stärkung von Konfliktfähigkeit und Abgrenzungsfähigkeit als soziale Kompetenz. Es wäre hier angemessener gewesen, alles, was mit sozialer Kompetenz zu tun hat, unter einen Punkt zu subsumieren. Die Therapieziele wirken zudem nun sehr einseitig konzipiert, ggf. wurden weitere wichtige Ziele zugunsten der sozialen Kompetenzen hier vernachlässigt.

- Für die Verhaltenstherapie grundlegende Therapieziele wie der Aufbau einer fruchtbaren therapeutischen Beziehung und vor allem der Erwerb eines Störungsverständnisses werden nicht genannt, was bereits ohne Beurteilung der weiteren Therapieplanung Anlass zur Bemängelung durch den Gutachter geben kann.

„So besser nicht" – Fallbeispiel Therapieziele 2

Als übergeordnetes Behandlungsziel gilt der Abbau der depressiven Reaktion und der ängstlich sorgenvollen Gedanken. Weiterhin wurden gemeinsam mit der Patientin folgende Therapieziele vereinbart:

1. *Verständnis der Symptomatik aus lerntheoretischer Sicht unter Berücksichtigung der eigenen Biografie*
2. *Stärkung des Selbstwertgefühls und Aufbau von Selbstwirksamkeitserwartungen, Reduktion von Grübelexzessen, Modifikation dysfunktionaler depressogener Grundannahmen/Kognitionen*
3. *Verbesserung sozialer Kompetenzen*
4. *Auf- und Ausbau euthymer Aktivitäten und sozialer Kontakte*
5. *Genereller Stress- und Spannungsabbau zur Reduktion der psycho-physiologischen Grundspannung*
6. *Rückfallprophylaxe*

Dies hier ist ein klassisches Beispiel für Therapieziele, die zwar vom Umfang und der Zusammensetzung her realistisch erreichbar erscheinen, nicht zu einseitig beschrieben und unterteilt in über- und untergeordnete Ziele sind, aber bei denen jeglicher individueller Bezug zum Patienten fehlt. Dieser Therapieplan wäre sicherlich für ein Gros der Patienten passend, aber es wird nicht deutlich, wieso nun gerade bei diesem Patienten welches Ziel zu welchem Zweck aufgestellt wird. Präzisiert hätten zudem die sozialen Kompetenzen und die dysfunktionalen Kognitionen werden müssen; diese sind nun so zu allgemein gehalten und nicht spezifisch dargestellt. Auch unter einem generellen Stress- und Spannungsabbau kann man sich vieles vorstellen, da insbesondere „Stress" ein weit gefasster Begriff ist. Eine solche Darstellung von Therapiezielen hinterlässt den Eindruck, bislang keine auf den Patienten bezogene Therapieplanung aufgestellt zu haben, sich schlichtweg nicht mit der Individualität des Patienten befasst zu haben.

Um noch weiter an Beispielen zu lernen, schauen wir uns im folgenden noch Negativ- und Positiv-Beispiele von Therapiezielen für Patienten an, die wir in diesem Buch schon näher kennengelernt und analysiert haben, um uns die individuelle, auf den Patienten bezogene Vorgehensweise noch einmal verdeutlichen zu können.

Wir schauen zunächst auf die Patientin, zu welcher wir in Kap. 4.5.5 bereits ein Negativ-Beispiel (Nr. 2) für die Verhaltensanalyse näher unter die Lupe genommen haben.

„So besser nicht" – Fallbeispiel Patientin 2 Therapieziele

Zu unserer schon bekannten Patientin (▸ Kap. 4.5.5) wurden folgenden Therapieziele aufgestellt:

Wesentliche Therapieziele sind eine Reduktion depressiver Affekte und exzessiven Grübelns sowie die Wahrnehmung und Formulierung eigener Wünsche und Bedürfnisse. Folgende Teilziele wurden gemeinsam mit der Patientin vereinbart:

- *Ziel 1: Entwicklung des Verständnisses für die individuelle Problematik und deren Entstehung, Aufrechterhaltung und Funktionalität*
- *Ziel 2: Verbesserung der Stimmung und Steigerung positiver Aktivitäten und sozialer Kontakte*
- *Ziel 3: Aufbau hilfreicher und selbstwertförderlicher Kognitionen*
- *Ziel 4: Verbesserung sozialer Kompetenzen*
- *Ziel 5: Verbesserung der Selbstfürsorge*

Wenn wir uns auf den Inhalt dieser Darstellung konzentrieren (Grammatik und Schreibstil soll hier nicht bewertet werden, vom Original übernommen), so können wir folgende Schwierigkeiten feststellen:

- Das übergeordnete Therapieziel („Reduktion depressiver Affekte") wird nicht nachvollziehbar von den Unterzielen getrennt. Die Reduktion des Grübelns und die Wahrnehmung und Formulierung eigener Wünsche und Bedürfnisse sind als Unterziele zu verstehen, denen dann später die entsprechenden Methoden zugeordnet werden müssen.
- Insgesamt ist zwar der Umfang der Ziele zur Behandlung der mittelgradigen depressiven Episode angemessen, die Ziele sind jedoch in keinerlei Hinsicht individualisiert, auf die Patienten zugeschnitten und begründet. Gerade in Bezug auf die Veränderung der Kognitionen hätte hier eine weitere Präzisierung erfolgen müssen. Es bleibt zudem unverständlich, was genau bei dieser Patientin „hilfreiche Kognitionen" sein sollen. Es wird nicht ausgeführt, welche sozialen Kompetenzen verbessert werden sollen und wozu, zumal die Patientin grundsätzlich bereits über einige soziale Kompetenzen verfügt. Auch, wie eine bessere Selbstfürsorge aussehen soll, wird nicht beschrieben.
- Was hier zudem gar nicht genannt wird, sind die spezifischen, auf die über die Symptomatik hinausgehende Hauptproblematik der Patientin bezogenen Ziele, nämlich die Arbeit an einem weniger von Bestätigung abhängigen, authentischeren Selbstwertgefühl, der Kränkbarkeit, des überzogenen Ehrgeizes, der Unzufriedenheit, also an der selbstunsicher-narzisstischen Thematik.

Der Gutachter kann hier zurecht einwenden, dass diese dargestellten Therapieziele als Teil der Therapieplanung wohl auf die meisten Patienten zutreffen kann, aber nicht deutlich wird, wozu die einzelnen Ziele bei dieser Patientin genau führen sollen.

Schauen wir uns für diese Patientin an, welche Therapieziele wir zutreffend und präzise auswählen und wie wir diese darstellen und begründen.

„Vielleicht so" – Fallbeispiel Patientin 2 Therapieziele

Übergeordnetes Therapieziel stellt der Abbau oder eine deutliche Reduktion der krankheitswertigen depressiven Symptomatik dar. Des Weiteren soll auch intensiv an selbstunsicher-narzisstischen Persönlichkeitsfacetten und hiermit verbundenen Schwierigkeiten gearbeitet werden, um eine langfristige gesundheitliche Stabilisierung zu erzielen. Hieraus ergeben sich folgende weitere Ziele, die gemeinsam mit der Patienten erarbeitet wurden:

1. *Zunächst Etablierung einer therapeutischen Beziehung kongruent zu den wichtigsten Beziehungsmotiven der Patientin in Bezug auf Anerkennung und Sicherheit zur ersten emotionalen Stabilisierung*
2. *Ein Verständnis für die Entstehung und Aufrechterhaltung der Symptomatik entwickeln als Basis zur Einleitung von Veränderungen sowie zur Unterstützung des Bedürfnisses nach Sicherheit und Kontrolle und damit auch zur emotionalen Stabilisierung*
3. *Emotionale Stabilisierung verbunden mit verbesserter Wahrnehmung der unterschiedlichen Gefühlszustände von Traurigkeit, Verlassenheit und Wut, um das Sicherheits- und Kontrollerleben der Patientin angemessen zu stärken sowie zur Vorbereitung auf weitere Therapieelemente, ggf. auch Bearbeitung der mit der Trennung verbundenen Gefühle und Verabschiedung*
4. *Stimmungsaufhellung, Reduktion des sozialen Rückzugs und gleichzeitige Etablierung von angenehmen Aktivitäten und positiven Verstärkern ohne Leistungscharakter und Steigerung von Selbstfürsorge (angemessene Balance zwischen Aktivität und Ruhe herstellen) zur kurzfristigen Stimmungsstabilisierung und um langfristig Selbstüberforderung und rezidivierender Depressivität vorzubeugen*
5. *Reduktion des belastenden Grübelns*
6. *Arbeit an einem realistischen und authentischen, weniger von äußerer Bestätigung abhängigen Selbstwertgefühl verbunden mit Reduktion des hohen Ehrgeizes und weiterer hiermit verbundener dysfunktionaler Kognitionen, Schemata und Oberpläne wie „Ich muss immer noch mehr schaffen", „So wie ich bin, bin ich nicht gut genug" etc., um so auf lange Sicht rezidivierender Depressivität bei Kränkungen oder Misserfolgserlebnissen vorzubeugen*
7. *Stärkung von sozialen Kompetenzen im Sinne, sich von Forderungen und Bedürfnissen anderer angemessen abzugrenzen, eigene Bedürfnisse und Wünsche angemessen zu artikulieren und umzusetzen, um auch hierüber ein authentischeres Selbstwertgefühl zu stärken*
8. *Aufgrund der in der Persönlichkeit verwurzelten Problematik ist es wichtig, eine Rückfallprophylaxe zu erstellen, Frühwarnsignale erkennen zu können und Strategien zur Vermeidung eines Rezidivs zu erwerben.*

Dabei wurden die Therapieziele geordnet nach dem ungefähren zeitlichen Ablauf der Therapie, wobei dieser keinesfalls schematisch und strikt zu interpretieren ist, sondern mehr eine grobe Darstellung beinhaltet. Eine andere Möglichkeit wäre, die Therapieziele nach Bedeutung zu ordnen, wobei dies jedoch meist schwerfallen dürfte, da die meisten Ziele auf ihre Art und Weise und auch in ihrer Gesamtschau eine derartige Bedeutung haben, dass sie letztendlich als Ziele ausgewählt wurden. Im vorliegenden Beispiel könnte man ggf. die Stärkung von sozialen Kompetenzen als etwas weniger bedeutsam als die vorher genannten Elemente ansiedeln, eine weitere Differenzierung nach Bedeutsamkeit fällt hier bereits sehr schwer und scheint daher nicht empfehlenswert.

Übungen Therapieziele

Im Folgenden sollen Sie noch einmal Gelegenheit erhalten, auf Basis des bislang Erarbeiteten in Übungen selber Therapieziele zu definieren. Dies soll anhand der beiden von uns bereits umfangreich analysierten Patienten geschehen: Patient Fallbeispiel 1 und Patientin Fallbeispiel 2. Schauen Sie sich zunächst dazu noch einmal die entsprechenden Stellen in diesem Buch an (vgl. Beispiele Verhaltensanalyse in

Kap. 4.5.4 sowie Diagnosen für diese Patienten in Kap. 4.6.1) und machen im Anschluss am besten auf einem neuen Blatt die beiden folgenden Übungen.

Übung: Therapieziele für Fallbeispiel 1

[Diagnosen: Hauptdiagnose: ICD-10 F41.1 G Generalisierte Angststörung, Nebendiagnose(n): ICD-10 F32.1 G Mittelgradige depressive Episode, ICD-10 Z73 G akzentuierte narzisstische und zwanghafte Persönlichkeitszüge]

Was sollen die übergeordneten Therapieziele für diesen Patienten sein?

....

Welche weiteren Ziele sind für diesen Patienten wichtig?

....

Notieren Sie zunächst Therapieziele, die sich auf einzelne Symptome beziehen und explizit aufgeführt werden sollen:

....

Notieren Sie nun weitere Therapieziele so konkret wie möglich, deren Erreichung sich indirekt auf die Symptomatik auswirken soll und beschreiben Sie kurz die indirekte Wirkung:

....

Überlegen Sie noch einmal explizit, welche Therapieziele ggf. in Bezug auf die Arbeit an der Persönlichkeitsstruktur von Bedeutung sein können:

....

Versuchen Sie die einzelnen Ziele zu gruppieren, z. B. nach zeitlichem Verlauf (oder nach der Bedeutsamkeit), indem Sie die einzelnen Ziele z. B. nummerieren

....

Übungen

Übung zu Fallbeispiel 1: Lösungsvorschlag

Was sollen die übergeordneten Therapieziele für diesen Patienten sein?

Übergeordnetes Therapieziel ist die Reduktion der Angst und Panik sowie der hiermit verbundenen permanenten Anspannung. Des Weiteren soll ebenfalls die depressive Symptomatik reduziert werden und eine Arbeit an den narzisstisch-zwanghaften Persönlichkeitseigenschaften und hiermit verbundenen Schwierigkeiten stattfinden.

Welche weiteren Ziele sind für diesen Patienten wichtig?

Notieren Sie zunächst Therapieziele, die sich auf einzelne Symptome beziehen und explizit aufgeführt werden sollen:

- *Infragestellen und Abbau der katastrophisierenden, ängstlichen Kognitionen und Befürchtungen in Bezug auf Erkrankung, Tod, Hilflosigkeit und Kontrollverlust und Arbeit an dem hohen Sicherheits- und Kontrollbedürfnis*
- *Abbau des Bierkonsums mit dem Ziel der Angstreduktion und des Schlafanstoßes, Alkohol soll nicht mehr zur Bewältigung von Symptomen verwendet werden*
- *Verbesserung des Schlafs*
- *Stimmungsaufhellung*
- *Reduktion der Erschöpfung*
- *Abbau des Kontrollverhaltens inkl. Grübeln*
- *Differenzielle Überlegungen:*
  Infrage käme theoretisch auch noch die Arbeit an der kognitiven Sexualisierung und den sadomasochistischen sexuellen Präferenzen; dies wurde hier aber bewusst weggelassen, da dies zum einen von uns nicht als krankheitswertige Störung diagnostiziert wurde, aber vor allem ggf. einen unerwünschten Effekt auslösen könnte, nämlich die rigiden Selbstansprüche und Schuldgefühle des Patienten noch weiter zu verstärken, indem man ihm subtil vermittelt, seine Sexualität sei nicht in Ordnung, sondern „verboten", da man etwas dagegen zu unternehmen versucht. Der Patient scheint unter seiner Sexualität nicht zu leiden, sondern sie dient ihm auch als Kompensationsmechanismus. Eine Arbeit hieran wäre vermutlich kontraproduktiv und würde den Patienten weiter destabilisieren.

Notieren Sie nun weitere Therapieziele so konkret wie möglich, deren Erreichung sich indirekt auf die Symptomatik auswirken soll und beschreiben Sie kurz die indirekte Wirkung:

- *Etablierung einer therapeutischen Beziehung kongruent zu den wichtigsten Beziehungsmotiven des Patienten in Bezug auf Anerkennung und Sicherheit zur ersten emotionalen Stabilisierung*
- *ein Verständnis für die Entstehung und Aufrechterhaltung der Symptomatik entwickeln als Basis zur Einleitung von Veränderungen sowie zur Reduktion des aktuell als bedrohlich erlebten Sicherheits- und Kontrollverlustes zur ersten emotionalen Stabilisierung*
- *Reduktion der Fokussierung auf die Verstandesebene und Herstellen eines verbesserten Kontakts zur Gefühlswelt, insb. Gefühlen aggressiver Natur, um eine Auseinandersetzung mit der Ehe und den Gefühlen der Ehefrau gegenüber einzuleiten und hierüber insgesamt die ängstliche und depressive Symptomatik abzumildern*
- *Infragestellen und Abmildern der rigiden Selbstansprüche, des hohen Pflicht- und Leistungsbewusstseins bei gleichzeitiger Förderung von Selbstfürsorge im Sinne von sich besser gehen lassen können, sich Angenehmes gönnen, sich zu entspannen, sich Fehler erlauben und ein gesundes, regelmäßiges Essverhalten zu etablieren, um die permanente Anspannung zu reduzieren*
- *Aufbau von angemessener Konfliktfähigkeit: Konflikte austragen lernen, anstatt zu vermeiden, eigene Bedürfnisse und Grenzen äußern und umsetzen, dies insbesondere der Ehefrau gegenüber, um auch hierüber ein authentischeres Selbstwertgefühl zu stärken*
- *Arbeit an einem realistischen und authentischen, weniger von äußerer Bestätigung abhängigen Selbstwertgefühl verbunden mit Reduktion der Schwankungen zwischen Selbstabwertung und Größenvorstellungen sowie weiterer hiermit verbundener Schemata und Oberpläne wie „Be-*

Teil III

eindrucke die anderen und die Frauen", „Die Menschen mögen mich nur, wenn ich besonders bin und Leistung erbringe" etc., um so auf lange Sicht erneuter und weiterer Erschöpfung durch Selbstüberforderung entgegenzuwirken und rezidivierender Depressivität bei Kränkungen oder Misserfolgserlebnissen vorzubeugen

- *Aufgrund der in der Persönlichkeit verwurzelten Problematik ist es wichtig, eine Rückfallprophylaxe zu erstellen, Frühwarnsignale erkennen zu können und Strategien zur Vermeidung eines Rezidivs zu erwerben.*

Überlegen Sie noch einmal explizit, welche Therapieziele ggf. in Bezug auf die Arbeit an der Persönlichkeitsstruktur von Bedeutung sein können:
Die Aspekte in Bezug auf die Persönlichkeitsstruktur sind in den oben genannten Punkten bereits genannt worden. Dies liegt hier auch daran, dass bei dem Patienten die Symptomatik eng mit der Persönlichkeit verzahnt ist.

Versuchen Sie die einzelnen Ziele zu gruppieren, z.B. nach zeitlichem Verlauf (oder nach der Bedeutsamkeit).
Wir können die aufgelisteten Ziele jetzt noch anders sortieren, erneut nach ungefährer zeitlicher Einordnung und wie folgt insgesamt darstellen:
Übergeordnetes Therapieziel ist die Reduktion der Angst und Panik sowie der hiermit verbundenen permanenten Anspannung. Des Weiteren soll ebenfalls die depressive Symptomatik reduziert werden und eine Arbeit an den narzisstisch-zwanghaften Persönlichkeitseigenschaften und hiermit verbundenen Schwierigkeiten stattfinden. Es wurden ferner folgende untergeordnete Ziele mit dem Patienten erarbeitet, die sich grob in drei Therapiephasen unterteilen lassen, wobei dies nicht als rigides Schema, sondern als grobe Orientierung zu verstehen ist und die einzelnen Therapieziele nicht unabhängig voneinander sind:

- *Phase 1: Einfinden in die Therapie und erste Stabilisierung*
  1. *Etablierung einer therapeutischen Beziehung kongruent zu den wichtigsten Beziehungsmotiven des Patienten in Bezug auf Anerkennung und Sicherheit zur ersten emotionalen Stabilisierung*
  2. *ein Verständnis für die Entstehung und Aufrechterhaltung der Symptomatik entwickeln als Basis zur Einleitung von Veränderungen sowie zur Reduktion des aktuell als bedrohlich erlebten Sicherheits- und Kontrollverlustes zur ersten emotionalen Stabilisierung*
- *Phase 2: Arbeit an den belastenden, akuten Symptomen*
  1. *Infragestellen und Abbau der katastrophisierenden, ängstlichen Kognitionen und Befürchtungen in Bezug auf Erkrankung, Tod, Hilflosigkeit und Kontrollverlust und Arbeit an dem hohen Sicherheits- und Kontrollbedürfnis, Abbau des Kontrollverhaltens inkl. Grübeln*
  2. *Abbau des Bierkonsums mit dem Ziel der Angstreduktion und des Schlafanstoßes, Alkohol soll nicht mehr zur Bewältigung von Symptomen verwendet werden*
  3. *Verbesserung des Schlafs*
  4. *Stimmungsaufhellung und Reduktion der Erschöpfung*
- *Phase 3: Bei zunehmender Stabilisierung Übergang zur Arbeit an Ursachen- und Entstehungsbedingungen sowie Persönlichkeitseigenschaften*
  1. *Reduktion der Fokussierung auf die Verstandesebene und Herstellen eines verbesserten Kontakts zur Gefühlswelt, insb. Gefühlen aggressiver Natur, um eine Auseinandersetzung mit der Ehe und den Gefühlen der Ehefrau gegenüber einzuleiten und hierüber insgesamt die ängstliche und depressive Symptomatik abzumildern*

2. *Infragestellen und Abmildern der rigiden Selbstansprüche, des hohen Pflicht- und Leistungsbewusstseins bei gleichzeitiger Förderung von Selbstfürsorge im Sinne von sich besser gehen lassen können, sich Angenehmes gönnen, sich zu entspannen, sich Fehler erlauben und ein gesundes, regelmäßiges Essverhalten zu etablieren, um die permanente Anspannung zu reduzieren*
3. *Arbeit an einem realistischen und authentischen, weniger von äußerer Bestätigung abhängigen Selbstwertgefühl verbunden mit Reduktion der Schwankungen zwischen Selbstabwertung und Größenvorstellungen sowie weiterer hiermit verbundener Schemata und Oberpläne wie „Beeindrucke die anderen und die Frauen", „Die Menschen mögen mich nur, wenn ich besonders bin und Leistung erbringe" etc., um so auf lange Sicht erneuter und weiterer Erschöpfung durch Selbstüberforderung entgegenzuwirken und rezidivierender Depressivität bei Kränkungen oder Misserfolgserlebnissen vorzubeugen*
4. *Aufbau von angemessener Konfliktfähigkeit: Konflikte austragen lernen, anstatt zu vermeiden, eigene Bedürfnisse und Grenzen äußern und umsetzen, dies insbesondere der Ehefrau gegenüber, um auch hierüber ein authentischeres Selbstwertgefühl zu stärken*
5. *Aufgrund der in der Persönlichkeit verwurzelten Problematik ist es wichtig, eine Rückfallprophylaxe zu erstellen, Frühwarnsignale erkennen zu können und Strategien zur Vermeidung eines Rezidivs zu erwerben.*

Anm.: Infrage käme theoretisch auch noch die Arbeit an der kognitiven Sexualisierung und den sado-masochistischen sexuellen Präferenzen; dies wurde hier aber bewusst weggelassen, da dies ggf. einen unerwünschten Effekt auslösen könnte, nämlich die rigiden Selbstansprüche und Schuldgefühle des Patienten noch weiter zu verstärken, indem man ihm subtil vermittelt, seine Sexualität sei nicht in Ordnung, sondern „verboten", da man etwas dagegen zu unternehmen versucht. Der Patient scheint unter seiner Sexualität nicht zu leiden, sondern sie dient ihm auch als Kompensationsmechanismus. Eine Arbeit hieran wäre vermutlich kontraproduktiv und würde den Patienten weiter destabilisieren.

Aufgrund der nicht geringen Anzahl an Zielen macht es bei diesem Patienten Sinn, die Ziele noch einmal in einzelne Phasen zu unterteilen. Wir haben hier zunächst die am Anfang stehenden Behandlungsziele, nämlich Beziehungsaufbau und Verständnis der Symptomatik aufgeführt, weil dies naturgemäß bei allen Patienten zu Beginn der Therapie stattfinden sollte. Es wird dann erst einmal auf die Bearbeitung der akuten, belastenden Symptomatik abgezielt, um später bei zunehmender Stabilität dann mehr in die Tiefe zu gehen und an den Persönlichkeitsanteilen zu arbeiten. Die Ziele sind in diesem Fall nicht knapp ausgefallen und wir müssen im Blick behalten, ob sie im beantragten Stundenkontingent umsetzbar sein werden. Dies können wir aber erst abschließend beurteilen, nachdem wir den Behandlungsplan aufgestellt haben, denn zu einzelnen Zielen finden oft dieselben Methoden statt. Grundsätzlich ist es auch sinnvoll, erst einmal alles, was wirklich notwendig erscheint, aufzuführen. Sollte dies zu Kritik führen, kann hinterher ggf. immer noch ein Ziel wieder gestrichen werden oder man verweist auf die zu erwartende Notwendigkeit der Inanspruchnahme des Höchstkontingents. Aber dazu später mehr.

Übung: Therapieziele für Fallbeispiel 2

[Diagnosen: Hauptdiagnose ICD-10 F32.1 G Mittelgradige depressive Episode, Nebendiagnose ICD-10 Z73 G akzentuierte narzisstische und selbstunsichere Persönlichkeitszüge]

Was sollen die übergeordneten Therapieziele für diese Patientin sein?

Welche weiteren Ziele sind für diese Patientin wichtig?

Notieren Sie zunächst Therapieziele, die sich auf einzelne Symptome beziehen und explizit aufgeführt werden sollen:

Notieren Sie nun weitere Therapieziele so konkret wie möglich, deren Erreichung sich indirekt auf die Symptomatik auswirken soll und beschreiben Sie kurz die indirekte Wirkung:

Überlegen Sie noch einmal explizit, welche Therapieziele ggf. in Bezug auf die Arbeit an der Persönlichkeitsstruktur von Bedeutung sein können:

Versuchen Sie die einzelnen Ziele zu gruppieren, z. B. nach zeitlichem Verlauf (oder nach der Bedeutsamkeit)

Übungen

Übung zu Fallbeispiel 2: Lösungsvorschlag

Was sollen die übergeordneten Therapieziele für diese Patientin sein?
Übergeordnetes Therapieziel ist die Reduktion der Depressivität sowie die Bearbeitung der aktuell bestehenden belastend-abhängigen Beziehung zum Vorgesetzten sowie der grundsätzlichen selbstunsicher-narzisstischen Persönlichkeitseigenschaften und der hiermit verbundenen Schwierigkeiten in der Beziehungsgestaltung zu Männern.
Welche weiteren Ziele sind für diese Patientin wichtig?
Notieren Sie zunächst Therapieziele, die sich auf einzelne Symptome beziehen und explizit aufgeführt werden sollen:

- *Stimmungsaufhellung*
- *Stabilisierung des Selbstwerts*
- *Reduktion der inneren Unruhe und Anspannung verbunden mit Reduktion des Kontrollverhaltens inkl. des Grübelns*

- *Reduktion des sozialen Rückzugs*
- *Differenzielle Überlegungen:*
  Zusätzlich könnte die Reduktion der sozialen Angst aufgeführt werden. Da diese jedoch nicht krankheitswertig im Sinne einer Diagnosevergabe ist und zudem wie oben bereits analysiert eng mit der Persönlichkeitsstruktur verbunden ist, wird die Reduktion der sozialen Angst nicht explizit aufgeführt, sondern soll sich auch durch die folgenden spezielleren Ziele indirekt ergeben.

Notieren Sie nun weitere Therapieziele so konkret wie möglich, deren Erreichung sich indirekt auf die Symptomatik auswirken soll, und beschreiben Sie kurz die indirekte Wirkung:
- *Etablierung einer therapeutischen Beziehung kongruent zu den wichtigsten Beziehungsmotiven der Patientin in Bezug auf Anerkennung und Bindung zur ersten emotionalen Stabilisierung*
- *ein Verständnis für die Entstehung und Aufrechterhaltung der Symptomatik entwickeln als Basis zur Einleitung von Veränderungen sowie zur Reduktion des aktuell als bedrohlich erlebten Sicherheits- und Kontrollverlustes zur ersten emotionalen Stabilisierung*
- *Klärung der aktuellen Beziehungen zu den Männern inkl. der hiermit verbundenen Bedürfnisse und deren Bedeutung als Voraussetzung zur weiteren inneren Loslösung aus destruktiven Beziehungen*
- *Reduktion der inneren emotionalen Abhängigkeit von der Bestätigung und Zuwendung durch Männer unter Bearbeitung entsprechender Schemata, Überzeugungen und Oberpläne sowie Arbeit an einem authentischen Selbstwertgefühl und Reduktion der Schwankungen zwischen Selbstentwertung und Größenvorstellungen, um weiteren narzisstischen Krisen und rezidivierender Depressivität bei Kränkungserlebnissen vorzubeugen und die soziale Ängstlichkeit zu reduzieren*
- *Stärkung der Fähigkeit, eigene Bedürfnisse umzusetzen, anstatt sich angepasst zu zeigen und fassadenhaftes Verhalten aufzubauen, um künftig befriedigende Partnerschaften auf Augenhöhe und ohne ausgeprägte gegenseitige Abhängigkeiten gestalten zu können*
- *grundsätzliche Etablierung von Selbstfürsorge, Befähigung dazu, mehr Ruhe zu ertragen (vs. sich permanent „abzulenken"), angenehmen Aktivitäten ohne Leistungscharakter nachgehen, um hierüber positive Verstärker zu etablieren und die Stimmung weiter positiv beeinflussen zu können sowie langfristig auch auf diesem Wege emotionaler Abhängigkeit vorzubeugen*
- *Aufgrund der in der Persönlichkeit verwurzelten Problematik ist es wichtig, eine Rückfallprophylaxe zu erstellen, Frühwarnsignale erkennen zu können und Strategien zur Vermeidung eines Rezidivs zu erwerben.*

Überlegen Sie noch einmal explizit, welche Therapieziele ggf. in Bezug auf die Arbeit an der Persönlichkeitsstruktur von Bedeutung sein können:
Die Aspekte in Bezug auf die Persönlichkeitsstruktur sind in den oben genannten Punkten bereits genannt worden. Dies liegt hier auch daran, dass bei der Patientin die Symptomatik eng mit der Persönlichkeit verzahnt ist.
Versuchen Sie die einzelnen Ziele zu gruppieren, z.B. nach zeitlichem Verlauf (oder nach der Bedeutsamkeit).
Wir können die aufgelisteten Ziele jetzt noch anders sortieren, erneut nach ungefährer zeitlicher Einordnung und wie folgt insgesamt darstellen:
Übergeordnetes Therapieziel ist die Reduktion der Depressivität sowie die Bearbeitung der aktuell bestehenden belastend-abhängigen Beziehung zum Vorgesetzten sowie der grundsätzlichen selbstunsicher-narzisstischen Persönlichkeitseigenschaften und der hiermit verbundenen Schwierigkeiten in der Beziehungsgestaltung zu Männern. Es wurden ferner folgende untergeordnete

Ziele mit der Patientin erarbeitet, die sich grob in drei Therapiephasen unterteilen lassen, wobei dies nicht als rigides Schema, sondern als grobe Orientierung zu verstehen ist und die einzelnen Therapieziele nicht unabhängig voneinander sind:

- *Phase 1: Einfinden in die Therapie und erste Stabilisierung*
  1. *Etablierung einer therapeutischen Beziehung kongruent zu den wichtigsten Beziehungsmotiven der Patientin in Bezug auf Anerkennung und Bindung zur ersten emotionalen Stabilisierung*
  2. *ein Verständnis für die Entstehung und Aufrechterhaltung der Symptomatik entwickeln als Basis zur Einleitung von Veränderungen sowie zur Reduktion des aktuell als bedrohlich erlebten Sicherheits- und Kontrollverlustes zur ersten emotionalen Stabilisierung*
- *Phase 2: Arbeit an den belastenden, akuten Symptomen*
  1. *Stimmungsaufhellung*
  2. *Erste Stabilisierung des Selbstwerts*
  3. *Reduktion der inneren Unruhe und Anspannung verbunden mit Reduktion des Kontrollverhaltens inkl. des Grübelns*
  4. *Reduktion des sozialen Rückzugs*
  5. *Klärung der aktuellen Beziehungen zu den Männern inkl. der hiermit verbundenen Bedürfnisse und deren Bedeutung als Voraussetzung zur weiteren inneren Loslösung aus destruktiven Beziehungen*
- *Phase 3: Bei zunehmender Stabilisierung Übergang zur Arbeit an Ursachen- und Entstehungsbedingungen sowie Persönlichkeitseigenschaften*
  1. *Reduktion der inneren emotionalen Abhängigkeit von der Bestätigung und Zuwendung durch Männer unter Bearbeitung entsprechender Schemata, Überzeugungen und Oberpläne sowie Arbeit an einem authentischen Selbstwertgefühl und Reduktion der Schwankungen zwischen Selbstentwertung und Größenvorstellungen, um weiteren narzisstischen Krisen und rezidivierender Depressivität bei Kränkungserlebnissen vorzubeugen und die soziale Ängstlichkeit zu reduzieren*
  2. *Stärkung der Fähigkeit, eigene Bedürfnisse umzusetzen, anstatt sich angepasst zu zeigen und fassadenhaftes Verhalten aufzubauen, um künftig befriedigende Partnerschaften auf Augenhöhe und ohne ausgeprägte gegenseitige Abhängigkeiten gestalten zu können*
  3. *Grundsätzliche Etablierung von Selbstfürsorge, Befähigung dazu, mehr Ruhe zu ertragen (vs. sich permanent „abzulenken"), angenehmen Aktivitäten ohne Leistungscharakter nachgehen, um hierüber positive Verstärker zu etablieren und die Stimmung weiter positiv beeinflussen zu können sowie langfristig auch auf diesem Wege emotionaler Abhängigkeit vorzubeugen*
  4. *Aufgrund der in der Persönlichkeit verwurzelten Problematik ist es wichtig, eine Rückfallprophylaxe zu erstellen, Frühwarnsignale erkennen zu können und Strategien zur Vermeidung eines Rezidivs zu erwerben.*

Auch bei dieser Patientin scheint es sinnvoll, vor Bearbeitung der Schemata und Beziehungsmuster etc. zunächst an den vorrangig belastenden Symptomen zu arbeiten, um sie zu stabilisieren und dementsprechend den Therapieprozess in Phasen zu unterteilen.

Wir haben nun anhand von theoretischen Überlegungen und Beispielen sehen können, wie Therapieziele als erster Teil der Behandlungsplanung günstig erstellt werden können, indem wir vor allem eine zu allgemeine Darstellung zugunsten von individualisierten Beschreibungen vermeiden. Individualisierte Darstellungen sind hier konkret durch Konkretisierung der Ziele und Nennung von indirekten Wirkungen umsetzbar. Bei den Beispielen haben wir auch sehen können, dass sich durchaus einzelne Zielformulierungen bei unterschiedlichen Patienten überschneiden bzw. diese sehr ähnlich formuliert sind. Dies liegt natürlich in der Natur der Sache, dass Patienten gemeinsame Merkmale aufweisen, die es zu behandeln gilt. Es ist auch keinesfalls „verboten", mit vorformulierten Beispieldarstellungen zu arbeiten. Nur müssen diese entsprechend der individuellen Indikation ausgewählt und mit ihren spezifischen anzustrebenden Wirkungen bei dem individuellen Patienten dargestellt werden.

Auf dieser Basis einer bereits gelungenen Darstellung der Therapieziele können wir nun auch den nächsten Punkt, Behandlungsplan, zufriedenstellend bearbeiten.

4.7.2 Behandlungsplan

Der Behandlungsplan ist, wie wir schon gesehen haben, nicht mit den Therapiezielen identisch, sondern eine Beschreibung der therapeutischen Interventionen, mit denen die Therapieziele erreicht werden sollen. Laut Formblatt wird von uns bei der Darstellung des Behandlungsplans Folgendes gefordert:

- 8. Behandlungsplan
  - Darstellung der übergeordneten Behandlungsstrategie in der Kombination bzw. Reihenfolge verschiedener Interventionsverfahren, Beschreibung der multimodalen wie störungsspezifischen Interventionen zur Erreichung der Therapieziele
  - Angaben zur geplanten Frequenz und Sitzungsdauer (ggf. Begründung von Abweichungen)
  - bei Gruppentherapie Begründung der Indikation und Ziele, Gruppenbeschreibung, Gruppentherapieprogramm, zahlenmäßiges Verhältnis zur Einzeltherapie

Im Sinne der bereits besprochenen übergeordneten Behandlungsstrategie (▸ Kap. 4.7) müssen wir also nun auch an dieser Stelle erneut überlegen, mit welchen Methoden, in welchem Umfang wir die festgelegten Therapieziele erreichen. Dabei müssen wir vor allem auch bedenken, dass viele umfangreiche Therapiemanuale sich in Inhalten überschneiden. Die Auflistung komplexer Therapieverfahren ohne Konkretisierung im Hinblick auf ausgewählte Einzelaspekte und deren geplantem Umfang ist daher ein häufiger Grund für Stundenkürzungen oder Ablehnungen.

Bevor wir uns erneut mit einer gelungenen, individuellen und präzisen Festlegung des Behandlungsplans beschäftigten, müssen wir zunächst einen Blick auf die in der Verhaltenstherapie angewandten und richtlinienkonformen Methoden werfen. Die Kenntnis dieser Methoden ist die Basis zur Erstellung des Behandlungsplans.

An dieser Stelle soll keine umfangreiche Darstellung aller verhaltenstherapeutischen Techniken stattfinden, welche in der entsprechenden umfangreichen Fachliteratur zu finden ist. Dennoch ist es wichtig, noch einmal eine Auflistung und Gruppierung der Verfahren ohne umfangreiche Inhaltsbeschreibung, die hier vorausgesetzt wird, vorzunehmen, um uns auf die Erstellung des Behandlungsplans einzustimmen.

Verhaltenstherapeutische Methoden

Eine inzwischen vorliegende Vielzahl an verhaltenstherapeutischen Konzepten, Behandlungstechniken und -manualen lässt sich zunächst anhand zeitlich-historischer Perioden ihrer Entstehung kategorisieren. Unterteilt werden demnach drei Phasen bzw. Wellen:
1. die behaviorale Phase
2. die kognitiv-behaviorale Phase
3. die dritte/emotionale Phase

Der exakte Beginn der Verhaltenstherapie lässt sich zwar nicht festlegen, jedoch besteht weitestgehend Einigkeit darüber, dass frühe Publikationen zur Anwendung von Lerntheorien auf menschliches Problemverhalten als Anfangspunkte gelten. Die behaviorale Phase lässt sich zusammenfassend vor allem durch die Merkmale der streng wissenschaftlichen Orientierung und der Anwendung der Lerntheorien auf Problemverhaltensweisen charakterisieren. Im Vordergrund stand die Modifikation von offen beobachtbarem Verhalten mittels klassischer und operanter Konditionierung (z. B. Expositionstherapie). Im Zuge zunehmender Frustration praktizierender Verhaltenstherapeuten und zunehmender Beachtung von kognitiven Prozessen als wichtiger Erklärungsfaktor psychischer Problematiken entwickelte sich mehr und mehr analog zur Entwicklung in der allgemeinen Psychologie die sog. „kognitive Wende", in deren Rahmen zunehmend auch eine störungsspezifische Betrachtungsweise und entsprechende Behandlungsansätze an Bedeutung gewannen. Im Zentrum standen Veränderungen kognitiver Vorgänge, wie interner Bewertungen (v. a. mittels kognitiver Umstrukturierung). Die klassischen verhaltenstherapeutischen Methoden der behavioralen Phasen wurden zwar in den Hintergrund gedrängt, jedoch nicht grundsätzlich oder gänzlich durch die neuen kognitiven Verfahren ersetzt. Dennoch lässt sich der große Einfluss der kognitiven Wende allein schon durch die häufig verwendete Umbenennung der Verhaltenstherapie in Kognitive Verhaltenstherapie ausmachen.

Umstritten ist im Zuge von weiteren, vielfachen Neuentwicklungen und Erweiterungen der kognitiv-verhaltenstherapeutischen Interventionen nun, ob unter den z. T. recht heterogenen Verfahren der „dritten, emotionalen Welle" überhaupt von einer einheitlichen und neuen Phase gesprochen werden kann. Dennoch schien es im Zuge von weiterer Unzufriedenheit einiger Verhaltenstherapeuten mit dem verfügbaren Repertoire notwendig, neuere Verfahren von den bisherigen kognitiv-behavioralen Verfahren abzugrenzen. Dies geschah zum einen durch deren Betonung von emotionalen, interpersonellen Variablen inkl. der therapeutischen Beziehung und psychodynamischen Elemente, zum anderen durch die Beachtung von Besonderheiten einzelner Patientengruppen, speziell Patienten mit Persönlichkeitsakzentuierungen und -störungen. Für diese wurden speziellere Therapiemethoden angedacht, welche jedoch inzwischen nicht mehr ausschließlich für diese Patientengruppe vorgesehen sind. Unterteilt werden kann die dritte Welle nach Michalak und Heidenreich (2013) noch einmal in zwei Ansätze. Zu einer ersten Gruppe gehören Ansätze, deren zentrales Prinzip auf einer Veränderung der **Haltung** gegenüber Erfahrungen basiert (Achtsamkeit und Metakognition). Die zweite Gruppe machen die Autoren (ebd.) in der Betonung von interpersonellen Faktoren, wie der therapeutischen Beziehung sowie kindlicher (Lern-)Erfahrungen (Schematherapie, CBASP) aus.

Umstritten bleibt die Frage, ob von einer dritten Welle zu sprechen ist oder ob man neuere Entwicklungen nicht eher als Erweiterungen betrachten müsse. So sehen manche der Entwickler der neuen Interventionen selber, wie Linehan (1993; Dialektisch-Behaviorale Therapie: DBT) und Wells (2011; Metakognitive Therapie: MCT) ihre Verfahren als Erweiterung der kognitiven Verhaltenstherapie und nicht als grundlegend neuartig an. Kritische Einwände gegenüber der Etablierung einer „dritten Welle" als neuartigem Meilenstein innerhalb der Verhaltenstherapie beinhalten Einwände dahingehend, dass als neu postulierte Methoden bereits seit Langem existieren, vor allem in Nicht-Richtlinien-Verfahren und den psychodynamischen Methoden, und diese nun lediglich anders genannt werden. Andere Einwände betreffen den Aspekt der nicht mehr streng wissenschaftlichen Orientierung unter Vernachlässigung der Anwendung von Wissen der empirischen Psychologie (im Gegensatz zu kulturellen Einflüssen, z. B. Buddhismus) sowie den Aspekt der Vernachlässigung des ursprünglichen „black box"-Gedankens und der damit verbundenen Maxime, auf eine Innenschau zu verzichten und sich auf das beobachtbare Verhalten zu konzentrieren. Manch einer fürchtet so eine „Aufweichung und Identitätsdiffusion" der Verhaltenstherapie (Heidenreich u. Michalak 2013, S. 282).

Unabhängig davon, ob man bei den neueren Therapiekonzepten nun von einer einheitlichen, neuen (dritten) Welle der Verhaltenstherapie spricht oder nicht, lässt sich eine Weiterentwicklung samt für die Verhaltenstherapie neuer Methoden jedoch nicht leugnen. Zu beobachten ist auch eine Entwicklung von eher einzelnen Techniken hin zu multimodalen Therapieprogrammen. Multimodale Therapieprogramme umfassen daher häufig mehrere verhaltenstherapeutische Methoden, sodass sich die Manuale inhaltlich überschneiden.

In Tab. 4-30 soll ein kurzer Überblick über die wichtigsten verhaltenstherapeutischen Techniken und Verfahren der drei „Wellen" gegeben werden, wobei zu beachten ist, dass dieser Überblick keinen Anspruch auf Vollständigkeit erhebt und einzelne Verfahren dabei nicht immer eindeutig einer Phase zuzuordnen sind. Zur besseren Übersichtlichkeit werden im Folgenden die einzelnen Techniken, Methoden und Manuale dennoch grob getrennt nach Phasen aufgeführt und kurz beschrieben.

Über die genannten Verfahren hinaus existieren störungsspezifische Behandlungsmanuale, die wiederum auch aus einer Kombination verschiedener verhaltenstherapeutischer Methoden bestehen. Ein bekanntes Beispiel ist das Manual zur Depressionsbehandlung nach Hautzinger (2013), dessen einzelne Module (Beziehungsaufbau, Störungsmodell, Aktivitätenaufbau, kognitive Umstrukturierung, Fertigkeitentraining, Rückfallprophylaxe) zum Standard in der verhaltenstherapeutischen Depressionsbehandlung geworden sind. Multimodale kognitiv-

Tab. 4-30 Verhaltenstherapeutische Techniken, Methoden und Manuale

Methoden, Techniken, Verfahren	Kurzbeschreibung
Erste, behaviorale Phase	
Konfrontationstherapie (in sensu vs. in vivo, graduiert vs. massiert): systematische Desensibilisierung, Implosion, graduierte In-vivo-Konfrontation, Flooding, Screen-Technik, EMDR, Reaktionsverhinderung, Sorgenexposition, Hyperventilationstest, Schwindelerregung/Drehstuhlübung	Therapeutisch angeleitetes, wiederholtes Aufsuchen oder Erleben von aversiv erlebten Situationen
Operante Methoden: Token-System, Response-Cost, Kontingenzverträge, Time-Out-Technik, Shaping, Chaining, Fading, Prompting, differenzielle Verstärkung, Stimuluskontrolle, negatives Üben, Bio- und Neurofeedback	Therapeutisches Ansetzen an den Konsequenzen eines Problemverhaltens zur Verhaltensänderung mittels Verstärkung, Bestrafung oder Löschung als Basiselemente der Verhaltenstherapie oder als Therapieprogramme für spezifische Patientengruppen (z. B. Patienten mit Essstörungen, Kinder und Jugendliche)
Habit-Reversal-Training (Azrin u. Nunn 1973)	Erlernen von der Gewohnheit entgegenwirkenden Verhaltensweisen zur Kontrolle unerwünschter nervöser Verhaltensgewohnheiten und Tics
Euthyme Therapie	Förderung von genussvollem Erleben und Ressourcen/Positiva
Rollenspiel, Training sozialer Kompetenzen, Kommunikationstraining	Training von Verhaltensweisen im Kontakt zu anderen Menschen
Problemlösetraining (ursprgl. D'Zurilla u. Goldfried 1971)	Verbesserung der Selbsteffizienz im Umgang mit Problemen
Entspannungsverfahren (Progressive Muskelrelaxation, Autogenes Training)	Vermittlung von Bewältigungsstrategien für psychophysiogische Spannungs- und Angstzustände durch Herstellen eines angenehm erlebten, entspannten Zustands
Zweite, kognitive Phase	
Rational-emotive Verhaltenstherapie (Ellis 1993)	Veränderung von dysfunktionalen Kognitionen als Veränderungsprinzip von Gefühlszuständen und Verhaltensweisen
Kognitive Therapie, sokratischer Dialog (Beck et al. 1979)	Veränderung von dysfunktionalen Kognitionen als Veränderungsprinzip von Gefühlszuständen und Verhaltensweisen

Tab. 4-30 (Fortsetzung)

Methoden, Techniken, Verfahren	Kurzbeschreibung
Spaltentechnik/Gedankenprotokolle	Erfassung von Ereignissen, verbundenen negativen Gefühlen und automatischen Gedanken sowie Entwicklung von alternativen Gedanken
Kognitives Neubenennen und Umstrukturieren	Veränderung dysfunktionaler Kognitionen mittels Realitätsprüfung, Disattribuierung, Reattribuierung, alternativer Erklärungen, Entkatastrophisieren
Selbstverbalisations-, Stressbewältigungs- und Impfungsinterventionen (ursprgl. Meichenbaum 2003)	• Arbeit mit „innerem Sprechen" zur Selbstberuhigung • „Impfung" mit in abgestufter Weise bewältigbaren Mengen von Belastungen • Multimodale Programme zum Umgang mit Stress
Gedankenstopp	Unterdrückung eines störenden Gedankens oder Grübelns
Idealisiertes Selbstbild (ISI)	Ausformulierung und Vorstellung eines persönlichen künftigen Idealbilds, das schrittweise über das augenblickliche Selbstbild geschoben wird
Imagination und kognitive Probe	Probehandeln in der Vorstellung
Aufmerksamkeits- und Konzentrationstraining	Mittels systematischer Bearbeitung von intellektuellen Aufgaben, Modellierung des Arbeitsverhaltens, operanter Verstärkung, ermutigendem Therapeutenverhalten und prozessorientierten Hilfen
Tages- und Wochenprotokolle	Erfassung von Aktivitäten und Stimmungen im Tages- und Wochenverlauf sowie Planung von Aktivitäten
Komplementäre/Motivorientierte Beziehungsgestaltung (v.a. Grawe 2000; Sachse 2003; Young et al. 2008)	Die therapeutische Beziehung möglichst komplementär (erfüllend, bestätigend) zu den wichtigsten Beziehungszielen/Motiven etc. des Patienten gestalten, um die Effektivität der Behandlung zu steigern
Hausaufgaben, Rückfallprävention	• Aufgaben zwischen den Therapiesitzungen zur Einübung, Vertiefung, Übertragung auf Lebensbereiche, Sammlung von Beobachtungsmaterial • Vorbereitung auf rückfallkritische Momente und auf die Bewältigung von Rückfällen (ursprgl. im Suchtbereich, inzwischen ausgeweitet auf alle Störungen)

Tab. 4-30 (Fortsetzung)

Methoden, Techniken, Verfahren	Kurzbeschreibung
Psychoedukation	Vermittlung von krankheits- und gesundheitsrelevantem Wissen, um den Patienten zum Experten für seine Krankheit zu machen und zur Förderung von Eigenverantwortung, Mitarbeit, Entscheidungsfähigkeit, Handlungskompetenz
Dritte Phase	
Schematherapie (Young et al. 2008)	Metakognitives Modell mit Einflüssen aus psychodynamischen Modellen mit Betonung von interaktionellen Prozessen, multimodale Erfahrungsangebote zur Schema- und Modusveränderung
Dialektisch-Behaviorale Therapie (DBT; Linehan 1993)	Modular konzipierte Behandlung von Borderline-Persönlichkeitsstörungen, Essstörungen, PTBS und Emotionsregulationsstörungen mittels vielfacher Techniken mit besonderer Betonung auf Akzeptanz und Veränderung (Dialektik) mittels Skillstraining u.a.
Emotionsregulationstraining (Linehan 1993)	Modifikation von negativen Gefühlszuständen u.a. durch Identifikation, Achtsamkeit, Entgegenhandeln in Bezug auf Emotionen, Verwundbarkeit reduzieren
Akzeptanz- und Commitmenttherapie (Hayes u. Lillis 2012)	Entwicklung psychischer Flexibilität im Dienst persönlicher Werte
Behavioral Activation (Kanter et al. 2009; Martell et al. 2010)	Wiederherstellung des Kontakts mit vielfältigen und nachhaltigen Verstärkern bei depressiven Störungen mittels Tages- und Wochenplänen, Aktivitätenprotokollen, Validierungsstrategien
Cognitive Behavioral Analysis System of Psychotherapie (CBASP; McCulllough 2000)	Schulenübergreifende Behandlung chronischer Depressivität mittels verhaltenstherapeutischer, kognitiver, interpersoneller, psychodynamischer Interventionen
Interpersonelle Diskriminationsübung (McCullough 2000)	Erlernen der Diskrimination zwischen negativen Reaktionen früherer Bezugspersonen und den Reaktionen des Therapeuten mittels negativer Verstärkung
Compassion Focused Therapy (CFT; Gilbert 2010)	Entwickeln von Mitgefühl sich selbst (und anderen) gegenüber, Selbstakzeptanz mittels kognitiv-behavioraler Interventionen, Achtsamkeit, Imagination, Stuhlarbeit, Schreibübungen

Tab. 4-30 (Fortsetzung)

Methoden, Techniken, Verfahren	Kurzbeschreibung
Achtsamkeitsbasierte Kognitive Therapie (MBCT; Segal et al. 2013)	Gruppentherapeutische Behandlung von Depressivität durch Achtsamkeit (Aufmerksamkeitslenkung auf den gegenwertigen Moment bei Verzicht auf Wertung und Veränderung)
Stressbewältigung durch Achtsamkeit (MBSR; Kabat-Zinn 1990)	Gruppentherapeutische Behandlung durch Achtsamkeit (Aufmerksamkeitslenkung auf den gegenwertigen Moment bei Verzicht auf Wertung und Veränderung) und Strategien zur Stressbewältigung
Metakognitive Therapie (MCT; Wells 2011)	Bearbeitung von metakognitiven Prozessen (das Wie des Denkens), ursprünglich bei generalisierter Angst, inzwischen ausgeweitet auf Depression, Zwang, PTBS
Training emotionaler Kompetenzen (TEK; Berking 2010)	Gruppentherapeutisches Training von Emotionsregulationsstrategien zum Umgang mit und zur Veränderung von negativen Gefühlszuständen (u.a. Entspannung, bewertungsfreies Wahrnehmen, Akzeptanz, Selbstunterstützung, Analysieren, Regulieren)
Well-being Therapie (WBT; Fava 1999)	Rückfallpräventives Verfahren durch Stärkung des grundsätzlichen Wohlbefindens und Förderung von Ressourcen, v.a. bei rezidivierender Depressivität und Angst
Rollentausch: Stuhldialog	Herausarbeiten von Ambivalenzen oder Persönlichkeitsanteilen durch Wechsel von Stühlen
Trauerarbeit	Vorwiegend emotionale Verarbeitung einer anhaltenden Trauer mit pathologischen Zügen mittels Klärung, Problemaktivierung, Ressourcenaktivierung

verhaltenstherapeutische Therapieprogramme zur Behandlung von Essstörungen (Meermann u. Borgart 2006; Jacobi et al. 2008) umfassen als Therapiebausteine Kontingenzmanagement, Verhaltensverträge, Zielerreichungsskalierung, Gruppen, Entspannung, Selbstsicherheit, soziale Kompetenzen, Körpertherapie inkl. Videofeedback und Einbezug von Familie und Nachsorge. Bei der Behandlung der Hypochondrie wird nach Abramowitz und Braddock (2008) und Bleichhardt und Martin (2010) übergeordnet an der Veränderung der Krankheitsideen und Verminderung des sicherheitssuchenden Verhaltens gearbeitet. Beispiele weiterer störungsspezifischer Manuale sind:

- Posttraumatische Belastungsstörung: Zöllner et al. 2005; König et al. 2012
- Panikstörung und Agoraphobie: Margraf u. Schneider 1990; Schmidt-Traub 2000

- Soziale Phobie: Stangier et al. 2009
- Generalisierte Angststörung: Becker u. Margraf 2002

Eine ausführliche Beschreibung sowohl einzelner verhaltenstherapeutischer Techniken und Methoden sowie auch störungsspezifischer Konzepte findet sich im „Verhaltenstherapiemanual" bei Linden und Hautzinger (2015). Auf die inhaltlichen Besonderheiten sowie eine kritische Diskussion des Konzepts der dritten Welle gehen Heidenreich und Michalak (2013) ein.

Für unsere Behandlungsplanung im Bericht müssen wir nun aus dieser Vielzahl an Behandlungsmöglichkeiten die sowohl in inhaltlicher wie auch formaler Hinsicht geeigneten auswählen. Worauf müssen wir achten und wie gehen wir vor?

Theoretisch gesehen könnten wir entsprechend einer Diagnose (z. B. der Depression) nun einfach ein für Depression erstelltes Therapieprogramm, z. B. nach Hautzinger, auswählen und als unsere Methode zur Erreichung der Therapieziele nennen, während wir auf eine inhaltliche Beschreibung entweder verzichten oder eine vorgefertigte Zusammenfassung der Methode in unseren Text einfügen. Wir hätten den Behandlungsplan dann entweder in nur einem Satz oder durch einen Standardtext dargestellt. Streng genommen könnte man uns dies nicht zum Vorwurf machen, wenn wir mit diesem Programm auch wirklich alle aufgestellten Therapieziele erreichen können und der Umfang des Programms zum beantragten Stundenkontingent passt. Schließlich ist das störungsspezifische Programm ja entwickelt und evaluiert worden.

Dennoch wird eine derartige Vorgehensweise mit 99%iger Wahrscheinlichkeit zu Ablehnung oder Stundenkürzung unseres Antrags führen.

Laut Informationsblatt sind wir angehalten, eine „Darstellung der übergeordneten Behandlungsstrategie in der Kombination bzw. Reihenfolge verschiedener Interventionsverfahren und eine Beschreibung der multimodalen wie störungsspezifischen Interventionen zur Erreichung der Therapieziele" vorzunehmen. Zusätzlich wird im Faber-Haarstrick-Kommentar (Rüger et al. 2011, 2014) explizit ausgeführt, dass eine stichwortartige Auflistung komplexer Therapieverfahren oder Behandlungstechniken kein Urteil über die Zweckmäßigkeit der Therapie erlaubt, da deren Anwendung in der zur Verfügung stehenden Zeit nicht machbar sei. Diese Ausführungen beziehen sich jedoch lediglich auf die Nennung mehrerer komplexer Verfahren. Zur Angemessenheit der Nennung eines Therapiemanuals wird keine Aussage gemacht. Gleichzeitig sind die Wünsche und Anforderungen der Gutachter jedoch in der Praxis inzwischen sehr deutlich geworden. Es wird Wert gelegt auf eine individuelle Ausarbeitung des gesamten Berichts, so auch des Behandlungsplans. Eine solche individuelle Darstellung ist eben nicht mit der Nennung eines Therapiemanuals zu machen, auch, wenn dessen Durchführung womöglich tatsächlich zweckgebunden und Erfolg versprechend wäre. Es entspricht nicht dem, was im Gutachterverfahren von uns erwartet wird.

Wir sind also aufgefordert explizit die folgenden Einzelpunkte darzustellen:

- übergeordnete Behandlungsstrategie

- Kombination bzw. Reihenfolge verschiedener Interventionsverfahren
- Beschreibung der multimodalen und störungsspezifischen Interventionen

In der Praxis besteht nun immer wieder die Schwierigkeit, eine übergeordnete Behandlungsstrategie darzustellen. Was darunter genau zu verstehen ist, scheint für viele Praktiker nicht verständlich, obwohl es dazu Hinweise im Faber-Haarstrick-Kommentar gibt (ebd; ▸ Kap. 4.7). Aufgrund der mangelnden Konkretisierung in Bezug auf die Definition der übergeordneten Behandlungsstratgie sucht man in der Praxis nach Lösungsmöglichkeiten. Es hat sich daher bei der Behandlungsplanung im Bericht bei einigen Therapeuten die Vorgehensweise etabliert, ein bis zwei Behandlungsprogramme auszuwählen (z. B. die Depressionsbehandlung nach Hautzinger und die DBT nach Linehan) und darauf hinzuweisen, dass sich die Behandlung übergeordnet an diesen Behandlungsprogrammen ausrichten soll und dass im Einzelnen die folgenden spezifischen Techniken zum Einsatz kommen sollen, die dann benannt werden. Andere Therapeuten scheinen hingegen auf eine Darstellung einer übergeordneten Strategie im Behandlungsplan komplett zu verzichten.

Eine eindeutige Empfehlung im Hinblick auf die Entscheidung, eine übergeordnete Strategie hier im Behandlungsplan zu nennen, kann nicht gegeben werden. Entscheidet man sich nämlich dafür, komplexe Therapiemanuale aufzuführen, könnte die Gefahr bestehen, dass die Behandlungsplanung wiederum als zu umfangreich erachtet wird.

Um aber dennoch eine gute Behandlungsplanung erstellen zu können, empfiehlt sich insgesamt erneut eine Vorgehensweise,

- die, wie auch die Therapieziele, nicht lediglich störungsspezifisch ausgerichtet ist, sondern die individuelle Anwendung auf den Patienten deutlich macht und dementsprechend auf dem individuellen Störungsmodell beruht;
- die nicht nur einzelne Methoden auflistet, sondern diese erstens präzisiert und zweitens auch noch in gewissem Maße beschreibt. Konkretisierbar sind beispielsweise die folgenden Elemente:
  - kognitive Umstrukturierung: Beispiele von kognitiven Verzerrungen und Alternativen nennen, dysfunktionale Kognitionen weiter spezifizieren, z. B. in depressogene-pessimistische Zukunftserwartungen, katastrophisierend-ängstliche Kognitionen, Opferhaltung etc. (falls dies nicht schon bei den Therapiezielen geschehen ist)
  - soziale Kompetenzen: Auswahl einzelner Elemente aus Therapieprogrammen zur Bearbeitung der spezifischen zu bearbeitenden Kompetenzen
  - Psychoedukation: zu welchen Themen und Elementen schwerpunktmäßig?
  - angenehme Aktivitäten und Verstärker: Beispiele nennen, die eventuell an frühere Aktivitäten oder Interessen des Patienten anknüpfen
  - Konfrontationstherapie: angeben, welche Methode (in vivo – in sensu, gestuft –massiert etc.);
- die weiterhin eine Reihenfolge und Gewichtung der einzelnen Elemente vornimmt: eine zeitliche Reihenfolge haben wir schon bei den Therapiezielen er-

stellt, sodass wir nun automatisch diese Reihenfolge beibehalten durch die korrespondierende Nummerierung der Methoden;
- die einen realistischen Umfang an Methoden aufführt, statt alle möglichen Methoden und Manuale aufzuführen (häufig aus der Motivation heraus, dem Gutachter zu zeigen, dass man kompetent und informiert ist, um auf Nummer sicher zu gehen);
- die aus einzelnen „Themenblöcken" von Methoden (z. B. für die kognitive Umstrukturierung Ellis' oder Becks Vorgehensweise) eher eine auswählt oder ansonsten genau begründet, wieso beide Methoden und welche Elemente aus den einzelnen Programmen angewendet werden.

Über die genannten Punkte hinaus ist es nun natürlich noch von Bedeutung, die Auswahl der Interventionen richtlinienkonform vorzunehmen. Nicht alle Methoden, v. a. verhaltenstherapeutische Methoden der dritten Welle (z. B. Schematherapie, EMDR, traumatherapeutische Methoden generell), sind bereits als Therapieverfahren anerkannt. Im Informationsblatt der Krankenkasse heißt es sehr strikt und generell: „Andere Verfahren als die in den Psychotherapielinien genannten therapeutischen Interventionen können nicht Bestandteil des Behandlungsplans sein." In der Psychotherapielinie (§ 15 Verhaltenstherapie (2)) wird grob definiert, welche verhaltenstherapeutischen Interventionen vorzunehmen seien.

Aus dem jeweiligen Störungsmodell können sich folgende Schwerpunkte der therapeutischen Interventionen ergeben:
1. Stimulusbezogene Methoden (z. B. systematische Desensibilisierung)
2. Responsebezogene Methoden (z. B. operante Konditionierung, Verhaltensübung)
3. Methoden des Modelllernens
4. Methoden der kognitiven Umstrukturierung (z. B. Problemlösungsverfahren, Immunisierung gegen Stressbelastung)
5. Selbststeuerungsmethoden (z. B. psychologische und psychophysiologische Selbstkontrolltechniken)

Inzwischen hat sich der Anwendungsbereich der Techniken jedoch erweitert. Auf der Gutachtertagung 2007 in Berlin ist bereits beschlossen worden, dass die Einbringung bestimmter Methoden wie EMDR oder die Trauma- oder Schematherapie nach Young dann seitens der Gutachter akzeptiert werden kann, wenn diese in einen entsprechenden Gesamtbehandlungsplan des behandelnden Richtlinienverfahrens integriert werden und somit nicht in den Vordergrund treten. Die Konzeption des Richtlinienverfahrens muss erhalten bleiben.

Dementsprechend müssen wir derzeit bei den Verfahren der dritten Welle leider noch darauf achten, dass wir diese nur dosiert einsetzen und dass sie nicht Überhand nehmen.

In Bezug auf die Entspannungsverfahren (Progressive Muskelrelaxation nach Jacobson, Autogenes Training) ist darauf zu achten, dass diese kein Bestandteil der Verhaltenstherapie, sondern der psychosomatischen Grundversorgung und übenden und suggestiven Verfahren darstellen und bei Vorliegen einer entsprechenden

Abrechnungsgenehmigung außerhalb der Verhaltenstherapie durchgeführt und abgerechnet werden müssen. Lange Zeit wurde die Durchführung dieser Verfahren von den Gutachtern nicht angemahnt; dies hat sich inzwischen jedoch etabliert und es finden dann regelmäßig Stundenkürzungen statt (von beantragten 45 Sitzungen werden 40 genehmigt), wenn Entspannungsmethoden im Therapieplan auftauchen. Die Gutachter beziehen sich hierbei auf den Kommentar zu den Psychotherapie-Richtlinien (Rüger et al. 2011, 2014). Entspannungsverfahren dürfen demnach zwar im Therapieplan enthalten sein, müssen aber ausdrücklich außerhalb der Verhaltenstherapie durchgeführt werden und dürfen zum Ärgernis vieler Therapeuten damit nicht in das Stundenkontingent eingerechnet werden. Ist eine solche zusätzliche Abrechnung der Durchführung von Entspannungsmethoden nicht geplant oder möglich, wird diese aber dennoch für wichtig und notwendig erachtet, ist es auch möglich, im Therapieplan aufzuführen, den Patienten zum eigenständigen Erwerb des Verfahrens zu motivieren, sodass das Verfahren also nicht innerhalb des Stundenkontingents eingeübt wird. Da Entspannungsmethoden für das Gros der Patienten ein sicherlich hilfreiches Element innerhalb eines Gesamtbehandlungsplans darstellen, scheint diese Vorgehensweise (Motivation des Patienten zur eigenständigen Durchführung) hier durchaus sinnvoller, als die Anwendung von Entspannungsverfahren nun komplett zu vernachlässigen und im Bericht gar nicht mehr zu erwähnen.

Beispiele Behandlungsplan

Wir wollen uns im Folgenden wieder anhand von Beispielen anschauen, wie wir all dies umsetzen können und was wir im Bericht eher vermeiden sollten.

Bevor wir uns wieder mit Beispielen für einige in diesem Buch bereits vorgestellte Patienten beschäftigen, schauen wir uns Beispiele von Behandlungsplänen an, bei denen sich ungünstige Merkmale ausmachen lassen und die Kritik oder Ablehnung des Antrags seitens des Gutachters zur Folge hatten.

„So besser nicht" – Fallbeispiel Behandlungsplan 1

45 Einzelsitzungen zu je 50 Minuten werden beantragt. Die nachstehend aufgeführten Ansätze der Behandlungsstrategie sind nicht unabhängig voneinander. Es ist davon auszugehen, dass sie sich in ihrer Wirkung gegenseitig positiv verstärken. Da Frau K. unter deutlichen somatischen Beschwerden leidet und kognitiv auf den Tod des Ehemannes fixiert ist, werden zur möglichst zügigen Zustandsverbesserung zusätzlich 12 Einzelsitzungen zur Vermittlung relaxierender Verfahren (PMR nach JACOBSON) beantragt. Der Behandlungsplan soll dabei folgende Schwerpunkte haben:

- *Vertiefte bedingungsanalytische Gespräche zur Ableitung eines lerntheoretischen fundierten plausiblen Modells des Problemverhaltens, einschließlich einer ausführlichen Analyse biografischer Bedingungsfaktoren, einer Psychoedukation über das Störungsbild sowie der komplizierten Trauerbewältigung und seiner Behandlungsmöglichkeiten*

- *Durchführung von Akzeptanz- und Achtsamkeitsstrategien nach HAYES (Acceptance & Commitment) zur verbesserten Akzeptanz des Tods ihres Ehemannes und der veränderten Wirklichkeit, um die psychische Flexibilität zu erhöhen und eine Neuorientierung des eigenen Lebens zu gewährleisten (Erarbeiten von Zukunftsperspektive)*
- *Kognitive Umstrukturierung nach BECK zur Relativierung dysfunktionaler Gedanken sowie zur Verbesserung und zur Stabilisierung des Selbstkonzepts – Durch Disputation dysfunktionaler und irrationaler Einstellungen und Überzeugungen werden depressionsauslösende und Trauer erschwerende bzw. verhindernde Faktoren untersucht, verändert und problembewältigende kognitive Einstellungen gefördert*
- *Gearbeitet wird zudem mit RET nach ELLIS, Gedankenstopp, Kognitionsevozierung, Selbstverbalisationsübungen nach MEICHENBAUM*
- *Förderung euthymen Erlebens und Handelns durch Gebrauch von Ansätzen und Methoden (bsp. Arbeit mit den fünf Sinne) nach LUTZ und KOPPENHÖFER*
- *Aktivierung sozialer Gefühle, sozialer Erfahrungen und sozialer Netzwerke (ZNOJ) zur Ermöglichung korrektiver Erfahrungen und der Etablierung eines stützenden sozialen Umfelds*
- *Identifikation positiv verstärkender Freizeitaktivitäten, Vereinbarung von Tages- und Wochenplänen zur Steigerung dieser Aktivitäten, regelmäßige Selbstbeobachtung der Patientin und Evaluation im Rahmen der Therapie im Hinblick auf Einhaltung und Auswirkung dieser Vereinbarungen*
- *Durchführung eines Trainings sozialer Kompetenzen in Rollenspielen und kognitiven Proben zum Erwerb assertiver Verhaltensstrategien sowie Teile aus dem Kommunikationstraining von MANDEL zum Aufbau/Ausbau kommunikativer Fähigkeiten und Erwerb eines allgemeinen Problemlöseansatzes. Die Patientin soll lernen, Probleme und Belastungssituationen durch konstruktiv lösungsorientierte Verhaltensstrategien zu bewältigen, anstatt in dysfunktionalem Grübeln zu verharren und sich aus Angst, andere mit ihren Sorgen zu belasten, zurückzuziehen*
- *Trauer aktivierende Techniken, wie z. B. Gebrauch von Symbolen (Fotos usw.) und Schreiben von Briefen an den Verstorbenen*
- *Vermittlung der Progressiven Muskelrelaxation und Anleitung zur täglichen Übung. Die Patientin soll die Fähigkeit erwerben, die PMR nach JACOBSON ganz gezielt im anspannungsantagonistischen Kontext einzusetzen, insbesondere zum kurzzeitig verbesserten Umgang mit intensiven und überwältigenden Emotionen*

Dies ist ein Beispiel für einen Therapieplan, der innerhalb von 45 Therapiestunden sehr wahrscheinlich nicht umzusetzen ist. Die Schwierigkeit an diesem Therapieplan ist nicht, dass er recht umfangreich formuliert und erklärt wurde. Dies wird ja gerade von uns gefordert. Achtet man jedoch auf die Anzahl und den Umfang der einzelnen Methoden, muss man zu dem Schluss kommen, dass hier zwar alle möglichen Verfahren aufgelistet wurden, diese aber in der vorgesehenen Zeit nicht durchführbar sind. Häufig geschieht dies aus der Motivation heraus, dem Gutachter zu zeigen, dass man viele Verfahren kennt und Experte ist. Hinzu kommt, dass ähnliche Verfahren mit ähnlichen Inhalten und Zielen (z. B. Beck und Ellis) aufgeführt werden, anstatt sich für eines zu entscheiden. Methoden sind z. T. mit Therapiezielen vermischt.

„So besser nicht" – Fallbeispiel Behandlungsplan 2

Der Behandlungsplan sieht folgende verhaltenstherapeutische Interventionselemente vor:
- *Entlastende Gespräche und Aufbau einer tragfähigen therapeutischen Beziehung durch sachkundige Exploration der Symptomatik und einfühlsame ressourcenorientierte Anamneseerhebung*
- *Vermittlung eines plausiblen Erklärungsmodells der soziophobischen Symptomatik und zugrunde liegenden selbstunsicheren Persönlichkeit unter Einbeziehung der Lebens- und Lerngeschichte und der aktuellen Lebenssituation der Patientin*
- *Erarbeiten von Verhaltensanalysen zur Identifikation problematischer Verhaltensweisen und dysfunktionaler Gedanken mit dem Ziel, den Zusammenhang zwischen auslösenden Bedingungen, kognitiven Strukturen und Symptomverhalten aufzuzeigen.*
- *Abbau von Sicherheits- und Vermeidungsverhalten durch Demonstration aufrechterhaltender Mechanismen (In-vivo-Verhaltensexperimente, Videofeedback)*
- *Verbesserung der Problembewältigungskompetenz bezüglich sozialer Konflikte gemäß D'Zurilla und Goldfried bzw. gemäß Feldhege und Krauthan sowie modellgeleitetes Rollenspiel zur Einübung sozial angemessenen Verhaltens*
- *Vermittlung des ABC-Schemas n. Ellis, kognitive Umstrukturierung dysfunktionaler Grundannahmen und Kognitionen, Erarbeitung positiver Selbstinstruktionen*
- *Anwendung einer gezielten Auswahl aus dem ATP-Trainingsprogramm zur Übung sozialer Fertigkeiten (sensu Ullrich und Ullrich de Muynck)*
- *Stimmungsstabilisierung durch Ressourcenstärkung, Steigerung euthymer Aktivitäten, Genusstraining und Ermutigung zum Auf- und Ausbau sozialer Kontakte*
- *Erlernen eines Entspannungsverfahrens (z. B. PMR nach Jacobson) zur Förderung von Entspannungsfähigkeit, innerer Achtsamkeit und Selbstwirksamkeit*
- *Die letzte Phase der Therapie soll bei gedehnter Behandlungsfrequenz der Stabilisierung und der Rückfallprophylaxe dienen. Der Schwerpunkt soll hier auf Selbstmanagement-Techniken (sensu Kanfer) liegen.*

Hier lassen sich folgende Schwierigkeiten feststellen:
- Der Umfang des Behandlungsplans könnte hier ebenfalls zu hoch sein. Vor allem wird die gesamte Psychoedukation sehr umfangreich in verschiedenen Punkten ausgeführt.
- Soziale Kompetenzen sollen auch mit verschiedenen Methoden bearbeitet werden: Die Rede ist von Rollenspielen, Methoden nach D'Zurilla und Goldfried, Feldhege und Krauthahn sowie einer „gezielten Auswahl" aus dem ATP-Programm, wobei die gezielte Auswahl nicht präzisiert wird. Diese Vorgehensweise erscheint so insgesamt nicht sonderlich strukturiert und gut geplant.

Und schließlich schauen wir uns noch ein Negativ-Beispiel an, welches im Gegensatz zu den beiden bisherigen keine zu umfangreiche, sondern eine deutlich zu knappe Behandlungsplanung beinhaltet.

„So besser nicht" – Fallbeispiel Behandlungsplan 3

Auch die Patientin, zu der der folgende Behandlungsplan erstellt wurde, haben wir in Kap. 4.5.1 (Negativbeispiel 1) bereits ein Stück weit kennengelernt und diskutiert.
Es wurden folgende Therapieziele konzipiert:

Übergeordnetes Behandlungsziel besteht in der Konzentration auf die eigenen Angstgefühle und die aggressiv verbale Impulsivität sowie in der Verbesserung und Stabilisierung des Selbstwertgefühls und der Selbstfürsorge. Zunächst jedoch konzentrierte sich die Therapie auf die „neue" Familie, die trotz vieler Probleme auch viele Ressourcen und Entwicklungsmöglichkeiten für die Patientin bietet. Sie konnte mehr Motivation für die Arbeit an diesen Themen aufbringen als bei einer strukturierten Verhaltenstherapie gegen Agoraphobie mit Panikstörung. Nachdem die Familiensituation inkl. jungem Mutterglück sich stabilisiert habe, ist die Patientin zu konfrontativen Methoden hinsichtlich der Angststörung bereit.
Die Patientin brauchte sehr lange, um strukturierte Maßnahmen gegen ihre Ängste durchzuführen. Sie hatte viele unverarbeitete biografische Themen, die auch durch den Sohn ihres Mannes und seiner Ex-Frau aufgerührt wurden. Weiterhin wurden gemeinsam mit der Patientin folgende Therapieziele vereinbart:

1. *Aufbau einer vertrauensvollen therapeutischen Beziehung, in der die Patientin zunehmend zu selbstständigen Entscheidungen finden kann*
2. *Abbau der Ängste*
3. *Stärkung des Selbstwertgefühls und Aufbau von Selbstwirksamkeitserwartungen, Modifikation dysfunktionaler Grundannahmen*
4. *Verbesserung sozialer Kompetenzen (insbesondere des Artikulierens eigener Wünsche und Bedürfnisse), Aufbau emotional kongruenter Äußerungen in sozialen Interaktionen*
5. *Förderung von Selbstfürsorge, Bedürfniswahrnehmung*
6. *Auf- und Ausbau euthymer Aktivitäten und sozialer Kontakte*

Hierauf aufbauend wurde der folgende Behandlungsplan erstellt:
Im Rahmen einer differenziellen Indikationsstellung und Diagnostik sieht der Behandlungsplan folgende verhaltenstherapeutische Interventionselemente vor:

- *zu Ziel 1) zu Beginn unterstützende Beziehungsgestaltung in Form eines Zuhörers und Wegweisers, später komplementäre Beziehungsgestaltung bei zunehmender Ermutigung*
- *zu Ziel 2) Expositionstherapie hinsichtlich Agoraphobie*
- *zu Ziel 3 bis 6) Stabilisierung und Generalisierung der Therapieerfolge und Rückfallprophylaxe (inkl. Selbstmanagement-Techniken sensu Kanfer), Fokus auf Stabilisierung sozialer Kontakte*

Auf Basis des bisher Dargestellten können Sie gedanklich bereits die ungünstigen Merkmale der Darstellung der Therapieziele identifizieren. Unabhängig von den Mängeln die Therapieziele betreffend können wir aber die Behandlungsplanung wie folgt kritisieren:
Der Behandlungsplan ist vom Umfang her viel zu knapp. Die Erreichung einiger Therapieziele ist nicht gewährleistet. Es werden schlichtweg Methoden „übersehen". Man kann hier in der Tat von einem Fehler sprechen, der beinhaltet, dass die Ziele 3–6 mit den beschriebenen Interventionen „Stabilisierung und Generalisierung der Therapieerfolge und Rückfallprophylaxe, Fokus auf Stabilisierung sozialer Kontakte" wohl nicht erreicht werden können, da eine Stabilisierung etc. von Erfolgen voraussetzt, dass überhaupt Erfolge eingetreten sind, und zwar mittels spezifischer Methoden, die laut diesem Therapieplan hier überhaupt nicht zum Einsatz kommen. Die einzige konkrete Methode zur Arbeit an spezifischer Symptomatik, die genannt wird, ist die Expositionstherapie. Die wenigen genannten Interventionen werden nicht präzisiert und individualisiert. Dieser Antrag auf Langzeittherapie wurde aufgrund einer mangelhaften Verhaltensanalyse und Therapieplanung erwartungsgemäß im vollen Umfang abgelehnt.

Schauen wir uns nun beispielhaft an, wie wir Behandlungspläne für einzelne Patienten, die wir kennengelernt haben, erstellen könnten.

„Vielleicht so" – Fallbeispiel Behandlungsplanung Patient 1

In Kap. 4.7.1 haben wir bereits die Therapieziele für diesen Patienten erstellt. Diese lauteten wie folgt:

Übergeordnetes Therapieziel ist die Reduktion der Angst und Panik sowie der hiermit verbundenen permanenten Anspannung. Des Weiteren soll ebenfalls die depressive Symptomatik reduziert werden und eine Arbeit an den narzisstisch-zwanghaften Persönlichkeitseigenschaften und hiermit verbundenen Schwierigkeiten stattfinden. Es wurden ferner folgende untergeordnete Ziele mit dem Patienten erarbeitet, die sich grob in drei Therapiephasen unterteilen lassen, wobei dies nicht als rigides Schema, sondern als grobe Orientierung zu verstehen ist und die einzelnen Therapieziele nicht unabhängig voneinander sind:

- *Phase 1 : Einfinden in die Therapie und erste Stabilisierung*
  1. *Etablierung einer therapeutischen Beziehung kongruent zu den wichtigsten Beziehungsmotiven des Patienten in Bezug auf Anerkennung und Sicherheit zur ersten emotionalen Stabilisierung*
  2. *ein Verständnis für die Entstehung und Aufrechterhaltung der Symptomatik entwickeln als Basis zur Einleitung von Veränderungen sowie zur Reduktion des aktuell als bedrohlich erlebten Sicherheits- und Kontrollverlustes zur ersten emotionalen Stabilisierung*
- *Phase 2: Arbeit an den belastenden, akuten Symptomen*
  1. *Infragestellen und Abbau der katastrophisierenden, ängstlichen Kognitionen und Befürchtungen in Bezug auf Erkrankung, Tod, Hilflosigkeit und Kontrollverlust und Arbeit an dem hohen Sicherheits- und Kontrollbedürfnis, Abbau des Kontrollverhaltens inkl. Grübeln*
  2. *Abbau des Bierkonsums mit dem Ziel der Angstreduktion und des Schlafanstoßes, Alkohol soll nicht mehr zur Bewältigung von Symptomen verwendet werden*
  3. *Verbesserung des Schlafs*
  4. *Stimmungsaufhellung und Reduktion der Erschöpfung*
- *Phase 3: Bei zunehmender Stabilisierung Übergang zur Arbeit an Ursachen- und Entstehungsbedingungen sowie Persönlichkeitseigenschaften*
  1. *Reduktion der Fokussierung auf die Verstandesebene und Herstellen eines verbesserten Kontakts zur Gefühlswelt, insb. Gefühlen aggressiver Natur, um eine Auseinandersetzung mit der Ehe und den Gefühlen der Ehefrau gegenüber einzuleiten und hierüber insgesamt die ängstliche und depressive Symptomatik abzumildern*
  2. *Infragestellen und Abmildern der rigiden Selbstansprüche, des hohen Pflicht- und Leistungsbewusstseins bei gleichzeitiger Förderung von Selbstfürsorge im Sinne von sich besser gehen lassen können, sich Angenehmes gönnen, sich zu entspannen, sich Fehler erlauben und ein gesundes, regelmäßiges Essverhalten zu etablieren, um die permanente Anspannung zu reduzieren*
  3. *Arbeit an einem realistischen und authentischen, weniger von äußerer Bestätigung abhängigen Selbstwertgefühls verbunden mit Reduktion der Schwankungen zwischen Selbstabwertung und Größenvorstellungen sowie weiterer hiermit verbundener Schemata und Oberpläne wie „Beeindrucke die anderen und die Frauen", „Die Menschen mögen mich nur, wenn ich besonders bin und Leistung erbringe" etc., um so auf lange*

Sicht erneuter und weiterer Erschöpfung durch Selbstüberforderung entgegenzuwirken und rezidivierender Depressivität bei Kränkungen oder Misserfolgserlebnissen vorzubeugen

4. *Aufbau von angemessener Konfliktfähigkeit: Konflikte austragen lernen, anstatt zu vermeiden, eigene Bedürfnisse und Grenzen äußern und umsetzen, dies insbesondere der Ehefrau gegenüber, um auch hierüber ein authentischeres Selbstwertgefühl zu stärken*
5. *Aufgrund der in der Persönlichkeit verwurzelten Problematik ist es wichtig, eine Rückfallprophylaxe zu erstellen, Frühwarnsignale erkennen zu können und Strategien zur Vermeidung eines Rezidivs zu erwerben.*

Hierzu könnten wir nun den folgenden Behandlungsplan aufstellen:
Übergeordnete Behandlungsstrategie ist die Kombination der Behandlung der multiplen Sorgen und des hiermit verbundenen Kontrollverhaltens mit der Arbeit an zugrunde liegenden maladaptiven Schemata und Persönlichkeitseigenschaften durch eine Kombination verschiedener verhaltenstherapeutischer Methoden, die nicht unabhängig voneinander wirken. Es sollen jeweils spezifische Elemente aus einzelnen Programmen, abgestimmt auf die Problematik des Patienten, wie folgt dargestellt angewandt werden:

- *Phase 1: Einfinden in die Therapie und erste Stabilisierung*
  1. *Komplementäre Beziehungsgestaltung: authentische Anerkennung für vielfache Leistungen des Patienten, besondere Berücksichtigung von Transparenz, Erklären/Edukation und Strukturierung einzelner Sitzungen und des gesamten Therapieablaufs*
  2. *Erstellen eines gemeinsamen Störungsmodells einschließlich prädisponierender, auslösender und aufrechterhaltender Faktoren und Psychoedukation mit besonderem Schwerpunkt auf der generalisierten Angst/den irrationalen Sorgen und den zwanghaften und narzisstischen Persönlichkeitsanteilen, Anleitung zur Selbstbeobachtung*
- *Phase 2: Arbeit an den belastenden, akuten Symptomen*
  1. *Konkrete Analyse von Auslösesituationen für die Sorgen und Etablierung alternativer Erklärungen mittels Spaltentechnik, Realitätsprüfung und Umstrukturierung katastrophisierender Gedanken nach Beck inkl. sokratischem Dialog, Sorgenexposition (in sensu); Aufdecken des angstreduzierenden Kontrollverhaltens mittels Tagesprotokollen, anschließend Exposition mit Reaktionsverhinderung*
  2. *Schrittweise Reduktion des Konsums, Bestimmung von konkreten Zielen diesbzgl., Schließen eines Verhaltensvertrags*
  3. *Arbeit mit Schlaftagebuch, Vermittlung der Regeln zur Schlafhygiene, Stimuluskontrolltechnik (Bett nur zum Schlafen nutzen, Bett verlassen beim Aufwachen), Gedankenstopp, kurze Anleitung zum eigenständigen Erlernen eines Entspannungsverfahrens*
  4. *Erstellen eines Wochenplans mit angenehmen Aktivitäten ohne Leistungscharakter, hierbei Anknüpfen an die vielfältigen Interessen des Patienten, Etablierung von Ruhezeiten, Herstellen einer angemessenen Balance zwischen Aktivität und Schonung*
- *Phase 3: Bei zunehmender Stabilisierung Übergang zur Arbeit an Ursachen- und Entstehungsbedingungen sowie Persönlichkeitseigenschaften*
  1. *Elemente aus dem Training emotionaler Kompetenzen bzgl. der Gefühlswahrnehmung sowie aus der Compassion Focused Therapy: Entwickeln von Mitgefühl sich selbst (und anderen) gegenüber, Achtsamkeit, Imagination*
  2. *bzgl. Selbstfürsorge: siehe Compassion Focused Therapy, Punkt 7, bzgl. der Schematabearbeitung Anknüpfen an kognitive Umstrukturierung und sokratischen Dialog aus 3.*

3. *einzelne Elemente aus der Schematherapie: Schemamodifikaton mittels Imagination und Stühlearbeit, des Weiteren wird bei der Modifikation des Selbstwerts auch die schon aufgeführte kognitive Umstrukturierung inkl. sokratischem Dialog Wirkung entfalten*
4. *Einzelne Rollenspiele aus dem Assertiveness-Training-Programm (ATP; Ullrich u. de Muynck) zu den Themen Forderungen stellen und nein sagen*
5. *Die erworbenen Kompetenzen sollen ins Selbstmanagement im Sinne Kanfers übergeleitet werden, Erstellen einer Rückfallprophylaxe*

Aufgrund der Persönlichkeitsakzentuierungen, der recht festgefahrenen Schemata des Patienten, der hiermit verbundenen z. T. ich-syntonen, chronifizierten Symptomatik und des hiermit verbundenen dargestellten multimodalen Behandlungsprogramms ist davon auszugehen, dass die Therapie im ersten Beantragungskontingent von 45 Sitzungen nicht abgeschlossen werden kann. Von der Notwendigkeit der Inanspruchnahme eines höheren Stundenkontingents zur nachhaltigen Stabilisierung ist zum jetzigen Zeitpunkt eher auszugehen. Es werden vorerst 45 Sitzungen à 50 Minuten beantragt, die in wöchentlicher Frequenz stattfinden sollen.

Als übergeordnete Strategie wurde hier kein spezifisches Therapieprogramm ausgewählt, da sich die Therapie – wie dargestellt – aus mehreren verschiedenen Ansätzen zusammensetzen soll. Würde man hier ein übergeordnetes Programm wählen, erschiene dies eher unglaubwürdig. Es wurde weiterhin darauf geachtet, die Therapie nicht zu umfangreich zu gestalten, indem an mehreren Stellen immer nur einzelne Elemente aus Methoden und Programmen ausgewählt wurden (so viel wie nötig). Ebenso wurde eine realistische Einschätzung in Bezug auf den geplanten Therapieumfang vorgenommen. Hierdurch wird deutlich, dass wir in der Lage sind, eine realistische Planung vorzunehmen und uns intensiv mit dem Patienten und der Therapieplanung beschäftigt haben. Die einzelnen Elemente sind konkretisiert worden (z. B.: *„Stimuluskontrolltechnik – Bett nur zum Schlafen nutzen, Bett verlassen beim Aufwachen“).*

Schauen wir uns ein weiteres Beispiel zur Erstellung einer gelungenen Behandlungsplanung an. Beachten Sie hierzu zunächst noch einmal die Kritik zum Negativbeispiel 2 Verhaltensanalyse aus Kap. 4.5.5 an. In Kap. 4.7.1 haben wir bereits Therapieziele für diese Patientin aufgestellt.

Wir werden im Folgenden sehen, wie wir bei dieser Patientin im Vergleich zum Patienten (Fallbeispiel 1) einen anderen, individuellen Plan erstellen, obwohl sich beide Patienten vor allem in den Merkmalen ihrer Persönlichkeit deutlich ähneln (narzisstische/Selbstwert-Thematik, hohes Sicherheitsbedürfnis).

„Vielleicht so“ – Fallbeispiel Patientin 2 Behandlungsplan

Folgende Therapieziele haben wir bereits entwickelt:

Übergeordnetes Therapieziel stellt der Abbau oder eine deutliche Reduktion der krankheitswertigen depressiven Symptomatik dar. Des Weiteren soll auch intensiv an selbstunsicher-narzisstischen Persönlichkeitsfacetten und hiermit verbundenen Schwierigkeiten gearbeitet werden, um eine langfristige gesundheitliche Stabilisierung zu erzielen. Hieraus ergeben sich folgende weitere Ziele, die gemeinsam mit der Patientin erarbeitet wurden:

1. *Zunächst Etablierung einer therapeutischen Beziehung kongruent zu den wichtigsten Beziehungsmotiven der Patientin in Bezug auf Anerkennung, Bindung und Sicherheit zur ersten emotionalen Stabilisierung*
2. *ein Verständnis für die Entstehung und Aufrechterhaltung der Symptomatik entwickeln als Basis zur Einleitung von Veränderungen sowie zur Unterstützung des Bedürfnisses nach Sicherheit und Kontrolle und damit auch zur emotionalen Stabilisierung*
3. *emotionale Stabilisierung verbunden mit verbesserter Wahrnehmung der unterschiedlichen Gefühlszustände von Traurigkeit, Verlassenheit und Wut, um das Sicherheits- und Kontrollerleben der Patientin angemessen zu stärken sowie zur Vorbereitung auf weitere Therapieelemente, ggf. auch Bearbeitung der mit der Trennung verbundenen Gefühle und Verabschiedung*
4. *Stimmungsaufhellung, Reduktion des sozialen Rückzugs und gleichzeitige Etablierung von angenehmen Aktivitäten und positiven Verstärkern ohne Leistungscharakter und Steigerung von Selbstfürsorge (angemessene Balance zwischen Aktivität und Ruhe herstellen) zur kurzfristigen Stimmungsstabilisierung und um langfristig Selbstüberforderung und rezidivierender Depressivität vorzubeugen*
5. *Reduktion des belastenden Grübelns*
6. *Arbeit an einem realistischen und authentischen, weniger von äußerer Bestätigung abhängigen Selbstwertgefühl verbunden mit Reduktion des hohen Ehrgeizes und weiterer hiermit verbundener dysfunktionaler Kognitionen, Schemata und Oberpläne wie „Ich muss immer noch mehr schaffen", „So wie ich bin, bin ich nicht gut genug" etc., um so auf lange Sicht rezidivierender Depressivität bei Kränkungen oder Misserfolgserlebnissen vorzubeugen*
7. *Stärkung von sozialen Kompetenzen in dem Sinne, sich von Forderungen und Bedürfnissen anderer angemessen abgrenzen, eigene Bedürfnisse und Wünsche angemessen artikulieren und umsetzen, um auch hierüber ein authentischeres Selbstwertgefühl zu stärken*
8. *Aufgrund der in der Persönlichkeit verwurzelten Problematik ist es wichtig, eine Rückfallprophylaxe zu erstellen, Frühwarnsignale erkennen zu können und Strategien zur Vermeidung eines Rezidivs zu erwerben.*

Folgender Therapieplan könnte passend zu den Therapiezielen aufgestellt werden:
Die Therapie soll sich übergeordnet an der Behandlung depressiver Erkrankungen nach Hautzinger orientieren. Zusätzlich sollen das Training emotionaler Kompetenzen nach Berking sowie einzelne weitere Behandlungselemente zum Tragen kommen.

1. *Komplementäre Beziehungsgestaltung: Zunächst empathisches, fürsorgliches Verhalten und Spiegeln von Gefühlszuständen, authentische Anerkennung für Leistungen der Patientin, Berücksichtigung von Transparenz, Erklären/Edukation und Strukturierung einzelner Sitzungen und des gesamten Therapieablaufs*
2. *Erstellen eines gemeinsamen Störungsmodells einschließlich prädisponierender, auslösender und aufrechterhaltender Faktoren und Psychoedukation zunächst zur Depression sowie beginnend auch zum Thema Selbstwertproblematik, Anleitung zur Selbstbeobachtung, Arbeit mit Spaltentechnik*
3. *Training emotionaler Kompetenzen nach Berking (auf die Module Entspannung kann verzichtet werden, da die Patientin nicht primär unter einer ausgeprägten Anspannung leidet)*

4. *Arbeit mit Tages- und Wochenplänen, Erstellen eines Plans mit angenehmen Aktivitäten ohne Leistungscharakter, hierbei Anknüpfen an die Interessen des Patientin, Etablierung von Ruhezeiten, Herstellen einer angemessenen Balance zwischen Aktivität und Schonung*
5. *Gedankenstopp einüben*
6. *Identifikation und Modifikation depressogener und der dysfunktionalen auf die Selbstwertregulierung bezogenen Kognitionen nach Beck inkl. sokratischem Dialog, Elemente aus der Compassion Focused Therapy: Entwickeln von Mitgefühl sich selbst (und anderen) gegenüber, einzelne Elemente aus der Schematherapie: Schemamodifikation mittels Imagination und Stühlearbeit*
7. *Einzelne Rollenspiele aus dem Assertiveness-Training-Programm (ATP; Ullrich & de Muynck) zu den Themen „Forderungen stellen" und „Nein sagen"*
8. *Die erworbenen Kompetenzen sollen ins Selbstmanagement im Sinne Kanfers übergeleitet werden, Erstellen einer Rückfallprophylaxe.*

Es werden 45 Sitzungen à 50 Minuten beantragt, die in wöchentlicher Frequenz stattfinden sollen.

Die dargestellten Beispiele der Behandlungsplanung sollen deutlich machen, wie eine individuelle, konkrete Darstellung vorgenommen werden kann. Sie sollen keineswegs als Nonplusultra oder bestmöglicher Entwurf verstanden werden. Gerade bei diesem Abschnitt unserer Berichts, der Behandlungsplanung, gibt es eine Vielzahl von Möglichkeiten und Verfahren, deren spezifische Auswahl auch von der jeweiligen Kenntnis und Erfahrung des Behandlers abhängig ist. Für welche Verfahren man sich letztendlich auch immer entscheidet, wichtig ist die Einhaltung der oben dargestellten Merkmale einer gelungenen Behandlungsplanung. Zur grundsätzlichen Arbeitserleichterung im Sinne eines guten Zeitmanagements ist es auch keinesfalls „verboten", sich gewisse Formulierungen zu erstellen und diese, wenn sie passen, immer wieder zu verwenden, aber mit individuellen Merkmalen anzureichern. Die Individualität des Behandlungsplans wird ebenso durch eine individuelle Kombination von solchen Formulierungen und deren Inhalten sicher gestellt. Erstellen Sie sich z. B. eine Liste von typischen Therapiezielen mit entsprechend infrage kommenden Methoden, die Sie ohnehin immer wieder verwenden. Sie können die oben dargestellte Liste von möglichen Therapiezielen hierzu verwenden und nach ihren Vorstellungen noch ergänzen oder anders gruppieren.

Wir haben nun die gesamte Behandlungsplanung erstellt. Auf Basis des bislang erstellen Berichts muss nun abschließend noch eine prognostische Einschätzung erstellt werden.

4.7.3 Prognose

Wir kommen nun zum letzten Teil unseres Berichts an den Gutachter bei Beantragung von Langzeittherapie, der Prognose. Wenngleich die Prognose bereits unter Punkt 7 „Therapieziele" dargestellt werden soll, empfiehlt es sich, die Prognose erst im Anschluss an alle anderen Teile des Berichts zu erstellen. Zur Beurteilung der

Prognose muss der gesamte Bericht bzw. die in ihm enthaltenen Informationen berücksichtigt werden.

Bevor wir uns erneut mit den wichtigen Faktoren für die Prognoseerstellung im Bericht befassen, folgt wieder ein kurzer theoretischer Abriss, bei dem wir uns zunächst einmal vergegenwärtigen, worüber wir bei einer Prognose überhaupt sprechen.

Prognose: ein theoretischer Abriss

„Prognosen sind schwierig, besonders wenn sie die Zukunft betreffen."

(zugeschrieben Karl Valentin, Mark Twain, Winston Churchill, Niels Bohr, Kurt Tucholsky u. a.)

Laut Wikipedia (ohne Verfasser 2016) verstehen wir unter einer Prognose (deutsch: Vorhersage oder Voraussage) „eine Aussage über Ereignisse, Zustände oder Entwicklung in der Zukunft. Von anderen Aussagen über die Zukunft (z. B. Prophezeiungen) unterscheiden sich Prognosen durch ihre Wissenschaftsorientierung. Unter Prognose in der Psychologie, in der Psychotherapie, klinischen Psychologie, Psychiatrie und psychosomatischen Medizin, wird ähnlich wie in der Medizin, die Vorhersage des zukünftigen Krankheitsverlaufes verstanden. Aufgrund der außerordentlichen Komplexität sind die Prognosen nur Wahrscheinlichkeitsaussagen. Die Prognose hängt von verschiedenen Faktoren ab."

Wenn wir im Rahmen der Beantragung und Durchführung einer Psychotherapie eine Prognose erstellen, so bezieht sich diese selbstverständlich auf die Bedingung der Durchführung der Therapie. Es gilt nicht, Aussagen über den Krankheitsverlauf ohne Therapie zu machen, sondern eben über den Verlauf mithilfe der Therapie und unseres spezifischen Behandlungsplans. Wir geben also eine Einschätzung darüber ab, wie sich der Krankheitsverlauf unter der Bedingung der spezifizierten Psychotherapie wahrscheinlich gestalten wird.

Darüber hinaus wird dieser zu prognostizierende Krankheitsverlauf in der Medizin mit der Heilungs- oder Genesungswahrscheinlichkeit gleichgesetzt. Es stellt sich also dann die Frage, wie die Güte der Prognose in Bezug auf die Genesung einzuschätzen ist.

Um eine solche Prognose abzugeben, muss aber zunächst einmal das Kriterium deutlich und definiert sein. Dies ist in der Psychotherapie und bei psychischen Erkrankungen keinesfalls eindeutig.

Fragen, die sich in diesem Zusammenhang ergeben, sind: Ist das Kriterium eine vollständige Genesung? Wenn ja, wie soll diese operationalisiert sein? Durch komplette Abwesenheit von Symptomen, also durch den kompletten Abbau der initial vorhandenen Symptomatik? Oder lediglich durch die Reduktion der Symptomatik? Wenn ja, wie stark ausgeprägt soll die Reduktion der Symptomatik ausfallen? Wie soll diese Reduktion bei Komorbidität von Störungen aussehen? Müssen die Symptome aller Störungen reduziert sein oder vor allem die der Hauptdiagnose?

Diese Fragen sind insbesondere vor dem Hintergrund der z. T. nicht konkreten, für subjektive Interpretationen anfälligen Kriterien der psychischen Störungen in den Klassifikationssystemen, wie dem ICD-10, schwierig zu beantworten.

Werfen wir noch einmal einen Blick auf den Anfang dieses Buches und die Definitionen von Psychotherapie (▸ Kap. 1.2), so haben wir bereits festgestellt, dass die Zweckmäßigkeit einer Psychotherapie eine angemessene Veränderung als Kriterium beinhaltet. Und Psychotherapie soll dazu dienen, „eine Krankheit zu erkennen, zu heilen, ihre Verschlimmerung zu verhüten oder Krankheitsbeschwerden zu lindern" (Gemeinsamer Bundesausschuss 2016, S. 4 § 1, Abs. 2).

Die Rede ist also von „angemessener Veränderung" und „Linderung von Beschwerden" und sogar von „Verhütung von Verschlimmerung". Was jedoch konkret darunter zu verstehen ist, bleibt unklar und damit auch von der individuellen Einschätzung abhängig. Streng genommen könnte man in jedem Fall, bei dem von einer Reduktion der Symptomatik wahrscheinlich auszugehen ist, von einer günstigen Prognose sprechen, auch wenn die Reduktion gering ausfällt. Dies entspricht jedoch nicht dem Verständnis einer günstigen Prognose der wohl großen Mehrzahl praktizierender Psychotherapeuten und Kliniker.

In der Praxis werden erfahrungsgemäß (im Kopf) folgende Merkmale einer günstigen Prognose vorausgesetzt: Ein deutlicher Rückgang des Leidensdrucks einhergehend mit der Befähigung, die einzelnen Lebensbereiche oder den Großteil der Lebensbereiche wieder ausreichend erfolgreich gestalten zu können (konkret: wechselseitige, zufriedenstellende soziale Kontakte aufrechterhalten, Freundschaften etablieren oder wiederherstellen, Aktivitäten nachgehen). In Bezug auf die Gestaltung der Lebensbereiche Arbeit und Partnerschaft sehen die Einschätzungen der Praktiker hingegen etwas anders aus: Die Wiederherstellung von Arbeitsfähigkeit oder die Etablierung einer funktionierenden, zufriedenstellenden Partnerschaft werden i. d. R. als schwieriger zu erreichende Therapieziele bewertet und deren Erreichung nicht zwangsläufig als notwendiges Merkmal eines günstigen Therapieausgangs angesehen.

Darüber hinaus besteht nun noch die Schwierigkeit, die Erfolgskriterien einer Psychotherapie relativ zum individuellen Patienten beurteilen zu wollen. Die Herstellung von Arbeitsfähigkeit ist für Patient A ein realistisches und auch anzustrebendes Therapieziel, während dies für Patient B mit chronifizierter und schwerer Symptomatik ein Ziel in weiterer Ferne darstellt.

Die angedeuteten Überlegungen zeigen jedoch auch, dass wir bei der Prognoseerstellung doch einige Hilfen im Sinne von Erfolgskriterien zur Verfügung haben. Denn streng genommen müssen wir bei der Erstellung unserer Prognose die Frage beantworten, mit welcher Wahrscheinlichkeit die von uns erstellen Therapieziele bei diesem Patienten mithilfe der aufgestellten, geplanten Therapiemethoden zu einer Reduktion oder zum Abbau der Beschwerden führen werden. Das heißt, wir haben eigentlich unser Kriterium schon definiert, und zwar in Form der Erreichung der Therapieziele (mittels der genannten Methoden). Da wir aber neben einem übergeordneten Therapieziel noch weitere einzelne Ziele definiert haben, stellt sich die Frage, ob sich die prognostische Einschätzung lediglich auf das oder die übergeordneten Ziele oder auch auf die Teilziele beziehen soll. Da die Teilziele von uns gemäß den Anforderungen bereits als untergeordnete Ziele, deren Erreichung mit der Erreichung der übergeordneten Ziele einhergehen sollte, definiert wurden, scheint eine prognostische Einschätzung in Bezug auf die Oberziele angemessen und ausreichend.

Im Blick behalten sollten wir hierbei jedoch auch immer die krankheitswertigen diagnostizierten Störungen. Bei Komorbiditäten können wir ggf. separate diagnostische Einschätzungen vornehmen, so beispielsweise, wenn wir die Prognose für die deutliche Reduktion der aktuellen Depressivität als günstig einschätzen, aber die Prognose in Bezug auf die Behandlung einer zugrunde liegenden Persönlichkeitsstörung lediglich als ausreichend günstig ansehen. Im Idealfall haben wir die Behandlung der beiden (oder mehrerer) Störungen bereits als übergeordnete Ziele definiert, sodass wir hierfür nun die prognostische Einschätzung erstellen können.

Die nächste Frage, die sich stellt, ist, welche Einteilungen der prognostischen Einschätzung infrage kommen. Wie sieht sozusagen die Skala der Prognose aus? Gibt es mehr als gut oder schlecht? Von welcher Skala gehen die Gutachter und die Krankenkassen aus? Eine Antwort hierauf ist leider nirgends zu finden und wir müssen wieder auf die Erfahrung in der Praxis zurückgreifen. Und diese zeigt, dass folgende Abstufungen vorgenommen werden: „günstig" bzw. „gut" und „ausreichend günstig" bzw. „ausreichend gut". Eine schlechte oder ungünstige Prognose wird naturgemäß nie erstellt, da dies automatisch die Ablehnung des Antrags bedeuten würde, da die Therapie nicht mehr als zweckmäßig angesehen würde. Und selbst die Relativierung und Abstufung „ausreichend günstig" wird so gut wie nicht verwendet. Das Gros der Therapeuten erstellt bereits nach probatorischen Sitzungen eine gute Prognose. Dies könnte durchaus kritisch betrachtet und es könnte eingewendet werden, dass man den Patienten und seine Behandlungserfolge erst einmal näher kennenlernen muss, um von einer guten Prognose zu sprechen. Andererseits kann man auch bei wenig gemeinsam verbrachter Zeit mit dem Patienten auf Basis der einzelnen prognostischen Merkmale, die wir noch besprechen werden, zwar eine positive Prognose erstellen, jedoch tut man dies dann eben auf einer noch recht unsicheren Grundlage.

Von einer grundsätzlich unkritischen Erstellung einer standardmäßigen positiven Prognose bei Vernachlässigung realistischer Einschätzungen ist auch hier wieder abzuraten. Einschränkungen in der Prognose sind nicht zu beschönigen oder zu verheimlichen, da dies erstens sowieso erkennbar ist und zweitens hierdurch gerade Unbehagen und Kritik des Gutachters entstehen kann. Durch eine differenzierte Darstellung beweisen wir auch an dieser Stelle wieder unsere Kompetenz, unseren Realismus und ein Verständnis für den Patienten. Die genannten Abstufungen der Einschätzungen sind dabei jedoch keinesfalls verbindlich und so vorgegeben, sondern wir können auch andere Abstufungen zugrunde legen. Denkbar wäre eine Anlehnung an die Skala der Schulnoten, sodass wir vier mögliche Ausprägungen der Prognose benennen könnten: sehr gut, gut, befriedigend, ausreichend.

Wir wissen nun, welche Erfolgskriterien wir für die Erstellung der Prognose verwenden – nämlich unsere Therapieziele mit Blick auf die krankheitswertige Symptomatik – und welche Abstufungen der prognostischen Einschätzungen wir verwenden können. Doch was sind nun die prädiktiven Merkmale, die Prädiktoren, des Kriteriums Prognose, die wir verwenden können und müssen?

Wir rufen uns noch einmal in Erinnerung, was laut Informationsblatt in Bezug auf die Prognoseerstellung gefordert wird: „Prognose unter den Aspekten der Motivierbarkeit, Krankheitseinsicht, Umstellungsfähigkeit, ggf. Mitarbeit der Bezugspersonen".

Diese Merkmale müssen wir also in jedem Fall berücksichtigen, sie sind jedoch keine hinreichenden, sondern eher notwendige Faktoren für die Prognose und eine Reihe weiterer Variablen dürfte Einfluss auf den Therapieerfolg haben.

Einige dieser Variablen sind von der Therapiemethode unabhängig und andere wiederum eng mit ihr verbunden. Zu den methodenunabhängigen Kriterien können wir Patientenmerkmale und im gewissen Maße natürlich auch Therapeutenmerkmale zählen.

Schauen wir zunächst auf die Patientenmerkmale, kommen wir zunächst noch einmal zurück auf die bereits in Kap. 1.3 angesprochenen Patientenmerkmale zurück, welche eng mit der Therapie bzw. im weitesten Sinne der „Einstellung" zu Therapie und Symptomatik verbunden sind und insgesamt als Variablen der „Therapieeignung" des Patienten zusammengefasst werden können:

- Krankheitseinsicht: Bereitschaft des Patienten, die eigenen Beschwerden/Verhaltensauffälligkeiten als Bestandteil und Auswirkung einer Störung mit Krankheitswert zu verstehen
- Therapie-Motivation: die Motivation, eine Therapie zu beginnen und fortzuführen
- Veränderungsmotivation: die Motivation, das eigene Leiden zu überwinden und die dafür notwendigen Veränderungen vorzunehmen
- Introspektionsfähigkeit: Betrachtung des eigenen Erlebens und Verhaltens durch nach innen gerichtete Beobachtung
- Umstellungsfähigkeit (eng mit der Veränderungsmotivation verknüpft): Fähigkeit, Veränderungen zu ertragen und vorzunehmen
- Compliance und Adhärenz: kooperatives Verhalten im Rahmen der Therapie, „Therapietreue", konsequentes Befolgen ärztlicher Ratschläge

Drei dieser Variablen werden im Informationsblatt der KV genannt. Die Compliance kennen wir bereits aus dem AMDP-Schema des psychopathologischen Befunds (▸ Kap. 1.3). Zusätzlich sind die Introspektionsfähigkeit und Veränderungsmotivation von Bedeutung.

Obwohl diese Patienten-Variablen einen zentralen Stellenwert bei der Beurteilung der Prognose einnehmen, wird häufig zu Unrecht befürchtet, all diese Faktoren müssten beim Patienten hoch ausgeprägt sein. Auch eine zu Beginn eingeschränkte Krankheitseinsicht, z. B. im Zusammenhang mit Somatisierung, ist keine Kontraindikation; deren Bearbeitung sollte dann aber zu einem der ersten Therapieziele werden. Eine gewisse Umstellungsfähigkeit jedoch sollten wir unseren Patienten immer unterstellen können.

Damit wir eine realistische, differenzierte Einschätzung vornehmen können, müssen wir uns zuerst einmal vor Augen führen, welche Einschränkungen der

Prognose denn überhaupt durch besonders hervorstechende Merkmale oder eine zunächst unterdurchschnittliche Eignung des Patienten für Psychotherapie zu erwarten sind. In der Praxis haben sich dabei immer wieder typische Eigenschaften von Patienten, z. T. auch im Zusammenhang mit bestimmten Störungsbildern, herausgestellt, die Einfluss auf die verschiedenen genannten prognostischen Kriterien auf Patienten-Ebene haben können:

- Somatisierung: Patienten mit „hartnäckiger" Somatisierung, mit wenig Zugang zur Gefühlsebene, die auf der Suche nach medizinischer Behandlung und „Erlösung" sind, wenig psychogenetisches Verständnis und niedriger Wille hierzu
- ausgeprägte Opferwahrnehmung: Patient tendiert dazu, sich selber übermäßig als Opfer wahrzunehmen, die Außenwelt als Täter, hierdurch ggf. geringere Motivation, sich mit eigenen Anteilen auseinanderzusetzen, geringere Veränderungsbereitschaft, häufig zusätzlich fordernde Appelle an Therapeuten („Mach du es", „Ich erwarte von dir ..."); hiermit verbunden eine passiv-aggressive, negativistische Haltung („Zeig mir, dass auch du mir nicht helfen kannst", „Du wirst sehen, es geht nicht, mir ist nicht zu helfen"), unbewusst „Wollen", dass die eigene Opferhaltung beibehalten werden kann (Opferstatus als Aggressionsventil und Schutz vor nötiger, ggf. anstrengender Veränderung und Eigenverantwortung)
- abhängig strukturierte Patienten: vermeiden Eigenverantwortung, wünschen sich im Therapeuten einen Ratgeber, der Halt gibt, Schwierigkeiten in Bezug auf die eigenverantwortliche Umsetzung von in der Therapie Erlerntem (häufig Patienten, denen es bei Unterbrechungen der Therapie deutlich schlechter geht, die jedoch zuvor „vorbildlich" mitgearbeitet haben und bereitwillig alle Vorschläge des Therapeuten umgesetzt haben → Frage nach der Dauerhaftigkeit der Symptomreduktion bei Therapiebeendigung)
- „emotionale Instabilität" und Patienten mit ausgeprägten Stimmungsschwankungen (von „zu Tode betrübt bis himmelhoch jauchzend") → Zweifel an Durchhaltefähigkeit und Ausdauer
- Zwanghaftigkeit: Tendenz zum Festhalten an Bewährtem, Angst vor Veränderung, hierdurch Einschränkungen in der Umstellungsfähigkeit und Veränderungsmotivation (hier wiederum prognostisch günstig: Zuverlässigkeit, Motivation/Ehrgeiz, Durchhaltefähigkeit)
- intellektuell agierende Patienten: kaum Zugang zur emotionalen Ebene, wollen Tipps und Anleitungen → Schwierigkeiten mit der Introspektion (zumindest auf emotionaler Ebene)
- pseudo-autonome Patienten: Schwierigkeiten, Hilfe anzunehmen, hierdurch ggf. eingeschränkte Compliance
- narzisstische Patienten: Angst vor Stigmatisierung als „verrückt" → Schwierigkeiten mit Krankheitseinsicht, Introspektion, Therapiemotivation
- „idealisierende" Patienten: alles wird rosarot dargestellt, eigene Probleme heruntergespielt, ebenso „blendende, fantastische" Kindheit erlebt → Schwierigkeiten bzgl. der Einsichtsfähigkeit, Introspektionsfähigkeit

In Tab. 4-31 sind die möglichen, typischen Einschränkungen in den Merkmalen der Therapieeignung basierend auf verschiedenen Patienten-Eigenschaften zusammengefasst.

Doch allein diese Eignungsfaktoren für die Psychotherapie zur Beurteilung der Prognose heranzuziehen, ist keinesfalls ausreichend. In der Praxis begegnet man häufig dem Fehler, lediglich eine hohe Motivation und einen hohen Leidensdruck als einzige Faktoren für eine günstige Prognose auszumachen.

Eine Reihe von weiteren Variablen können sich auf den Therapieerfolg auswirken. Neben den Eignungsvariablen können wir auf Patientenebene nun noch

Tab. 4-31 Typische Einschränkungen der Prognose durch Patienteneigenschaften

Eigenschaft Patient	Krankheitseinsicht	Motivation	Umstellungsfähigkeit und Veränderungsmotivation	Compliance	Introspektionsfähigkeit
Stigmatisierungsangst bei Somatisierung/Hypochondrie, Ängsten mit Konzentration auf somatische Ebene	✓		✓	✓	✓
Stigmatisierungsangst bei pseudoautonomen, narzisstischen Patienten	✓	✓	✓	✓	✓
Erster Kontakt zur Psychotherapie	✓				
Von außen unter Druck gesetzt, Psychotherapie zu machen	✓	✓	✓	✓	
Emotionale Instabilität		✓		✓	
Bagatellisierende, idealisierende Patienten	✓	✓			✓
Opferhaltung	✓		✓	✓	✓
Abhängige Patienten			✓		
Zwanghaftigkeit			✓		
Überlegungen bzgl. Rentenantrag („Rentenbegehren")		✓	✓	✓	

✓ = Einschränkung wahrscheinlich und typisch

Prädiktoren ausmachen, die sich neben Merkmalen der Person (O-Variable) auf Merkmale der Krankheit/Symptomatik beziehen. Darüber hinaus sind soziale/Umgebungsvariablen (S) von Bedeutung.

Doch welche Variablen sind hier relevant? Und woher wissen wir, welche Variablen relevant sind, d.h. Einfluss auf den Erfolg der Psychotherapie haben?

In der Kriminalpsychologie kombiniert man bei der Erstellung einer Prognose zur Rückfallgefährdung von Straftätern einen idiografischen Ansatz, der auf den Einzelfall bezogene relevante Risiko- und Schutzfaktoren identifiziert und berücksichtigt, mit einem nomothetischen/statistischen Modell, das Integrationsregeln für empirisch belegte Prädiktoren beinhaltet. Ein solches statistisches Modell stellt beispielsweise Formeln für das Zusammenspiel einzelner Faktoren wie Alter, Geschlecht oder Anzahl der Verurteilungen zur Errechnung der Rückfallgefahr zur Verfügung. Voraussetzung hierfür ist der empirische Beleg dieser Faktoren. In der Psychotherapie gibt es derartige Formeln nicht, dennoch aber empirisch gesichertes Wissen über Bedingungen des Therapieerfolgs. Dennoch ist dieses Wissen keinesfalls so umfangreich und abgesichert, dass sich hieraus mathematische Gleichungen erstellen ließen. Die Prognoseeinschätzung in der Psychotherapie ist daher immer auch in hohem Maße abhängig von subjektiven Einschätzungen auf Basis des klinischen Wissens und der Erfahrung. Gerade deshalb ist es besonders wichtig, dass wir uns bemühen, alle möglichen Faktoren im Blick zu haben und uns eben nicht nur auf die Eignungsmerkmale des Patienten beschränken.

Eine Reihe weiterer Variablen kommen auf Patientenebene hier infrage. Nach Heigl (1992, zit. nach Machleidt et al. 2004) deuten z.B. folgende Patienten-Variablen (inkl. Merkmale der Symptomatik) auf eine eher ungünstige Prognose hin:

- Chronifizierung der Symptomatik
- habituelles Ausweichverhalten in Sucht, Somatisierung, Dissozialität
- Primordialsymptomatik (Symptomatik von Kindheit bis Pubertät), die über die Pubertät hinaus persistiert
- Neigung zu „masochistischem Triumph“: i.d.R. unbewusste Tendenz, wahrgenommene Ungerechtigkeiten der anderen dadurch zu bestrafen, sich selbst zu bestrafen/zu zerstören und dadurch die anderen zu bestrafen, verbunden mit Opferhaltung, passivem Anklagen u.Ä. (▸ Tab. 4-31: Einschränkungen in Bezug auf die Eignungsmerkmale bei Opferhaltung)
- ausgeprägte, schwer korrigierbare Fehlerwartungen an die Therapie

Weitere, eher prognostisch ungünstige Faktoren auf Patientenebene können sein:

- die Schwere der Symptomatik: schwer ausgeprägte Symptomatik, hiermit verbunden auch Ko- oder Multimorbidität
- Persönlichkeitsstörungen
- intellektuelle Minderbegabungen und ein hiermit verbundeneres langsameres Lernen etc.
- Schwierigkeiten oder Abbrüche in/von vorherigen Therapieversuchen, erfolglose frühere Therapieversuche

Grundsätzlich können wir zur Identifikation von prognostisch relevanten Patienten-Variablen, sowohl günstigen wie ungünstigen Faktoren, zurückschauen auf den bereits analysierten Persönlichkeitsbereich in unserer Verhaltensanalyse. Wir haben ja dort bereits umfangreich auf Persönlichkeitseigenschaften verbunden mit Schemata, Oberplänen etc., aber auch auf Kompensationsmechanismen geschaut. Darüber hinaus schauen wir auf die Symptomatik und deren Schwere und Verlauf.

Prognostisch günstige Variablen sollten i. d. R. mehr als die Abwesenheit von prognostisch ungünstigen Variablen beinhalten und können grob gesehen im Sinne von Ressourcen verstanden werden. Bereits bei der Analyse von Persönlichkeitsvariablen haben wir gesehen, dass Schutzfaktoren in Bezug auf die Ausbildung von Symptomatik mehr sind als die Abwesenheit von Risikofaktoren. In ähnlicher Weise verhält es sich auch hier bei den Kriterien für die Prognose.

Folgende mögliche prognostisch günstige Patienten-Variablen können wir beispielsweise berücksichtigen:

- die Schwere der Symptomatik: leicht ausgeprägte Symptomatik, hiermit verbunden auch keine Komorbidität
- Erstmanifestation der Erkrankung
- in der Vergangenheit bereits von Psychotherapie profitiert, hiermit verbunden ggf. auch schon Vorwissen und bereit erworbene Fähigkeiten, auf die man aufbauen kann

Neben den Prädiktoren auf Patienten-Ebene gibt es im Bereich der sozialen/Umgebungsvariablen noch weitere Einflussfaktoren auf den Erfolg der Therapie. Prognostisch ungünstige Faktoren könnten hier sein:

- kaum oder nicht veränderbare Situationen im Beruf oder Privatleben (z. B. schwere Erkrankung eines Familienmitglieds)
- hoher sekundärer Krankheitsgewinn und symptomstabilisierende psychosoziale Arrangements (insbesondere in Familie und Partnerschaft)
- ein noch unsicherer Krankheitsverlauf bzgl. anderer (somatischer) Erkrankungen (z. B. Krebserkrankung)
- Schwierigkeiten in vielen Lebensbereichen gleichzeitig

Mögliche prognostisch günstige soziale Variablen sind:

- eine im Sinne der Therapie gestaltete Unterstützung durch Angehörige (im Gegensatz zum Krankheitsgewinn, z. B. Ermutigung zum Aufbau sozialer Kontakte, konstruktiv-haltgebende Gespräche und Zuwendung), ebenso Unterstützung der Therapiebemühungen durch Angehörige
- generell gute soziale und gesellschaftliche Einbindung/Eingliederung
- ein gutes medizinisches Unterstützungs-/Helfersystem (z. B.: guter Kontakt zu einem vertrauten Hausarzt, bei Borderline-Patienten: über Institutionen kooperierende therapeutische Kontakte)

An dieser Stelle der sozialen Variablen blicken wir also erneut auf die Lebensbereiche des Patienten und auf die auslösenden Faktoren zurück. Wichtig ist hierbei, dass wir im Kopf behalten, dass das Vorhandensein von diesen auslösenden Bedingungen (mit Ausnahme von Patienten mit chronifizierter Symptomatik) in der Natur der Sache der Erkrankung an einer psychischen Störung liegt. Die Aufgabe ist hierbei zu identifizieren, inwieweit hier diese Faktoren auch für die prognostische Einschätzung bedeutsam sind. Nicht allein das Vorliegen einer schwierigen Lebenssituation als Auslösebedingung ist ein prognostisch ungünstiger Faktor. Die Frage bezieht sich dabei nicht nur auf die Schwere dieser Faktoren, sondern auch darauf, ob es sich um aufrechterhaltende Faktoren handelt und nicht zuletzt natürlich um deren Wechselwirkungen mit der O-Variable, wie wir es im Bericht ja bereits analysiert haben und an dieser Stelle nicht noch einmal tun müssen, aber berücksichtigen sollten. Zur Verdeutlichung sei im Folgenden ein Beispiel genannt.

Der Tod eines nahestehenden Menschen ist als Auslösebedingung identifiziert worden. Ein Therapieziel besteht in der Bearbeitung der hiermit verbundenen Gefühle etc., sodass angemessen mit der Trauer umgegangen werden kann. Den Tod des nahestehenden Menschen würden wir hier nicht als prognostisch ungünstigen Faktor nennen, da die Symptomatik ja gerade hierdurch ausgelöst wurde und wir davon ausgehen, dass ein gelungener Umgang mit dem Tod in der Therapie herbeigeführt werden kann. Ob und wie gut dies gelingt, hängt nun von verschiedenen Faktoren ab, die Einfluss auf die Prognose haben. Etwas anders mag die Situation aussehen, wenn eine Auslösebedingung (wie bei unserer Patientin, die eine Affäre mit dem Vorgesetzten eingegangen ist) ein sehr bedeutsamer aufrechterhaltender Faktor ist, dessen Wirkung zudem eng mit der Persönlichkeitsstruktur (Patientin sucht sich aus innerer Not immer wieder Beziehungen zu Männern, ohne dabei auf ihre Grenzen etc. zu achten) und zudem noch mit weiteren Risiken (hier: Arbeitsplatzverlust) verbunden ist. In Kombination mit der Persönlichkeitsstruktur ließe sich daher eine weitere mögliche Abwärtsspirale annehmen, wenn diese Risiken so eintreffen würden. Wie wir später bei den Beispielen für die Prognose sehen werden, ist daher dieser Faktor als prognostisch ungünstige Variable bei der Prognose für diese Patientin mit berücksichtigt worden.

Es ist also immer für jeden Einzelfall zu überlegen, inwieweit Auslösebedingungen für die Prognose herangezogen werden. Leichter fällt die Entscheidung meist, wenn es um die Schwierigkeiten in den Lebensbereichen geht, die ja auch Einfluss auf die Entwicklung der Symptomatik gehabt haben, da diese eigentlich immer aufrechterhaltende Faktoren darstellen. Dennoch muss darauf geachtet werden, dass auch ihnen nicht unangemessen hohes Gewicht bei der Prognoseeinschätzung zugemessen wird, da wir davon ausgehen, dass die meisten dieser Schwierigkeiten grundsätzlich veränderbar sind.

Hierin zeigt sich ein weiteres wichtiges Merkmal der prognostisch relevanten Faktoren, nämlich deren Veränderbarkeit. Unterscheiden können wir im Extremfall statische (nicht veränderbare) von dynamischen (potenziell veränderbaren) Variablen. Unter den veränderbaren Faktoren gibt es solche, die eher leichter zu verändern scheinen und andere, von denen man eine relativ hohe Stabilität annimmt. Beispiele für statische, nicht veränderbare Variablen sind das Alter oder Geschlecht. Im Rahmen der Psychotherapie wird man beispielsweise eine Veränderbarkeit des Umgangs mit schwierigen Lebensbedingungen als höher einschätzen als relativ hartnäckige, starre Schemata im Rahmen von auffälligen Persönlichkeitszügen, wobei eine solche Einschätzung immer bezogen auf den individuellen Patienten stattfinden muss.

Die aufgelisteten prognostischen Merkmale sollen jedoch nicht als vollständige Liste und grundsätzlich geltende Gesetze verstanden werden. Es ist immer individuell auf den Patienten bezogen zu fragen, welche Variablen hier einen bedeutsamen Einfluss auf die Prognose haben könnten.

Haben wir die wesentlichen Faktoren identifiziert, müssen wir deren Bedeutsamkeit gegeneinander abwiegen und auf dieser Basis entscheiden, mit welcher ungefähren Wahrscheinlichkeit wir die Erreichung der Therapieziele auf Basis der identifizierten Variablen einschätzen. Kommen wir zu einer hohen Wahrscheinlichkeitseinschätzung, vergeben wir eine gute Prognose. Andernfalls wird unsere Prognoseeinschätzung weniger günstig ausfallen. Die Gewichtung der Faktoren nehmen wir i. d. R. im Kopf vor, können aber auch im Bericht darauf hinweisen, wenn wir einzelne Faktoren hier als bedeutsamer einschätzen als andere. Je differenzierter wir vorgehen, desto besser.

Über die Patienten-Variablen hinaus sind selbstverständlich auch Faktoren aufseiten des Therapeuten von Bedeutung. Verstand die klassische Psychoanalyse den Therapeuten/Analytiker noch als „leeres Blatt", zeigen replizierte Ergebnisse der Therapieforschung immer wieder, dass manche Therapeutenvariablen gar einen größeren Einfluss auf den Therapieerfolg haben als einzelne Therapietechniken. Emotionale Wärme, Echtheit und Empathie, klinische Erfahrung und Engagement in der Therapie sind hier wichtige zu nennende Faktoren. Diese Faktoren werden jedoch im Bericht an den Gutachter nicht als prognostisch relevante Variablen diskutiert, sondern scheinbar grundsätzlich vorausgesetzt.

Wir haben uns nun einige von der Therapiemethode relativ unabhängige Variablen angesehen. All diese Variablen haben generell Einfluss auf den Therapieerfolg, unabhängig davon, welches Verfahren angewendet wird. Dennoch ist deren Einfluss nicht vollkommen unabhängig vom angewandten Verfahren. Als methodenabhängige prognostische Kriterien gelten:

- die Form der Psychotherapie: z. B., ob diese eher aufdeckend (psychodynamische Verfahren, in Anteilen auch moderne Verhaltenstherapie) oder zudeckend (klassische Verhaltenstherapie) arbeitet, Regression fördert (Psychoanalyse) oder ihr entgegenwirkt (Selbstmanagement-Ansatz der Verhaltenstherapie) sowie
- die Dauer der Therapie oder ihr Setting (Ein- oder Mehrpersonensetting).

Die Wirkung dieser Merkmale wiederum dürfte in enger Beziehung zu anderen, bereits aufgelisteten Patienten- oder Umgebungsvariablen stehen. So setzt eine aufdeckend orientierte, regressionsfördernde Therapie meistens eine gewisse aktuelle und grundlegende emotionale Stabilität (auch: Ich-Stärke) voraus und erfordert i. d. R. eine mindestens durchschnittliche Intelligenz und eine gute Introspektionsfähigkeit. Würde man bei einem Menschen mit intellektueller Minderbegabung psychodynamische Therapieverfahren anwenden, müsste man entsprechend der psychoanalytischen Theorie auch bei Einkalkulieren der Therapeutenvariablen Empathie und emotionale Wärme von einer eher ungünstigen Prognose ausgehen, zumindest im Vergleich zu einer eher klassischen Verhaltenstherapie, die den

Schwerpunkt auf aktive Partizipation und Verhaltensänderung legt und kognitive Variablen in den Hintergrund stellt.

Diese Überlegungen in Bezug auf die Wechselwirkungen zwischen Merkmalen des therapeutischen Settings und Merkmalen des Patienten sind jedoch im Rahmen unserer Prognoseeinschätzung im Bericht nicht mehr von Bedeutung, da wir uns bereits für ein Verfahren entschieden haben. All diese Überlegungen betreffen somit eher Aspekte in Bezug auf die Indikationsstellung für ein bestimmtes Verfahren und müssen natürlich am Anfang einer Therapie, also während der Probatorik, vorgenommen werden.

Beispiele Prognose

Wir wollen uns auch bei der Prognoseerstellung wieder mit Positiv- und Negativ-Beispielen befassen, um von ihnen lernen zu können.

Im Bericht an den Gutachter lassen sich häufig „Fehler" bei der prognostischen Einschätzung ausmachen. Der Abschnitt Prognose wird generell „stiefmütterlich" behandelt, ihm wird wenig Sorgfalt gewidmet, sodass er oft viel zu kurz und oberflächlich dargestellt wird, dies äußert sich darin, dass:

- nur prognostisch günstige Merkmale genannt werden, d.h. es findet keine Abwägung und damit auch keine realistische Einschätzung statt;
- unkritisch eine günstige Prognose gestellt wird, auch, wenn im bisherigen Bericht ganz offensichtlich eine Reihe prognostisch ungünstiger Merkmale genannt wurden.

Schauen wir uns zunächst wieder einige Negativ-Beispiele an.

„So besser nicht" – Fallbeispiel Prognose 1

Für die Patientin (▸ Kap. 4.5.5, Negativbeispiel Nr. 2) ist folgende Prognose erstellt worden: *Prognostisch günstig sind die hohe Veränderungsmotivation der Patientin aufgrund des Leidensdrucks sowie die o.g. vielfältigen Ressourcen auf die in der Therapie zurückgegriffen werden kann. Es ist insgesamt von einer guten Prognose auszugehen.*

Hier können wir folgende Schwierigkeiten feststellen:

- Prognostische ungünstige Faktoren, die vorhanden sind, werden nicht genannt, hier z.B. die in der Persönlichkeit verankerten Selbstwertprobleme.
- Es wird nicht erklärt oder begründet, wieso die „vielfältigen Ressourcen" (die allerdings auch im weiteren Bericht nur gestreift worden sind) zu einer günstigen Prognose beitragen.
- Neben den Ressourcen wird lediglich der Klassiker Leidensdruck und hiermit verbundene hohe Veränderungsmotivation genannt. Zum einen ergibt sich zwar aus einem Leidensdruck meistens, aber auch nicht immer (z.B. manchmal nicht bei schwerer Depressivität) eine Therapiemotivation (gekennzeichnet durch die Motivation, den Leidensdruck zu reduzieren), jedoch nicht zwangsläufig auch eine Veränderungsmotivation. Therapiemotivation kann auch den Wunsch beinhalten, „geheilt" zu werden ohne Einsicht in eigene Verantwortung zur Veränderung. Zum zweiten reichen diese Faktoren nicht zwangsläufig aus, um eine gute Prognose abzuleiten, sind keine hinreichenden Bedingungen.

- Insgesamt ist diese prognostische Einschätzung lückenhaft und somit auch nicht differenziert und realistisch genug dargestellt.

„So besser nicht" – Fallbeispiel Prognose 2

Für die uns bekannte Patientin (▸ Kap. 4.5.5, Negativbeispiel Nr. 1) wurde nach durchgeführter Kurzzeittherapie folgende Prognose erstellt:
Die vergangene Therapiephase durchlief die Patientin motiviert und zuverlässig, die Compliance ist sehr gut und das Verhältnis zur Therapeutin kann als offen und vertrauensvoll bezeichnet werden. Die Patientin nimmt die ambulante Therapie positiv an und zeigt sich den therapeutischen Interventionen gegenüber aufgeschlossen. Eine ausreichende Krankheitseinsicht mit Bereitschaft zur Verhaltensänderung und kritischen Selbstbeobachtung sprechen ebenfalls für eine günstige Therapieprognose. Es besteht Gefahr hinsichtlich der unkritischen Übernahme von Therapeutenempfehlungen. Sie benötigt viel Anleitung bei der Selbstbeobachtung und den Verhaltensanalysen, ebenso um neue Sicht- und Verhaltensweisen nach eigenen Bedürfnissen und Werten selbst zu entwickeln.
Im Vergleich zum ersten Negativbeispiel werden hier mehrere Faktoren aufgezählt, sowohl prognostisch günstige wie ungünstige, die Darstellung erscheint schon relativ differenziert. Es wird v.a. auf den bisherigen Therapieverlauf abgezielt (zur Prognoseerstellung nach bereits durchgeführter Therapie kommen wir an späterer Stelle noch zu sprechen; daher sollen diese genannten Faktoren hier zunächst noch nicht detailliert bewertet werden). Bei näherer Betrachtung dieser Prognose werden folgende Schwierigkeiten deutlich:

- Die Darstellungen zur Compliance, Motivation etc. lesen sich eher wie Floskeln, deutlich idealisierend-positiv dargestellt und daher wenig glaubwürdig.
- Der Begriff „Gefahr" scheint eher unpassend; unabhängig hiervon könnte man noch weiter ausführen, inwiefern eine unkritische Übernahme von Therapeutenempfehlungen ein prognostisch ungünstiger Faktor ist; auch die angedeutete dependente Beziehungsgestaltung innerhalb der Therapie sollte im Zusammenhang mit einer Prognoseeinschätzung noch näher ausgeführt werden: Der Schwerpunkt könnte hier darauf liegen, dass die Patientin insgesamt mehr Zeit benötigt und sich mit Selbstbeobachtung schwer tut, oder darauf, dass sie sich selber kaum etwas zutraut und immer wieder die Rückmeldung der Therapeutin sucht, sodass es der Patientin deshalb schwer fallen wird, Neues zu lernen, Selbstwirksamkeit zu erfahren und Selbstmanagementfähigkeiten zu entwickeln, und diese dependente Haltung insgesamt den Therapieprozess erschweren kann.
- Es wird nicht eindeutig Stellung dazu bezogen, wie die Prognose denn insgesamt eingeschätzt wird. Der Gutachter muss sozusagen selber schlussfolgern, wie er die genannten Faktoren gewichtet und wie die Prognose einzuschätzen ist.

„So besser nicht" – Fallbeispiel Prognose 3

Ein weiteres Beispiel für eine Prognoseerstellung lautet wie folgt:
Prognostisch ungünstig zu bewerten ist die narzisstische Persönlichkeit. Angesichts des hohen Leidensdrucks des Patienten und der zu aktivierenden Ressourcen, z.B. Hobbys (Grillen mit Freunden) und der Familie, bei hoher Veränderungsmotivation, kritischer Selbstbeobachtung und Einsichtsfähigkeit kann von einer ausreichend günstigen Prognose ausgegangen werden.
Hier wurden folgende Fehler gemacht:

- Es wird nicht präzisiert, inwiefern die narzisstische Persönlichkeit prognostisch ungünstig sein soll. Welche Merkmale der Persönlichkeit (z. B. mangelnde Krankheitseinsicht bei grandiosem Selbstbild) tragen zu einer ungünstigen Prognose bei?
- Wenn man (wieder) zu aktivierende (also grundsätzlich vorhandene) Ressourcen als Faktor aufführt, muss man diese natürlich präzisieren. Grillen mit Freunden als einziges Hobby und „die Familie" global zu nennen, ist hier eher wenig überzeugend.
- Kritische Selbstbeobachtung und Einsichtsfähigkeit sind Faktoren, die herangezogen werden können, jedoch sind diese Merkmale nicht unbedingt typisch bei Menschen mit narzisstischem Persönlichkeitsstil. Da nicht präzisiert wurde, welche Anteile der „narzisstischen Persönlichkeit" prognostisch ungünstig sind, erscheint diese Prognose insgesamt auch widersprüchlich und hierdurch nicht authentisch.

Schauen wir uns aber nun an, wie wir es besser machen könnten, und beginnen zunächst mit der Prognoseerstellung des bekannten Patienten in der unglücklichen Ehe (▸ Kap. 4.5.4).

„Vielleicht so" – Fallbeispiel Prognose 1

Mögliche prognostisch ungünstige Faktoren sind:
- relativ festgefahrene, hartnäckige, unflexible, zwanghafte und narzisstische Schemata verbunden mit z. T. ich-syntoner Symptomatik (die allerdings nicht immer so stark ausgeprägt ist wie aktuell), sodass diese Schemata etc. eher schwer modifizierbar sein könnten, ggf. Einschränkungen in der Umstellungsfähigkeit,
- Fokussierung auf rationale Ebene und Schwierigkeiten, Emotionen wahrzunehmen, sodass psychotherapeutische Arbeit an Emotionalem ggf. erschwert ist, was jedoch gerade Inhalt des Therapieplans ist und zur Veränderung und Symptomreduktion als notwendig erachtet wird,
- habituelles Ausweichverhalten in Alkoholkonsum, wodurch die Arbeit an der eigentlich hierfür ursächlichen Problematik ggf. erschwert werden kann bzw. sich neue Folgesymptomatik entwickeln kann,
- die zunehmend negativ erlebte Ehe mit zunehmend andrängenden Wünschen nach Loslösung, außerehelicher Sexualität und Selbstwertbestätigung in Bezug auf andere Frauen, welche im Konflikt zu den rigiden Selbstansprüchen, dem Pflichtbewusstsein und hohen Bedürfnis nach Sicherheit des Patienten stehen, ist Auslösebedingung, kann aber auch aufrechterhaltener Faktor bleiben, falls der Patient nicht in der Lage ist, diesen Konflikt aufzulösen.

Mögliche prognostisch günstige Faktoren:
- Mit den o. g. zwanghaften Schemata ist jedoch auch eine ausgeprägte Disziplin und Durchhaltefähigkeit verbunden, welche wiederum dazu beitragen kann, dass der Patient zum einen seine Problematik aktiv und konsequent zu bewältigen versucht und zum anderen auch innerhalb der Therapie eine sehr gute Mitarbeit an den Tag legen kann.
- Das Interesse für Psychologie kann die Krankheitseinsicht und die Therapie- und Veränderungsmotivation erhöhen.
- Die gute soziale Einbindung als weitere Ressource kann eine gute Basis für weitere Arbeit an Selbstfürsorge und Etablierung von angenehmen Aktivitäten und Verstärkern sein, ebenso tragend und stabilisierend wirken und somit zur Symptomreduktion beitragen.

- Erstmanifestation von Symptomatik mit deutlichem Leidensdruck, bislang in Relation zur Persönlichkeitsakzentuierung relativ gelungene und stabile Lebensgestaltung ohne psychische Dekompensation.
- Der Alkoholkonsum wird als sehr störend und ich-dyston erlebt, sodass hier eine hohe Motivation besteht, diesen abzubauen.

Wir könnten also die Prognose wie folgt formulieren:
Prognostisch ungünstig können die relativ rigiden und festgefahrenen zwanghaft-narzisstischen Schemata de Patienten im Sinne eingeschränkter Umstellungsfähigkeit wirken. Weitere mögliche prognostisch ungünstige Faktoren sind die Fokussierung auf die rationale Ebene bei Schwierigkeiten, Emotionen wahrzunehmen, das habituelle Ausweichverhalten in Alkoholkonsum sowie der ausgeprägte Konflikt zwischen Loslösungswünschen aus der unglücklichen Ehe bei gleichzeitigen inneren Pflichtbewusstseinsgeboten und hohem Sicherheitsbedürfnis. Auf der anderen Seite können die zwanghaften Schemata in Bezug auf ausgeprägte Disziplin und Durchhaltefähigkeit zu sehr guter Mitarbeit innerhalb der Therapie beitragen. Das Interesse des Patienten für Psychologie kann die Krankheitseinsicht und Therapie- und Veränderungsmotivation erhöhen und aufrechterhalten. Die gute soziale Einbindung des Patienten ist eine Ressource und Basis für die weitere Arbeit an der Etablierung von Selbstfürsorge und Verstärkern. Der Alkoholkonsum wird als störend und ich-dyston erlebt, sodass diesbzgl. eine hohe Motivation besteht, diesen abzubauen. Es handelt sich zudem um eine Erstmanifestation von Symptomatik in dieser Form mit deutlichem Leidensdruck, bei bislang in Relation zu den Persönlichkeitsakzentuierungen relativ gelungener und stabiler Lebensgestaltung. Unter Abwägung der genannten prognostisch relevanten Faktoren kann insgesamt aus therapeutischer Sicht eine günstige Prognose für die Erreichung der genannten Therapieziele gestellt werden.

Auch für die Patientin, die eine Affäre mit ihrem Vorgesetzten eingegangen ist, erstellen wir eine Prognose.

„Vielleicht so" – Fallbeispiel Prognose 2

Mögliche prognostisch ungünstige Faktoren sind:
- Die Symptomatik ist stark mit der Persönlichkeit verwoben, ausgeprägte Selbstwertproblematik verbunden mit einem relativ festgefahrenen Beziehungsmuster, sodass diesbzgl. Schemata etc. eher schwer modifizierbar sein könnten, ggf. Einschränkungen in der Umstellungsfähigkeit.
- Die aktuelle Lebenssituation (ausgerechnet Affäre mit Vorgesetztem) birgt Gefahr des Arbeitsplatzverlustes und damit Verlusts eines für die leistungsbezogene Patientin wichtigen Verstärkers und weiterer Schwächung des Selbstwertgefühls.

Mögliche prognostisch günstige Faktoren sind:
- hohe Krankheitseinsicht und Introspektionsfähigkeit („Ich habe das Gefühl, hinter dem steckt ein strukturelles Problem."), ebenso gute Therapiemotivation,
- Ressourcen der Patientin in vielen Bereichen (hat sich stabilen Bekannten- und Freundeskreis aufgebaut, viele Hobbys, Leben in Großstadt etc. sowie Intelligenz, Leistungsfähigkeit) tragen zur Selbstwertstabilisierung und als Sicherheit spendender Faktor zur emotionalen Stabilität bei.

Wir könnten also die Prognose wie folgt formulieren:
Als prognostisch ungünstig kann die deutliche Selbstwertproblematik verbunden mit relativ festgefahrenem, unflexiblem Beziehungsmuster und eine möglicherweise hiermit einhergehende Problematik bzgl. der Umstellungsfähigkeit angesehen werden. Ebenso kann die Affäre mit dem Vorgesetzten die Gefahr des Verlusts eines wichtigen Verstärkers (Verlust des begehrten Arbeitsplatzes) und damit weitere Selbstwertschwächung bedeuten. Andererseits verfügt die Patienten über vielfältige Ressourcen und Kompensationsmechanismen (hat sich stabilen Bekannten- und Freundeskreis aufgebaut, viele Hobbys, Leben in Großstadt etc. sowie Intelligenz, Leistungsfähigkeit tragen zur Selbstwertstabilisierung und als Sicherheit spendender Faktor zur emotionalen Stabilität bei). Für die Erreichung der beschriebenen Therapieziele wird daher von einer ausreichend günstigen Prognose ausgegangen.

Schauen wir an dieser Stelle noch einmal auf die Patientin aus Kap. 4.5.6 („Ohnmacht gegenüber der verhassten Mutter"), ein Beispiel, bei welchem die Prognose bereits auf den ersten Blick eher ungünstig aussieht. In einem solchen Fall ist es wichtig, eine realistische Einschätzung vorzunehmen. Zwar haben wir für diese Patientin keinen beispielhaften Therapieplan erstellt, dennoch können wir auf prognostisch günstige und ungünstige Faktoren schauen. Diese Darstellung soll lediglich als Beispiel für eine relativ schwierig zu erstellende ausreichend günstige Prognose dienen.

„Vielleicht so" – Fallbeispiel Prognose 2

Wenn wir auf die prognostisch relevanten Faktoren schauen, bemerken wir schnell, dass wir hier eine Reihe von ungünstigen Elementen finden. Zunächst einmal handelt es sich um eine chronifizierte Symptomatik, die ebenso bereits auf den Körper ausgedehnt ist und z.T. so schwerwiegend ist, dass psychiatrische Aufenthalte notwendig werden. Es besteht Erwerbsunfähigkeit. Es ist auch davon auszugehen, dass die Symptomatik neben dem Krankheitsgewinn bereits Einzug in das Selbstbild gehalten hat (im Sinne der Annahme „Ich bin krank und traumatisiert"), sodass auf Basis all dieser Faktoren die Umstellungs- und Veränderungsfähigkeit, ggf. auch Veränderungsmotivation eingeschränkt sein können. Hinzu kommen Schwierigkeiten in den meisten Lebensbereichen sowie weitestgehendes Fehlen von positiven Verstärkern.
Wir müssen nun überlegen, inwiefern wir hier dennoch zu einer ausreichend günstigen Prognose kommen können, und dies nicht nur als Darstellung für einen Gutachter, sondern natürlich auch in unserer Einstellung als Therapeuten. Würden wir als Therapeut nicht an eine Besserung von Symptomatik glauben, kann sich ein Therapieerfolg nur schwerlich einstellen und der Patient kann ebenfalls kaum zu einer positiven Einstellung in Bezug auf die Veränderungsfähigkeit gelangen. Wir müssen uns an dieser Stelle konkret und ehrlich fragen, wieso wir bei dieser Patientin eine Therapie durchführen möchten, ob und welchen Nutzen wir uns davon versprechen.
Wir werden, wenn wir ehrlich zu uns sind, in einem solchen schwerwiegenden Fall dann häufig zu der Einschätzung gelangen, dass wir zumindest eine Verschlimmerung und weitere Psychiatrieaufenthalte verhindern und eine gewisse Reduktion von Symptomatik erreichen wollen, um den Leidensdruck zu reduzieren. Entsprechend müssen wir auch die Therapieziele und den Behandlungsplan darstellen. Bei der Prognose beurteilen wir dann,

wie wir gesehen haben, die Erfolgswahrscheinlichkeit für die gesetzten Ziele. Wir überlegen uns also, welche Ressourcen wir realistischerweise auch bei einem sehr kranken Menschen ausmachen können.
In unserem vorliegenden Beispiel könnten wir folgende Ressourcen finden:
- Die Patientin hat in der Vergangenheit Alkoholabstinenz erfolgreich (seit nun sieben Jahren) herstellen können.
- Die Patientin verfügt über Therapieerfahrung und damit über eine Basis für weiteres therapeutisches Arbeiten und hat bereits von Psychotherapie profitiert (siehe Abstinenz, Strategien zum Umgang mit Traumafolgen erworben).

Wenn wir also die Prognose nicht beschönigen, realistisch darstellen, eine angemessene Behandlungsplanung erstellen, die realistische Ziele setzt und auch mögliche Labeling-Effekte beachtet, ist die Beantragung von Psychotherapie auch bei schwer kranken Menschen indiziert und sollte dementsprechend auch vom Gutachter bewilligt werden.

Geschafft!
Wir haben nun den Bericht an den Gutachter zur Beantragung von Langzeittherapie erstellt. Damit Sie die Fülle an Informationen und Gedanken in der Praxis umsetzen können, soll Ihnen zusätzlich zur Vorlage für die Erstellung der Verhaltensanalyse (Anhang 1) noch eine Checkliste für Erst- und Umwandlungsberichte (Anhang 2) behilflich sein. Diese können Sie bei Ihrer Berichterstellung ebenfalls zu Hilfe nehmen. Die Checkliste erinnert Sie durch die dort kurz angesprochenen einzelnen Punkte dann an die im Buch thematisierten Aspekte und stellt in sehr komprimierter Form alle besprochenen wichtigen Hinweise dar.

4.8 Bericht zum Umwandlungsantrag

Mit den bisherigen Schritten haben wir den Bericht zur Beantragung von Langzeittherapie (Erstantrag) erstellt. Bei Umwandlungsanträgen ohne vorherige Erstellung eines Kurzzeittherapieberichts (bei Vorliegen der Befreiung von der Beantragung von Kurzzeittherapie) wird zusätzlich zu den bisherigen Schritten noch ein weiterer Punkt des Berichts angefertigt, der Therapieverlauf. Wurde bereits ein Antrag zur Kurzzeittherapie verfasst, können die Inhalte davon übernommen werden, sollten aber um die Umstände, die der Therapeut erst während der Therapie erfahren hat, ergänzt werden. Somit ähnelt ein solcher Bericht dann einem Bericht zur Fortführung der Therapie (▸ Kap. 5).

Laut KV-Informationsblatt, den ergänzenden Überlegungen der Gutachter (Kassenärztliche Bundesvereinigung 2006) und dem Faber-Haarstrick-Kommentar (Rüger et al. 2011, 2014) sollen wir folgende Angaben bei Umwandlung in Langzeittherapie machen:
- Begründung für Kurzzeittherapie
- Gründe für Umwandlung in Langzeittherapie
- Verlauf der bisherigen Therapie: Beschreibung der Veränderungen und der hiermit verbundenen Interventionen, Beschreibung der bisherigen Zielerreichung

- Beurteilung, ob Hinweise auf die Notwendigkeit einer längerfristigen Unterstützung erkennbar sind, die über die Verhaltenstherapie hinaus weiterführende Maßnahmen erfordert
- weitere Vorgehensweise aufbauend auf dem bisher Erreichten

4.8.1 Begründung für Kurzzeittherapie

Neben den Kommentaren zu den Psychotherapie-Richtlinien nach Faber und Haarstrick (Rüger et al. 2011, 2014) nennen die Gutachter in ihren ergänzenden Überlegungen (Kassenärztliche Bundesvereinigung 2006) folgende Indikationen für die Einleitung und Durchführung einer Kurzzeittherapie:

- absehbare Beendigung der Therapie nach 25 Stunden
- unklare Prognose
- unklare Motivation
- Schwierigkeiten bei der Datenerhebung
- als Sofortmaßnahme zur Krisenintervention

Man kann diese Indikationen grob in zwei Gruppen einteilen. Die erste Gruppe beinhaltet die positive Aussicht, bereits nach 25 Stunden zum Abschluss, zu einem weitestgehenden Abbau der Symptomatik zu kommen. Dies ist vor allem der Fall bei Patienten mit eher mild ausgeprägter Symptomatik und insgesamt deutlichem Überwiegen von prognostisch günstigen Faktoren. Es muss dann an dieser Stelle des Berichts kurz begründet werden, warum man zunächst davon ausging, die Therapie nach 25 Sitzungen abschließen zu können.

Bei der zweiten Gruppe kommt es hingegen eher zu Schwierigkeiten hinsichtlich der Einschätzung einzelner relevanter Merkmale. Unter „unklarer" Prognose und Motivation wird hier in der Praxis vor allem eine zunächst eher negativ anmutende Prognose und/oder eine eher geringe oder fremdgesteuerte Therapiemotivation verstanden. Schwierigkeiten in der Datenerhebung können sich ergeben durch Schwierigkeiten aufseiten des Patienten, Angaben zu den verschiedenen Bereichen zu machen, z. B. bei unzureichender Erinnerung oder Motivation in Bezug auf die Angabe von lebensgeschichtlichen Erfahrungen oder bei inhaltlichem Kreisen um die Symptomatik, die eine Auseinandersetzung mit den lebensgeschichtlichen Daten erschwert, sowie auch Schwierigkeiten, die Symptomatik deutlich zu machen. Nicht zuletzt kann bei schwerwiegender Symptomatik eine Therapie eingeleitet werden, ohne eine Genehmigung hierfür einholen zu müssen. Bei all diesen Schwierigkeiten besteht nun also die Möglichkeit einer genaueren Prüfung durch den Therapeuten im Rahmen der Kurzzeittherapie. Häufig wird hier auch von Indikationsprüfung gesprochen, wobei dies streng genommen nicht der Fall ist, da eine Indikationsprüfung lediglich die Prüfung der geeigneten Maßnahme (z. B. des Therapieverfahrens oder anderer Maßnahmen) bei einem bestimmten Krankheitsbild beinhaltet. In Kap. 2.1 wurden eingangs bereits die Indikationsbereiche zur Durchführung von Verhaltenstherapie genannt. Eine Prüfung von Therapiemotivation und Prognose hängt natürlich mit der Prüfung von Indikation zusammen, geht aber streng genommen darüber hinaus.

In der Praxis jedoch dürften diese Gründe für die Einleitung einer Kurzzeittherapie meist eine untergeordnete Rolle spielen.

Verständlich erscheint, dass die ohnehin (wie wir gesehen haben) in Bezug auf die Berichterstellung demotivierten Therapeuten, die von der Beantragung von Kurzzeittherapie befreit sind, ihre Pflichtarbeit zeitlich nach hinten verschieben, wenn sie sicher sind, dass die Therapie nach 25 Stunden auch fortgeführt wird, anstatt direkt zu Beginn nach den probatorischen Sitzungen Langzeittherapie zu beantragen.

Das Gutachtersystem ist an dieser Stelle insofern in sich widersprüchlich, als dass der Therapeut bei Vorliegen gewisser Voraussetzungen von der Beantragungspflicht für Kurzzeittherapie befreit ist, andererseits nun aber nach Durchführung einer solchen explizit die Gründe für die Kurzzeittherapie aufführen muss. Übersehen wird dabei die Möglichkeit, dass zwar von vornherein eine Langzeittherapie geplant ist, aber das menschliche Bestreben, notwendige Mehrarbeit erst einmal zu vermeiden der Grund für die Durchführung der Kurzzeittherapie ohne Genehmigungspflicht sein kann. Die meisten Menschen würden wohl dementsprechend vorgehen und eine notwendige Arbeit erst dann erledigen, wenn sie noch sicherer sind, dass die Therapie über ein bestimmtes Kontingent hinausgehen soll.

In solchen, nicht seltenen Fällen wird dann häufig als Grund für die Durchführung der Kurzzeittherapie die Indikationsprüfung angegeben, weil eine solche auch tatsächlich innerhalb der bisherigen Therapie durchgeführt wurde, diese jedoch nicht den eigentlichen Grund der Durchführung der Kurzzeittherapie darstellte. Von Krisenintervention wird eher zaghafter gesprochen, weil die Sorge besteht, der Patient könnte zu krank wirken und die Therapie als unwirtschaftlich beurteilt werden.

Die Schwierigkeit besteht nun aber bei dieser Vorgehensweise der Begründung mit Indikationsprüfung darin, dass genau dies bereits der erste Grundstein zur Darstellung unrealistischer Informationen sein kann. Denn nun wird versucht, die Indikationsprüfung zu begründen, wozu meist prognostisch ungünstige Faktoren herangezogen, aber auch überbewertet werden.

Natürlich gibt es auch Fälle, in denen beide Gründe, nämlich eine tatsächlich notwendige Indikationsprüfung wie auch die Befreiung von der Beantragung und Arbeitsersparungsmotive, vorliegen.

Ist dies aber nicht der Fall, rate ich zu folgendem Vorgehen: Lassen Sie die Begründung für die Durchführung der Kurzzeittherapie entweder ganz weg (dies hat meiner Erfahrung nach noch nie zu Beanstandungen seitens der Gutachter geführt) oder führen Sie lediglich kurz auf, dass im Rahmen der Kurzzeittherapie die Therapiemotivation und Indikation näher geprüft wurde. Manche Therapeuten bedienen sich z. B. folgender Formulierung: „Im Rahmen der durchgeführten Kurzzeittherapie wurde die Indikation näher geprüft und Diagnosen und Verhaltensanalyse genauer abgesichert."

Hier wird nicht gesagt, dass dies auch notwendig gewesen ist, sondern einfach, dass es gemacht wurde. Durch die fehlende Begründung wird der Patient nicht unnötigerweise als möglicherweise kränker dargestellt, als er tatsächlich ist, oder mit mehr prognostisch ungünstigen Faktoren ausgestattet, als vorhanden sind.

Es handelt sich um eine Hilfskonstruktion angesichts der diesbezüglich nicht optimal gestalteten Situation im Gutachterverfahren.

Aber versuchen Sie nur eines nicht: eine Indikationsprüfung mit Nennung oder Übertreibung prognostisch ungünstiger Merkmale künstlich zu konstruieren. Der Bericht erfährt hierdurch einen qualitativen Mangel und legt den Grundstein zu weiteren unrealistischen Darstellungen. Sprechen Sie erst recht nicht von Krisenintervention, wenn eine solche nicht indiziert gewesen ist.

Sollte nun aber tatsächlich eine genauere Prüfung bestimmter Faktoren (wie der Motivation, der Introspektionsfähigkeit oder der Prognose insgesamt oder auch der Indikation) in Ihren Augen notwendig gewesen sein, muss an dieser Stelle dargestellt werden, aufgrund welcher Faktoren die Prognose oder Indikation zunächst unklar war und inwiefern diese Unsicherheiten im Verlauf der Therapie geklärt werden konnten. Beispiele für prognostisch ungünstige Faktoren haben wir bereits in Kap. 4.7.3 ausführlich thematisiert. Zweifel hinsichtlich der Indikation können sich wie folgt ergeben:

- Zweifel bezüglich der Indikation/Angebrachtheit von Psychotherapie grundsätzlich: Dies kann der Fall sein bei schwer ausgeprägter Symptomatik, bei welcher ein stationärer Aufenthalt z. B. zunächst angemessener wäre. Oder auch bei vorwiegend somatischer Symptomatik, bei welcher noch nicht deutlich ist, ob oder wie groß hier der psychische Einfluss ist. Bei Problematiken, die eher als Bewältigungsschwierigkeiten bestimmter Lebensereignisse ohne oder mit nur geringfügiger Symptomatik betreffen, könnte man auch zu der Einschätzung gelangen, dass Psychotherapie nicht indiziert ist.
- Zweifel bezüglich der Indikation von Verhaltenstherapie als Therapiemethode (differenzielle Indikation): Nimmt man als Verhaltenstherapeut auch andere Richtlinientherapie ernst und sieht deren eigene Vorteile, kann man zu der Einschätzung gelangen, dass ein Patient in einer anderen Therapieform besser aufgehoben ist in Bezug auf einen angenommenen Behandlungserfolg.

Für den Fall, dass die Kurzzeittherapie zur Krisenintervention eingeleitet und genutzt wurde, muss kurz dargestellt werden, wieso dies notwendig gewesen ist. Wenn der Bericht valide, genau, spezifisch und widerspruchsfrei erstellt wurde im Sinne unserer Qualitätsmerkmale, ist im Grunde bereits im Bericht deutlich geworden, welches die Faktoren sind, die eine später genannte Krisenintervention begründen. Zur Vermeidung von unnötiger Redundanz sollte die Notwendigkeit der Krisenintervention daher nur kurz begründet werden. Dabei dürfte die Begründung im Grunde auch immer dieselbe sein: Es bestand schwere Symptomatik, die aber entweder nicht so schwer war, dass ein Krankenhausaufenthalt notwendig gewesen wäre oder ein solcher Aufenthalt bei manchen Patienten zur Verschlechterung hätte führen können (z. B. bei ausgeprägter Angst oder Abneigung gegenüber psychiatrischen Krankenhäusern oder bei dependent-selbstunsicheren Patienten, bei denen eine sogenannte maligne Regression zu befürchten wäre), oder keine stationäre Behandlungsmöglichkeit zur Verfügung stand.

4.8.2 Gründe für Umwandlung in Langzeittherapie

Nachdem wir die Gründe für die Durchführung der Kurzzeittherapie kurz dargestellt haben, müssen wir nun begründen, warum die Umwandlung in Langzeittherapie geschehen soll.

Diese Begründung ist eigentlich mit der Begründung zur Durchführung der Psychotherapie bzw. hier der Verhaltenstherapie bei diesem Patienten gleichzusetzen. Nur muss eine solche Begründung im Bericht zum Erstantrag nicht explizit vorgenommen werden, sondern wird implizit durch die Darstellung der Krankheitswertigkeit, also der Indikation und der Notwendigkeit, durch Darstellung der geplanten Methoden und der Prognose, also der Qualität der Therapie und deren Zweckmäßigkeit, durchgeführt.

Warum nun bei der Umwandlung in Langzeittherapie eine explizite Begründung gefordert ist, erschließt sich zunächst nicht, es sei denn die Kurzzeittherapie wurde mit absehbarer Beendigung nach 25 Stunden eingeleitet. Die explizite Begründungsnotwendigkeit könnte nahelegen, dass der Normalfall der Abschluss der Therapie nach Kurzzeittherapie sei, was aber laut Richtlinien so keinesfalls vorgegeben oder angedacht wäre.

Für den Fall, dass der Abschluss bei leichter ausgeprägter Symptomatik nach 25 Stunden geplant war, nun aber nicht realisiert werden kann, muss dies nun natürlich begründet werden. Die Begründung hierfür wird meistens sein, dass das Ausmaß der Symptomatik zu Beginn noch nicht so deutlich wurde wie im weiteren Verlauf oder dass sich die Symptomatik und Verfassung des Patienten verschlechtert hat, meist aufgrund von Hinzutreten zusätzlicher Belastungsfaktoren. Ein weiterer Grund kann sein, dass die Therapieziele und das übergeordnete Behandlungsziel schlichtweg bislang nicht erreicht worden sind, was an verschiedenen Faktoren liegen kann, die es kurz zu beschreiben gilt. Schließlich kann die Begründung auch darin liegen, dass der Therapeut zunächst eine zu günstige Prognose erstellt hat, sich somit „verschätzt" hat. Im Falle der Verschlechterung der Symptomatik besteht wiederum die Gefahr, dass Zweifel an einer ausreichend günstigen Prognose und damit an der Zweckmäßigkeit aufkommen können, da der bisherige Erfolg in der Therapie ein prognostisch relevanter Faktor ist. Dennoch sollten Verschlechterungen grundsätzlich im Sinne unserer realistischen Darstellung nicht verschwiegen werden. Trotz Verschlechterung, die erklärbar ist, kann der Patient schon von der Therapie profitiert haben. Manchmal sind zusätzliche oder sich erneut intensivierende schwierige Lebensumstände der Grund für Verschlechterungen, die der Patient auf Basis des in der Therapie Erworbenen noch nicht gut genug zu bewältigen im Stande ist. Manchmal steht eine Verschlechterung auch nicht im Zusammenhang mit Lebensbedingungen, sondern stellt mögliche Schwankungen in der Krankheitsentwicklung trotz Therapie dar. Auch in solchen Fällen kann man nicht automatisch schlussfolgern, dass die Therapie nicht zweckmäßig sei. Vielleicht benötigt der Patient mehr Zeit, mehr Hilfe oder auch andere Hilfe, sprich eine Modifikation des Therapieplans, die dementsprechend vom Therapeuten dann auch im Bericht dargestellt wird.

Auch wenn die Behandlung zunächst als Krisenintervention eingeleitet und durchgeführt wurde, kann es sein, dass die unmittelbare Krise zwar abgemildert werden konnte, es aber nach wie vor krankheitswertige Symptomatik gibt, die nun weiter behandelt werden soll.

Diente die Kurzzeittherapie der Indikationsprüfung bzw. Prüfung einzelner therapierelevanter Faktoren, wird der Grund zur Umwandlung in Langzeittherapie nun sein, dass diese Prüfung stattgefunden hat und dass auf dieser Basis eine Indikation für Psychotherapie beim Patienten gesehen wird.

Der Grund für die Umwandlung in Langzeittherapie ist also in allen Fällen eine noch bestehende Behandlungsnotwendigkeit.

Die Begründung für die Umwandlung geht fließend in die Darstellung des bisherigen Verlaufs über, mit welchem wir uns nun beschäftigen.

4.8.3 Verlauf der bisherigen Therapie

Wir beschreiben, je nach Grund für die Kurzzeittherapie, nun zunächst die Indikationsprüfung: Die Schwierigkeiten haben wir bereits genannt und haben auch dargelegt, dass nun nach der Prüfung eine Indikation gesehen wird (siehe Gründe für Umwandlung). Nun legen wir kurz dar, inwiefern sich anfängliche Zweifel haben entkräften lassen, z. B. durch Irrtum unsererseits (was eher selten der Fall ist), oder dadurch, dass der Patient z. B. im Rahmen der Kurzzeittherapie eine gute Therapiemotivation entwickelt hat, die anfänglich nicht in dem Maße vorhanden war, oder dass die anfänglich sehr schwere Symptomatik mit Zweifel an der Indikation für Psychotherapie nun abgemildert ist. Wir gehen dann unmittelbar zur Beschreibung des Verlaufs über.

Bei Krisenintervention oder bei geplantem Abschluss der Therapie nach 25 Stunden beschreiben wir direkt den Verlauf.

In der Verlaufsbeschreibung sollten folgende thematische Punkte enthalten sein falls noch nicht geschehen (z. B. bei Beschreibung der Indikationsprüfung):

- Mitarbeit des Patienten inkl. regelmäßigem und pünktlichem Erscheinen
- Patientenmerkmale „Therapieeignung“ (▸ Kap. 4.7.3)
- Skizzierung der therapeutischen Beziehung (z. B. im Hinblick auf Eigenverantwortlichkeit, emotionale Öffnung/Vertrauen, Konkurrieren etc.); auch hier ist Konkretisierung notwendig: Schreiben Sie nicht nur von einer „guten, belastbaren therapeutischen Beziehung“, versuchen Sie diese zumindest kurz zu konkretisieren; vermeiden Sie auch hier rosarote, schemenhafte Darstellungen eines überdurchschnittlich motivierten, introspektionsfähigen Patienten etc. (es sei denn dies ist wirklich der Fall als ein spezifisches, besonderes Merkmal des Patienten), schreiben Sie realistisch und scheuen Sie sich nicht, Schwierigkeiten authentisch anzusprechen.
- Beschreibung der Veränderungen der Symptomatik und der Veränderungen in den Lebensbereichen auf Basis des in der Therapie Bewirkten. Und hiermit verbunden Beschreibung der bisherigen Zielerreichung sowie der hiermit verbundenen Interventionen.

4.8.4 Weitere Therapie

Nach der Verlaufsbeschreibung muss nun noch einmal kurz aufgezeigt werden, welche Ziele noch nicht erreichen wurden und in welchem Ausmaß welche Symptomatik noch besteht. Dass noch weiterer Behandlungsbedarf besteht, müssen wir nicht noch einmal erwähnen, da wir dies bereits bei der Begründung für die Umwandlung getan haben. Sollte es Änderungen am Therapieplan geben, müssen auch diese an dieser Stelle aufgeführt werden. Ansonsten kann man kurz darauf verweisen, dass der Therapieplan beibehalten wird und worauf sich die weitere Behandlung nun schwerpunktmäßig konzentriert. Dies sollten natürlich in der Regel die Bereiche sein, die noch nicht oder nicht gut genug bearbeitet wurden. Manchmal muss aber auch an allen Bereichen noch weiter gearbeitet werden, was dann so auch darzustellen ist.

Zuletzt soll noch eine Beurteilung, ob Hinweise auf die Notwendigkeit einer längerfristigen Unterstützung erkennbar sind, die über die Verhaltenstherapie hinaus weiterführende Maßnahmen erfordert, vorgenommen werden. Diese Anforderung scheint abzuzielen auf schwer kranke Patienten mit eventuell chronischer Symptomatik. Sie wird in den Berichten meiner Erfahrung nach in den seltensten Fällen umgesetzt. Die Empfehlung kann hier lauten, in solchen Fällen, in denen dies in der Tat absehbar ist, dies auch so darzustellen, um eine realistische Einschätzung abzugeben.

5 Bericht zum Fortführungsantrag

Wie wir in Kap. 2.1.3 schon gesehen haben, müssen wir, wenn die Therapie nach 45 Sitzungen noch nicht beendet werden kann und soll, einen Fortführungsantrag mit Beantragung von weiteren 15 Sitzungen anfertigen. Auch nach dieser ersten Fortführung besteht dann noch die Möglichkeit einer letztmaligen Beantragung von weiteren 20 Stunden, sodass sich ein Höchstkontingent von 80 Stunden für die Verhaltenstherapie ergibt.

Der Bericht zum **1. Fortführungsantrag** soll laut Vorgaben folgende Punkte beinhalten:

1. Wichtige Ergänzungen zu den Angaben in den Abschnitten 1–3 und 5 des Berichtes zum Erstantrag
   - Haben sich neue Erkenntnisse oder Änderungen in Bezug auf die Symptomatik, lebensgeschichtliche Entwicklung, den psychischen Befund und die Verhaltensanalyse ergeben? Gibt es neue (testpsychologische) Befunde?
   - Änderungen der Diagnose?
2. Zusammenfassung des bisherigen Therapieverlaufs
   - Mitarbeit des Patienten (ggf. der Bezugspersonen)
   - Ergänzung oder Veränderung der Verhaltensanalyse
   - Veränderungen der Symptomatik (auch Verschlechterungen oder neue Symptome)
   - angewandte Methoden
   - erreichte Ziele, noch ausstehende Ziele
3. Beschreibung der Therapieziele für den jetzt beantragten Behandlungsabschnitt und ggf. Änderung des Therapieplans

Weiterhin:

- Einschätzung der Veränderungsmöglichkeiten und Grenzen von therapeutischer Beeinflussbarkeit sowie Fähigkeit des Patienten zur Zielerreichung und Selbsthilfe
- Einschätzung der noch benötigten Therapiedauer
- weiterführende Maßnahmen für chronifizierte Patienten beschreiben
- Thematisieren der Lösung aus der therapeutischen Beziehung inkl. möglicher Schwierigkeiten diesbezüglich
- Prognose

Auf den ersten Blick überschneiden sich hier Inhalte aus den Punkten 1 und 2. Wichtig zur gelungenen Unterscheidung zwischen Punkt 1 und 2 und damit zur Gestaltung eines übersichtlichen Berichts ohne redundante Informationen ist, dass unter Punkt 1 lediglich neue Erkenntnisse, d. h. Informationen, die während des bisherigen Therapieverlaufs noch nicht bekannt waren, zu schildern sind. Diese Erkenntnisse können sich beziehen auf die Symptomatik, die Diagnose, die lebensgeschichtliche Entwicklung, den psychischen Befund, die Verhaltensanalyse und (testpsychologische) Befunde.

Zu Missverständnissen kommt es häufig in Bezug auf die Frage, ob eine Änderung der Diagnose basieren soll auf zusätzlichen Informationen im Sinne einer Korrektur der bisherigen Diagnose oder ob auf Basis der bisherigen Veränderungen, die in Punkt 2 des Fortführungsberichts thematisiert werden, eine Diagnoseänderung vorgenommen werden soll. Da ja ein erfolgreicher Therapieverlauf i. d. R. mit einer Reduktion der Symptomatik einhergeht, kann es bei manchen Diagnosen eine Änderung also allein aufgrund des erfolgreichen Therapieverlaufs geben, wie z. B. bei depressiven Erkrankungen (Änderungen des Schweregrads der Depressivität). Da es in Punkt 1 um zusätzliche Erkenntnisse geht, dürften sich Änderungen der Diagnose aber eher im Hinblick auf mögliche Korrekturen oder eine Beantwortung der Frage des Zutreffens von zuvor vergebenen Verdachts- oder Differenzialdiagnosen beziehen. Haben wir nämlich zuvor Verdachts- oder Differenzialdiagnosen vergeben, kann man von uns erwarten, dass wir im weiteren Therapieverlauf diese Fragen hinreichend klären konnten, und wenn nicht, zumindest an dieser Stelle erklären, wieso dies trotz Bemühungen nicht machbar war. In diesem Sinne sind auch Änderungen an der Verhaltensanalyse zu verstehen. Stellt sich beispielsweise im Verlauf der Therapie heraus, dass eine andere Symptomatik als die zunächst diagnostizierte im Vordergrund steht, ändert sich hierdurch auch die Verhaltensanalyse. Dies kann ebenso für den psychischen Befund gelten. Die Verhaltensanalyse kann ebenso Modifikationen erfahren durch neue Erkenntnisse in Bezug auf die lebensgeschichtliche Entwicklung.

Praxistipp

Dieser Punkt (wichtige Ergänzungen) wird in der Praxis meist sträflich vernachlässigt. Tun Sie dies nicht und zeigen Sie dem Gutachter, dass Sie Ihre Arbeit ernst nehmen und sich mit der Problematik des Patienten genau und intensiv beschäftigt haben, sodass sie auch solche ins Detail gehenden Differenzierungen beantworten können. Damit heben Sie sich zum einen von einer Vielzahl anderer Berichte ab und selbst wenn dies nicht der Fall wäre, weil alle Therapeuten so differenziert vorgehen, bieten Sie im Sinne unserer „authentischen Strategie" erneut wenig „Angriffsfläche".

Während wir also in Punkt 1 ausschließlich neue Erkenntnisse thematisieren, geht es in Punkt 2 um Veränderungen im Laufe der Therapie. Inhaltlich entspricht dieser Punkt dem Unterpunkt des bisherigen Therapieverlaufs in Umwandlungsanträgen, den wir in Kap. 4.8 angeschaut haben. Es ist hier genauso vorzugehen, wobei die Schilderung des Therapieverlaufs in Fortführungsberichten ausführlicher geschehen sollte als bei Umwandlungsanträgen, weil bislang schon mehr Stunden stattgefunden haben und der Schwerpunkt in Fortführungsberichten ein anderer ist als in Umwandlungsberichten.

Zusätzlich können hier nun noch Veränderungen in der Verhaltensanalyse dargestellt werden, die sich aufgrund der Veränderungen in der Therapie ergeben haben. Beispielsweise hat die Patientin ihre Angst vor einer bestimmten sozialen Situation, dem Aufsuchen von Partys, erfolgreich abbauen können, während die Angst vor dem Halten von Referaten noch besteht, sodass hier eine Auslösesituation (nämlich Partys) in der Verhaltensanalyse wegfällt. Wenn beispielsweise die Mikroanalyse zu eben dieser Situation vorher erstellt wurde, kann man darauf hinweisen, dass diese Auslösesituation nun weggefallen ist. Ebenso Thema werden können hier Veränderungen im Vermeidungsverhalten und bzgl. der Konsequenzen. In der Praxis wird dieser Punkt so gut wie nie umgesetzt und dies führte bislang auch nicht zu Kritik seitens der Gutachter. Auch dieser Punkt stellt damit sozusagen eine Möglichkeit für „Bonuspunkte" dar. Aufgrund des zu hohen Aufwands ist aber eher zu empfehlen, lediglich gravierende Veränderungen in der Verhaltensanalyse durch die Veränderungen im Verlauf zu nennen. Als sinnvoller erscheint eher eine genauere Auseinandersetzung mit neuen Erkenntnissen und deren Einbau in die Verhaltensanalyse und mit den anderen unter Punkt 1 genannten Punkten.

Im dritten Punkt des Fortführungsberichts, der weiteren Planung, gehen wir zunächst ebenso wie im Umwandlungsbericht (▸ Kap. 4.8) vor, wenngleich wir dies auch hier wieder ausführlicher tun. Im Blick behalten müssen wir hier die zeitlichen Rahmenbedingungen, sodass eine realistische Einschätzung dessen erfolgt, was in 15 weiteren Stunden machbar ist. Häufig wird dies in den Berichten gar nicht berücksichtigt, sondern es finden sich Therapieplanungen vom Umfang einer Langzeittherapie. Bei Fortführungen geht es darum, die noch ausstehenden Therapieziele zu bearbeiten und ggf. bisher Erreichtes zu verfestigen. Gegebenenfalls muss man unter Berücksichtigung des Stundenkontingents und der Bedeutsamkeit von Therapiezielen einzelne Ziele streichen. Wenn dies nicht möglich scheint und mit einer Beendigung der Therapie nach der ersten Fortführung zum jetzigen Zeitpunkt nicht gerechnet werden kann, soll dies auch so dargestellt werden.

Es geht also nun auch noch darum, das Ende der Therapie und ggf. darüber hinausgehende Maßnahmen im Anschluss im Blick zu behalten.

Deshalb sollen hier Einschätzungen der Veränderungsmöglichkeiten und Grenzen von therapeutischer Beeinflussbarkeit sowie der Fähigkeit des Patienten zur Zielerreichung und Selbsthilfe und der noch benötigten Therapiedauer vorgenommen werden. Wie schon im Umwandlungsbericht muss bei chronifizierter Symptomatik an weiterführende Maßnahmen gedacht werden.

Es soll dann auch dargestellt werden, wie die Loslösung aus der therapeutischen Beziehung gestaltet werden soll. Dies geschieht in der Regel dadurch, dass diese Thematik mit dem Patienten auch besprochen wird und zum Ende der Behandlung die Behandlungsfrequenz reduziert wird. Zu erwartende Schwierigkeiten diesbezüglich, z. B. bei abhängig strukturierten Patienten, müssen erwähnt werden.

Zuletzt muss eine Prognose abgegeben werden. Im Prinzip gilt für diese dasselbe wie schon bei der Erstellung der Prognose im Erst- oder Umwandlungsbericht. Zusätzliche prognostisch relevante Faktoren ergeben sich aber nun natürlich in Bezug auf den bisherigen Therapieerfolg und die Mitarbeit des Patienten. Zudem können die meisten Merkmale, insbesondere die Patienteneignungsmerkmale (▸ Kap. 4.7.3) nun deutlich besser eingeschätzt werden als zu Beginn der Therapie.

Die Einschätzung der Prognose bezieht sich hier erneut, wie schon im Erstbericht, auf die Erreichung der noch ausstehenden Therapieziele und natürlich auch auf das eingangs dargestellte übergeordnete Behandlungsziel, was vor allem die Reduktion der Symptomatik beinhaltet.

Soll eine zweite Fortführung beantragt werden, muss nicht nur der übliche Fortführungsbericht erstellt, sondern es müssen auch noch weitere Fragen beantwortet werden und ein sogenannter Ergänzungsbericht (zusätzlich zum Fortführungsbericht) erstellt werden.

Die Beantragung des Höchstkontingents wird dabei als Ausnahmefall angesehen: „Die Überschreitung des in besonders begründeten Fällen zulässigen Leistungsumfangs ist auf Antrag des Versicherten ausnahmsweise möglich, wenn sich die Notwendigkeit im Interesse des Behandlungserfolgs aus einer kritischen Reflexion sowohl des Behandlungsverlaufs als auch der qualitativen und quantitativen Zielvorstellungen der Beteiligten ableiten lässt." (Faber-Haarstrick-Kommentar; Rüger et al. 2011, S. 74)

Die Weiterführung der Therapie muss also hier noch einmal besonders gründlich begründet werden. Der **Ergänzungsbericht bei der zweiten Fortführung** soll folgende Fragen beantworten:

1. Sicht des Patienten: bereits Erreichtes, Erwartungen an die Fortführung, Ziele
2. Welche besonderen Ereignisse sind eingetreten, die eine Fortführung notwendig machen?
3. Einschätzung zur Selbsthilfe und eigenverantwortlichen Bewältigung der Symptomatik
4. Stundenanzahl, Sitzungsfrequenz, Behandlungsdauer, Ausblick mit Einschätzung potenziell erneuter Psychotherapie in Zukunft

Der Patient soll hier also explizit zu Wort kommen. Wenngleich wir dies bei den vorherigen Berichten durch Zitate auch schon getan haben, so ist es hier doch ganz explizit gefordert. An dieser Stelle muss darauf geachtet werden, dass die Erwartungen und Ziele des Patienten nicht zu weit gesteckt und unrealistisch sind. Sind sie dies doch, so muss zum einen aus Therapeutensicht noch einmal dargestellt werden, dass es hier eine Divergenz bzgl. der Einschätzung des Therapeuten und Patienten hinsichtlich des noch Erreichbaren gibt, und zum zweiten muss es Überlegungen dazu geben, wie diese Divergenz mit dem Patienten thematisiert wird.

Die zweite Frage impliziert bereits, dass es „besondere Ereignisse" gegeben haben muss, die die zweite Fortführung notwendig machen. Zunächst denkt man hier an schwerwiegende Lebensereignisse, wie den Verlust einer nahestehenden Person etc. Doch auch eine Verschlechterung der Symptomatik ohne ein derartiges Ereignis kann für sich bereits das „besondere Ereignis" darstellen. War die Symptomatik von vornherein schwer ausgeprägt oder möglicherweise bereits chronifiziert, ist auch dies eine Begründung für die Inanspruchnahme des Höchstkontingents, wenngleich hier von uns erwartet wird, dass wir bereits in vorherigen Anträgen realistisch eingeschätzt und nicht verschleiert haben, dass wir davon ausgehen, dass der Patient ein höheres Stundenkontingent benötigen wird, auch wenn wir dieses nicht genauer beziffert haben.

Die Einschätzung der Selbsthilfemöglichkeiten und eigenverantwortlichen Bewältigung der Symptomatik haben wir bereits im Fortführungsbericht (s. o.) vorgenommen und können diese hier übernehmen.

Zuletzt werden die Modalitäten der Durchführung (Stundenzahl, Frequenz, Behandlungsdauer) angegeben, wobei auch dieser Punkt bereits im Fortführungsbericht gefordert ist und sich hier wiederholt.

Bei der Einschätzung in Bezug auf potenziell erneute Psychotherapie in der Zukunft (Ausblick) geht es darum, wie auch schon bei der Einschätzung der Veränderungsmöglichkeiten und Grenzen von therapeutischer Beeinflussbarkeit, der weiterführenden Maßnahmen sowie der Fähigkeit des Patienten zur Zielerreichung und Selbsthilfe, eine realistische Einschätzung vorzunehmen und den Patienten sozusagen nach Abschluss der Therapie nicht zu „vergessen". Die Erfahrung zeigt uns leider, dass bei den wenigsten Patienten von einer vollständigen „Heilung" gesprochen werden kann, daher wird der Abbau der Symptomatik auch meist nicht mehr als Therapieziel aufgeführt, es sei denn, es handelt sich um leichtere Symptomatik. Hiermit ist die Vorstellung verbunden, dass Patienten ggf. auch nach einer Therapie noch Maßnahmen benötigten und die Therapie an sich nicht als einziges „Nonplusultra"-Instrument angesehen wird, welches am Ende des Kontingents einen vollkommen gesunden Patienten „produziert". Bei manchen Patienten mag es der Fall sein, dass eine einzige Psychotherapie im Leben benötigt wird und keine weiteren Maßnahmen, bei anderen Patienten ist dies aber unrealistisch. In der Praxis werden zumindest im Bericht an den Gutachter all diese Überlegungen in Bezug auf die Zukunft des Patienten meist nicht beachtet. Auch an dieser Stelle haben wir erneut die Möglichkeit einer genauen und spezifischen Betrachtungsweise auf den Patienten und sollten diese auch nutzen, in erster Linie natürlich, um mit dem Patienten gemeinsam eine angemessene Zukunftsperspektive zu erarbeiten, wozu auch ggf. weitere Maßnahmen zählen.

Die zweite Fortführung der Therapie muss also, wie wir gesehen haben, besonders gut und gründlich begründet werden. Sie stellt laut Richtlinien eher einen Ausnahme- als Regelfall dar.

6 Bericht zum Kurzzeittherapieantrag

Wie wir schon thematisiert haben, wird ein Antrag auf Kurzzeittherapie meistens von Therapeuten, die von der Antragspflicht hierfür nicht befreit sind, gestellt. Befreite Therapeuten hingegen stellen erst nach der Kurzzeittherapie einen Umwandlungsantrag und in der Regel tun sie dies auch eher, als direkt zu Beginn einen Antrag auf Langzeittherapie zu stellen.

Bei Therapeuten, die diese Befreiung noch nicht erwirken konnten, stellt sich am Anfang der Therapie die Frage, ob direkt 45 Sitzungen oder erst 25 Sitzungen beantragt werden sollen.

Wie wir schon gesehen haben, kommen folgende Indikationen für die Kurzzeittherapie in Frage:

- absehbare Beendigung der Therapie nach 25 Stunden
- unklare Prognose
- unklare Motivation
- Schwierigkeiten bei der Datenerhebung
- als Sofortmaßnahme zur Krisenintervention

Wir sind auf diese Indikationen bereits in Kap. 4.8.1 zu den Umwandlungsanträgen näher eingegangen. Sollte eine dieser Indikationen zutreffen und Sie entscheiden sich zur Beantragung von Kurzzeittherapie, muss der **Bericht an den Gutachter zur Beantragung von Kurzzeittherapie** folgende Punkte beinhalten:

1. Beschwerden, Zeitpunkt und Anlass der Symptombildung
2. problemrelevante Angaben zur Vorgeschichte
3. psychische Symptomatik und psychischer Befund
4. somatische Symptomatik und somatischer Befund (siehe ggf. Konsiliarbericht)
5. verhaltensanalytische Problemdefinition (Störungsmodell)
6. Diagnose(n) (ICD-10)
7. Therapieziele und Prognose
8. Therapieplan inkl. Begründung der Indikation und der wesentlichen Interventionen

Der Bericht ist analog zum Bericht zum Erstantrag zu formulieren, jedoch deutlich kürzer zu halten (1–1,5, maximal 2 Seiten).

Im Prinzip gehen wir hier analog zur Erstellung des Erstantrags vor, jedoch fallen alle Angaben im Bericht deutlich knapper aus, besser gesagt, in etwa halb so lang. Die Kunst bzw. Aufgabe besteht hier also darin, die Informationen stark zu komprimieren und den Patienten dennoch realistisch und spezifisch darzustellen.

Wenn wir uns die einzelnen Unterpunkte anschauen, kommen folgende Kürzungen im Vergleich zum ausführlicheren Erstbericht in Frage:

- Punkt 1: Hier sollten die Informationen möglichst wenig komprimiert werden, da hier Auslassungen und Kürzungen zu Einschränkungen der Validität, Reliabilität und Spezifität führen.

- Punkt 2: Es bietet sich an, zu einzelnen Oberpunkten verallgemeinernde Zusammenfassungen zu machen, etwa der Art wie: „Partnerschaftliche Erfahrungen seien in der Regel enttäuschend verlaufen, der Patient sei häufig von Partnerinnen verlassen oder betrogen worden. Die letzte Partnerschaft sei im Jahr XY geendet", wenn es solche Regelmäßigkeiten gibt.
- Punkt 3: Psychischer Befund: Hier kann vor allem der AMDP-Befund knapper dargestellt werden, z. B. im Sinne von „der restliche psychopathologische Befund ist unauffällig", wenn zuvor die relevanten, markanten Dinge knapp skizziert wurden. Man muss also nicht alles auflisten, was *nicht* zutrifft.
- Punkt 4 fällt ohnehin meist sehr knapp aus.
- Bei Punkt 5, der „verhaltensanalytischen Problemdefinition", wird in der Praxis nicht die Darstellung einer Mikroanalyse gefordert, sondern die Makroanalyse in kompakter Form reicht hier aus. Dennoch sollten wir hier darauf achten, zu allen relevanten Oberpunkten etwas zu sagen. Dementsprechend sollten auf jeden Fall ein paar Sätze zur O-Variable, zu den Auslösebedingungen, wie auch zu den Konsequenzen und Verstärkungsbedingungen erfolgen. Da wir in Punkt 1 die Symptomatik nicht gekürzt haben, können wir an der Stelle der Makroanalyse darauf verzichten, die Symptomatik noch einmal in den Verhaltenskategorien darzustellen, sondern wir konzentrieren uns auf die anderen Bereiche der Verhaltensanalyse.
- Bei Punkt 6, Diagnose, ist selbstverständlich nichts zu kürzen.
- Punkt 7 und 8, Therapieziele und Methoden, sollten eher weniger gekürzt werden. Auch für die Kurzzeittherapie ist es wichtig, eine gute Behandlungsplanung zu erstellen, insbesondere, wenn der Abschluss der Behandlung nach 25 Stunden geplant ist. Auch wenn Krisenintervention der oder ein wichtiger Grund zur Einleitung der Kurzzeittherapie ist, muss man darstellen, wie diese Krisenintervention zunächst konkret aussehen soll, durch welche Maßnahmen der Patient stabilisiert werden soll und welche weiteren Maßnahmen sich dem ggf. noch anschließen sollen. Bei Überprüfung von prognostischen ungünstigen Faktoren, wie z. B. der Therapiemotivation, oder bei Prüfung der Indikation, muss dargestellt werden, wie diese Prüfung geschehen soll und welche weiteren Ziele erreicht werden sollen. Denn die Kurzzeittherapie dient ja nicht ausschließlich der Prüfung der Indikation, hierfür wären 25 Stunden doch etwas großzügig bemessen; vielmehr sollen neben der Prüfung natürlich therapeutische Maßnahmen erfolgen. Zu beachten ist dennoch, dass innerhalb von 25 Stunden weniger Maßnahmen durchführbar sind, als in 45 Sitzungen. Bereits aus diesem Grund wird die Therapieplanung knapper ausfallen als im Erstantrag. Vergessen werden darf nicht die Begründung der Indikation für die Kurzzeittherapie, mit der wir uns in Kap. 4.8.1 bereits beschäftigt haben.

Nachwort

Meinen Glückwunsch! Nach der Lektüre dieses Buches sind Sie zu einem gewieften Kenner der Berichterstellung herangereift. Ihnen kann niemand mehr so schnell Angst vor Kürzungen oder Ablehnungen Ihres Psychotherapieantrags machen.

Zumindest hoffe ich dies. Ich hoffe, mit diesem Buch bei Ihnen dazu beigetragen zu haben, Widerstände gegen das Gutachterverfahren abzumildern und (wieder) mehr Freude und Enthusiasmus in Bezug auf das Erstellen eines solchen Kurzgutachtens, wie es der Bericht an den Gutachter darstellt, zu entwickeln. Ich hoffe, dass Sie auch motiviert worden sind, im Bericht (wieder) individueller und nach Ihrem eigenen Stil selbstbewusst vorgehen zu können.

Und auch denjenigen (hoffentlich wenigen), denen das Berichteerstellen nach wie vor und auch künftig keinerlei Freude bereitet, was ja auch vollkommen „in Ordnung" ist, weil Menschen nun einmal unterschiedliche Vorlieben und Abneigungen haben, hoffe ich dennoch, Methoden an die Hand gegeben zu haben, mit denen Sie den Pflichtpart zumindest erfolgreich umsetzen können.

All die in diesem Buch vorgestellten Methoden sind Vorschläge und Anregungen. Sie sollen nicht verstanden werden als die einzige mögliche und beste Vorgehensweise. Dennoch hoffe ich, dass Sie die Methode in der Praxis anwenden und von ihr profitieren werden. Für Rückmeldungen oder Verbesserungsvorschläge bin ich jederzeit offen. Ich werde auch künftig versuchen, die Vorgehensweisen weiter zu optimieren, insbesondere die ätiopathogenetische Tabelle weiterzuentwickeln. Dennoch denke ich, dass insgesamt bei dieser ersten Veröffentlichung bereits ein sehr gutes, praktikables Instrument zur Erstellung des Berichts vorliegt.

Mir war es ein wichtiges Anliegen, die spärliche und wenig detaillierte Literatur zum Thema zu ergänzen bzw. sich dem Thema Berichterstellung in der VT erstmalig ausführlicher zu widmen und der praktischen Relevanz wie auch Brisanz der Thematik entsprechend angemessenen Raum zur Verfügung zu stellen.

Der Schwerpunkt des Buches liegt, wie Sie sicherlich bemerkt haben, auf der Erstellung einer guten Verhaltensanalyse als grundlegende Basis für den weiteren Therapieprozess und die gelungene Gestaltung der Therapieplanung und Prognose im Bericht. Knapper ausgefallen sind aus Kapazitätsgründen in diesem Buch die Abschnitte zu Fortführungs- und Kurzzeittherapieberichten; beides Punkte, die künftig noch weiter angegangen und vertieft werden können.

Ich wünsche Ihnen abschließend nun viel Freude und Erfolg bei der praktischen Umsetzung Ihrer gewonnenen Erkenntnisse. Und behalten Sie immer im Hinterkopf: Es ist noch kein Meister vom Himmel gefallen. Geben Sie sich selber die Zeit, die notwendig ist, um durch mehr und mehr praktische Übung zum routinierten und vor allem effizienten Berichteschreiber zu werden.

Alles Liebe,
Esther Bockwyt

Anhang

Literaturverzeichnis

Abramowitz, J. & Braddock, A. (2008). *Psychological treatment of health anxiety and hypochondriasis: A biopsychosocial approach*. Göttingen: Hogrefe.

Adler, A. (1981). *Neurosen: Fallstudien. Zur Diagnose und Behandlung*. Frankfurt: Fischer TB.

Ainsworth, M. D. S. & Bell, S. M. (1970). Attachment, exploration and separation: Illustrated by behavior of one-year-olds in a strange situation. *Child Development, 41*, 49–67.

American Psychiatric Association (2013). *Diagnostic and statistical manual of mental disorders, fifth edition: DSM-5*. Washington: APA.

Arbeitsgemeinschaft für Methodik und Dokumentation in der Psychiatrie (2016). *Das AMDP-System. Manual zur Dokumentation psychiatrischer Befunde* (9. Aufl.). Göttingen: Hogrefe.

Azrin, N. H. & Nunn, R. G. (1973): Habit reversal: A method of eliminating nervous habits and tics. *Behaviour Research and Therapy, 11*, 619–628.

Bartling, G., Echelmeyer, L., Engberding, M. & Krause, R. (2004). *Problemanalyse im therapeutischen Prozeß* (5. Aufl.). Stuttgart: Kohlhammer.

Batra, A., Wassmann, R. & Buchkremer, G. (2000). *Verhaltenstherapie: Grundlagen – Methoden – Anwendungsgebiete*. Stuttgart: Thieme.

Beck, A. T. (1979). *Wahrnehmung der Wirklichkeit und Neurose: kognitive Psychotherapie emotionaler Störungen*. München: Pfeiffer.

Beck, A. T., Rush, A. J., Shaw, B. F. & Emery, G. (1979). *Cognitive Therapy of Depression*. New York: Guilford Press.

Becker, E. & Margraf, J. (2002). *Generalisierte Angststörung: Ein Therapieprogramm*. Weinheim, Basel: Beltz PVU.

Berking, M. (2010). *Training emotionaler Kompetenzen* (2. Aufl.). Heidelberg: Springer.

Beutler, L. E., Malik, M. L., Alimohamed, S., Harwood, T. M., Talebi, H. & Nobel, S. (2003). Therapist variables. In M. J. Lambert (ed.), *Handbook of psychotherapy and behavior change* (pp. 227–306) (5th ed.). New York: John Wiley & Sons.

Bleichhardt, G. & Martin, A. (2010). *Hypochondrie und Krankheitsangst. Fortschritte der Psychotherapie, Band 41*. Göttingen: Hogrefe.

Bowlby, John (2010). *Bindung als sichere Basis – Grundlagen und Anwendung der Bindungstheorie* (2. Aufl.). München: Reinhardt.

Brisch, K. H. (2011). *Bindungsstörungen – Von der Bindungstheorie zur Therapie* (11. Aufl.). Stuttgart: Klett-Cotta.

Bruder, K.-J. (2003). *Die biografische Wahrheit ist nicht zu haben – Psychoanalyse und Biografieforschung.* Gießen: Psychosozial.

Caspar, F. (2007). *Beziehungen und Probleme verstehen. Eine Einführung in die psychotherapeutische Plananalyse* (3. Aufl.). Bern: Huber.

Dahm, A. (2005). „Das Bessere ist immer der Feind des Guten." Andreas Dahm im Gespräch mit Wolfgang Senf. *Psychotherapie im Dialog, 3 (6)*, 337–344.

Deckers, L. (2013). *Motivation: Biological, psychological, and environmental* (4th ed.). Oxford: Psychology Press.

Dornes, M. (1993). *Der kompetente Säugling. Die präverbale Entwicklung des Menschen.* Frankfurt a. M.: Fischer.

Drucker, P. F. (1954). *The Practice of Management.* New York: Harper & Row.

Dührssen, A. & Jorswieck, E. (1965). Eine empirisch-statistische Untersuchung zur Leistungsfähigkeit psychoanalytischer Behandlungen. *Nervenarzt, 36*, 166–169.

D´Zurilla T. J & Goldfried, M. R. (1971). Problem solving and behavior modification. *Journal of abnormal Psychology, 78*, 107–126.

Ekman, P. & Friesen, W. V. (1971). Constants across cultures in the face and emotion. *Journal of Personality and Social Psychology, 17*, 124–129.

Ellis, A. (1993). *Grundlagen der Rational-Emotiven Verhaltenstherapie.* München: Pfeiffer.

Fava, G. A. (1999). Well-being therapy: Conceptual and technical issues. *Psychotherapy and Psychosomatics, 65*, 2–13.

Gahleitner, S. B. (2005): *Neue Bindungen wagen. Beziehungsorientierte Therapie bei sexueller Traumatisierung.* München, Basel: Ernst Reinhardt.

Gemeinsamer Bundesausschuss (2016). *Psychotherapie-Richtlinie. Richtlinie über die Durchführung der Psychotherapie.* Köln: Bundesanzeiger Verlag.

Gilbert, P. (2010). *Compassion-Focused Therapy: Distinctive features (CBT Distinctive features).* London: Routledge.

Gloger-Tippelt, G. & König, L. (2009). *Bindung in der mittleren Kindheit – Das Geschichtenergänzungsverfahren zur Bindung 5–8-jähriger Kinder (GEV-B).* Weinheim, Basel: Beltz PVU.

Grawe, K. (1987). Psychotherapie als Entwicklungsstimulation von Schemata. Ein Prozess mit nicht vorhersehbarem Ausgang. In F. Caspar (Hrsg.), *Problemanalyse in der Psychotherapie. Bestandsaufnahme und Perspektiven* (S. 72–87). Tübingen: DGVT.

Grawe, K. (1998). *Psychologische Therapie.* Göttingen: Hogrefe.

Grawe, K. (2000). *Psychologische Therapie.* (2. Aufl.). Göttingen: Hogrefe.

Grawe, K. & Caspar, F. (1984). Die Plananalyse als Konzept und Instrument für die Psychotherapieforschung. In U. Baumann (Hrsg.), *Psychotherapie: Makro-/ Mikroperspektive* (S. 177–197). Göttingen: Hogrefe.

Greenberg, L.S. (2002). Die Bedeutung von Emotionen in der modernen Psychotherapie. Leslie Greenberg im Gespräch mit Annette Kämmerer. *Psychotherapie im Dialog, 2 (3),* 195–198.

Greenberg, L.S. (2005). Emotionszentrierte Therapie: Ein Überblick. *Psychotherapeutenjounal, 4,* 324 ff., 337 ff.

Greenberg, L.S. (2006). Von der Kognition zur Emotion in der Psychotherapie. In: S.K.D. Sulz, G. Lenz (Hrsg.), *Von der Kognition zur Emotion. Psychotherapie mit Gefühlen.* (S. 77–110). München: CIP-Medien.

Grosse-Holtforth, M. & Grawe, K. (2002). FAMOS. *Fragebogen zur Analyse Motivationaler Schemata.* Göttingen: Hogrefe.

Grossmann, K. & August, P. (1989). Die Bindungstheorie: Modell und entwicklungspsychologische Forschung. In H. Keller (Hrsg.). *Handbuch der Kleinkindforschung.* Berlin: Springer.

Hand, I. (1989). Verhaltenstherapie und kognitive Therapie in der Psychiatrie. In I. Hand & H. Wittchen (Hrsg.), *Verhaltenstherapie in der Medizin* (S. 17–41). Berlin: Springer.

Hautzinger, M. (2013). *Kognitive Verhaltenstherapie bei Depressionen* (7. Aufl.). Weinheim Basel: Beltz PVU.

Hayes, S.C. & Lillis, J. (2012). *Acceptance and commitment therapy.* Washington DC: American Psychological Association.

Hayes, S.C., Strosahl, K.D. & Wilson, K.G. (2003). *Akzeptanz- und Commitment-Therapie ACT – ein existentieller Ansatz zur Verhaltensänderung.* München: CIP-Medien.

Heidenreich, T. & Michalak, J. (2013). *Die dritte Welle der Verhaltenstherapie. Grundlagen und Praxis.* Weinheim, Basel: Beltz PVU.

Heigl, F. (1992). *Indikation und Prognose in Psychoanalyse und Psychotherapie.* Göttingen: Vandenhoeck und Ruprecht.

Hinsch, R. & Pfingsten, U. (2007). *Das Gruppentraining sozialer Kompetenzen (GSK). Grundlagen, Durchführung, Materialien* (5. Aufl.). Weinheim, Basel: Beltz PVU.

Hohage, R. (2011). *Analytisch orientierte Psychotherapie in der Praxis* (5. Aufl.). Stuttgart: Schattauer.

Iwakabe, S., Rogan, K. & Stalikas, A. (2000). The relationship between client emotional expressions, therapists interventions, and the working alliance: An exploration of eight emotional expression events. *Journal of Psychotherapy Intergration, 10*, 375–402.

Jacobi, C., Thiel, A. & Paul, T. (2008). *Kognitive Verhaltenstherapie bei Anorexia und Bulimia nervosa* (3. Aufl.). Weinheim, Basel: Beltz PVU.

Jungclaussen, I. (2013). *Handbuch Psychotherapie-Antrag. Psychodynamisches Verstehen und effizientes Berichtschreiben in der tiefenpsychologisch fundierten Psychotherapie*. Stuttgart: Schattauer.

Kabat-Zinn, J. (1990). *Full catastrophe living*. New York: Bantam Doubleday Dell Publishing Group, Inc.

Kanfer, F. H. (1998). Selbstmanagementtherapie: Eine Zusammenstellung von grundlegenden Komponenten für Einzelklienten. In S. Sulz (Hrsg.), *Kurz-Psychotherapien: Wege in der Zukunft der Psychotherapie* (S. 133–142). München: CIP-Medien.

Kanfer, F. H., Reinecker, H. & Schmelzer, D. (1996). *Selbstmanagement-Therapie*. Berlin: Springer.

Kanfer, F. H., Reinecker, H. & Schmelzer D. (2006). *Selbstmanagement-Therapie. Ein Lehrbuch für die klinische Praxis*. Berlin: Springer.

Kanfer, F. H. & Saslow, G. (1974). Behavioral Analysis: An alternativ to diagnostic classification. *Archives of General Psychiatry, 12*, 529–538.

Kanter, J. W., Busch, A. M. & Rusch, L. C. (2009). *Behavioral Activation*. New York: Routledge.

Kassenärztliche Bundesvereinigung (2006). Überlegungen der Gutachter zur Abfassung des Berichts an den Gutachter bei Anträgen auf Verhaltenstherapie. *Deutsches Ärzteblatt, 103 (43)*, A2896-A2898.

Kassenärztliche Bundesvereinigung (2015). *Vereinbarung über die Anwendung von Psychotherapie in der vertragsärztlichen Versorgung (Psychotherapie-Vereinbarung)*, unter http://www.kbv.de/media/sp/01_Psychotherapie_Aerzte.pdf (abgerufen am 09.02.2016).

König, J., Resick, P. A., Karl, R. & Rosner, R. (2012). *Posttraumatische Belastungsstörung. Ein Manual zur Cognitive Processing Therapy*. Göttingen: Hogrefe.

Kraepelin, E. (1913). *Psychiatrie. Ein Lehrbuch für Studierende und Ärzte* (8. Aufl.). Leipzig: A. Barth.

Kraft, U., Udris, I., Mussmann, C. & Muheim, M. (1994). Gesunde Personen – salutogenetisch betrachtet. *Zeitschrift für Gesundheitspsychologie, 2*, 216–239.

Lammers, C. H. (2011). *Emotionsbezogene Psychotherapie. Grundlagen, Strategien und Techniken*. (2. Aufl.). Stuttgart: Schattauer.

Laplanche, J. & Pontalis, J. B. (1986). *Das Vokabular der Psychoanalyse (Vocabulaire de la psychoanalyse)* (7. Aufl.). Frankfurt a. M.: Suhrkamp.

Linden, M. & Hautzinger, M. (2015). *Verhaltenstherapiemanual*. Berlin: Springer.

Linehan, M. M. (1993). *Cognitive-behavioral treatment of borderline personality disorder*. New York: Guilford Press.

Locke, E. A. & Latham, G. P. (2002). Building a practically useful theory of goal setting and task motivation: A 35-year odyssey. *American Psychologist, 57*, 705–717.

Machleidt, W., Bauer, M., Lamprecht, F., Rose, H. K & Rohde-Dachser, C. (2004). *Psychiatrie, Psychosomatik und Psychotherapie* (7. Aufl.). Stuttgart: Georg Thieme.

Malinke, S. (2012). Das Gutachterverfahren – ein modernes Qualitätssicherungsinstrument? *Psychotherapie Aktuell, 3*, 15–17.

Main, M., Kaplan, N. & Cassidy, J. (1985): Security in infancy, childhood, and adulthood: A move to the level of representation. *Monographs of the Society for Research in Child Development, 50 (1/2)*, 66–104.

Margraf, J. & Schneider, S. (1990). *Panik. Angstanfälle und ihre Behandlung* (2. Aufl.). Berlin: Springer.

Martell, C. R., Dimidjian, S. & Herman-Dunn, R. (2010). *Behavioral activation for depression*. New York: Guilford.

Maslow, A. H. (1943) A theory of human motivation. *Psychological Review, 50(4)*, 370–396.

McCullough, J. P. (2000). *Treatment of chronic depression: Cognitive behavioral analysis system of psychotherapy*. New York: Guilford Press.

Meermann, R. & Borgart, E.-J. (2006). *Essstörungen: Anorexie und Bulimie. Ein kognitiv-verhaltenstherapeutischer Leitfaden für Therapeuten*. Stuttgart: Kohlhammer.

Meichenbaum, D. (2003). *Intervention bei Stress* (2. Aufl.). Bern: Huber.

Murray, H. A. (1938). *Explorations in personality*. New York: Oxford University Press.

Neumann, E. (2002). *Von der Eltern-Kind-Bindung zur Paarbindung Erwachsener.* Inaugural-Dissertation zur Erlangung des Grades eines Doktors der Philosophie, Fakultät für Psychologie der Ruhr-Universität Bochum, Bochum.

Nestmann, F. (1996). Psychosoziale Beratung – ein ressourcentheoretischer Entwurf. *Verhaltenstherapie und Psychosoziale Praxis, 28*, 359–376.

Ohne Verfasser – Wikipedia. *Seite „Prognose"*. In: Wikipedia, Die freie Enzyklopädie. Bearbeitungsstand: 10. Januar 2016, 14:00 UTC, unter https://de.wikipedia.org/w/index.php?title=Prognose&oldid=150033142 (abgerufen am 09.02.2016).

Piaget, J. & Inhelder, B. (1981). *Die Psychologie des Kindes.* Frankfurt: Fischer.

Pospeschill, M. (o. J.) *4. Psychologie als Anwendungsfeld/Beruf a) Klinische Psychologie und Psychotherapie*, unter www.uni-saarland.de/fak5/psy/V4a.pdf (abgerufen am 09.02.2016).

Resch, F., Parzer, P. (1999). *Entwicklungspsychopathologie des Kindes- und Jugendalters: Ein Lehrbuch.* Weinheim: Beltz.

Riemann, F. (2009). *Grundformen der Angst.* München: Ernst Reinhardt.

Rüger, U., Dahm, A., Dieckmann, M. & Neher, M. (2014). *Faber/Haarstrick. Kommentar Psychotherapie-Richtlinien* (10. Aufl.). München: Urban & Fischer.

Rüger, U., Dahm, A. & Kallinke, D. (2011). *Faber/Haarstrick. Kommentar Psychotherapie-Richtlinien* (9. Aufl.) München: Urban & Fischer .

Sachse, R. (2003): *Klärungsorientierte Psychotherapie.* Göttingen: Hogrefe.

Sasse, H. (2001). Das Gutachterverfahren in der psychotherapeutischen Versorgung. Aktuelle Konflikte und notwendige Weiterentwicklungen. *Psychotherapeut, 46*, 278–285.

Schauer, C. (2002). Gutachterverfahren: Grenzen schützen auch – Leserbrief. *Deutsches Ärzteblatt (PP), 12*, 555.

Schore, A. (2002). Zur Neurobiologie der Bindung zwischen Mutter und Kind. In H. Keller (Hrsg.): *Handbuch der Kleinkindforschung* (3. Aufl.) (S. 49–80). Bern: Huber.

Schmidt-Traub, S. (2000). *Panikstörung und Agoraphobie: Ein Therapiemanual.* Göttingen: Hogrefe.

Schneider-Reinsch (o. J.). *Warum ist die Debatte um das Gutachterverfahren – insbesondere zum jetzigen Zeitpunkt – sehr problematisch?*; unter http://www.bvvp.de/aktuelle-nachrichten/neuigkeiten-artikel/qualitaetssicherung/stellungnahme.html (abgerufen am 02.01.2016).

Schulte, D. (1974). *Diagnostik in der Verhaltenstherapie.* München: Urban und Schwarzenberg.

Segal, Z. V., Williams, J. M. G. & Teasdale, D. (2013). *Mindfulness-based cognitive therapy for depression* (2nd ed.). Guilford: New York.

Sievers, K. (2012). Belastungsdimensionen bei Psychologischen Psychotherapeuten. Berufszufriedenheit versus Administration und mangelnde Erholung. *Psychotherapie Aktuell DPtV, 4 (4)*, S. 11–17.

Stangier, U., Heidenreich, T. & Peitz, M. (2009). *Soziale Phobien. Ein kognitiv-verhaltenstherapeutisches Behandlungsmanual.* Weinheim Basel: Beltz PVU.

Stucki, C. (2013) *Einführung in die Fallkonzeption II. PLANANALYSE*; unter http://www.webeplus.ch/sites/default/files/skripts_psychotherapie/20131121_stucki_christoph_fallkonzeption_ii_plananalyse.pdf (abgerufen am 09.02.2016).

Sulz, S. K. D. (1994). *Strategische Kurzzeittherapie – Wege zur effizienten Psychotherapie.* München: CIP-Medien.

Sulz, S., Heiss, D., Linke, S., Nützel, A., Hebing, M. & Hauke, G. (2011). Schemaanalyse und Funktionsanalyse in der Verhaltensdiagnostik: Eine empirische Studie zu Überlebensregel und Reaktionskette zum Symptom. *Psychotherapie, 16 (1)*, 143–157.

Ullrich, R. & de Muynck. R.(2002). *ATP: Anleitung für den Therapeuten. Einübung von Selbstvertrauen und sozialer Kompetenz* (2. Aufl.). Stuttgart: Klett-Cotta.

Uvnäs-Moberg K., Arn I. & Magnusson D. (2005). The psychobiology of emotion: The role of the oxytocinergic system. *International Journal of Behavioral Medicine, 12*, 59–65.

Walz-Pawlita, S. (2002). Gutachterverfahren: Mitteilung der eigenen Pathologie – Leserbrief. *Deutsches Ärzteblatt (PP), 11*, 498.

Wells, A. (2011). *Metakognitive Therapie bei Angststörungen und Depressionen.* Weinheim, Basel: Beltz PVU.

WHO, World Health Organisation (2015). *Internationale Klassifikation psychischer Störungen: ICD-10, Kapitel V (F), klinisch-diagnostische Leitlinien. Hrsg.* v. Dilling, H., Mombour, W., Schmidt, M. H. & Coltart, I. (10. Aufl.). Göttingen: Hogrefe.

Willutzki, U. (2000). Ressourcenorientierung in der Psychotherapie – Eine „Neue" Perspektive? In M. Hermer (Hrsg.). *Psychotherapeutische Perspektiven am Beginn des 21. Jahrhunderts* (S. 193–212). Tübingen: DGVT.

Wittmann, W. W., Lutz, W., Steffanowski, A., Kriz, D., Glahn, E. M., Völkle, M. C., Böhnke, J. R., Köck, K., Bittermann, A. & Ruprecht, T. (2011). *Qualitätsmonitoring in der ambulanten Psychotherapie: Modellprojekt der Techniker Krankenkasse* – Abschlussbericht. Hamburg: Techniker Krankenkasse.

Young, J. E. (1990). *Cognitive therapy for personality disorders: A schema-focused approach.* Sarasota: Professional Resources Press.

Young, J. E., Klosko, J. S. & Weishaar, M. E. (2008). *Schematherapie – Ein praxisorientiertes Handbuch.* Paderborn: Junfermann.

Zöllner, T., Karl, A. & Maercker, A. (2005). *Manual zur kognitiven Verhaltenstherapie von posttraumatischen Belastungsstörungen bei Verkehrsunfallopfern.* Lengerich: Pabst.

Rechtsquellenverzeichnis

Sozialgesetzbuch Fünftes Buch (SGB V) – Gesetzliche Krankenversicherung – (Artikel 1 des Gesetzes vom 20. Dezember 1988, BGBl. I S. 2477, 2482), das durch Artikel 4 des Gesetzes vom 21. Dezember 2015 (BGBl. I S. 2424) geändert worden ist.

Anhang 1

Vorlage: Erstellen der Verhaltensanalyse

Schritt 1: Genetisch oder pränatal bedingte Vulnerabilitätsfaktoren

....

....

Schritt 2–4: Kindliche Situation, Emotionen, Bedürfnisse, Umgang

Kindliche Situation, Emotionen, Bedürfnisse, Umgang

Merkmal der kindlichen Situation	Verbundene Affekte, Gefühle, Emotionen	Frustration von Bedürfnissen	Kindlicher Umgang

Schritt 5: Persönlichkeit und Gestaltung von Lebensbereichen

Übergeordnete Persönlichkeitseigenschaften:

....

....

Grundannahmen und Glaubenssätze:

....

....

Oberpläne:

....

....

Ich-syntone Verhaltensexzesse auf „trait"-Ebene:

....

....

Grundsätzliche Verhaltensdefizite:

....

....

Kompensation:

....

....

....

....

Charakteristische Schwierigkeiten in den einzelnen Lebensbereichen und deren Auswirkungen in Hinblick auf Herabsetzung der Schwelle zur Krankheitsentwicklung

Arbeit:

....

....

Partnerschaft und Sexualität:

....

....

Elternschaft:

....

....

Freundschaft:

....

....

Freizeitverhalten:

....

....

Gesundheitsverhalten:

....

....

....

Schritt 6: Aktualgenese

Beginn und Verlauf der Symptomatik:

Auslösebedingungen und deren Wirkungsweise (primäre Emotionen):

Zwischenschritt: Erstellen der Mikroanalyse

S (konkrete Situation):

Rkog:

Remo:

Rphys:

Rmot:

....

....

O (relevante Merkmale der Persönlichkeit in dieser konkreten Situation mit diesen spezifischen Reaktionen):

....

....

K (kurzfristige Konsequenzen und Verstärkungsbedingungen):

.... → ....

.... → ....

.... → ....

.... → ....

Schritt 7: Symptomatik

Zusätzliche, in der Mikroanalyse nicht dargestellte Symptome
Kognitive Ebene:

....

....

Physiologische Ebene:

....

....

Emotionale Ebene:

....

....

Motorische Ebene:

Verhaltensexzesse und Verhaltensdefizite, die noch nicht identifiziert wurden

Verhaltensexzesse:

Verhaltensdefizite:

Schritt 8: Konsequenzen

Zusätzliche, in der Mikroanalyse nicht dargestellte Bedingungsketten (kurzfristig)

Symptom/Verhalten	Kurzfristige Konsequenz	Verstärkungsprozesse (kurzfristig)

Langfristige Konsequenzen und Verstärkungsprozesse

Symptom/Verhalten	Langfristige Konsequenz	Verstärkungsprozesse

Teufelskreise und Abwärtsspiralen, Krankheitsgewinn

Teufelskreise:

....

....

Abwärtsspiralen:

....

....

Sekundärer Krankheitsgewinn:

....

....

....

Anhang 2

Berichtscheckliste für Erst- und Umwandlungsberichte

1. Angaben zur spontan berichteten und erfragten Symptomatik

- **krankheitswertige Symptomatik** realistisch und prägnant beschrieben
- nicht nur Auflistung, sondern auch Gewichtung von Symptomen
- Hinweis auf mögliche Auslösesituation und Beginn/Verlauf der Symptomatik
- **aus Sicht des Patienten** geschrieben, keine eigenen Interpretationen vorgenommen

2. Lebensgeschichtliche Entwicklung des Patienten und Krankheitsanamnese

- **alle** relevanten Punkte prägnant und im **Konjunktiv** dargestellt:
  - familiäre Situation (Atmosphäre, Beziehung zu Eltern, Eigenschaften der Eltern, Werte, Beziehung zu Geschwistern)
  - schulische und berufliche Entwicklung (sowohl hinsichtlich der Leistungen wie auch der zwischenmenschlichen Beziehungen in diesem Kontext)
  - partnerschaftliche Entwicklung
  - besondere Belastungen und Auffälligkeiten in der individuellen Entwicklung
  - falls noch nicht in den bisherigen Punkten geschehen: zusätzlich aktuelle soziale Situation (familiär, ökonomisch, Arbeit, Lebensverhältnisse)
  - bereits durchgeführte ambulante und stationäre Behandlungen
  - alle behandlungsbedürftigen Erkrankungen genannt
- keine Interpretationen vorgenommen

3. Psychischer Befund zum Zeitpunkt der Antragstellung

- **alle** relevanten Punkte prägnant dargestellt:
  - äußeres Erscheinungsbild
  - Interaktionsverhalten
  - intellektuelle Leistungsfähigkeit und Differenziertheit der Persönlichkeit
  - psychopathologischer Befund analog dem AMDP-System
  - ggf. weitere Symptome (v. a. Suizidalität nicht vergessen, auch wenn nicht vorhanden!)
  - relevante Testbefunde
  - Alkohol-, Drogen-, Nikotinkonsum, Psychopharmakamedikation
- keine Widersprüche zu Punkt 1 (Symptomatik)

4. Somatischer Befund bzw. Konsiliarbericht

- wichtige Krankheiten und körperliche Symptome genannt
- Verweis auf Konsiliarbericht
- bei Widersprüchen zu Angaben im Konsiliarbericht diese erklären

5. Verhaltensanalyse

Analog zum schrittweisen Analyseprozess:

- genetisch oder pränatal bedingten Vulnerabilitätsfaktoren genannt, falls vorhanden
- die aus Therapeutensicht relevanten Merkmale der kindlichen Situation identifiziert und kurz beschrieben
- die relevanten kindlichen Gefühlszustände und Bedürfnisfrustrationen beschrieben und erklärt und in Verbindung zu der kindlichen Situation gebracht
- Beantwortung der Frage: Was tat das Kind (und auch: was tat es nicht), um eine belastende Situation inkl. belastender Gefühlszustände weniger belastend erleben zu müssen und seine nicht oder zu wenig befriedigten Bedürfnisse erfüllt zu bekommen?
- Persönlichkeitsstruktur auf Basis der (Lern-)Geschichte verstanden und präzise dargestellt
- Kompensationsmechanismen verstanden und dargestellt
- charakteristische Schwierigkeiten in den einzelnen Lebensbereichen auf Basis der Persönlichkeitsstruktur verstanden und dargestellt
- Beantwortung der Frage, welche Schwierigkeiten in den Lebensbereichen in welchem Ausmaß, auf welche Art und Weise die Widerstandsfähigkeit und Kompensation des Patienten schwächten
- Entwicklungsverlauf der Symptomatik prägnant dargestellt
- Auslösebedingungen und deren Wirkung verstanden und dargestellt: *Welche* Faktoren bewirken auf Basis der „trait"-Variable (O) *was* (primäre Emotion(en)) bei dem Patienten?
- erklärt, warum der Patient gerade mit Symptomatik XY reagiert

Zwischenschritt: Erstellen der Mikroanalyse

- charakteristischen Problembereich ausgewählt
- spezifische Situation (nicht Lebenssituation) kurz beschrieben
- lediglich die in dieser Situation auftretenden charakteristischen Symptome genannt
- Symptome **richtig (valide)** den entsprechenden Kategorien (kognitiv, emotional, physiologisch, motorisch) zugeordnet
- in dieser Situation relevante Persönlichkeitsmerkmale kurz genannt
- einzelne kurzfristige Konsequenzen mit einzelnen Reaktionsweisen in Verbindung gebracht
- kurzfristige Verstärkungsprozesse identifiziert
- neben Verstärkung auch Bestrafung beachtet

Weiter ab Punkt 7 in Makroanalyse:

- wichtige in der Mikroanalyse noch nicht zu Wort gekommene Symptome genannt und in die Verhaltenskategorien eingeordnet
- keine Widersprüche zu Punkt 1 (Symptomatik)
- weitere in der Mikroanalyse noch nicht zu Wort gekommene kurzfristige Konsequenzen und Verstärkungsprozesse dargestellt

- neben Verstärkung auch Bestrafung beachtet
- langfristige Konsequenzen beschrieben
- Teufelskreise und/oder Abwärtsspiralen beschrieben
- möglichen Krankheitsgewinn und langfristige positive Konsequenzen beschrieben
- falls Ressourcenanalyse hier in der Verhaltensanalyse vorgenommen:
  - Beantwortung der Frage, welche Ressourcen, in welchem Ausmaß, auf welche Art und Weise bislang zu einer relative gelungenen Lebensbewältigung oder bei rezidivierender oder chronifizierter Symptomatik zu Phasen von Symptomfreiheit oder -reduktion beitrugen oder der Schwächung der Widerstandsfähigkeit des Patienten entgegenwirkten
  - Beachtung von personalen und sozialen Ressourcen
- Insgesamt: **Problematik des Patienten zutreffend, genau und spezifisch erklärt**

6. Diagnose zum Zeitpunkt der Antragsstellung

- **zutreffende** und zum übrigen Bericht passende Diagnose(n) entsprechend den Symptomen diagnostiziert
- **keine Widersprüche** zu Punkt 1 (Symptomatik), Punkt 3 (Psychischer Befund) und Punkt 5 (Verhaltensanalyse)
- nur so viele Diagnose(n) wie nötig vergeben
- wenn nötig, differenzialdiagnostische Überlegungen angestellt
- im Fall von Diagnostik einer Persönlichkeitsstörung diese mit Testergebnissen (in Punkt 3) untermauert

7. Therapieziele und Prognose

- **spezifische, messbare, realistische Ziele** definiert
- diese Ziele mit **individuellen Patienteninhalten** gefüllt
- keine Problematik des Patienten bei Erstellung der Therapieziele vergessen oder übersehen
- ggf. Hierarchisierung und Gruppierung von Zielen (Letztere nach zeitlichem Verlauf) vorgenommen
- nicht zu viele Therapieziele aufgestellt
- die Frage, mit welcher Wahrscheinlichkeit die Therapieziele bei diesem Patienten mithilfe der aufgestellten, geplanten Therapiemethoden zu einer Reduktion oder zum Abbau der Beschwerden führen werden, realistisch beantwortet
- Therapieeignungsmerkmale Krankheitseinsicht: Therapie-Motivation, Veränderungsmotivation, Introspektionsfähigkeit, Umstellungsfähigkeit, Compliance und Adhärenz bei der Prognose realistisch eingeschätzt
- sonstige relevante Merkmale des Patienten, der Symptomatik und der sozialen Bedingungen für die Prognose mit eingerechnet
- auch prognostisch ungünstige Faktoren genannt
- **realistische Abwägung** der einzelnen Faktoren vorgenommen

8. Behandlungsplan

- einzelne Methoden und Techniken den einzelnen Therapiezielen **eindeutig zugeordnet**
- realistischer Umfang an Methoden
- **Richtlinienkonformität** einzelner neuerer Methoden in Bezug auf deren Anteil an der Gesamtbehandlung beachtet
- Sitzungsanzahl und -frequenz genannt

9. Angaben zur Umwandlung in Langzeittherapie

- **Begründung** für Durchführung der Kurzzeittherapie vorgenommen
- Beschreibung der Veränderungen und der hiermit verbundenen Interventionen, Beschreibung der **bisherigen Zielerreichung** realistisch vorgenommen
- **noch bestehende Behandlungsnotwendigkeit** deutlich gemacht
- bei Indikationsprüfungen auf anfängliche Zweifel und deren Beseitigung eingegangen
- nicht leichtfertig von Indikationsprüfung und Krisenintervention gesprochen
- bei absehbarer Notwendigkeit von längerfristiger Unterstützung und weiterführenden Maßnahmen dies realistisch dargestellt
- kurz weitere Vorgehensweise aufbauend auf dem bisher Erreichten skizziert

Insgesamt:

- Bericht ist in sich **stimmig und widerspruchsfrei**
- **realistische Darstellung** der Problematik, der Therapieplanung und der Prognostik vorgenommen

Anhang 3

Aktualgenese

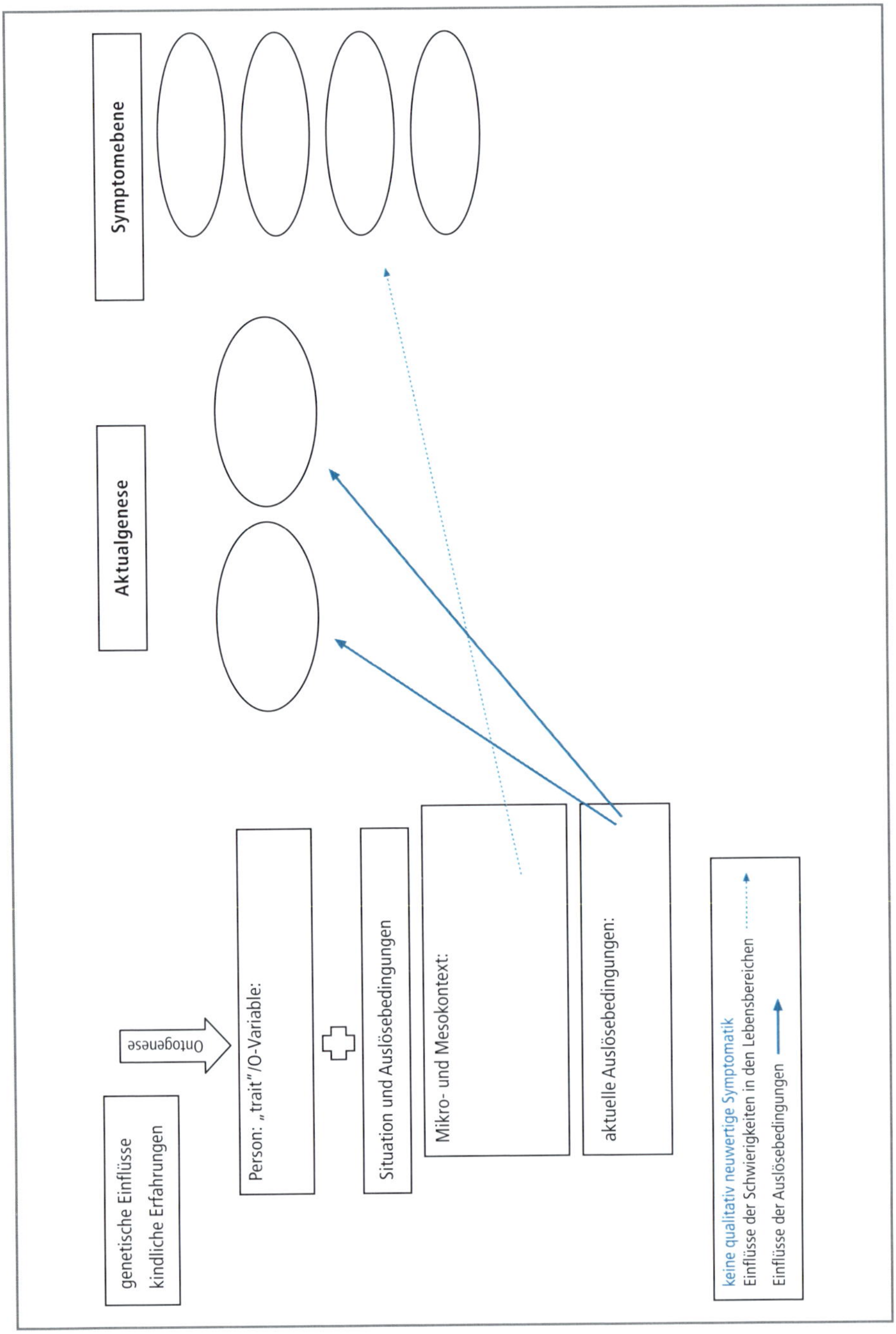

Sachverzeichnis

A

abhängige Persönlichkeitsstruktur 192–193, 232, 296–297, 316
Abhängigkeit 63, 68, 112, 118, 121, 124–126, 168, 184, 188, 246
– emotionale 119, 168–169, 177–178, 186–187, 189, 248–249, 252, 271–272
Abwärtsspiralen 91, 93, 106, 153–158, 182–184, 214, 336
Achtsamkeit 275
Achtsamkeitsbasierte Kognitive Therapie (MBCT) 279
Ätiologie 108–109
ätiopathogenetische Tabelle 21, 103–133
Affekte 72, 207, 217
Aggressionen 11, 75, 121, 174, 218, 296
Aggressionshemmung 114, 122, 217, 227–229
Aggressionsverbot 150, 163, 165
Agoraphobie 43, 197, 224, 239, 242, 247, 254
– mit Panikstörung 239, 241, 254, 279, 286
– verhaltenstherapeutische Manuale 279
Aktualgenese 83–88, 113–133, 149–151, 178–180, 210–211, 221–223, 333–334, 341
Akzeptanz- und Achtsamkeitsstrategien nach Hayes 284
Akzeptanz- und Commitmenttherapie 278
Alkoholabhängigkeit 156, 164, 166, 201
ambulante Psychotherapie 3
AMDP-System 33, 52–56
Analyseprozess, gestufter 21
Anforderungen
– Bericht 3, 5, 25, 35, 39, 254, 313
– Gutachter 280
– KV-Informationsblatt 167
– Psychotherapie-Richtlinie 89, 253
angenehme Aktivitäten und Verstärker 162, 184, 188–189, 271–272, 288, 290–291, 304
Angst(störungen) 150
– generalisierte 242–243, 246, 266–269, 280
Annäherungsziele 60–61
Anpassungsstörungen 26, 232, 235
Anspruchshaltung, erhöhte 62, 111–112, 123, 125–127, 131–132, 261
anti-hedonistische Haltung 68, 121
Assertiveness-Training-Programm (ATP) 79, 285, 289, 291
Aufmerksamkeits-/Gedächtnisstörungen 135, 171, 191, 206, 238, 249
Aufmerksamkeits- und Konzentrationstraining 277
Aufmerksamkeitslenkung 279
Auslösebedingungen, aktuelle und frühere
– Auswirkungen auf das Erleben und Verhalten 85, 87–88, 149–150, 178–179, 210, 221–223
Autogenes Training 29, 276, 282–283
Autonomie-Abhängigkeitskonflikt 124–126, 130, 132

B

Bedingungsketten 43, 153–154, 181–182, 212–214, 224–225, 335
Bedürfnisfrustrationen 77, 207, 217, 338
Bedürfnisse 73–76

Bedürfnistheorie 75
Behandlungsplan 34, 254–255, 273–291, 340
- So-besser-nicht-Fallbeispiel 44, 46, 51, 192–197, 199–203, 262–264, 283–287, 302–304
- Vielleicht-so-Fallbeispiel 46–47, 49–50, 264–265, 287–291, 304–307
Behandlungsstrategie, übergeordnete 280–281
Behavioral Activation 278
Bericht(erstellung)
- Aufbau und Inhalt 32–40
- Formalitäten 25–40
- an den Gutachter, Qualitätsmerkmale 17–18, 39–40
- kognitive Dissonanz 17
- zum Erst- oder Umwandlungsantrag 32–34
- zum Fortführungsantrag 34–35
- zum Kurzzeittherapie-Antrag 32
berufliche Entwicklung 136
Beschwerden, Linderung 293
Bestrafung, indirekte 92
Betrachtung, hermeneutische, Psychoanalyse 104
Bewältigung(sfähigkeiten, -stile bzw. -versuche) 63, 78, 81–82, 97–98, 260
- Identifikation 63, 96–103, 158–168, 215, 226–227
Bewältigungsschema 74
Beziehungen
- zu Gleichaltrigen 71
- zu Lehrern als Autoritätspersonen 72
Beziehungsgestaltung, komplementäre (motivorientierte) 61, 277, 286, 288, 290
Bindung 69–71
Bindungsrepräsentationen 69, 72
Bindungsschemata 69
Bindungstheorie 70
Bindungstypen/-qualitäten 69–70
Bindungsverhalten, -muster, -stile 80
- Oxytocin 70
Biofeedback 276
Biografie/biografische Situation
- Analyse 135–137, 172–173, 216–217
- in der kindlichen Situation, 68–76, 138–139, 193, 206–207
Biologisierung, psychische Krankheit 107
Black-box-Gedanken 21, 110, 275
Borderline-Organisation/-Struktur 115–116, 121
Borderline-Persönlichkeitsstörung 45, 67–68, 232, 254, 278, 299

C

Chaining 276
Cognitive Behavioral Analysis System of Psychotherapie (CBASP) 275, 278
Compassion Focused Therapy (CFT) 278, 288, 291
Compliance (kooperatives Verhalten) 55, 295

D

depressive Episode/Depression
- Diagnoseprüfung 244–246, 249–251
- rezidivierende, Diagnosevergabe, Schwierigkeiten 236
- Therapieziele 263–265
- Typen 42
Desensibilisierung, systematische 276, 282
deskriptive Vorgehensweise, Symptomatik 43

destruktive Beziehungen, Dynamik bzw. Faktoren 11–12, 93, 95, 148–149, 161–162, 271–272
Deuten (Hermeneutik) 104
Diagnose 230–253
- Kurzzeittherapieantrag 320
- Präzisierung 234
- spezifische, zutreffende und zum übrigen Bericht passende 232
- zum Zeitpunkt der Antragstellung 34, 41, 339
Diagnoseentscheidung 246–248
Diagnosevergabe 230–237
- Beispiele 234–253
- Schwierigkeiten 234–237
Dialektisch-Behaviorale Therapie (DBT) 275, 278
Differenzialdiagnostik 233, 235, 239–246, 253
DPtV-Netzforum 4
Drehstuhlübung 276
Dreier-Beziehungskonstellationen (Mutter, Vater, Kind), Schwierigkeiten, Ätiopathogenese 131–133
DSM (Diagnostic and Statistical Manual of Mental Disorders) 104–106
DSM-5 105

E

Eigenschaften, ätiopathogenetische Tabelle 113–133
einheitlicher Bewertungsmaßstab (EBM) 4–5
Eltern-Modi, dysfunktionale 63
Elternschaft, Verhaltensanalyse 78, 80, 137, 148, 209, 221, 332
EMDR (Eye Movement Desensitization and Reprocessing) 276, 282
emotionale Entbehrung, Ätiopathogenese 113–121
emotionale Instabilität, Prognose 296–297
emotionale Kompetenzen 80
- Training 290
- Emotionen 72
- emotionales Schema, narzisstischer Konflikt 74
- konflikthafte 74, 207
- Lösungsmöglichkeiten 218–219
- primäre 73, 86–87
- psychische Krankheiten 73–75
- sekundäre 87
emotionsfokussierte Theorie und Therapie 73–75
Emotionsregulationsstörungen 278
Emotionsregulationstraining 278–279
Entpersonifizierung 108
Entspannungsverfahren 276
Entwicklungsaufgaben 84–85
Entwicklungskette 93
Entwicklungsverlauf, Identifikation der Symptomatik 210–212, 223
Ergänzungsbericht 32, 35
- Fortführungsantrag 317
Erleben, Auslösebedingungen, aktuelle und frühere, Identifikation 83–88
Erst- oder Umwandlungsantrag/-bericht 32–34, 41–313, 337–340
Essstörungen, Therapieprogramme 279
euthyme Aktivitäten 263, 284–286
euthyme Therapie 276
Expositionstherapie 274, 286
Extraversion 128
Eye Movement Desensitization and Reprocessing s. EMDR

F

Faber-Haarstrick-Kommentar 7, 25, 254, 280–281, 317
Fading 276

Familienatmosphäre 71, 76
- ätiopathogenetische Tabelle 113–133
- Frauen-sind-schlecht-Haltung des Vaters 130
- Männer-sind-schlecht-Haltung der Mutter 110, 129
FAMOS (Fragebogen zur Analyse motivationaler Schemata) 60–61
Flooding 276
formale Mängel, Gutachterverfahren 30
Fortführungsantrag/-bericht 34–35, 314–318
- Prognose, Einschätzung 316–317
- Selbsthilfemöglichkeiten, Einschätzung 317–318
- Therapiedauer/-verlauf 314–315
- Veränderungsmöglichkeiten, Einschätzungen 316
Fragebogen zur Analyse motivationaler Schemata s. FAMOS
Freizeitverhalten, Verhaltensanalyse 80, 148, 178, 209, 220–221, 332
Funktionalität 90, 182–184
- individuelle und interaktionelle 152–157, 181–184, 212–214, 224–226

G

Gebührenordnung für Psychotherapeuten (GOP) 5
Gedanken, sorgenvolle 150
Gedankenprotokolle 277
Gedankenstopp 277, 284, 288, 291
Gegenübertragung 53
Genese, Definition 85
Gesamtpersönlichkeit 177
Gesundheitsverhalten, Verhaltensanalyse 78, 80, 148, 178, 209–210, 332
Gewalt, Ätiopathogenese 113–121
Gleichaltrige, Beziehungsgefüge 71
Grundannahmen
- dysfunktionale 61–62
- generalisierte 59
Grundbedürfnisse 59, 62, 75
- kindliche 75
Grundkonflikte 110
Gruppentherapie 29
Gutachter
- Feststellung 29
- Prüfkriterien, übergeordnete 25
gutachterliche Stellungnahme 32
Gutachtersystem/-verfahren
- Abschaffung 11, 15
- Befürwortung 15
- Beurteilung 14
- Durchführung 29–31
- formale Mängel 30
- Gegenargumente 7–9
- Kontrollinstanz, Legitimation 12–13
- Kosten, hohe 8
- Kritikpunkte 6–10
- Methode, eigene, Skizzierung 16–20
- Mindestvergütung, rechtliche Basis 10
- Prüfsystem, legitimes 15
- Therapiequalität, Sicherung und Erhöhung 15
- Vor- und Nachteile 6–16
- Vorteile und Nutzen 10–14
- Zusatzeinschätzung 14
- Zwischenfazit 13

H

Habit-Reversal-Training 276
Haltung 275
Hausaufgaben 277
hermeneutische Betrachtung, Psychoanalyse 104
Heuristik 109

Anhang

horizontale Analyse 58–59
Hyperventilationstest 276

I

ICD-10 41, 104–106, 230–232, 234, 238–239, 250–252
Ich-Dystonie 89, 164, 166, 305
Ich-Syntonie 89
idealisierende Patienten, Prognose 296–297
idealisiertes Selbstbild (ISI) 277
Identitätsproblematik, Ätiopathogenese 126–131
Imagination 277, 289
Impfungsinterventionen 277
Implosion 276
Individualbedürfnisse 75
Individualitions-Abhängigkeitskonflikt 115
Induktion 104
inner working models 69–70
innerpsychischer Niederschlag 72–76, 140–146, 173–176, 207
- ätiopathogenetische Tabelle 113–133
- Auswirkungen auf die kindlichen Verhaltensweisen zum Umgang mit der kindlichen Situation 77–78, 142–146, 173
inner-working-models 70
Instabilität, Ätiopathogenese 113–121
intellektuell agierende Patienten, Prognose 296
Intelligenz 54
Interaktionsverhalten des Patienten, Beispiele 53
interne Konsistenz, Bericht an den Gutachter 19
Interpersonelle Diskriminationsübung 278
In-vivo-Konfrontation 276

K

Kassenärztliche Bundesvereinigung (KBV), Gutachterverfahren 3
kindliche Erfahrungen/biografische Situation
- Analyse 68–72, 140–142, 172–176, 216–217, 330
- Auswirkungen 77–78
-- auf die kindlichen Verhaltensweisen zum Umgang mit der kindlichen Situation 142–146, 173, 207, 217
-- auf die Kompensationsmöglichkeiten 78, 173–178, 208–210, 217–220
-- auf die Lebensbereichgestaltung 78, 146–149, 173–178, 208–210, 217–220
-- auf die Persönlichkeitsentwicklung 78–83, 109–110, 146–149, 173–178, 217–220
- Deskription 111
- Lösungsmöglichkeiten 218–219
- Ohnmacht gegenüber der verhassten Mutter 206–207
kindlicher Umgang, ätiopathogenetische Tabelle 113–133
Kind-Modi 63
körperliche Entwicklung 47
kognitive Probe 277
kognitive Schemata, latente 59
kognitive Sexualisierung 89, 150
kognitive Therapie 276
kognitive Umstrukturierung 277, 281–284, 289
Kommunikationstraining 276, 284
Komorbiditäten, Prognose 294
Kompensation 77, 81, 177
- ätiopathogenetische Tabelle 113–133
- Auswirkungen von kindlichen Erfahrungen 78, 146–149
- Symptomausbildung 81–82

komplementäre/motivorientierte Beziehungsgestaltung 277
Konditionierung
- emotionale 74
- klassische 274
- operante 59, 91, 274
Konfrontationstherapie 276, 281
Konsequenzen
- Analyse 90, 152–157, 181–184, 212–214, 224–226, 335–336
- kurzfristige 91, 102, 181–182, 102
- langfristige 93–96, 153–158, 167, 214, 182–184, 225, 336
Kontaktaufnahme, Veranlassung 42
Kontingenzschema 90
- Konditionierung, operante 59, 91
Kontingenzverträge 276
Kontroll-Grübeln 150
Kontrollinstanz, Legitimation, Gutachterverfahren 12–13
Krankheitsanamnese 46–52, 198–199, 205, 337
Krankheitseinsicht 55
Krankheitsentwicklung/-aufrechterhaltung 48, 108–109
Krankheitsgewinn (primärer/sekundärer) 90, 94–95, 157, 226, 229, 336
Krankheitslehre, psychoanalytische und tiefenpsychologische 93
Krankheitsverlauf 43, 292
Krankheitsverständnis, subjektives 98–99, 184
- Identifikation 96–103, 158–168, 215, 226–227
Krankheitswertigkeit 41–42
kriminelle Verhaltensweisen 72
Krisenintervention 28, 308–309, 310–312, 320, 340
Kurzzeittherapie
- Antrag/Beantragung 32, 319–320
- Begründung 308–310
- Indikationsprüfung 309–310
- Krisenintervention 310, 319–320
- Stundenkontingente 28, 308
KV-Informationsblatt 55–56, 167, 307

L

Langzeittherapie 28, 34, 311–312, 340
Lebensbereiche
- kindliche Erfahrungen 78, 146–149, 331
- Persönlichkeit, Schwierigkeiten 80–83, 147–149, 177–178
- Prognose 299–300
- Symptomausbildung 220
Lebensereignisse, besondere 84–85
Lebensfallen 111–133
lebensgeschichtliche Entwicklung 33, 46–52, 169–171, 190–191, 198–199, 205, 337
Lebenssituation 64
Lebensstil, kompensierender 81
Leistungsproblematik, Ätiopathogenese 126–131
Leitaffekt 87
Lernerfahrungen, kindliche 275
Lerntheorie, S-O-R-K-C-Modell 91

M

Machtmissbrauch 11, 228
Makroanalyse 63, 65–67, 142, 146, 158, 338–339
- Fallbeispiel 1 159–164
- Fallbeispiel 2 184–197, 199–202
- Ressourcen 97–98
- S-O-R-K-C-Modell 64–65
- Störungsgesamtbild 64
maladaptive Schemata 62–63
Manipulationen 11
Metakognition 275

Anhang

Metakognitive Therapie (MCT) 275, 279
Mikroanalyse 63, 99–100, 159–164, 184–190, 195–197, 202–203, 215, 226–227, 338
- S-O-R-K-C-Schema 64, 99, 101
- Symptomatik, Darstellungsfehler 101–102
Mikroebene, Problembereich, Analyse 100–103
Mindestvergütung, rechtliche Basis, Gutachterverfahren 10
Missbrauch, Ätiopathogenese 113–121
Modelllernen 282
Modus-Modell 62
Motivation, extrinsische, Psychotherapeut 16
motivationales Funktionieren 59
Motorik, Identifikation der Symptomatik 88–89, 150–152, 179–181, 210–212, 223, 335
Multikausalität bzw. multifaktorielle Entstehung 103
Muster/Verhaltensweisen, wiederkehrende und relativ stabile 78–79, 100

N

narzisstische Krise 178–179, 182, 188–190, 202, 271–272
Narzisstische Persönlichkeitsstörung 102, 107, 177, 188–189, 269–271, 287–289, 296, 303–304
narzisstische Zufuhr 117, 124, 148–149, 161–162, 164–165, 167
narzisstischer Konflikt, emotionales Schema 74
Negativbeispiel, Verhaltensanalyse 190–203
Neurofeedback 276
Neurosenstrukturen 112
Nicht-Befürwortung 31
- Kurzbegründung 29
Nosologie 105–106

O

Ohnmacht gegenüber der verhassten Mutter 204–230
Opferwahrnehmung 261, 296
Organismusvariablen 59–60, 64, 67, 79, 101–102, 167, 227

P

Panik(störungen) 239–240, 267, 279
Partnerschaft, Verhaltensanalyse 78, 147, 177–178, 209, 220, 332
partnerschaftliche Entwicklung 137, 337
Pathogenese 85, 104, 108
Patientendarstellung, realistische und präzise 20
Patienteneigenschaften/-merkmale, Prognose 295, 297
Peergroup 48
Persönlichkeit
- ätiopathogenetische Tabelle 113–133
- Differenziertheit 54
- Klassifikationsmöglichkeiten 79–80
- Schwierigkeiten in den einzelnen Lebensbereichen 80–83, 149, 177–178, 331–332
- untergeordnete Bereiche 79–80
Persönlichkeitsentwicklung, kindliche Erfahrungen/Situation 78–83, 109–110
Persönlichkeitsstörungen 112, 233–234, 247, 259
Personenvulnerabilität 107
Personifizierung, einseitige 108

Physiologie, Identifikation der Symptomatik 88–89, 150–152, 179–181, 210–212, 223
Pläne, instrumentelle Funktion 60
Plan- und Schemaanalyse 59–63
Planstruktur mit Beispielinhalt 60
Posttraumatische Belastungsstörung (PTBS) 234–236, 279
Probetherapie/probatorische Sitzungen, Stundenkontingente 27–28, 30
Problemanalyse, theoretischer Abriss, kurzer 58–63, 100–103
Problemlösetraining 276
Problem-Modelle, Synopse 100
Prognose 34, 55, 291–307, 339
- Beispiele 302–307
- Faktoren auf Seiten des Therapeuten 301
- Fallbeispiel 302–307
- methodenabhängige prognostische Kriterien 301
- Patientenfaktoren/-eigenschaften 295, 297–299
- Prädiktoren 295, 298
- relevante Faktoren 300
- So-besser-nicht-Fallbeispiel 302–304
- soziale Variablen, günstige 299
- theoretischer Abriss 292–302
- Therapieziele 255
- ungünstige Faktoren 299
- Variablen 299–300
- Vielleicht-so-Fallbeispiel 304–306
Progressive Muskelrelaxation nach Jacobson 29, 276, 282–283
Projektionen 11
Prompting 276
Pseudoautonomie 70, 124–126, 130, 132, 296
psychische Entwicklung 47
psychische Krankheit
- Biologisierung 107
- Verdinglichung 107–108
psychischer Befund 33, 48, 55–56, 171–172, 191, 199, 206, 249
- Informationen 52
- Klassifikation 230
- Kurzzeittherapieantrag 320
- zum Zeitpunkt der Antragstellung 52–56, 238, 337
Psychoanalyse, Betrachtung, hermeneutische 104
psychodynamische Konzepte 111, 113–133
Psychoedukation 278, 281
psychopathologischer Befund, AMDP-System 52–55
psychosoziales Funktionsniveau 42–44
Psychotherapeut s. Therapeut
Psychotherapie
- ausreichende 25
- Beantragung und Durchführung 27–29
- Indikation 26
- Notwendigkeit 25–27
- Qualitätssicherung 8, 13
- Versorgungssysteme, Solidarsystem 3
- Wirtschaftlichkeit 25
- Zielbestimmung, gelungene, Merkmale 258–260
- Zweckmäßigkeit 25, 27
Psychotherapie-Richtlinien 4, 25–31

Q

Qualitätsmerkmale 19–22
- Bericht an den Gutachter 19, 39–40
- Umsetzung 39
Qualitätsprüfung 10
Qualitätssicherung, interne, Psychotherapie 13

Anhang

R

rational-emotive Verhaltenstherapie 276
Realitätsprüfung 277, 288
Reaktionsverhinderung 276
Redundanz, Vermeidung, Bericht an den Gutachter 40
Regelungen 39
Reliabilität, Bericht an den Gutachter 17, 39
Rentenbegehren, Prognose 297
Resilienz (Widerstandsfähigkeit) 82
responsebezogene Methoden 282
Response-Cost 276
Ressourcen 34, 45, 48, 96–97
– externe und interne 97
– Identifikation 96–103, 158–168, 184, 200, 215, 226–227
– Makroanalyse 97–98
– personale 80
Risikofaktoren 82
Rollenspiele 276, 289
Rollentausch 279
Rückfallprävention 277

S

Schemaanalyse 59–63
Schemata 111–112
– ätiopathogenetische Tabelle 113–133
– maladaptive 62–63
Schematherapie 108, 111, 113–133, 275, 278, 282, 289
Schlafstörungen 56, 150–152, 163–164, 166–167, 195, 233–234, 262
Schulendenken abmildern 21
schulische Entwicklung 136
schulische Leistungen 71–72
Schutzfaktoren 82
Schwellensituationen 84–85
Screen-Technik 276
Selbsthilfe, Einschätzung 34
Selbsthilfemöglichkeiten und -strategien, Identifikation 96–103, 158–168, 184, 215, 226–227
Selbstmanagement-Techniken 257, 286
Selbststeuerungsmethoden 282
Selbstverbalisationsübungen 277, 284
Selbstwertproblematik, Ätiopathogenese 126–131
Sexualisierung, kognitive 89
Sexualität, Verhaltensanalyse 56, 78, 80, 147, 149, 177–178, 220
sexuelle Entwicklung 137
Shaping 276
SMART, Therapieziele 257
sokratischer Dialog 276
Solidarprinzip 14
somatischer Befund 33, 56–57, 337
Somatisierung(sstörungen)
– Diagnosevergabe, Schwierigkeiten 235
– Prognose 296–297
Sorgenexposition 276
S-O-R-K-C-Modell 58, 60–61, 64–65, 91, 99, 101, 106
soziale Angst 252
soziale Kompetenzen 79, 281
– Training 276, 284, 286
soziale Phobie 236, 280
Spaltentechnik 277
Spezifität, Bericht an den Gutachter 18, 40
Stellungnahme, Formular 19
Stigmatisierungsangst 297
stimulusbezogene Methoden 282
Stimuluskontrolle 276, 289
Stimulus-Response-Konditionierung 58
Strenge, Ätiopathogenese 121–123
Stressbewältigung durch Achtsamkeit (MBSR) 279
Stressbewältigungsinterventionen 277
Stressreduktion 107
Stühlearbeit/-dialog 279, 289

Symptomatik/Symptome
- Ausbildung 81–82, 85, 178
- Auslöser 43, 84
- Beschreibungen, Mikroanalyse 102
- Darstellungsfehler, Mikroanalyse 101–102
- deskriptive Vorgehensweise 43
- Diagnose 232
- Entwicklungsverlauf 222
- Fallbeispiele 44–47, 237–238, 248–249
- Funktionalität 90
- Identifikation 88–89, 150–152, 179–181, 210–212, 223
- Krankheitswertigkeit 41
- KV-Informationsblatt 55–56
- psychosoziales Funktionsniveau 42–44
- spezifische, qualitativ neue 89
- spontan berichtete und erfragte 41–47
- Verstärkung und Aufrechterhaltung 90–91, 152–157, 212–214, 224–226

Syndrom-Ebene 88, 105, 230, 233, 236

T

Tages- und Wochenpläne 277, 284, 291
Techniker Krankenkasse (TK) 4
Testbefunde 53
Testdiagnostik 234
Teufelskreise 91, 93–94, 153–158, 167, 182–184, 336
Therapeut
- Autoritätsrolle 11
- Gegenübertragung 53
- Motivation, extrinsische 16

Therapie
- bisherige, Verlauf 34, 312
- Dauer, noch benötigte, Einschätzung 34
- weitere 313

Therapieplanung 253–307
Therapieziele 34, 255–273, 339
- Beispiele 262–265
- Beschreibung 34
- Bestimmung 258–259
- Fallbeispiele 266–272
- individuelle, spezifische, sich auf die Persönlichkeit beziehende 261–262, 281
- konkrete operationalisierbare 258
- Kurzzeittherapieantrag 320
- Moderatorvariablen 257
- und Prognose 255
- SMART 257
- So-besser-nicht-Fallbeispiel 262–264
- übergeordnete 260
- Übungen 265–273
- untergeordnete 260–261
- Vielleicht-so-Fallbeispiel 264–265
- Zielvereinbarungen 257

Time-Out-Technik 276
Token-System 276
Training emotionaler Kompetenzen (TEK) 279
Trauerarbeit 279, 284
traumatherapeutische Methoden 282
Trieb 75

U

Üben/übende Verfahren 21, 29, 276
Überkompensation 82
Überlebensregel 61–62
Umgangsweisen 143–146
Umwandlungsantrag 307–313

V

Validität, Bericht an den Gutachter 17, 39

Veränderung, angemessene 293
Verdinglichung, psychische Krankheit 107–108
Verhalten
- ätiopathogenetische Tabelle 113–133
- Funktionalität 90
- Verstärkung und Aufrechterhaltung 152–157, 181–184, 212–214, 224–226
Verhaltensaktiva, Identifikation 96–103, 158–168, 184, 226–227
Verhaltensanalyse 33–34, 49, 57–237, 338
Verhaltensbereiche, ungestörte, Identifikation 96–103, 158–168, 184, 215, 226–227
Verhaltensexzesse und -defizite 88–89
- sich wiederholende 80
Verhaltenstherapie 93, 258
- behaviorale Phase 274
- Definition in der Psychotherapierichtlinie 282
- dritte Welle 106
- emotionale Phase 274
- kognitiv-behaviorale Phase 274
- Manuale 276–279
- Methoden 274–291
- moderne Auffassung 21–22
- O-Variable 147
Verletzbarkeit 112
Vermeidungsziele 60
Vernachlässigung, Ätiopathogenese 113–121
Verschlimmerung, Verhütung 293
Verstärkung(sprozesse) 90–91, 154–155, 181–182, 224–225, 336
vertikale Analyse 59–63
Vulnerabilität (Verwundbarkeit) 82
- genetisch oder pränatal bedingte 65–68, 138, 172, 206, 216, 330
Vulnerabilitäts-Stress-Modell 85–86

W

Well-being-Therapie (WBT) 279
Widerspruchsfreiheit, Bericht an den Gutachter 19, 40, 253, 310, 340
Wirtschaftlichkeit 10, 25
wörtliche Zitate 33, 41–42, 47

Z

Zwanghaftigkeit/Zwangsstörungen 94, 121–123, 239–241, 247, 296–297